Introducción a la Práctica Clínica

Guía de exploración

Introducción a la Práctica Clínica
Guía de exploración

Directores

José María Arribas Blanco
Médico de Familia, Centro de Salud Universitario Cerro del Aire,
Majadahonda, Madrid.
Profesor Asociado, Departamento de Medicina, Facultad de Medicina,
Universidad Autónoma de Madrid.

Alicia Gutiérrez-Misis
Profesora Contratada Doctora, Departamento de Medicina,
Facultad de Medicina, Universidad Autónoma de Madrid.

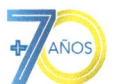
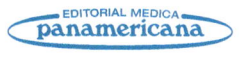

EDITORIAL MEDICA
panamericana

Desde 1953 formando Profesionales de la Salud

Buenos Aires - Bogotá - Madrid - México
www.medicapanamericana.com

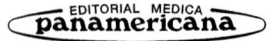

Visite nuestra página web:
http://www.medicapanamericana.com

ARGENTINA
Maipú 1300, piso 3 (C1006ACT)
Ciudad Autónoma de Buenos Aires, Argentina
Tel.: (54-11) 5031-6919
e-mail: cinfo@medicapanamericana.com

COLOMBIA
Carrera 7a A. N.º 69-19 - Bogotá DC - Colombia
Tel.: (57-1) 235-4068
e-mail: infomp@medicapanamericana.com.co

ESPAÑA
Sauceda, 10 - 5ª planta - 28050 Madrid, España
Tel.: (34-91) 131-78-00
e-mail: info@medicapanamericana.es

MÉXICO
Av. Miguel de Cervantes Saavedra, n.º 233, piso 8,
oficina 801, Col. Granada, Alcaldía Miguel Hidalgo
CP 11520 Ciudad de México, México
Tel.: (52-55) 5250-0664
e-mail: infomp@medicapanamericana.com.mx

ISBN: 978-84-1106-226-8 (Versión impresa + Versión digital)
ISBN: 978-84-1106-227-5 (Versión digital)

© 2025, EDITORIAL MÉDICA PANAMERICANA, S.A.
Sauceda, 10 - 5ª planta - 28050 Madrid - España
Depósito legal: M-27626-2024
Impreso en España

Autores

Arribas Blanco, José María

Médico de Familia, Centro de Salud Cerro del Aire, Majadahonda, Madrid. Profesor Asociado, Departamento de Medicina, Facultad de Medicina, Universidad Autónoma de Madrid.

Baos Vicente, Vicente

Médico de Familia, Centro de Salud Collado-Villalba Pueblo, Madrid, Jubilado. Profesor Asociado, Facultad de Ciencias de la Salud, Centro Universitario La Salle, Jubilado.

Barluenga Tricas, Sara

Médica Interna Residente de Medicina, Medicina de Familia y Comunitaria, Centro de Salud Universitario Cerro del Aire, Majadahonda, Madrid.

Blanco Alfonso, Augusto

Médico de Familia, Centro de Salud Universitario Reina Victoria, Madrid. Profesor Asociado, Departamento de Medicina, Facultad de Medicina, Universidad Autónoma de Madrid.

Blanco Ramos, María Teresa

Médica de Familia, Centro de Salud Universitario V Centenario, San Sebastián de los Reyes, Madrid. Profesora Asociada, Departamento de Medicina, Facultad de Medicina, Universidad Autónoma de Madrid.

Caballero Martínez, Fernando

Decano, Facultad de Medicina, Universidad Francisco de Vitoria, Pozuelo de Alarcón, Madrid.

Calvo Corbella, Eduardo

Médico de Familia, Centro de Salud Universitario Pozuelo Estación, Pozuelo de Alarcón, Madrid. Profesor Honorario, Departamento de Medicina, Facultad de Medicina, Universidad Autónoma de Madrid.

Camarelles Guillem, Francisco

Médico de Familia, Centro de Salud Universitario Infanta Mercedes, Madrid. Profesor Asociado, Departamento de Medicina, Facultad de Medicina, Universidad Autónoma de Madrid.

Cano Pérez, María Dolores

Directora Médica Asistencial, Dirección Asistencial Norte, Gerencia Asistencial de Atención Primaria, SERMAS, Madrid. Profesora Honoraria, Departamento de Medicina, Facultad de Medicina, Universidad Autónoma de Madrid.

Castell Alcalá, María Victoria

Médica de Familia, Centro de Salud Universitario Dr. Castroviejo, Madrid. Profesora Asociada, Departamento de Medicina, Facultad de Medicina, Universidad Autónoma de Madrid.

Castelló Fortet, José Ramón

Jefe del Servicio de Cirugía Plástica y Reparadora, Hospital Universitario Puerta De Hierro, Majadahonda, Madrid. Colaborador Docente, Departamento de Cirugía, Facultad de Medicina, Universidad Autónoma de Madrid.

Castro Fernández, Bernardo Andy

Facultativo Especialista de Área, Servicio de Neurología, Hospital Universitario del Henares, Coslada, Madrid. Colaborador Docente, Departamento de Medicina, Facultad de Medicina, Universidad Francisco de Vitoria, Pozuelo de Alarcón, Madrid.

De la Casa Sánchez, Francisco Javier

Médico de Familia, Centro de Salud Universitario Barrio del Pilar, Madrid. Profesor Asociado, Departamento de Medicina, Facultad de Medicina, Universidad Autónoma de Madrid.

De las Heras Núñez, Ana Isabel

Técnica de Laboratorio de Habilidades
Clínicas y Simulación, Departamento de
Medicina, Facultad de Medicina,
Universidad Autónoma de Madrid.

Fernández-Cañadas Mayorga, Serafín

Director Médico, Clínica Dermatológica
Láser, Madrid.

García de Casasola Sánchez, Gonzalo

Jefe del Servicio de Urgencias, Unidad de
Ecografía Clínica, Hospital Universitario
Fundación Alcorcón, Madrid.

García Lázaro, María Isabel

Médica de Familia, Centro de Salud
Universitario Ciudad de los Periodistas,
Madrid.
Profesora Asociada, Departamento
de Medicina, Facultad de Medicina,
Universidad Autónoma de Madrid.

García Panadés, Rosa María

Médica de Familia, Centro de Salud
Universitario Barrio del Pilar, Madrid.
Profesora Asociada, Departamento
de Medicina, Facultad de Medicina,
Universidad Autónoma de Madrid.

Gijón Conde, Teresa

Médica de Familia, Centro de Salud
Universitario Tres Cantos, Madrid.
Profesora Honoraria, Departamento
de Medicina, Facultad de Medicina,
Universidad Autónoma de Madrid.

González López, Esteban

Médico de Familia, Centro de Salud
Universitario Villanueva de la Cañada,
Madrid.
Profesor Asociado, Departamento
de Medicina, Facultad de Medicina,
Universidad Autónoma de Madrid.

González Núñez, Carmen

Médica de Familia, Centro de Salud
Universitario Jaime Vera, Coslada,
Madrid.
Profesora Honoraria, Departamento
de Medicina, Facultad de Medicina,
Universidad Autónoma de Madrid.

Gutiérrez-Misis, Alicia

Profesora Contratada Doctora,
Departamento de Medicina, Facultad
de Medicina, Universidad Autónoma de
Madrid.

Landa Goñi, Jacinta

Médica de Familia, Centro de Salud
Universitario Pozuelo Estación,
Pozuelo de Alarcón, Madrid.
Profesora Asociada, Departamento
de Medicina, Facultad de Medicina,
Universidad Autónoma de Madrid.

Lourdo, Davide

Facultativo Especialista de Área, Unidad de
Ecografía Clínica, Servicio de Urgencias,
Hospital Universitario Infanta Cristina,
Parla, Madrid.

Mateo Pascual, María del Carmen

Médica de Familia, Centro de Salud
Universitario Fuencarral, Madrid.
Profesora Asociada, Departamento
de Medicina, Facultad de Medicina,
Universidad Autónoma de Madrid.

Morón Merchante, Ignacio

Médico de Familia, Centro de Salud
Universitario Goya, Madrid.
Profesor Asociado, Departamento
de Medicina, Facultad de Medicina,
Universidad Autónoma de Madrid.

Ortega González, María del Carmen

Médica de Familia, Centro de Salud San
Blas, Parla, Madrid.

Prado Gutiérrez, María Fátima

Médica de Familia, Centro de Salud
Universitario Prosperidad, Madrid.
Profesora Asociada, Departamento
de Medicina, Facultad de Medicina,
Universidad Autónoma de Madrid.

Puche López, Natividad

Médica de Familia, Centro de Salud
Universitario La Chopera, Alcobendas,
Madrid.
Profesora Asociada, Departamento
de Medicina, Facultad de Medicina,
Universidad Autónoma de Madrid.

Rodríguez Pata, Nuria

Médica de Familia, Centro de Salud de
Galapagar, Madrid.
Profesora Asociada, Departamento
de Medicina, Facultad de Medicina,
Universidad Francisco de Vitoria, Pozuelo
de Alarcón, Madrid.

Santonja Medina, Fernando
Catedrático, Departamento de Cirugía, Pediatría, Obstetricia y Ginecología, Facultad de Medicina, Universidad de Murcia.
Facultativo Especialista de Área, Servicio de Traumatología y Ortopedia, Hospital Clínico Universitario Virgen de la Arrixaca, El Palmar, Murcia.

Sastre de la Fuente, Rocío
Médica de Familia, Centro de Salud Universitario Santa Hortensia, Madrid, Profesora Asociada, Departamento de Medicina, Facultad de Medicina, Universidad Autónoma de Madrid.

Tejerina González, Eva
Facultativa Especialista de Área, Servicio de Anatomía Patológica, Hospital Universitario Puerta de Hierro, Majadahonda, Madrid.
Profesora Asociada, Departamento de Anatomía Patológica, Facultad de Medicina, Universidad Autónoma de Madrid.

Torres Arrese, Marta
Facultativa Especialista de Área, Unidad de Ecografía Clínica, Servicio de Urgencias, Hospital Universitario Fundación Alcorcón, Madrid.

Tung Chen, Yale
Facultativo Especialista de Área, Unidad de Ecografía Clínica, Servicio de Medicina Interna, Hospital General Universitario La Paz, Madrid.

Vargas Núñez, Juan Antonio
Catedrático, Departamento de Medicina, Facultad de Medicina, Universidad Autónoma de Madrid.
Jefe del Servicio de Medicina Interna, Hospital Universitario Puerta de Hierro, Majadahonda, Madrid.

Velázquez García, Amalia
Médica de Familia, Centro de Salud Universitario Núñez Morgado, Madrid.
Profesora Asociada, Departamento de Medicina, Facultad de Medicina, Universidad Autónoma de Madrid.

Vizcaíno Sánchez-Rodrigo, José
Médico de Familia, Centro de Salud Universitario Fuentelarreina, Madrid.
Profesor Honorario, Departamento de Medicina, Facultad de Medicina, Universidad Autónoma de Madrid.

Prólogo I

Antes de resaltar y comentar la estructura y características de este valioso libro colectivo, diseñado como un instrumento para el estudio y el aprendizaje de la práctica clínica, y más concretamente de la exploración clínica, dirigido, principalmente, a los estudiantes de Medicina en los primeros años de su carrera, quisiera referirme al lugar, al momento y a la idea clave sobre la que, a mi juicio, se cimenta y se construye esta obra: la importancia del contacto precoz del estudiante de Medicina con el paciente y con la clínica.

Casi 25 años atrás, la Facultad de Medicina de la Universidad Autónoma de Madrid puso en marcha la Unidad Interdepartamental de Atención Primaria, antecedente de la actual Unidad Docente de Medicina de Familia y Atención Primaria, que incorporó centros de salud y médicos de familia a su estructura. Esta medida, pionera en España, dio lugar al inicio de un largo proceso de innovación docente.

Así, en el curso 1991/92, se puso en marcha la asignatura optativa «Contacto precoz con el paciente en Atención Primaria», bajo el formato de un «Trabajo Académicamente Dirigido» (TAD) para alumnos del 3er curso. Diez años después, coincidiendo con el nuevo plan de estudios del Grado en Medicina y partiendo de la valoración de la experiencia anterior, se incorporó «Inmersión Precoz en la Clínica» (IPC) como asignatura obligatoria del 2º año de carrera, de 3 créditos ETCS. Cuatro años más tarde, coincidiendo con la modificación del plan de estudios de 2014, se transformó en la actual «Introducción a la Práctica Clínica», de 5 créditos.

En este caldo de cultivo que se iba formando tras la puesta en marcha de esas iniciativas, la evaluación continua de las distintas experiencias, la proximidad entre los profesores asociados, médicos de familia en los centros de salud adscritos a la UAM, con los estudiantes de 2º año, así como la solidaridad y compromiso en el trabajo de equipo, fue creciendo y consolidándose la idea de este libro. Los directores y la mayoría de los colaboradores y autores de los distintos capítulos son o han sido miembros de esta Unidad Docente de Medicina de Familia y Atención Primaria.

Es necesario destacar la constancia, el esfuerzo y el liderazgo de los profesores José María Arribas y Alicia Gutiérrez-Misis, para que este libro colectivo sea una realidad.

La exploración clínica constituye la parte central y más extensa de la obra, la Sección III, que se enmarca en el contexto global de la práctica clínica, repartido en las otras cuatro secciones en que está dividido el libro: las bases conceptuales del método y el razonamiento clínico en el siglo xxi se detallan en la Sección I, la entrevista clínica y la anamnesis se tratan en la Sección II, se profundiza en las habilidades instrumentales básicas en la Sección IV y se reflexiona sobre el futuro de la exploración clínica en la Sección V.

El libro incorpora aspectos didácticos e innovaciones que quisiera resaltar. Entre ellos, la sistematización de contenidos y la brevedad en todos los capítulos, precedidos por la definición de objetivos específicos de aprendizaje orientados a la práctica, y una breve síntesis conceptual como introducción. Es un acierto la incorporación de los pequeños recuadros destacados en cada capítulo con consejos, advertencias, recomendaciones o avisos referidos a un procedimiento o una práctica concreta, así como la abundancia de ilustraciones, gráficos, algoritmos y vídeos cortos, que facilitan la comprensión de la exploración a realizar en su contexto clínico.

Aunque esta guía de la exploración clínica está pensada, inicialmente, para estudiantes de Medicina al comienzo de su larga carrera, estoy seguro de que también en el postgrado de Medicina y en el aprendizaje de otras profesiones sanitarias, especialmente de Enfermería, lo encontrarán enormemente útil y estimulante.

Ángel Otero Puime

Profesor Emérito, Universidad Autónoma de Madrid.

Prólogo II

Me dan la oportunidad de prologar un libro que considero imprescindible. Un libro relacionado con la exploración física, en forma de guía y realizado por unos autores que viven diariamente la importancia de la historia clínica en su quehacer diario y que además se implican en la docencia a pie de cama, complementada con técnicas de simulación. Este libro es el fruto de muchos años de trabajo, de la búsqueda de la mejor metodología para poder enseñar a nuestros estudiantes de primeros cursos las bases de una buena historia clínica y una exploración física completa. Es un libro que consolida toda una forma de ver la docencia, que inició el Prof. Ángel Otero y que continuaron los Dres. Esteban González, Jose María Arribas y Alicia Gutiérrez-Misis.

Es tradición que la división entre los ciclos básico y clínico en los estudios de Medicina conlleve por regla general que el primer contacto de los estudiantes con los pacientes se produzca durante el 3er curso de la carrera. Sin embargo, se ha defendido desde diferentes ámbitos, y desde nuestra Facultad de Medicina de la UAM en concreto, el interés del contacto precoz con los pacientes en cursos preclínicos (1º y 2º), basado en la necesidad de que los futuros médicos conozcan, desde el inicio de su formación, los espacios donde se realiza la actividad clínica, los complejos procesos de la relación médico-paciente y las técnicas de comunicación, así como los aspectos humanos y sociales del paciente dentro de su contexto familiar y laboral. Si desde el principio de su formación se proporciona al estudiante una visión transversal de la medicina se está facilitando la comprensión de determinados aspectos de la profesión médica como los valores profesionales, la comunicación, los modelos de relación clínica o el trabajo multidisciplinar.

La relación médico-paciente se aprende de forma ineludible a pie de cama, donde se observa no la enfermedad sino al enfermo. Para ello debemos recordar a maestros como Marañón u Osler que pusieron todo su esfuerzo en entender al paciente de una forma integral, preocupándose en primer lugar por la persona misma. Nos enseñaron que la medicina clínica se aprende a la cabecera del paciente, a través de una cuidadosa anamnesis y una exploración clínica completa. Sin duda, la historia clínica constituye la principal herramienta del médico clínico y debe ser realizada y realzada en la enseñanza práctica de nuestros estudiantes y residentes, paralelamente a la adquisición de competencias como la empatía, la humildad, la cercanía y la comprensión, entendiendo que ninguna tecnología o simulación podrá sustituir el aprendizaje a pie de cama de la relación médico-paciente, y que en todo caso la complementará. Este libro es una buena prueba de todo ello y me siento muy identificado con sus autores, con los que he tenido la suerte de poder compartir la idea de potenciar en nuestra Facultad una correcta formación en medicina humanista, como base del profesionalismo médico que debe acompañar a nuestros futuros médicos durante toda su vida profesional. Muchas gracias.

Juan Antonio Vargas Núñez

Catedrático de Medicina Universidad Autónoma de Madrid.
Jefe del Servicio de Medicina Interna, Hospital Universitario
Puerta de Hierro Majadahonda, Madrid.

Prefacio

En el año 2015, en la asignatura de Introducción a la Práctica Clínica (IPC) del segundo curso del Grado de Medicina en la Universidad Autónoma de Madrid (UAM), iniciamos la enseñanza práctica de las habilidades y de la metodología de la historia clínica: anamnesis y exploración.

Pensamos que los estudiantes de segundo curso deberían impregnarse de la esencia de la labor clínica del médico desde los estadios precoces en los que se integran los conocimientos iniciales fundamentales de la carrera como la anatomía, la bioquímica y la fisiología. Por ello y para ello, creamos documentación y materiales multimedia para la enseñanza sistematizada del entrenamiento y del aprendizaje correcto y reglado de la anamnesis y, sobre todo, de la exploración clínica, utilizando modelos de simulación, pacientes virtuales y sobre todo con la ayuda de los propios estudiantes.

Dicho trabajo se impartió en seminarios prácticos en el Laboratorio de habilidades clínicas y simulación de la Facultad de Medicina de la UAM, dirigidos a grupos pequeños de estudiantes monitorizados directamente por los profesores y con el razonamiento clínico como su guía de trabajo. Este trabajo se consideró parte de la evaluación continuada de cada estudiante en la asignatura Introducción a la Práctica Clínica; con ello, el compromiso en el aprendizaje se potenciaría y los resultados docentes, *a priori*, serían mejores.

Para complementar el aprendizaje, a los estudiantes se les pedía que plasmaran, de forma voluntaria, el adiestramiento monitorizado en los seminarios, en un vídeo corto junto con un *storyboard* explicativo de una maniobra de exploración de cada seminario (3 seminarios). Dicho trabajo se evaluaba y puntuaba por el profesor, el cual realizaba *feedback* para optimizar el correcto aprendizaje de las habilidades de exploración de forma sistemática, metódica y rigurosa, teniendo en cuenta el respeto al paciente. Toda la documentación multimedia de los seminarios se entregaba a los estudiantes antes de su realización, para ser más eficientes en la actividad práctica simulada (método clase invertida).

Derivado de su análisis, hemos demostrado que este aprendizaje basado en simulación aumenta los conocimientos, destrezas y autoconfianza en habilidades clínicas, previo a las prácticas clínicas reales de los estudiantes de los primeros cursos del Grado de Medicina. A patir de esta experiencia docente, y con la seguridad de sus beneficios para el aprendizaje de los estudiantes, nos atrevemos a proponer este libro, que ha sido fruto del trabajo de estos años. La filosofía del libro es la de ser un instrumento de ayuda para la enseñanza, de una manera muy clara y estructurada.

Este libro pretende de manera modesta, pero con seguridad científica, ser un «manual de instrucciones», que sea útil para aprender y mejorar la exploración clínica en el pregado y postgrado de Medicina. El objetivo de este libro es trasmitir al lector que, establecer la sospecha diagnóstica de la mayoría de las patologías, se realiza a partir de una correcta anamnesis y una adecuada exploración clínica, lo que permitirá indicar un correcto tratamiento.

Su punto de partida es la convicción de que un médico que explora y que hace bien una historia clínica será un mejor médico, no solo porque una buena anamnesis y exploración clínica permiten identificar la mayoría de los procesos patológicos, sino también porque mejoran la relación médico paciente y aumenta la seguridad del paciente.

Dado este interés por facilitar e innovar la docencia, esta obra ofrece además una cantidad significativa de imágenes y vídeos cortos de calidad que ilustran las técnicas de las distintas maniobras clínicas. Los capítulos presentan un código QR que permite una consulta rápida y sencilla de los vídeos con dichas técnicas. Con esto pretendemos que el lector lea lo mínimamente necesario y vea muchas imágenes y vídeos descriptivos que trasmitan con sencillez, veracidad y fiabilidad las habilidades necesarias para realizar correctamente la exploración física.

Con respecto al contenido, pretendemos que los conocimientos se integren de manera sistemática para que se automaticen los pasos que componen la exploración física completa. Por este motivo, los treinta y un capítulos que integran el libro están repartidos en cinco secciones que ordenan y clarifican los elementos fundamentales de la práctica clínica. Así, la primera sección se ocupa de las bases teóricas de la exploración física; la segunda, de la anamnesis y su importancia en el establecimiento de una buena relación entre el médico y el paciente; en la tercera se detallan los procedimientos para una correcta exploración física por órganos y aparatos; la cuarta resume las habilidades instrumentales básicas que todo médico debe conocer y la quinta ofrece una mirada al futuro de la práctica clínica, haciendo hincapié en el valor y la rentabilidad del uso de la ecoscopia como complemento a la exploración clínica tradicional.

En definitiva, el objetivo del libro es la sencillez y facilidad en la descripción de las habilidades imprescindibles para la actividad del médico clínico (la historia y la exploración clínicas), manteniendo en todo momento la rigurosidad científica.

Por último, queremos aprovechar para agradecer la inestimable contribución de colegas y colaboradores que han participado en la realización de este libro, principalmente en la confección de las imágenes y la grabación de los vídeos: Carmen Ortega, Diego Ercolini, Juan Iglesias Martín, Manuel Gómez, José Ramón Castelló, Gabriel Morón Conejo, Sonia de Antonio Mateo, Hugo Hernández Jiménez, Fabián Muo Li Guan, Alba Valdés García, Daria Nesterova Afanaseva, Francisco Javier de la Casa Sánchez y Margarita Elices Apellániz. Agradecimiento especial a José Vizcaíno por su ayuda fundamental en la grabación y edición del material videográfico y por la asesoría en la revisión de los textos.

Esperamos que disfruten al menos tanto como lo hemos hecho los autores durante su elaboración.

Los directores

Índice

Bases conceptuales del método clínico en el siglo XXI

La enseñanza de habilidades de exploración clínica: el toque humano

1

E. González López

OBJETIVOS DE APRENDIZAJE

- Recordar la importancia de establecer una comunicación médico-paciente que trascienda de lo meramente técnico.
- Insistir en la exploración física y en su aprendizaje como una parte imprescindible del acto médico.
- Considerar en la relación médico-paciente aspectos no sólo éticos sino relacionados con el lugar y modo en el que se presta la asistencia.
- Analizar el papel de las consultas no presenciales a la luz de los aspectos anteriores.

SÍNTESIS CONCEPTUAL

En este capítulo se revisa la necesidad e importancia de la exploración física, considerando que la relación médico-paciente no es únicamente un encuentro técnico.

La exploración física es un rito y establece no sólo una comunicación física y real, sino también una con un claro componente psicológico, pues en ella confluyen la búsqueda de información a través de la historia clínica, la anamnesis y la exploración.

Las nuevas herramientas de comunicación telemáticas pueden ser un complemento y una ayuda en algunas ocasiones muy puntuales, pero nunca han de sustituir a la relación médico-paciente.

¿HOY NO ME VA A EXPLORAR?

Tenía 80 años y le habían extirpado una mama. Acudió a mi consulta, y el primer día le hice la historia clínica y una exploración básica que incluyó auscultación cardiopulmonar y toma de constantes. Vivía sola y acudía cada mes a por sus recetas (entonces no había receta electrónica, todo era manual), y todas las veces le tomaba la tensión y le hacía una somera exploración. Acudió una vez en la mitad del mes para que le hiciera una receta porque había olvidado una caja de medicamentos en casa de su hijo. Se la hice y se me quedó mirando y preguntó:

«¿Hoy no me va a explorar?». Yo podía haber dicho: «No, ya le he hecho la receta, no hace falta que la explore». Probablemente no fuera estrictamente necesario que la explorara cada vez que venía, pero comprendí que para ella era importante establecer una comunicación con el médico y mantener unos ritos. La exploré, y siempre desde entonces, viniera por lo que viniera, la auscultaba.

LA IMPORTANCIA DEL CONTACTO FÍSICO

Avraham Vergehese, profesor de la Facultad de Medicina de la Universidad de Stanford, cuenta en un vídeo que ha sido visto por millones de personas el caso de una paciente que fue atendida por muchos médicos y a la que se le practicaron infinidad de pruebas. Ningún médico la exploró y no se le detectaron unos bultos en ambas mamas que resultaron ser un carcinoma bilateral con metástasis y que podían explicar muchos de los problemas clínicos y no clínicos de la paciente.

Este problema se ha llegado a conocer con el nombre de *E-doctor*. Los médicos actualmente parece que no sabemos hacer nada sin pruebas complementarias y que hemos olvidado los principios de la medicina clínica que se basan en establecer una comunicación con el paciente, no solo física. La comunicación tanto verbal como no verbal y las técnicas de entrevista clínica permiten obtener los mejores datos en la fase de exploración física y de recogida de datos en un acto médico.

Desde los tiempos antiguos los médicos, a falta de otra herramienta, han mirado, palpado, olido, percutido y, cuando se dispuso de fonendoscopio, auscultado. El médico ve, siente, toca, huele e integra los hallazgos subjetivos y objetivos con su conocimiento en aras de intentar resolver el problema del paciente.

El acto médico es algo especial y tiene características de rito. En muy pocas ocasiones una persona se desnuda de cuerpo y alma ante otra y le cuenta cosas que probablemente no haya dicho o sentido a nadie.

LA IMPORTANCIA DEL AMBIENTE. PROXÉMICA. KINÉSICA

Una consulta o un acto médicos de cualquier tipo es algo que escapa de lo técnico. Requiere conocimientos, actitudes, habilidades, dominio del medio y sobre todo comunicación. El médico, como todos los seres humanos, comunica siempre tanto de forma verbal como no verbal.

Los gestos, la forma de expresión y de acercarse al paciente forman parte del ritual del acto médico. Asimismo, la colocación del mobiliario, la presencia y distancia a la ubicua pantalla del ordenador marcan la diferencia y ayudan a la comunicación. La habitabilidad, adecuada temperatura, ausencia de ruido y el evitar interrupciones establecen un ambiente propicio.

Nunca se insistirá bastante en la necesidad de mirar al paciente cara a cara y observar sus expresiones antes de ver la pantalla del ordenador o de tocar el teclado. En ocasiones, el médico se acercará al paciente y romperá la barrera de la distancia que supone la mesa, verdadero obstáculo infranqueable en la relación con el paciente.

CONSIDERACIONES ÉTICAS

Una exploración médica de cualquier tipo supone en mayor o menor grado una invasión de la intimidad, máxime partiendo de la situación de vulnerabilidad que tiene una persona que busca ayuda.

Los pacientes nos dan su confianza porque saben o creen que el hacerlo es por su propio bien y se desnudan ante nosotros no sólo física sino también psíquicamente. Este es un punto clave en el profesionalismo médico: los pacientes nos dan un gran poder, pero para que lo usemos en su beneficio, no en el nuestro. Términos como beneficencia, no maleficencia, justicia y consentimiento adquieren en el acto médico una importancia capital.

Es por ello que una exploración de cualquier tipo ha de estar presidida por información antes y después de realizarla, proporcionalidad y salvaguarda de la intimidad. Los resultados de la exploración médica han de quedar convenientemente reflejados en la historia clínica. El paciente ha de ser informado de lo que se le va a realizar, hay que invitarle con delicadeza y educación a que pase a la zona de exploración y posteriormente ha de ser informado de los posibles hallazgos. El aspecto del médico también es importante, así como la temperatura de sus manos, los objetos a utilizar en la exploración y las normas higiénicas a observar (lavado de manos o uso de guantes u otros equipos).

LA IMPORTANCIA DEL APRENDIZAJE

El aprendizaje del oficio de médico es largo y requiere no sólo de conocimientos sino también de actitudes y habilidades.

Asimismo, ese proceso tan prolongado necesita que ciertas habilidades sean aprendidas en etapas muy precoces y que progresivamente se vayan mejorando y potenciando a lo largo de los años. Parecería en principio poco razonable enseñar ciertos procedimientos en los cursos preclínicos, pero la realidad muestra lo contrario.

> **!** Un aprendizaje teórico basado únicamente en conocimientos puede provocar en los alumnos un cierto grado de distancia, desmotivación y, por qué no decirlo, de deshumanización. Los estudiantes han de **saber por qué y para qué** estudian Anatomía, Biología, Bioquímica o Histología.

Se ha descrito que hay ciertos momentos clave en la formación de un médico que podrían coincidir con un gran riesgo de deshumanización y uno de ellos es, precisamente, un aprendizaje excesivamente teórico y sin contacto con los pacientes. Es por ello que el contacto precoz con los enfermos, así como el aprendizaje de ciertas habilidades en estadios iniciales de la formación de los médicos, prevendría esa deshumanización. Cobra así gran utilidad y pertinencia la existencia en los programas de estudio de asignaturas como Introducción a la Práctica Clínica, en el Grado de Medicina de la Universidad Autónoma de Madrid. El contenido de la asignatura incluye temas como la empatía, la humanización, la entrevista médico-paciente, la exploración física y el aprendizaje de ciertos procedimientos manuales, tanto en modelos simulados como en pacientes, durante su estancia en los centros de salud universitarios adscritos a la universidad, siempre bajo la supervisión del equipo docente.

Si la enseñanza ha de cambiar, también lo ha de hacer la evaluación. En el momento actual, sin negar la pertinencia de las clases magistrales y los exámenes, cobran vigor otros métodos de aprendizaje y de evaluación: las clases invertidas (*flipped classroom*), el Mini-Cex, la evaluación clínica objetiva estructurada (ECOE), o las actividades profesionales confiables (APOC). Todas forman parte del proceso que ha de conducir a tener los mejores profesionales médicos, no sólo en los aspectos técnicos, sino en los humanísticos y de gestión clínica, capaces, por tanto, de dar una atención de la mayor calidad.

El aprendizaje clínico tiene también un cierto carácter ritual y de ayuda a la formación de la identidad profesional. Se aprende no sólo de pacientes sino de profesores, tutores, residentes y compañeros. Se vive como un rito de iniciación la primera puesta de la bata blanca, usar el fonendo o utilizar el martillo de reflejos.

Los tiempos ha cambiado, se dispone de hospitales virtuales, ordenadores, simuladores, realidad virtual y realidad aumentada, todos recursos complementarios en la enseñanza, pero nada podrá sustituir nunca al contacto con el paciente y a la transmisión de conocimiento y de oficio que pueda dar un médico experimentado.

LOS NUEVOS TIEMPOS

No hay que negarse a la técnica, a las *e-consultas* ni al uso de todo tipo de nuevas tecnologías, pero la toma de decisiones y la indicación de pruebas complementarias ha de ser precedida de una correcta y completa historia clínica y una exploración, y los futuros médicos han de saber llevarlas a cabo siguiendo todos los estándares habituales. El acto médico ha tenido y debe tener unas fases que pasan inexcusablemente por el contacto humano.

¿Cómo en una consulta telefónica o telemática se pueden recabar los datos imprescindibles para llegar a la aproximación al problema de un paciente? ¿Cómo se pueden evaluar ciertos parámetros clínicos sólo a través de la voz, incluyendo la posible gravedad de un problema? ¿Se «dice todo» cuando se habla? ¿Tiene el mismo significado la misma palabra para un médico que para un paciente (pensemos en las diferencias incluso dentro del mismo idioma)? ¿Cómo se puede ver lo «no verbal»? ¿Dónde queda la exploración? En una consulta telefónica de breves minutos, ¿dispondrán médico y paciente de tiempo suficiente para exponer dudas, recabar más información clínica y compartirla? ¿Es acaso el paciente «real» la persona que nos está hablando por teléfono? ¿Cómo monitorizar una constante vital o el efecto de un tratamiento?

Y ¿qué sucede con los pacientes que tienen dificultades para contactar telefónicamente o no tienen habilidades informáticas? ¿Y aquellos otros con dificultades de comunicación por el idioma o los que tengan alguna discapacidad auditiva? Lógicamente estarían en inferioridad de condiciones con respecto al resto y asistiríamos a la conocida como «ley de cuidados inversos», término acuñado por el Dr. Julián Tudor Hart en 1971, y que establece que a veces se benefician más de los servicios sanitarios aquellos que menos lo necesitan.

Ciertos procedimientos muy comunes e incluso ciertas tareas burocráticas sí se podrían hacer vía telemática en pacientes muy conocidos y en situaciones que no requieran una evaluación clínica por mínima que sea. Pero, si no se requiere una actuación médica, ¿es necesario que esa tarea burocrática la lleve a cabo un médico?

Una consulta telefónica será otra cosa, pero nunca un acto médico completo. Por otro lado, las posibles repercusiones medicolegales de una toma de decisiones basada únicamente en la información recogida vía telemática no han sido todavía convenientemente evaluadas. Los posibles problemas derivados de un error médico pueden ser nada desdeñables. La sobrecarga asistencial, la falta de médicos, la premura y la prisa de la sociedad actual no pueden ser la causa de la pérdida de la esencia de la medicina. La medicina es mucho más que técnica y ciencia, es humanidad, y es algo también intangible, no todo es ni tiene que ser medible.

! Este libro pretende desarrollar y enseñar todos estos aspectos con el fin de contribuir a que los médicos sean excelentes profesionales técnicos y humanos.

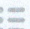

PUNTOS CLAVE

- El aprendizaje del oficio de médico es largo y requiere no sólo de conocimientos sino también de actitudes y habilidades. Un aprendizaje teórico basado únicamente en conocimientos puede provocar un cierto grado de distancia, desmotivación y de deshumanización.
- No hay que negarse a la técnica y al uso de todo tipo de nuevas tecnologías, pero la toma de decisiones clínicas y el acto médico debe seguir teniendo unas fases que pasan inexcusablemente por el contacto humano
- Los pacientes nos dan su confianza porque saben o creen que el hacerlo es por su propio bien y se desnudan ante nosotros no sólo física sino también psíquicamente. Este es un punto clave en el profesionalismo médico, los pacientes nos dan un gran poder, pero para que lo usemos en su beneficio, no en el nuestro.

BIBLIOGRAFÍA

Burgess A, van Diggele C, Roberts C, Mellis C. Tips for teaching procedural skills. BMC Medical Education 2020, 20(Suppl 2):458.

El toque de un doctor https://www.ted.com/talks/abraham_verghese_a_doctor_s_touch?language=es

Erdmann JB, Gonnella JS, Hojat M, Mike Magee, Mangion S, Nasca TJ , Rattner S. An empirical study of decline in empathy in medical school. Medical Education 2004; 38:934-41.

Thompson L, Exline M, Leung CG et al. A clinical procedures curriculum for undergraduate medical students: the eight-year history of a third-year immersive experience. Med Educ Online 2016, 21: 29486 - http://dx.doi.org/10.3402/meo.v21.29486

Toy S, McKay RSF, Walker JL, Johnson S, Arnett JL Using Learner-Centered, Simulation-Based Training to Improve Medical Students' Procedural Skills. Journal of Medical Education and Curricular Development. 2017; 4: 1–6.

Tudor Hart J. The Inverse Care Law. The Lancet. 1971; 297: 405-412.

El método clínico en la consulta. Aprender a observar y explorar antes de utilizar la tecnología

2

A. Blanco Alfonso

OBJETIVOS DE APRENDIZAJE

- Revisar las bases conceptuales históricas de la salud y la enfermedad, de la medicina y del médico, y de la relación médico-paciente.
- Aprender conceptos y premisas fundamentales para entender el método clínico como herramienta básica de la atención clínica.

SÍNTESIS CONCEPTUAL

El **método clínico** es el proceso o secuencia ordenada de acciones que los médicos hemos desarrollado para generar el conocimiento; es el método científico aplicado a la práctica clínica para estudiar y comprender el proceso de salud y de enfermedad de una persona en toda su integridad social, biológica, psicológica y cultural.

LA MEDICINA

Hay muchas definiciones de lo que es la medicina; vamos a aceptar esta del *Goldman-Cecil. Tratado de medicina interna*: «No es una ciencia, sino una profesión erudita, profundamente enraizada en numerosas ciencias y con obligación de aplicarlas en beneficio del hombre…para la protección de su salud, la curación de sus enfermedades y el alivio de su sufrimiento».

Cecil nos resitúa y nos alerta: no es una ciencia, pero sí una **profesión erudita enraizada en la ciencia**, en general, biología, química, física…Y, además, le da un dinamismo absoluto: **un conjunto cambiante de conocimientos, habilidades y tradiciones, que se aplican a la preservación de la salud, la curación de las enfermedades y a la mejoría del sufrimiento**: promoción, prevención, diagnóstico y tratamiento de las enfermedades, rehabilitar cuando sea preciso, consolar y acompañar siempre. Con un objetivo claro: **aplicarlas en beneficio del hombre.** Así que, si teníais alguna duda, que os quede claro de qué va nuestra profesión.

La medicina no sólo se aprende en libros, laboratorios, salas de disección o en consultas o quirófanos, sobre todo se aprende en la vida, (*EL olvido que seremos*, Héctor Abad, 2017) y, consecuentemente, en la poesía, el teatro, en el cine, en la música… Vivid con los ojos bien abiertos para absorber nuestro entorno y aplicarlo en nuestro **arte de la medicina**.

EL MÉDICO

Y, nosotros, ¿qué somos?: somos unos **profesionales** a los que se les exige un **elevado grado de conocimientos científicos**, adquiridos inicialmente en las facultades de Medicina, y obligados a **mantenerlos y mejorarlos con el fin de ayudar a las personas**. Para ello utilizamos, no sólo recursos técnicos (fármacos, pruebas complementarias, etc.), sino, también, humanos (empatía, piedad, compasión) y, sobre todo nuestro compromiso con las personas.

¿Por qué estudiamos hasta el agotamiento? ¿Por qué arriesgamos relaciones, sacrificamos ocio? No os equivoquéis, no memorizamos hasta el hastío el ciclo de Krebs, los orificios y escotaduras del esfenoides, las sutilezas del ATP o masticamos nuestros miedos en la mesa de disección por el placer de saber. Claro que es agradable aprender y satisfacer la natural curiosidad del estudiante universitario, especialmente con un conocimiento tan apasionante como lo es el del funcionamiento del cuerpo, de nuestro cuerpo. Pero no estudiamos sólo por eso.

> **!** Estudiamos porque el corazón objeto de nuestros desvelos tiene nombre y apellidos, alguien que sufre y al que intentaremos curar o, al menos, aliviar. **Estudiamos para nuestros pacientes**.

Se dice que un capitán de barco no lo es hasta que no decide cómo afrontar la ola que puede hundirlo, pues bien, un médico será aquel capaz de tomar decisiones de diagnóstico y de tratamiento, **asumiendo la incertidumbre de dichas decisiones**.

LA SALUD. LA ENFERMEDAD

En 1946 la Organización Mundial de la Salud (OMS) definía la salud como el estado de completo bienestar físico, mental y social, y no solamente la ausencia de enfermedad.

El concepto de salud ha dejado de ser un constructo exclusivamente médico. Desde el último cuarto del siglo XX, la coordinación de distintos saberes se vincula en la mejora, conservación o recuperación de la salud con una visión multifactorial. Así: la educación, en todos los ámbitos desde la escuela a la familia; la vivienda, sus condiciones de habitabilidad e higiénicas; el alcantarillado; la agricultura y, por extensión, la alimentación, desde los métodos de labranza a los conservantes; las infraestructuras comunicacionales, carreteras, aviones, etc.

Se sabe que actuando sobre estos factores se ha conseguido que la prevención salve más vidas que todas las terapias juntas.

De alguna manera, la pérdida de la salud, el enfermar, se vive como un fracaso. El problema es que la salud no es un bien absoluto. En nuestro Siglo de Oro Francisco de Quevedo pontificaba: «la posesión de la salud es como la hacienda, que solo se goza gastándola, y si no se gasta, no se goza».

El concepto de enfermedad, como todos los grandes conceptos, ha cambiado a lo largo de la historia, variando su definición y su enfoque. Más que las enfermedades, perfectamente estudiadas y descritas en los libros de medicina (*Harrison´s*, *Goldman-Cecil*, etc.) me interesa reparar en **el enfermar**. Dado que es una vivencia individual y particular del momento y la persona, es algo complejo que tiene un sinfín de variantes.

> **!** La enfermedad presenta una serie de características: etiología, prevalencia, clínica, diagnóstico, tratamiento, pronóstico, etc., pero, la misma entidad, en dos personas distintas, e incluso, en la misma persona, en dos momentos diferentes de su vida, se puede comportar de distinta manera, no sólo en sus manifestaciones sintomáticas, sino también en su curso evolutivo, pudiendo cambiar, incluso, el pronóstico o la respuesta terapéutica.

OBJETIVOS DE LA MEDICINA

Tradicionalmente, la medicina ha tenido casi como único objetivo la enfermedad, y por ello todos los esfuerzos se han dirigido a mejorar, perfeccionar los métodos diagnósticos y las posibilidades terapéuticas.

> **!** Pero la medicina del siglo XXI tiene muchos más objetivos: **promocionar la salud** y las formas de vida más saludables, **prevenir** la aparición de la enfermedad y, cuando ésta llega, **diagnosticarla** (sólo se diagnostica aquello en lo que se piensa, recordando que lo más probable es lo más probable y lo más frecuente es lo más frecuente), si es posible, **curarla**, siendo consciente de que la *restitutio ad integrum* rara vez se consigue. Cuando estos objetivos no han sido posibles, trataremos de **rehabilitar**, y siempre **consolar** y **acompañar**.

Del imán de Visegrad decían: «Si no todos salían de su casa completamente consolados, se sentían, al menos, tranquilizados al saber que alguien había compartido su pena, su dolor, con interés y afecto» (*Un puente sobre el Drina*, Ivo Andric, 1945). ¿Cambiamos imán por médico y casa por consulta? Pues que se pueda decir de nosotros lo mismo.

Os advierto, yo Augusto Blanco saldré de estas páginas, volveré de mi tumba y será vuestro crujir de dientes, si alguna vez le decís a un paciente: «ya no puedo hacer nada por usted». Siempre podemos hacer algo, aunque no sea lo que nos gustaría. Podemos estar y no siempre es fácil, pero ¿quién dijo que esta era una profesión fácil? Preciosa sí, fácil no.

EL PACIENTE. LA RELACIÓN MÉDICO-PACIENTE

Dicen las últimas tendencias filosófico-médicas que paciente es todo aquel que busca consuelo, consejo o el encuentro puro y simple con un médico. No me resigno a no citar la definición que de enfermo dio el profesor Andrés Cerdán Vallejo, decano de la Facultad de Medicina de la Universidad Autónoma de Madrid en los años 80 del siglo pasado: «el paciente no es un órgano alterado, sino una persona compuesta de múltiples y complejos sistemas estrechamente relacionados, todos los cuales se afectan en la enfermedad, por ello, el médico que pierda esta visión holística del enfermo corre el riesgo de personificar el absurdo desiderátum de saber todo de nada». Me parece cada vez más actual y necesario recordarlo, pues cada vez nos superespecializamos más, lo que favorece que perdamos de vista al ser humano, que con toda su carga biográfica y biopatográfica, arrastra sus males. Recordemos al padre de la medicina moderna, Sir William Osler (1849-1919): «Más importante que saber qué enfermedad es, es saber quién la sufre».

Centrémonos en nuestro objeto de dedicación y estudio: el paciente. El juicio que vamos a formar sobre el paciente y su consulta probablemente empieza a gestarse mucho antes del contacto visual, desde el momento que miramos la lista de enfermos a visitar en el hospital o en la consulta del centro de salud; comenzamos, inconscientemente, a formarnos una idea.

La relación médico-paciente: En cualquier encuentro médico-paciente va a existir **comunicación**, tal como hablaremos más detenidamente en los siguientes capítulos. Va a haber aspectos ético-legales (confidencialidad, autonomía) y también riesgo de iatrogenia y un coste económico. Sin embargo, lo fundamental es que **el encuentro médico-paciente es un acto terapéutico**.

En 1977 Engel postuló que el abordaje de un paciente debería hacerse desde una perspectiva triple: **biológica, psicológica y social**. Un año más tarde, Kleinman ahondó en la aproximación holística al paciente desde un cuádruple posicionamiento: **biológico, psicológico, social y cultural**. Que es, sin duda, la manera que nos parece más adecuada.

No concibo una situación más perversa en nuestra profesión que la vivida durante la pandemia del covid. Durante el covid pasábamos la consulta parapetados en trajes impermeabilizados, enfundadas las manos en guantes, ocultando el rostro tras las mascarillas y las pantallas protectoras. Siempre he defendido el acompañamiento en el final de los días, la **importancia de la despedida**, para el que se va y para los que se quedan. La pandemia arrasó con todo, con esto también. No sólo nos llevó a decidir quién es prioritario, en la mejor tradición de la medicina de guerra, sino que nos alejó de nuestros pacientes cuando iniciaban el último recodo.

Cuando acudimos a un domicilio, la mirada de la gente se desborda de agradecimiento, seguimos llevando la esperanza, el consuelo, etc. Cuando acuden a las urgencias del hospital, siguen buscando no sólo la tecnología reparadora, también las palabras cargadas de intención terapéutica. Esto es lo grande de la profesión, esto es lo que no debemos olvidar en lo más oscuro del camino.

EL DOCTOR. LUKE FILDES, 1891

El cuadro de *El doctor* es un encargo de Herry Tate (**Fig. 2-1**), el propulsor de la galería que lleva su nombre en Londres, a Fildes. Luke Fildes, un pintor de renombre encuadrado en la pintura realista y social de finales del XIX, elige este motivo en honor del médico, el doctor Gustav Murray, que atendió a su primer hijo aquejado de una supuesta tuberculosis que acabaría matándolo. Es el cuadro más utilizado para representar a los médicos.

Aquí aparece la relación médico-paciente en todo su esplendor, con el acompañamiento de la familia, sus condiciones sociales y su entorno cultural.

Pero observemos al doctor, ¿qué está pasando por su cabeza, ahí a pie de cama? Miremos su expresión, su cerebro trabajando al 110 %, está preocupado, no sabe bien qué hacer, tiene sospechas, dudas, preguntas.

El médico ha realizado su historia clínica: su anamnesis y exploración, todos los sentidos en máxima alerta y todos asociados en la búsqueda: la vista, el oído, la palabra, el tacto y el olfato. En el momento de ejecución del cuadro, el médico esta reflexionando, pensativo, sobre el camino a seguir. Razonamiento clínico y pertinencia de pruebas complementarias. Concentrado al ciento por ciento como está, tiene que decidir si tiene o no sentido proponer una radioscopia. Acaban de llegar de París unos colegas que han montado un gabinete de radioscopia, a imagen y semejanza del montado en la capital francesa por madame Curie. Va a influir en el desenlace si sugiere que sería necesario o, al menos, interesante hacerlo. Pero a esa familia que la cama ha empeñado para pagar sus honorarios ¿puede presionarla con esa petición? Recordad, ¿para qué pedimos pruebas?, efectivamente, para confirmar una idea o descartar una sospecha. Porque siempre, siempre, deberían tener un porqué.

Avancemos un paso más y abramos el foco. No sólo está la paciente. Está su entorno, como vemos, la familia, la casa, su trabajo, su ambiente social, sus creencias, sus valores… Y todo esto debería tener su peso en nuestras decisiones, en nuestros consejos. Mientras la lámpara, con la tulipa orientada, situada a espaldas del médico ilumina la escena y a sus dos protagonistas, la paciente y el médico, la luz del amanecer entra por la ventana dando algo de esperanza a la madre, que reza deshecha sobre la mesa, y al padre que intenta consolarla.

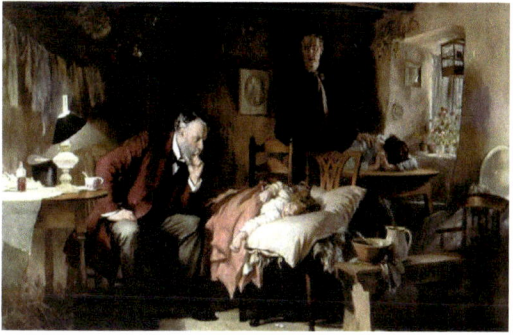

Figura 2-1. *El Doctor*. Luke Fildes, 1891. Tate Britain. Dominio público: https://commons.wikimedia.org/wiki/File:The_Doctor_Luke_Fildes_crop.jpg. Fuente: desconocida.

Las medicinas alrededor del quinqué y el recipiente con agua al lado de la jarra a la cabecera de la niña son los recursos para combatir la enfermedad. La enfermedad, la ciencia, la humanidad, la muerte, la esperanza... sobrevuelan la atmósfera oscura del cuadro.

Es curioso cómo cambian las cosas según se miren. De frente, el momento estrella del médico, donde el razonamiento desgrana diagnósticos diferenciales para valorar una prueba complementaria o elaborar un diagnóstico y su tratamiento correspondiente, asumiendo, con gallardía y normalidad, la incertidumbre. Esa incertidumbre que nos cobrará su precio con holgura, con la que caminaremos de la mano toda la vida profesional, porque en medicina no existen los absolutos y nos moveremos siempre en los terrenos pantanosos de las probabilidades. Por cierto, ¿el médico tiene confianza en salvar a la pequeña o sólo espera, agotados sus recursos, el desenlace?

Si miramos desde el lado derecho del espectador nos interpela la mirada la familia. La angustia que todo lo cubre. Esa madre hundida, discretamente protegida por el padre, que trata de aguantar el tipo, lo que se espera de él, las convenciones culturales mandan. Estaban las condiciones sociales del enfermo y su familia y el marco social general. Estaba la esperanza en el amor de los padres y en la ciencia del médico... Esas sillas-cama ¿hablaban de empeños para poder pagar al médico? ¿A quiénes rezan por dentro, a quién maldicen?

Si lo hacemos dese la izquierda es el médico quien atrae toda la atención, ese paradigma de lo que representamos. Lo tremendo es que ni nosotros somos los mismos en cada situación diferente en tiempo y espacio. Por esto el ejercicio profesional es tan increíble. No hay dos mareos iguales, ni dos catarros, ni la misma persona en dos momentos diferentes de su existir.

 PUNTOS CLAVE

En el contacto con el paciente actuamos siguiendo un orden que debería ser así:

- Tras escuchar el motivo de consulta, formulo en mi interior, en base a mis conocimientos adquiridos y mi experiencia, una sospecha que trato de verificar mediante la anamnesis y la exploración. Posteriormente, si es preciso, pediré las pruebas complementarias que considere.
- Con todo ese material tomaré una decisión, decisión que asumiré con la carga de incertidumbre que arrastre de la falta de certeza, y pondré un tratamiento que posteriormente evaluaré. De esta forma aprenderé, pues si ha ido bien repetiré y, si no, me replantearé la actuación.
- Los pacientes nos dan un inmenso poder, el poder de entrar en sus cuerpos, en sus almas, en sus vergüenzas, en sus pudores más infantiles, y eso conlleva una alta dosis de responsabilidad, para lo que es imprescindible el **compromiso, el respeto y la profesionalidad**.

BIBLIOGRAFÍA

Andric I. Un puente sobre el Drina. Barcelona: Debolsillo; 2003.

Arthur Kleinman (1 de marzo de 1941, Nueva York). Profesor de Antropología Médica. Facultad de Medicina de Harvard https://en.wikipedia.org/wiki/Arthur_Kleinman

Balint M. El médico, el paciente y la enfermedad. Buenos Aires: Libros Básicos; 1986.

Cecil RL, Goldman L, Schafer AI. Tratado de medicina interna. 26ª edición. Barcelona: Elsevier,D. L; 2021.

Engel GL. The Need for a New Medical model: a Challenge for Biomedicine. Science. 1977 abr 8;196(4286):129–36.

Engel G.L. The Biopsychosocial Model and the Education of Health Professionals. Annals of the New York Academy of Sciences. 1978; 310:169–187.

Faciolince H A. El olvido que seremos. Madrid: Alfaguara; 2017.

Fernández T y Tamaro E. Biografía de William Osler. Biografías y Vidas. La enciclopedia biográfica en línea [Internet]. Barcelona; 2004. Disponible en https://www.biografiasyvidas.com/biografia/o/osler.htm [fecha de acceso: 27 de noviembre de 2023].

Sir Luke Fildes. The Doctor. Exhibited 1891. The Tate Britain https://www.tate.org.uk/art/artworks/fildes-the-doctor-n01522

Bases del razonamiento en el método clínico

3

J. A. Vargas Núñez

OBJETIVOS DE APRENDIZAJE

Revisar el concepto de razonamiento clínico, considerando los siguientes aspectos:
- Herramienta del médico clínico para reducir la incertidumbre y para la toma de decisiones sobre el proceso de enfermar del paciente.
- Precisa de conocimientos, experiencia y destreza (saber, saber hacer, hacer).
- Permite ordenar y simplificar una gran cantidad de información que proviene de la historia clínica y de los conocimientos y experiencia previos.
- Precede al planteamiento de pruebas diagnósticas y al inicio del tratamiento.

SÍNTESIS CONCEPTUAL

La práctica clínica es la actividad que realiza el médico junto al paciente, para ayudarle a recuperar la salud o para aliviarle de su enfermedad. Esta práctica clínica se fundamenta en la relación médico-paciente y se concreta en la identificación del síndrome o enfermedad que afecta al paciente (diagnóstico), en el conjunto de previsiones con respecto a la evolución del proceso patológico (pronóstico) y en la utilización de diferentes recursos para restablecer la salud de los pacientes (tratamiento). Estas tres actividades se interrelacionan entre sí y se basan en estudios de probabilidad. Este complejo proceso se denomina razonamiento clínico.

EL MANEJO DE LA INCERTIDUMBRE EN LA PRÁCTICA CLÍNICA

«Todo médico a diario debe tomar decisiones definitivas, como saber si conviene rastrear un signo clínico o si sería mejor no concederle gran atención, así como si un tratamiento planeado conlleva mayor riesgo que la propia enfermedad; esta combinación de conocimientos médicos con la intuición, experiencia y juicio cognitivo define al arte de la medicina, tan necesario para practicarla con la solidez de los conocimientos científicos. El médico hábil debe saber la forma de utilizar con juicio y parquedad estos recursos diagnósticos esclarecedores, y plantearse la interrogante de si sus resultados modificarán el tratamiento y redundarán en beneficios para el enfermo» *(Harrison's Principles of Internal Medicine)*.

17

> **!** La incertidumbre ha sido, es y será una característica común y central del quehacer de cualquier médico clínico, con independencia de cuál sea su entorno de trabajo (domicilio, centro de salud, urgencia, hospital) y del momento histórico en que el médico desarrolle su tarea. Así sigue siendo en el momento actual en el que, a pesar de los importantes adelantos tecnológicos incorporados, la medicina sigue siendo una ciencia probabilística, no exacta. Y es nuestra tarea reducir al máximo esa incertidumbre para ofrecer al paciente la mejor de las ayudas posibles.

Las incertidumbres, las dudas, nos las traslada el paciente cuando acude a pedirnos ayuda:

- La primera duda forma parte del ámbito del diagnóstico: «¿qué me pasa?».
- La segunda, del ámbito del tratamiento: «¿qué debo hacer para curarme?».
- La tercera, del ámbito del pronóstico: «si sigo el tratamiento ¿me curaré?».

Para resolver estas dudas los clínicos disponemos de varias herramientas, como son: la entrevista clínica, el razonamiento clínico y las estrategias de selección de las mejores pruebas diagnósticas y los mejores tratamientos, junto al buen juicio y a la experiencia práctica del médico.

LA INCERTIDUMBRE DIAGNÓSTICA

Para ver cada uno de los elementos mencionados, ponemos el foco en la atención médica prestada a un paciente que consulta por un problema concreto, desde el momento de su primera demanda hasta el de la revisión del paciente:

- Al principio, el médico transforma el motivo de consulta expresado por el paciente en una entidad concreta en el ámbito médico, que será identificada por el clínico como problema principal (diagnóstico sindrómico).
- A través de este problema principal, se llega al listado de posibles causas alternativas (diagnóstico diferencial).
- De entre las causas alternativas, el médico optará por la más probable, de acuerdo con el resto de las características de nuestro paciente concreto, recogidas en su historia clínica (sospecha diagnóstica).
- Para confirmar o descartar las causas consideradas más probables, el médico selecciona una o varias pruebas complementarias (pruebas diagnósticas).
- Las pruebas diagnósticas le permitirán confirmar o descartar la hipótesis con cierto margen de error, estableciendo el diagnóstico causal (diagnóstico etiológico).

Decidida la causa más probable, seleccionará el mejor de los tratamientos disponibles para nuestro paciente concreto, el más acorde con sus características y establecerá un pronóstico respecto a su enfermedad.

Posteriormente, las consultas de revisión le permitirán comprobar si se obtuvieron los resultados esperados. Si no fue así, deberá reevaluar todo el ciclo para detectar qué parte del tratamiento no funcionó como pensaba. Además, esta visita de revisión permite al médico clínico transformar e incorporar cada experiencia práctica en conocimiento teórico aplicable a otros casos similares que puedan presentarse en un futuro.

EL RAZONAMIENTO CLÍNICO

La atención a un paciente supone para el médico un continuo ejercicio de reflexión teórica (razonamiento clínico) y acción práctica (entrevista clínica, historia clínica, selección de pruebas diagnósticas, indicación de un tratamiento) que se retroalimentan y justifican en todas y cada una de las fases de la atención clínica que hemos visto previamente.

Para que el conocimiento adquirido sea útil y aprovechable, los médicos con experiencia clínica lo organizan y almacenan en una serie de carpetas (archivos de memoria). Para cada problema diagnóstico, el archivo incluye una serie de apartados con los datos más relevantes de la historia clínica, la exploración física, la lista de diagnóstico diferencial que se ordenará por orden de probabilidad (generalmente los 3-5 más importantes), las pruebas complementarias útiles para el diagnóstico, el tratamiento más adecuado y los posibles cursos evolutivos.

Cuando un paciente consulta, el clínico experimentado busca activamente el diagnóstico del cual el paciente parece constituir un caso representativo con tan sólo unas pocas características (patrón típico). Esto lo hace a través de la historia clínica: a la vez que la recoge y mientras habla y explora al paciente, el médico despliega la lista de diagnósticos posibles que, en forma de hipótesis diagnósticas alternativas, va poniendo a prueba en base a los datos de la historia que va obteniendo (historia dirigida). De modo que continuamente elabora, pone a prueba y descarta hipótesis causales. Al final del proceso elige la causa más probable, seguida de unas pocas más en orden decreciente de frecuencia. Este modo de trabajar es, en manos de un clínico experto, un proceso semiautomático, rápido, eficaz y rentable, pero requiere suficientes conocimientos teóricos organizados (guiones de enfermedad) y mucha experiencia práctica (conocer bien la frecuencia de las diferentes enfermedades en el entorno específico de trabajo) para que se cometan pocos errores. Uno de los más frecuentes es el de «cierre prematuro», que podemos minimizar si valoramos la presencia en nuestro paciente de datos discordantes respecto a los del «patrón típico de la enfermedad», pues debe hacernos dudar del diagnóstico elegido.

Cuando no se dispone de, y mientras se construyen, los citados archivos de memoria, por ejemplo, en el caso de médicos en formación, la historia y la exploración deben ser más exhaustivas y pormenorizadas (ordenadas por órganos y aparatos), lo cual consume más tiempo y aporta muchos datos con escasa relevancia para el caso, lo que convierte la atención en menos eficiente.

Uno de los factores que hace difícil la enseñanza del razonamiento clínico diagnóstico es que los clínicos expertos con frecuencia no siguen un esquema fijo, estático, en el estudio del paciente, sino que lo van adaptando según las respuestas y hallazgos exploratorios. Los datos negativos suelen ser tan importantes como los positivos para el establecimiento y refinamiento de las hipótesis diagnósticas.

El proceso puede verse, además, afectado por diferentes sesgos (errores sistemáticos) de nuestra memoria, que se ve muy afectada tanto por el caso más reciente, como por los casos con desenlace más catastrófico, llevándonos a descartar las causas implicadas en ellos en el siguiente paciente, aunque sean raras e improbables. Otros factores que modifican la práctica clínica tienen que ver con características personales del clínico y de factores derivados del contexto de trabajo (recursos y disponibilidad de medios diagnósticos y terapéuticos).

El orden que cada posible causa tiene dentro de las listas de diagnóstico diferencial se elige de acuerdo con la probabilidad que asignamos a cada causa alternativa. Esta depende en parte de la frecuencia que cada enfermedad tiene en el medio en que se trabaja y aumenta o se reduce según los datos de la historia y por las exploraciones complementarias (pruebas diagnósticas). Es así como el médico incorpora diferentes modelos probabilísticos de menor o mayor complejidad en su práctica clínica habitual, con frecuencia sin reconocerlo. Una ampliación de esta idea condujo a la afirmación de que el médico experto dispondría de matrices de probabilidades en su cerebro y que su forma de razonar se asemejaría a una combinación bayesiana de probabilidades.

SELECCIÓN DE PRUEBAS DIAGNÓSTICAS

Las pruebas diagnósticas son métodos cuantitativos que complementan a la anamnesis (síntomas), a la exploración física (signos) y facilitan la toma de decisiones clínicas. Por tanto, permiten establecer un diagnóstico cuando se integran sus resultados con la evaluación clínica del paciente.

El objetivo que persigue el médico cuando solicita una prueba diagnóstica es disminuir su incertidumbre en relación con el diagnóstico o pronóstico del paciente, de modo que la prueba debe ayudarle a tomar decisiones terapéuticas.

Cualquier intervención que introduzca un cambio en nuestro conocimiento del problema que presenta el paciente, se puede considerar como una prueba diagnóstica. Por tanto, los antecedentes y la exploración física se pueden contemplar como una forma de prueba diagnóstica.

Para decidir sobre la utilidad de una prueba en un paciente. Antes de solicitarla, su valor teórico debe ser reajustado para decidir sobre su valor práctico y real en el caso concreto que estudiamos. El reajuste se hace, entre otras cosas, en base a la probabilidad teórica de que una enfermedad se dé en nuestro entorno de trabajo (número de casos en nuestro entorno = prevalencia de la enfermedad = probabilidad pretest en terminología de teorema de Bayes).

Los médicos clínicos no pueden ser expertos en el manejo especializado de esta herramienta estadística, pero es bueno conocer de ella lo suficiente como para poder decidir con fundamento el manejo de un paciente concreto.

TIPOS DE RAZONAMIENTO: INTUITIVO Y ANALÍTICO

El conocimiento médico no es una simple colección de datos, sino un proceso dinámico de análisis y evaluación de información. Llegar a ser un médico experto implica disponer de un cuerpo de doctrina ordenado y bien definido que se consigue al pasar por distintas etapas que se caracterizan por poseer diferentes estructuras en la organización del conocimiento, además de por utilizar distintas estrategias para resolver problemas clínicos. Estas etapas se pueden esquematizar de la siguiente forma:

- Conocimiento reducido. Se dispone de escasos conocimientos y se recurre a la adivinación o a la suposición cuando se aborda un problema diagnóstico.
- Conocimiento disperso. Se poseen conocimientos limitados y poco elaborados. Por este motivo se suele emplear un razonamiento deductivo que va de la hipótesis a los datos. Se parte de una hipótesis y se trabaja en sentido inverso, es decir, hacia la búsqueda de los síntomas o signos asociados a ella.
- Conocimiento elaborado causal. Se tienen más conocimientos acerca de las enfermedades y de sus manifestaciones, utilizándose un razonamiento hipotético-deductivo que proporciona un diagnóstico correcto más a menudo que en etapas anteriores.
- Conocimiento esquematizado. En este nivel el médico es capaz de reconocer diferentes formas de presentación de un problema concreto, yendo de los signos y síntomas a la enfermedad. Sólo se produce cuando el médico dispone de una estructura del conocimiento elaborada, jerarquizada y muy organizada.
- Patrones. Debido a la experiencia acumulada, el médico ha identificado los aspectos más relevantes de las enfermedades, lo que lo capacita para el reconocimiento inmediato de éstas. Estos patrones se construyen en base al contacto repetido con pacientes que sufren una determinada enfermedad y se enriquecen con porciones de información clínica relevante.

En general, cuando el problema al que se enfrenta el médico es particularmente complejo, poco definido, atípico en su forma de presentación, o el médico tiene poca experiencia en este tipo de casos, la estrategia fundamental debe ser la de un razonamiento analítico. A medida que el médico acumula experiencia clínica, el proceso intuitivo (automático) predomina en su forma de razonar. No obstante, estos modelos no son mutuamente excluyentes y, de hecho, es deseable que el médico no se limite a un único modo de razonamiento clínico, sino a un modelo sumativo en el que ambos procesos, analíticos y no analíticos, se utilicen, traduciendo un alto grado de flexibilidad mental y adaptación en el razonamiento diagnóstico.

Todo el proceso de razonamiento clínico comienza por la recogida de información, y por ello hay dos aspectos importantes que conviene abordar cuando se quiere mejorar el razonamiento clínico: las habilidades comunicativas y las observacionales. Esta última está en riesgo, a medida que los estudios diagnósticos, cada vez más sofisticados, prevalecen sobre la recogida minuciosa de información directa del paciente. Por ello, uno de los principales objetivos de un profesor clínico es promover la capacidad de razonamiento clínico experto en sus estudiantes, exponiéndoles a múltiples ejemplos, incluyendo tanto entornos de simulación como de práctica clínica real.

En definitiva, una habilidad de razonamiento clínico excelente, la experiencia complementada con herramientas diagnósticas bien diseñadas y la consideración de las preferencias individuales del paciente, son y serán aspectos de importancia capital en la práctica de la medicina clínica.

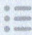

PUNTOS CLAVE

- La actividad que desarrolla un médico en su práctica clínica, salvo las habilidades técnicas y de relaciones personales, se engloba en el término «razonamiento clínico».
- Los médicos manejan una gran cantidad de información en cualquier proceso clínico.
- Los clínicos emplean una serie de estrategias que les permiten combinar datos y sintetizarlos en un número reducido de hipótesis diagnósticas.
- Tras ello, evalúan los riesgos y los beneficios de realizar nuevos procedimientos diagnósticos y de aplicar determinados tratamientos.
- Según el nivel de experiencia, el proceso diagnóstico se realizará de una forma intuitiva y automatizada (reconocimiento de patrones), o siguiendo un modelo más analítico (hipotético-deductivo).

BIBLIOGRAFÍA

Bowen JL. Educational strategies to promote clinical diagnostic reasoning. N Engl J Med 2006; 355: 2217-2225.

Cardellach F, Vilardell M, Pujol R. La formación del médico del futuro: una revisión 10 años después. Med Clin (Barc) 2016; 147: 313-315.

García Lázaro M I. Razonamiento clínico: manejo de la incertidumbre en la práctica clínica. En: Inmersión precoz en la clínica. Unidad de Medicina de Familia y Atención Primaria. Madrid: Facultad de Medicina, UAM; 2011.

Mark DB, Wong JB. Toma de decisiones en la medicina clínica. En: Jameson J et al eds. Harrison. Principios de Medicina Interna. 20ª ed. México: McGraw-Hill Education; 2018. p. 13-22.

Rodríguez de Castro F, Carrillo-Diaz T, Freixinet-Gilart J, Julià-Serdà G. Razonamiento clínico. FEM 2017; 20: 149-160.

El valor de la exploración clínica hoy

4

F. Caballero Martínez

OBJETIVOS DE APRENDIZAJE

- Reforzar la percepción del valor de la exploración clínica entre docentes y alumnos de Medicina.
- Clarificar dudas y señalar errores comunes sobre la utilidad de la exploración en el proceso de razonamiento clínico.
- Fomentar actitudes y habilidades semiológicas necesarias para ofrecer la mejor experiencia al paciente durante el encuentro clínico.
- Sugerir líneas de actuación para la mejora del abordaje de la enseñanza y entrenamiento de la exploración física en las facultades de Medicina.

SÍNTESIS CONCEPTUAL

La exploración física es una parte clave del encuentro clínico que, junto a la anamnesis del paciente, permite extraer información clave para detonar el proceso diagnóstico y para tomar las decisiones clínicas más apropiadas en cada caso. Además, un acto exploratorio realizado con la debida destreza, prudencia y respeto a la intimidad es un determinante principal de la satisfacción del paciente con el manejo que el médico hace de sus problemas de salud. Por otra parte, la exploración manual es una oportunidad con frecuencia desaprovechada para reforzar el vínculo médico-paciente y crear el clima de confianza adecuado para una relación sanadora. Sin embargo, la creciente tecnificación instrumental de la medicina parece haber inducido en algunos médicos cierto desinterés por desarrollar su capacidad exploratoria y, en sentido contrario, una tendencia manifiesta a indicar en exceso pruebas complementarias de ayuda al diagnóstico de forma prematura (y, en general, poco justificada). En este capítulo se analizan las posibles causas de este fenómeno, se ofrecen argumentos sobre el valor incuestionable de la exploración en cada acto clínico y se sugiere, a estudiantes y docentes, algunas ideas para promover su recuperación.

INTRODUCCIÓN. ¿ESTÁ EN RIESGO EL VALOR TRADICIONAL DE LA EXPLORACIÓN FÍSICA EN LA PRÁCTICA CLÍNICA ACTUAL?

En este capítulo se proponen algunas reflexiones sobre el valor y la utilidad real de la exploración física en la práctica clínica actual. La medicina de nuestro tiempo, dominada por un desarrollo científico-técnico imparable, está modificando en muchas de sus especialidades, quizá de forma no intencional pero innegable, la forma de abordar lo que hasta la fecha se había considerado la esencia del trabajo clínico: el encuentro de confianza con el paciente, la conversación detenida sobre la dolencia que éste percibe y la búsqueda atenta de posibles cambios físicos relacionados con el problema de salud por identificar. Con frecuencia, a partir de todo ello, el médico experimentado es capaz de aventurar una hipótesis diagnóstica (o, en ocasiones, de establecer un diagnóstico firme) que se convierte en el marco de referencia para dirigir su trabajo posterior, orientando el resto de las acciones diagnósticas o terapéuticas.

El valor intrínseco de este enfoque tradicional de la relación clínica ha sido reconocido desde los orígenes históricos de la medicina como expresión del compromiso profesional y base de la confianza del paciente, quien supone en el médico benevolencia de intención y un cultivo constante del conocimiento y de la destreza apropiados. El *Código de Hammurabi* (1728 a.C.) o el Juramento hipocrático (460-347 a.C.) ya recogieron estas ideas, también expresadas siglos después y en nuestro país, por la llamada Oración de Maimónides (escrita en Córdoba en 1138):

«Haz que mis pacientes, tengan confianza en mí y en mi arte, que sigan mis consejos y prescripciones. Aleja del lecho de mis pacientes a los charlatanes. Dame la fuerza, la voluntad y la ocasión para ampliar cada vez más mis conocimientos...».

Aun aceptando el valor antropológico y humanístico de la relación clínica tradicional (incluido, por supuesto, el examen corporal), no falta quien hoy defiende la necesidad incuestionable de evolucionar nuestros hábitos clínicos, abandonando maniobras improductivas y adquiriendo nuevas habilidades sobre las que, en su momento, no recibimos entrenamiento durante los largos años de formación universitaria y especializada.

Sin duda, el progreso acelerado de varias disciplinas (genética, inmunología, inteligencia artificial, análisis masivo de datos, identificación automatizada de imagen e interpretación de lenguaje natural, diagnóstico funcional por la imagen, nanorrobótica, etc.), están revolucionando las posibilidades del actuar médico y la propia comprensión de la enfermedad. Sin duda, todo ello nos obligará a reconsiderar la racionalidad y la utilidad de nuestro trabajo, y a evolucionar, en bien de los pacientes, hacia la mayor precisión y eficiencia posibles. Sin embargo, este reto no debe formularse como una elección dicotómica y radical entre «tradición o modernidad». Se trata más bien de una labor de integración juiciosa en el trabajo clínico convencional de las nuevas posibilidades técnicas que nos ayuden a tomar mejores decisiones clínicas (véase, por ejemplo, la aportación incuestionable que ha supuesto la introducción de la ecografía en atención primaria). Sin duda, el nuevo contexto tecnológico requerirá, además, una reflexión crítica y serena sobre qué debemos preservar y qué debería ser abandonado o mejorado de lo que hasta hoy se ha considerado imperativo en el método clínico tradicional. Nada nuevo bajo el sol: la historia de la práctica clínica siempre evolucionó así, de la mano de los avances de la ciencia y de la tecnología disponibles en cada momento.

En todo caso, nadie podría hoy cuestionar con argumentos irrefutables la necesidad de seguir enseñando exploración clínica a los estudiantes actuales. Este libro es una muestra de la convicción de los autores sobre su utilidad innegable, seguramente compartida por la gran mayoría del colectivo académico y de la profesión médica. Pero, no por ello se deben hurtar al lector los elementos de un debate abierto al respecto, tan polémico como sugerente. En este capítulo trataremos de reforzar el interés y la motivación de los docentes y los estudiantes de Medicina por el desarrollo de las habilidades exploratorias necesarias, pero también alertaremos sobre la necesidad de examinar la oportunidad, la adecuación y la confiabilidad del uso de las distintas exploraciones físicas, y de la emergencia educativa por exigir rigor al profesorado sobre qué y cómo transmitir y entrenar lo realmente útil e importante.

Es necesario cerrar esta reflexión introductoria advirtiendo que la práctica de una exploración física detallada y detenida, no sólo está amenazada por los avances tecnológicos y la innovación disruptiva, sino también (y, quizá, principalmente) por otro determinante menos glamouroso de las condiciones en las que se desarrolla el ejercicio médico actual: en un sistema sanitario sobreutilizado y con una presión asistencial imparable, se acaba resolviendo la demanda de eficiencia de la administración sanitaria con la reducción del tiempo disponible de atención al paciente. En tales circunstancias, no habría tiempo que dedicar a lo que alguno ha llamado despectivamente «sombras chinescas» del diagnóstico, considerando que buena parte de las exploraciones físicas hoy en uso son actuaciones gratuitas por su alta subjetividad y baja rentabilidad, mantenidas todavía sólo por falta de rigor crítico y por una discutible nostalgia profesional.

ENTONCES, EXPLORACIÓN FÍSICA ¿SÍ O NO?: ALGUNOS ARGUMENTOS PARA SUPERAR UN DEBATE ENGAÑOSO SOBRE EL VALOR DE LA EXPLORACIÓN CLÍNICA EN LA MEDICINA ACTUAL

Exploración sí, absoluta y radicalmente. Todo médico debiera ser capaz de orientar a través de la historia clínica y de sus manos los problemas de salud comunes que afectan a sus pacientes (al menos de forma general) y de aventurar alguna hipótesis diagnóstica razonable; parece una competencia mínima exigible a nuestra profesión. Pero abordemos el problema con algún detalle, tratando de argumentar sobre su dilema central: determinar hasta qué punto la exploración clínica no es, esencialmente, un residuo del pasado poco útil en la mayoría de las ocasiones o, si por el contrario, sigue siendo una actuación valiosa y central de la práctica clínica.

En realidad, el debate se plantea en forma de falsa disyuntiva, debido al criterio de juicio empleado por quienes argumentan en contra de la exploración física. Aplicar como criterio único de utilidad de una maniobra exploratoria la estrategia convencional de validación de la medicina basada en la evidencia (MBE) (constatando el pobre o desconocido valor predictivo de las maniobras de examen físico frente al de algunas pruebas complementarias), aunque sea un abordaje imprescindible, resulta incompleto y parcial y, en realidad, falaz. Una mirada detenida a la naturaleza de la práctica clínica revela la insuficiencia de tal criterio. Un debate reducido a valorar cuáles son las aportaciones comparativas de la exploración física frente a las pruebas complementarias para establecer el diagnóstico de cada patología es engañoso.

En realidad, ambos tipos de exámenes ofrecen una aportación diferente, pero complementaria e imprescindible, durante la tarea de razonamiento clínico. Normalmente, cada una de estas herramientas actúa en un momento distinto del proceso diagnóstico: una prueba complementaria resulta de utilidad cuando es apropiada al caso y su resultado podría ayudar a confirmar o refutar una hipótesis clínica que, en general, fue previamente establecida a partir de la anamnesis y/o la exploración física del paciente. Por ello, precisamente, las denominamos pruebas «complementarias» respecto a una tarea clínica anterior e indispensable.

Debe aclararse aquí que, por defender el valor la exploración física no se niega, obviamente, la valiosa aportación al diagnóstico que ofrecen los resultados de las pruebas complementarias (si están bien indicadas y correctamente interpretadas), pues ayudan al clínico a decidir las acciones subsiguientes en el manejo del paciente. El problema es el abuso en la solicitud de pruebas complementarias a ciegas y sin conjetura clínica previa suficiente que justifique su indicación. Tal actuar, no sólo es una estrategia ineficiente (que induce, con frecuencia, gasto innecesario), sino también imprudente y, en ocasiones, peligrosa. Por una parte, algunas pruebas complementarias conllevan molestias o riesgos inherentes que obligan a sopesar bien la relación beneficio/riesgo antes de su uso. Por otra parte, confiar en las pruebas complementarias como único elemento infalible del juicio clínico conllevaría, sin duda, a la toma ocasional de decisiones erróneas: dada la frecuencia con que se encuentran hallazgos espurios en personas sanas (falsos positivos) o, por el contrario, la estricta normalidad analítica o de imagen durante largos períodos de silencio al inicio de muchos cuadros clínicos (falsos negativos), interpretar acríticamente los resultados de cualquier test, podría abocar a una mala praxis por sobre o infra actuación. Conviene llamar la atención aquí sobre el hecho de que tales limitaciones de validez afectan a todo tipo de maniobras diagnósticas (físicas o instrumentales), dado que parece ocurrir que mientras dichas restricciones se consideran un fenómeno generalmente conocido y criticado de la exploración clínica, con frecuencia se infravalora o ignora respecto a las pruebas complementarias.

El problema descrito es particularmente notorio entre los médicos menos experimentados (adjuntos noveles, residentes, etc.) quienes tienden a solicitar de forma prematura pruebas y más pruebas, sin una justificación clínica clara, basada en datos de la historia y exploración, que permitan suponer razonablemente una o varias hipótesis sobre las que plantear una estrategia de diagnóstico diferencial. A falta de una reflexión previa explícita sobre en qué medida el resultado de la prueba podrá ayudar en ese proceso de perfeccionamiento diagnóstico, esas actitudes de sobreuso de las pruebas complementarias parecen obedecer más bien a preocupaciones relacionadas con la mal llamada «medicina defensiva». Es comprensible que quienes desaprovecharon, por desconocimiento o falta de destreza, la valiosa información disponible durante el encuentro clínico, traten de compensar con exámenes complementarios su angustioso exceso de incertidumbre diagnóstica. No es necesario insistir en la falsa seguridad que disponer de resultados de algunas pruebas objetivas mal indicadas o interpretadas, supone frente a posibles reclamaciones por impericia, negligencia o imprudencia clínica.

Desde una perspectiva más general, esta forma de trabajar es una peligrosa dinámica que cuestiona la esencia misma de la medicina clínica como **profesión**, su capacidad para plantear juicios clínicos prudenciales y eficientes, transformándola en una mera **ocupación**, es decir, en un ejercicio mecánico automatizado, ciego e irresponsable, por más que se disponga de recursos para ello y puedan sufragarse. Ni la «omnipotente» inteligencia artificial aplicada a la práctica médica actuaría de tal forma, a ciegas, en ayuda a la toma de decisiones clínicas. Se atribuye al gran médico y fisiólogo francés Claude Bernard (1813-1878) una advertencia de plena oportunidad al respecto: «Quien no sabe lo que busca no entiende lo que encuentra». Sólo se reconoce aquello que se sospecha y se avanza en la comprensión del caso clínico cuando se encuentra (o no), lo que se busca de forma intencional y razonada.

En todo caso, tratando de equilibrar con ecuanimidad el debate y frente al cuestionamiento del abuso de pruebas complementarias mal indicadas, se deben reconocer también las limitaciones indudables de validez y fiabilidad en algunos métodos de recogida de datos del paciente mediante la historia y la exploración física. La rentabilidad de muchas maniobras clínicas no sólo es variable según la pericia del observador, sino que, con frecuencia, está mal estudiada o resulta totalmente desconocida.

Probablemente ello se deba, en buena medida, al escaso interés de la investigación clínica dominante por analizar y mejorar dichos procedimientos clínicos manuales, en favor de las instrumentaciones diagnósticas de corte tecnológico. Que la inversión investigadora pueda producir patentes y beneficios, públicos o empresariales, es un sesgo, comprensible y legítimo, que explica en parte el pobre respaldo científico que aún tienen muchas maniobras exploratorias de larguísima tradición en las consultas médicas. Quizá podamos tener una nueva mirada sobre la rentabilidad de una exploración clínica de calidad si producimos pruebas científicas de su beneficio potencial sobre problemas serios como la demora evitable en la detección de determinados problemas de salud, la alta prevalencia de daños por errores médicos o iatrogenia, o el gasto sanitario inapropiado por uso innecesario, prematuro o redundante de tecnología.

> **!** El examen físico y pruebas complementarias son herramientas sumativas en el proceso de razonamiento clínico, actuando en momentos distintos del diagnóstico: una prueba instrumental se justifica si su resultado ayuda a confirmar o refutar una hipótesis clínica previamente establecida durante la anamnesis y/o la exploración física del paciente. El abuso prematuro de pruebas diagnósticas es una mala práctica derivada de inseguridades y carencias en el encuentro clínico.

VALOR AÑADIDO PROPIO DE LA EXPLORACIÓN FÍSICA PARA UNA MEDICINA CENTRADA EN EL PACIENTE

Resulta una obviedad decir que anamnesis y exploración son y seguirán siendo las herramientas fundamentales del actuar médico. Manejadas por un clínico experto representan los pilares epistemológicos indiscutibles de la medicina, aportando información imprescindible para detonar el proceso de razonamiento clínico y producir un conocimiento operativo del problema de salud. Pero, además de su valor para sugerir o confirmar diagnósticos, el examen físico del paciente tiene otra aportación valiosa y singular a la práctica médica por la que no puede ser reemplazada por ninguna tecnología sofisticada.

No pretendemos, como algunos critican, reivindicar la exploración física como un símbolo «romántico» de nuestra profesión, sino de reconocer su valor insustituible como elemento esencial de una historia clínica que pretenda resultar orientada al paciente y a todas las manifestaciones del enfermar que éste presente, en contraposición a un encuentro clínico en el que apenas se ofrezca la consideración precipitada y reduccionista de unos pocos síntomas guía. La centralidad en el paciente durante el proceso diagnóstico exige del clínico una posición mental mucho más abierta que la de conducirse por el simple automatismo de solicitar unas pruebas complementarias en respuesta a unos indicios clínicos, siguiendo un algoritmo. Un ejercicio clínico comprometido con la necesidad integral y las expectativas del paciente nos obliga a tratar de mantener constantemente una alta calidad de pensamiento, y a no ahorrar el esfuerzo cognitivo (¡y físico!) que cada paciente requiere (y que toda persona merece).

En este sentido, el recurso prematuro a las pruebas complementarias es, en ocasiones, una expresión de «pereza» ante la necesidad de pararnos a reflexionar más a fondo, supliendo tal esfuerzo por la indicación de algunas pruebas complementarias o alguna prescripción sintomática. En otras situaciones, en particular en el caso de los médicos con mucha presión asistencial que sienten la necesidad de ser eficientes en la gestión de su tiempo, es la experiencia la que justifica otro tipo de pereza para levantarse de la silla y acompañar al paciente a la camilla: autoconvencidos de que «ya sabemos lo que tiene el paciente» o «ya le conocemos suficientemente», nos convertimos en «conversadores», supliendo la exploración por explicaciones al paciente, más o menos argumentadas, del porqué de sus dolencias.

Por una u otra causa, siempre que se evita la exploración se desaprovecha una oportunidad de atención selectiva a la expresión clínica de la dolencia, y se pierde un momento muy apropiado para que se nos ocurran nuevas posibilidades. Todo médico experimentado recuerda casos en los que algún hallazgo encontrado durante la exploración obligó a replantear por completo el diagnóstico inicial sugerido por la entrevista. Y no sólo porque fueran capaces de apreciar signos exploratorios discriminativos, sino porque obtuvieron nueva información clínica relevante sólo accesible por medio de la expresión del paciente, y esta puede adquirir un tono más profundo y confiado durante la intimidad del contacto exploratorio.

Pero, además, para muchos pacientes recibir una exploración clínica adecuada tiene un sentido simbólico profundo que representa un valor añadido al examen físico en refuerzo de la calidad de la relación clínica: tras ser explorado, el paciente percibe haber sido atendido con rigor e interés, aumenta la confianza en su médico y se adhiere con mayor convicción a sus recomendaciones. En caso contrario, ¿podría sentirse confiado y tranquilo un paciente con lumbalgia, si al valorarlo no se le mira ni se le toca la espalda?

Si los interrogatorios durante la anamnesis a veces agobian a los pacientes, por el contrario, la exploración física se espera y desea como muestra de la calidad de la atención recibida, abriendo una nueva dimensión de intimidad en el encuentro clínico. Los pacientes suelen decir del profesional que no realiza la exploración física: «Ni siquiera me ha mirado». Quizá el médico se haya formado una idea precisa de su problema tras una anamnesis concienzuda, pero el paciente percibe que «no le ha mirado» sencillamente porque no se ha establecido ningún contacto físico. En el caso contrario, el paciente suele expresar su satisfacción diciendo: «Me ha reconocido muy bien». «Reconocer», en este contexto, significa siempre explorar.

Estas reflexiones tocan la esencia de la medicina tal y como se ha concebido desde Hipócrates. Frente a una anamnesis y una exploración atentas y dirigidas a la dolencia integral del paciente, el énfasis precipitado en la petición de pruebas complementarias suele ir ligado a una infravaloración de la enfermedad como experiencia subjetiva e integral. En referencia a este aspecto, Feinstein escribió: «El volumen espiratorio forzado no indica la intensidad de la disnea del paciente, ni el S-T deprimido la angina en la vida diaria. Además, muchos de los eventos clínicos más importantes son reacciones humanas y sensaciones: dolor, incomodidad, discapacidad, depresión, ansiedad… que no pueden ser medidas por una prueba tecnológica».

Una práctica centrada en las pruebas complementarias no sólo implica una orientación clínica del médico **hacia la enfermedad**, frente a una orientación **hacia el paciente**, sino que también sugiere una actividad **rutinaria**, frente a una actividad **reflexiva**. Los algoritmos diagnósticos basados en la solicitud de pruebas complementarias en cadena sustituyen a la actividad de sopesar y valorar los datos clínicos. Para muchos médicos, ante los primeros datos clínicos y con cada nuevo hallazgo, surge de inmediato la pregunta: ¿ahora qué le pido? Esta actividad rutinaria y «aburrida» predispone a una práctica descuidada y, en consecuencia, a una mayor probabilidad de cometer un error clínico.

El examen físico ofrece la ocasión de perfeccionar las hipótesis diagnósticas establecidas durante la anamnesis o de detonar nuevas posibilidades. Además, permite un momento de atención selectiva y de intimidad con el paciente que suele ser determinante en su percepción de la calidad en la atención recibida y de su confianza en la profesionalidad del médico.

ALGUNAS SUGERENCIAS DE MEJORA SOBRE LA DOCENCIA Y LA INVESTIGACIÓN EN EXPLORACIÓN CLÍNICA

Renovar el interés por la exploración física

Varios motivos explican la decadencia del interés académico por las habilidades clínicas y por qué resultan el pariente pobre de la medicina. En la educación médica de grado actual se sobrevalora la adquisición de conocimiento, continuamente cambiante y retador (aunque se ofrezca y exija a los alumnos de forma prematura y excesiva). Los departamentos universitarios se articulan en torno a especialidades que, salvo escasas excepciones, estudian un fragmento específico del enfermar humano y focalizan su interés en las exploraciones diagnósticas instrumentales de alta fiabilidad propias de su disciplina y de su morbilidad.

La masificación de la universidad, junto a la insuficiente atención curricular a la semiología clínica general, ha llevado al abandono de la transmisión de técnicas atesoradas durante las generaciones que nos precedieron. Los exámenes de tipo test en la carrera y en el sistema de acceso a la formación especializada acabaron con el interés de los estudiantes por todo aquello que no sea objeto de pregunta de opción múltiple. En este contexto, una mayoría de estudiantes y residentes actuales nunca tuvieron la oportunidad de recibir una instrucción, y menos aún una evaluación crítica estructurada, sobre sus habilidades semiológicas durante sus prácticas clínicas, más demostrativas que de experiencia tutelada.

La práctica concertada y obligatoria de pruebas ECOE en las facultades de Medicina españolas debería ser una ocasión propicia para revertir la situación, si las facultades reaccionan con diligencia y ofrecen a los alumnos las oportunidades formativas necesarias antes de la evaluación sumativa final. Lo que no sería de recibo es exigir que el estudiante de Medicina sepa explorar correctamente a un paciente sin un entrenamiento personal previo, o sin recibir una supervisión efectiva mientras realizan dicha tarea a lo largo de la carrera. Todos, alumnos y docentes, hemos de entender (y poner medios para ello) que el buen médico, además de dominar el conocimiento necesario y ser una buena persona, debe ser un excelente semiólogo.

> **!** La fragmentación curricular por especialidades médicas y quirúrgicas de los programas universitarios de Medicina, han diluido el interés por la enseñanza sistemática de la de la exploración física. Los departamentos transversales (Medicina Interna, Medicina Familiar, Cirugía, Pediatría, Psiquiatría, etc.) deberían ocuparse intencionalmente de este territorio competencial huérfano, imprescindible para todo estudiante.

Fomentar la «actitud semiológica»

Conviene que el estudiante en formación comprenda explícitamente que la exploración física comienza en el mismo momento que el paciente entra en su consulta. Observar (**exploración visual**) y escuchar (**exploración verbal**) ya es explorar. Junto a la propia **exploración física** son tres facetas subordinadas e inseparables del mismo acto exploratorio en clínica. Por ello, se considera un error interrumpir la anamnesis mientras exploramos al paciente. En su evitación, se ha acuñado el concepto y se sugiere la práctica explícita de una «anamnesis integrada en la exploración física». La interacción de las tres habilidades potencia la capacidad clínica de comprender mejor el caso clínico y de tomar decisiones más apropiadas.

En definitiva, el acto clínico tiene por finalidad procurar buena información para tomar buenas decisiones. Y estos datos se pueden obtener en los minutos iniciales o finales de la entrevista, por lo que el estudiante debe autoexigirse un esfuerzo constante por mantener una «actitud semiológica» habitual para convertirse con el tiempo en observador agudo de la naturaleza humana, capaz de sospechar, por ejemplo, un deterioro cognitivo incipiente ante un despiste. La actitud semiológica implica también, como se comentó más atrás, no tener pereza por regresar a la camilla de exploración para volver a mirar y volver a pensar cuando el diagnóstico no termina de definirse.

Fomentar tal actitud semiológica no implica, como se ha criticado, el promover en los estudiantes un simple ejercicio diletante de identificación de signos y posibles diagnósticos en cada persona que se cruzan, cosificándola y rebajando su dignidad. Sin duda eso podría ocurrir cuando tal actitud se pone en práctica desde la frialdad del técnico, o con aire prepotente. Pero el buen semiólogo sabe que los términos que emplea son simples instrumentos para ayudar, y que etiquetar con ellos no es restar dignidad humana. No hay conflicto alguno, por tanto, entre la actitud semiológica y el humanismo clínico.

Prevenir un déficit competencial crítico desde la percepción del paciente

Además de su valor instrumental, la exploración física es una pieza determinante de la calidad de la relación interpersonal establecida y percibida durante el encuentro clínico, como se ha comentado antes. Unas manos que abordan con torpeza un absceso cutáneo, un esguince de tobillo o un abdomen doloroso desacreditan el resto de las capacidades del explorador y minan la confianza del paciente.

Por ello, además de adquirir habilidades comunicativas y desarrollar unas actitudes adecuadas (respeto, cordialidad, empatía, etc.), el médico en formación debe ocuparse de ser competente y cuidadoso en su forma de tocar y manipular el cuerpo de su paciente. Para ello se le debe ofrecer (o debería exigir) realizar cierto número de entrevistas y exploraciones clínicas directamente supervisadas por profesionales entrenados para ello. Sólo así conseguirá aprender de sus errores hasta conseguir integrar naturalmente estas conductas y destrezas altamente complejas en pro de una relación clínica eficiente y sanadora.

> **!** La credibilidad y confianza del paciente en su médico puede perderse por actitudes inadecuadas, o por torpeza o descuido manual en las manipulaciones exploratorias durante el encuentro clínico: los estudiantes deben ser instruidos, supervisados y evaluados hasta integrar dichas capacidades en su aprendizaje.

Promover una exploración basada en la evidencia

Las maniobras exploratorias, manuales e instrumentales, son las herramientas primeras y principales para la valoración de nuestras hipótesis diagnósticas. El clínico responsable debería conocer sus propiedades diagnósticas (validez, reproducibilidad y seguridad), al igual que dispone de dicha información sobre la mayoría de las pruebas complementarias (laboratorio e imagen). Desafortunadamente, pocas veces se ha examinado críticamente la validez intrínseca de muchas de las técnicas exploratorias usadas en consulta, o su variabilidad interobservador (por lo que se han encontrado resultados decepcionantes, por ejemplo, en la auscultación pulmonar, incluso entre expertos).

Todo ello es un claro déficit del rigor científico esperable en la medicina, pero también una gran oportunidad de investigación de alto impacto. Sólo con datos objetivos se podrán superar definitivamente el temor al error y a la subjetividad al tomar decisiones clínicas en base a datos exploratorios. Las universidades podrían incluir prioritariamente este asunto en el esfuerzo investigador que cada año dedican al desarrollo de un número ingente de trabajos de fin de grado, con frecuencia dirigidos a asuntos de mucha menor relevancia académica y clínica.

! Existe una notable área de oportunidad para mejorar el conocimiento y la docencia de las maniobras exploratorias a través del impulso de investigaciones sobre la utilidad, la fiabilidad y la rentabilidad clínica de los procedimientos más complejos o controvertidos. Los centros universitarios podrían dedicar a esta intención algunos recursos (p. ej., trabajos de fin de grado).

PUNTOS CLAVE

- El desarrollo de nuevas pruebas complementarias de alta precisión está produciendo una confianza tecnológica ciega en las nuevas generaciones de médicos, en detrimento del uso de las maniobras tradicionales exploratorias y del interés por formarse en ello.
- En la práctica habitual se produce con frecuencia un uso abusivo y prematuro de pruebas complementarias sofisticadas no bien justificadas, lo que se asocia a un bajo rendimiento diagnóstico, así como a gastos y riesgos innecesarios.
- La fragmentación curricular de la enseñanza médica universitaria (por especialidades) tampoco fomenta el interés por la semiología entre los estudiantes, a quienes se les transmite información especializada y tecnológica de forma prematura y excesiva.
- Por motivos clínicos, la exploración física es una maniobra fundamental e insustituible del proceso diagnóstico, clave para el establecimiento y perfeccionamiento de hipótesis diagnósticas. La falta de criterio y entrenamiento exploratorio impide obtener información clínica relevante y dificulta el desarrollo autónomo de las habilidades de razonamiento clínico entre los estudiantes de Medicina.
- También por motivos humanos, los estudiantes de Medicina deberían interesarse por adquirir e integrar en su perfil profesional las habilidades exploratorias, como determinantes críticos de la experiencia y satisfacción de los pacientes con la atención que reciben.
- Se sugiere a las universidades actuar ante esta emergencia educativa huérfana que debería ser eje central de los contenidos curriculares del grado, especialmente promovida desde los departamentos generalistas (Medicina Interna, Medicina Familiar, Cirugía, Pediatría, etc.).
- Se debe investigar sobre la validez, fiabilidad y reproductibilidad de las maniobras exploratorias para promover su uso, delimitar sus indicaciones y evitar su uso inapropiado.

BIBLIOGRAFÍA

Borrell i Carrió F. Exploración física orientada a los problemas. Atención Primaria; 2002; 30(19): 32-45. Disponible en: https://www.elsevier.es/es-revista-atencion-primaria-27-articulo-exploracion-fisica-orientada-problemas-13032518.

Decisiones clínicas a la cabecera del paciente. Barcelona: Doyma, Biblioteca Básica Dupont, 1996.

Domínguez González A, Guzmán Valdivia G. Cómo afrontar con éxito el examen clínico objetivo estructurado (ECOE). Educación Médica 2018;19(6): 369-374

Fenstein AR. Clinical Judgment Revisited: The Distraction of Quantitative Models. Ann Intern Med. 1994;120:799-805.

Foro de la Profesión Médica de España. La Relación Médico-Paciente: Patrimonio Cultural Inmaterial de la Humanidad. Madrid: Consejo General de Colegios Oficiales de Médicos (CGCOM) Madrid, Julio 2017.

Jaeschke R, Guyatt G, Lijmer J. Diagnostic Tests. Guyatt G, Drummond R. Users's Guides to the Medical Literature. Essentials of Evidence-Based Clinical Practice. AMA Press; 2002: 187-217.

Loayssa Lara JR, Ruiz Moral R. El sitio de la exploración física en la práctica clínica actual. 2012 [actualizado 7 enero 2015; citado 9 diciembre 2023]. Disponible en: https://www.doctor.es/2012/03/01/el-sitio-de-la-exploracion-fisica-en-la-practica-clinica-actual/

Melbye H, Garcia-Marcos L, Brand P, Everard M, Priftis K, Pasterkamp H. Wheezes, crackles and rhonchi: simplifying description of lung sounds increases the agreement on their classification: a study of 12 physicians' classification of lung sounds from video recordings. BMJ Open Respir Res. 2016 Apr 28;3(1):e000136. doi: 10.1136/bmjresp-2016-000136.

Rodríguez Montes JA. Decadencia del arte clínico y auge de la medicina high-tech. Rev Clin Esp. 2009;209(8):361-363.

Ruiz Moral R. ¿Es necesario que enseñemos a explorar? [Internet]. Madrid: Semfyc - Boletín DocTutor de Educación Médica; 2012 [actualizado 7 enero 2015; citado 9 diciembre 2023]. Disponible en: https://www.doctor.es/2012/01/18/el-reto-del-mes-%c2%bfes-necesario-que-ensenemos-a-explorar/

Evidencia científica de la anamnesis y los signos físicos en los estándares de diagnóstico modernos

5

M. I. García Lázaro y E. Calvo Corbella

OBJETIVOS DE APRENDIZAJE

- Explicar por qué anamnesis y exploración física son las primeras pruebas diagnósticas.
- Explicar los elementos básicos que definen el valor intrínseco de la prueba: validez y fiabilidad.
- Explicar los estadísticos básicos relacionados con la validez de las pruebas diagnósticas, en particular, la sensibilidad, la especificidad, el cociente de probabilidad y las probabilidades previas y posteriores a la prueba.
- Explicar los estadísticos básicos relacionados con la fiabilidad de las pruebas diagnósticas. Coeficiente kappa.
- Explicar el significado de la estrategia del diagnóstico basado en evidencia (DBE).
- Listar las características que determinan la utilidad de una prueba diagnóstica.

SÍNTESIS CONCEPTUAL

Diagnosticar las enfermedades de los pacientes es la esencia de la medicina. La Organización Mundial de la Salud (OMS) calcula que 5-20 % de las interacciones médico-paciente incluyen errores diagnósticos. Las primeras pruebas que sustentan el diagnóstico proceden de los resultados de la anamnesis y la exploración física.

El objetivo del enfoque del diagnóstico basado en evidencia (DBE), como parte de la corriente médica basada en evidencia, es identificar rápidamente los relativamente pocos hallazgos de la anamnesis y del examen físico que mejor predicen el resultado de la prueba considerada como estándar oro para diagnosticar una enfermedad, que suele ser una biopsia o un test de imagen.

La práctica del DBE requiere identificar las mejores pruebas para lograr diagnósticos precisos y eficientes. El valor intrínseco de una prueba se evalúa de acuerdo con su validez y su fiabilidad.

Una prueba es válida si realmente mide con precisión lo que dice medir. El parámetro que mejor resume la validez y más ayuda a los clínicos en el proceso diagnóstico es el cociente o razón de probabilidad (CP). El teorema de Bayes y el CP hacen explícito el cambio entre las probabilidades pre y posprueba y, por tanto, el valor diagnóstico de la prueba. Los estudios sobre la utilidad de un test diagnóstico deberían informar su CP o, al menos, los datos que permitan su cálculo.

Continúa

SÍNTESIS CONCEPTUAL (*Cont.*)

La fiabilidad valora la capacidad de una prueba para reproducir los mismos resultados al ser repetida, ya sea por el mismo o por distinto observador (concordancia intra e interobservador).

No hay mucha literatura dedicada a la enseñanza del diagnóstico físico basado en la evidencia.

La inteligencia artificial, procesando enormes cantidades de datos, modificará el valor y el uso recomendado de las pruebas diagnósticas, incluidas la anamnesis y la exploración física.

DIAGNÓSTICO MÉDICO. CALIDAD Y SEGURIDAD ASISTENCIAL

La anamnesis y la exploración física son las pruebas que aportan los primeros datos diagnósticos.

> **!** Diagnosticar las enfermedades de los pacientes es la esencia de la medicina. Sobre el diagnóstico descansan la selección de los tratamientos, el pronóstico y el seguimiento. La OMS calcula entre 5-20 % las consultas que incluyen errores diagnósticos (falsos positivos, por diagnósticos erróneos, o falsos negativos, por diagnósticos tardíos o no realizados).
> Muchas enfermedades graves (p.ej., asma, embolia pulmonar, insuficiencia cardíaca, convulsiones, accidentes cerebrovasculares, aneurismas rotos, depresión, cáncer, endocarditiso meningitis), se acompañan de tasas alarmantemente altas de diagnósticos erróneos.

La dificultad de la práctica médica deriva, no sólo de la necesidad de conocimiento técnico especializado, sino también de la incertidumbre intrínseca de cada decisión. Con el crecimiento exponencial de la bibliografía médica y la información técnica, y con un número siempre creciente de pruebas y opciones terapéuticas, los médicos del siglo XXI necesitan dominar un conjunto más diverso y complejo de habilidades que cualquiera de las generaciones anteriores. Tres de estas habilidades básicas son la destreza para el razonamiento clínico, el uso racional y la interpretación adecuada de las pruebas diagnósticas, incluidas la anamnesis y la exploración física, y la integración de la mejor evidencia de investigación disponible con el criterio clínico del médico en la atención de cada paciente (medicina basada en la evidencia, MBE).

> **!** La medicina actual se basa cada vez más en hallazgos tecnológicos. Muchos son, de hecho, el estándar diagnóstico. Pero la anamnesis y la exploración física definen la probabilidad pretest y fundamentan la selección de la(s) mejor(es) prueba(s) tecnológica(s) a realizar para mejorarla.

El objetivo de cualquier prueba es reducir la incertidumbre respecto al diagnóstico o pronóstico, para después seleccionar el tratamiento y seguimiento óptimos.

La probabilidad pretest es la probabilidad de identificar la enfermedad antes de obtener los resultados de las pruebas. La probabilidad pretest (en general, la prevalencia), es el punto de partida de todas las decisiones clínicas. En la práctica es frecuente la interpretación dicotómica del resultado de las pruebas, que se informan como normal o anormal, positiva o negativa. Esta simplificación ignora información útil (p. ej., grado de alteración), pero facilita el estudio y la comprensión de los principios fundamentales de la interpretación de las pruebas diagnósticas, que se revisan a continuación.

INTERPRETACIÓN DE LAS PRUEBAS DIAGNÓSTICAS. VALOR INTRÍNSECO: VALIDEZ Y FIABILIDAD

Las variables básicas que definen el valor intrínseco de cualquier prueba diagnóstica, su capacidad para reducir la incertidumbre y generar cambio en las decisiones clínicas, son su **validez** y su **fiabilidad**. Su cálculo se apoya en parámetros estadísticos básicos, aplicables tanto a las pruebas de diagnóstico clínico (anamnesis y exploración física), como a las de laboratorio e imagen.

Validez

La validez de una prueba es su capacidad para discriminar sobre el estado de salud del paciente respecto a una enfermedad concreta (**enfermo/no enfermo**). Una prueba es válida si mide la característica que dice medir y lo hace con **precisión y exactitud**. Para evaluar su validez, los resultados de la prueba se comparan con los obtenidos mediante la prueba considerada estándar de referencia (estándar oro, *gold standard*) por ser la que mejor identifica a los enfermos, aquella cuyo resultado negativo descarta con seguridad la enfermedad. Los estadísticos obtenidos durante el proceso de validación se describen en la tabla 5-1.

Si un resultado característico de un presunto diagnóstico está presente (hallazgo positivo), ese diagnóstico se vuelve más probable; si el hallazgo característico está ausente (hallazgo negativo), el diagnóstico se vuelve menos probable. La medida en que los resultados positivos y negativos modifican la probabilidad pretest es distinta para cada hallazgo. Algunos la modifican mucho cuando son positivos, pero poco cuando son negativos. Otros son más útiles si están ausentes: el hallazgo negativo prácticamente excluye la enfermedad; el positivo cambia poco la probabilidad.

La prueba diagnóstica ideal es capaz de detectar la mayor cantidad de pacientes con una condición (verdaderos positivos = alta sensibilidad), excluyendo a la vez a la mayor cantidad de pacientes sin ella (verdaderos negativos = alta especificidad). De los parámetros utilizados para describir la validez de una prueba, son los **cocientes de probabilidad (CP), razones de probabilidad, razones de verosimilitud** o *Likelihood Ratios*, los que mejor estiman su valor para modificar el diagnóstico y las decisiones clínicas. El **cociente de probabilidad positivo** (CP+) estima cuántas veces la prueba positiva es más probable en pacientes con la enfermedad que en pacientes sin ella; el **cociente de probabilidad negativo** (CP-), lo mismo para la prueba negativa.

! El valor de los CP varía de 0 a infinito. Una prueba con CP=1 no modificará las decisiones sobre la enfermedad y es prescindible. Un valor superior a 1 aumenta la probabilidad de la enfermedad; a mayor valor, mayor probabilidad. Lo mismo ocurre, en sentido contrario, con CP menor que 1.

Tabla 5-1. Validez de las pruebas diagnósticas para aumentar la probabilidad posprueba: sensibilidad, especificidad y cocientes de probabilidad*

Resultado de la prueba	Estado de enfermedad	
	Enfermo	**No enfermo**
Positiva (anormal)	Positivo verdadero = PV	Positivo falso = PF
Negativa (normal)	Negativo falso = NF	Negativo Verdadero = NV

Características de la prueba en pacientes con enfermedad
- ¿Cuántas veces la prueba es positiva entre los enfermos?
  Tasa de positivos verdaderos (SENSIBILIDAD) = PV/ (PV+NF)
- ¿Cuántas veces la prueba es negativa entre los enfermos?
  Tasa de negativos falsos (1-SENSIBILIDAD) = NF/(PV+NF)

Características de la prueba en pacientes sin enfermedad
- ¿Cuántas veces la prueba es negativa entre los no enfermos?
  Tasa de negativos verdaderos (ESPECIFICIDAD) = NV/(NV + PF)
- ¿Cuántas veces la prueba es positiva entre los no enfermos?
  Tasa de positivos falsos (1- ESPECIFICIDAD) = PF/(NV + PF)

Cociente de Probabilidad del Test Positivo (CP+)
- ¿Cuántas veces el resultado positivo es más probable en un paciente con la enfermedad (VP) que sin ella (FP)?
  VP/FP = SENSIBILIDAD/1-ESPECIFICIDAD
  Cuanto más alto sea el CP+ de una prueba, mayor incremento en la probabilidad posprueba

Cociente de Probabilidad del Test Negativo (CP-)
- ¿Cuántas veces el resultado negativo es más probable en un paciente con la enfermedad (FN) que sin ella (VN)?
  FN/VN= (1-SENSIBILIDAD) /ESPECIFICIDAD
  Cuanto más bajo sea el CP- de una prueba, mayor reducción en la probabilidad posprueba

Continúa

Tabla 5-1. Validez de las pruebas diagnósticas para aumentar la probabilidad posprueba: sensibilidad, especificidad y cocientes de probabilidad (*Cont.*)

Cociente Probabilidad Positivo	Cociente Probabilidad Negativo	Interpretación del CP
> 10	< 0,1	Genera cambios muy importantes y decisivos en la probabilidad
5-10	0,1-0,2	Genera cambios moderados
2-5	0,2-0,5	Genera cambios pequeños (a veces pueden ser importantes)
1-2	0,5-1	Genera cambios raramente relevantes

Cambios estimados en la probabilidad posprueba de una enfermedad según los cocientes de probabilidad de las pruebas. Aplicable si la probabilidad pretest está entre 20-80 % (McGee 2022)

CP	0,1	0,2	0,3	0,4	0,5	1	2	3	4	5	6	8	10
% cambio	-45	-30	-25	-20	-15	0	+15	+20	+25	+30	+35	+40	+45

* Representada sobre una «tabla de contingencia 2x2», la **prueba ideal** es aquella que clasifica bien y sin error a la mayoría de los pacientes. Será: **positiva en enfermos** (verdaderos positivos VP), **negativa en no enfermos** (verdaderos negativos VN), tiene **muy pocos resultados falsos** (FN y FP) y **altos cocientes de probabilidad** (CP positivo >10 y CP negativo < 0,1)

El teorema de Bayes calcula la probabilidad de la enfermedad después de la prueba, a partir de la probabilidad antes de la prueba y de los cocientes de probabilidad. El nomograma de Fagan facilita su comprensión y uso práctico (**Fig. 5-1**).

Los cocientes de probabilidad sirven para evaluar la bondad de una prueba diagnóstica y ayudan a seleccionar la(s) prueba(s) más adecuada(s) o la mejor secuencia de pruebas para un paciente. Tienen ventajas sobre la sensibilidad y la especificidad porque es menos probable que cambien con la prevalencia de la enfermedad, una sola cifra resume el valor de la prueba, permiten calcular la probabilidad posprueba para un trastorno concreto antes de realizarla y comparar el rendimiento de distintas pruebas, se pueden calcular para varios niveles del síntoma/signo o resultado evaluado (no sólo dicotómico: positivo/negativo) y se pueden utilizar para calcular los distintos resultados obtenidos al combinar múltiples pruebas en diferente orden (base de los algoritmos diagnósticos).

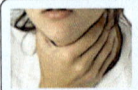

Adulto con Faringoamigdalitis aguda
¿Cuál es la probabilidad de que su causa sea un estreptococo betahemolítico del Grupo A?

1 **Probabilidad pre-prueba (poblacional):** 15 %

2 **Criterios de Centor:**
- Ausencia de tos
- Adenopatía laterocervical dolorosa
- Exudado/hipertrofia amigdalar
- Fiebre ≥ 38 °C

3 **Probabilidad post-prueba:**
- 4 criterios: 39-57 %
- 3 criterios: 25-35 %

N° criterios clínicos Centor presentes	Cociente de probabilidad positivo	Probabilidad post-prueba
4	6,3	39-57 %
3	2,1	25-35 %
2	0,75	10-17 %
1	0,3	10 %
0	0,16	2,5 %

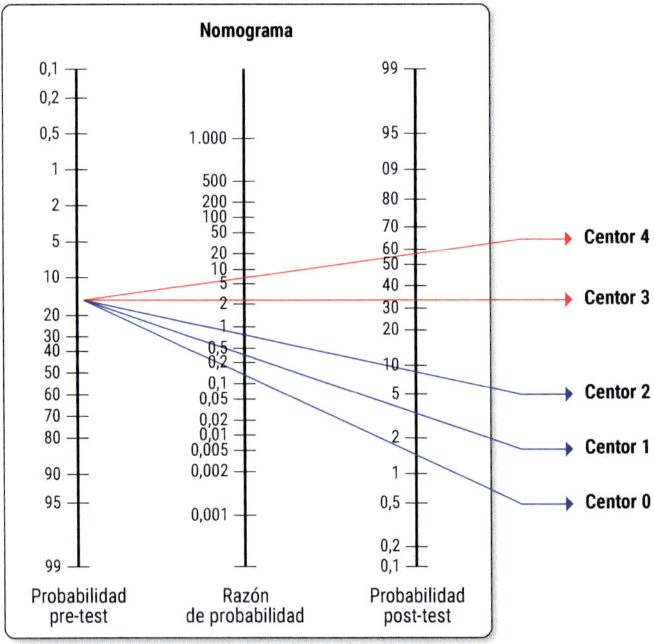

Nomograma

Probabilidad pre-test	Razón de probabilidad	Probabilidad post-test
0,1		99
0,2		
0,5	1.000	95
1	500	09
2	200	80
	100	70
5	50	60 → Centor 4
	20	50
10	10	40
	5	30 → Centor 3
20	2	
30	1	20
40	0,5	
50	0,2	10
60	0,1	5 → Centor 2
70	0,05	
80	0,02	2 → Centor 1
	0,01	
	0,005	1
90	0,002	
95		0,5 → Centor 0
	0,001	
		0,2
99		0,1

Figura 5-1. Validez de las pruebas. Cocientes de probabilidad y teorema de Bayes. Ejemplo práctico.

Probabilidad pretest. La forma más precisa de estimarla son los estudios epidemiológicos bien diseñados. En la práctica no están siempre disponibles, por lo que se suele estimar según el perfil de riesgo del paciente (p. ej., edad, sexo, contexto clínico) o como la prevalencia poblacional de la enfermedad. Muchas veces la prevalencia es mayor en el hospital que en el centro de salud.

Fiabilidad. Coeficiente kappa

Para cualquier prueba, además de su validez para medir la variable o característica que dice medir, debemos conocer la exactitud con la que refleja la realidad que mide. La fiabilidad es la exactitud de la prueba. Incluye tanto la fiabilidad intraobservador o reproducibilidad, persistencia del hallazgo cuando el mismo explorador repite la maniobra instantes después, como la fiabilidad interobservador o concordancia clínica, cuando el hallazgo se mantiene cuando otro explorador repite la misma maniobra en el mismo paciente y momento. Una baja fiabilidad pone en entredicho la exactitud del hallazgo.

En la práctica equiparamos **fiabilidad** con **concordancia interobservador**. Su falta puede deberse a: 1) definición ambigua o difícil medición del síntoma o signo físico (p. ej., pulso fuerte o débil), 2) variación biológica del signo físico, que puede no estar presente continuamente (p. ej., roce pericárdico), 3) técnica del explorador deficitaria (p. ej., por poca experiencia) y 4) prejuicios o sesgos cognitivos del clínico (algunos provocados por distractores en el trabajo, p. ej., ruido, estrés, etc.)

La tabla 5-2 recoge los estadísticos básicos relacionados con la fiabilidad, sobre una tabla 2x2.

Una manera sencilla de calcular la fiabilidad sería estimar la **concordancia simple**, que es la proporción de observaciones totales en las que los clínicos están de acuerdo sobre el hallazgo. Esta aproximación se considera poco fiable porque no tiene en cuenta el error aleatorio debido al papel del azar en los resultados. Para abordar este problema, la mayoría de los estudios clínicos expresan la concordancia interobservador utilizando el **coeficiente kappa (κ)**. Se han construido varios índices. Así, cuando se miden variables nominales en dos grupos dependientes (p.ej., explorar el signo de McBurney en pacientes con apendicitis), la fiabilidad de la exploración física se mide mediante el coeficiente **kappa de Cohen**. Cuando hay más de dos muestras dependientes nominales se utiliza el **kappa de Fleiss**. Otros coeficientes de medida de correlación son, para variables ordinales y dos calificadores, el **kappa de Cohen ponderado** o la **tau de Kendall**, y para variables continuas, la **correlación de Pearson**.

! El coeficiente kappa (κ) obtiene valores entre 0 y 1. Un valor de 0 indica que la concordancia es igual que la debida al azar y un valor de 1, una concordancia perfecta. Por convención, valores entre 0 y 0,2 indican concordancia leve; de 0,2 a 0,4, concordancia aceptable; de 0,4 a 0,6, concordancia moderada; de 0,6 a 0,8, concordancia sustancial, y de 0,8 a 1, concordancia casi perfecta. Valores inferiores a 0 (negativos) indicarían concordancia peor que la observada por azar, suceso poco frecuente.

Alrededor del 60 % de los hallazgos físicos tienen un coeficiente κ ≥ 0,4, lo que indica concordancia observada entre moderada y muy buena. En la práctica clínica son muchos los ejemplos en los que la fiabilidad de la exploración física no difiere mucho de la atribuible a pruebas tecnológicas presumiblemente más fiables, como radiografías, tomografías o mamografías.

Tabla 5-2. Fiabilidad de las pruebas diagnósticas. Cálculo del coeficiente kappa (κ)

Ejemplo: dos exploradores distintos examinan a 62 sujetos diagnosticados de neumonía (N) mediante radiografía de tórax (*gold estándar*) para evaluar la fiabilidad diagnóstica de los crepitantes*. Aunque las características de cada neumonía valorada puedan diferir, cada explorador auscultará a los mismos pacientes. Si auscultan estertores, calificarán el diagnóstico de neumonía

		Explorador 2		Neumonía
		Crepitantes +	Crepitantes -	
Explorador 1	Crepitantes +	20 (a)	11 (b)	31
	Crepitantes -	9 (c)	22 (d)	31
Neumonía		29	33	62 (N)

Para calcular la fiabilidad de la auscultación, primero se obtiene la concordancia simple (P0) observada entre los dos exploradores al afirmar o rechazar el diagnóstico de neumonía; después la concordancia esperada por el azar (PE). El coeficiente kappa (k) considera el peso del azar en la concordancia inter-observador y permite asignar a cada prueba una fiabilidad determinada. Por convenio se asignan a k los siguientes valores: 0-0,2 pobre; 0,2-0,4 débil; 0,4-0,6 moderado; 0,6-0,8 bueno, 0,8-1 muy bueno.
En el ejemplo los cálculos serían:
- Concordancia simple: P0=(a+d)/N. En el ejemplo P0=20+22/62=0,67
- Concordancia esperada por el azar (PE). Es la suma de las probabilidades de que los exploradores diagnostiquen neumonía (ω1, y1) o la rechacen (ω2, y2). PE=(ω1.y1+ ω2 .y2)/ N2.
   ω1=probabilidad de que explorador 1 diagnostique neumonía= (20+11)/62=0,5
   y1=probabilidad de que el explorador 2 diagnostique neumonía= (20+9)/62=0,46
   probabilidad de que ambos exploradores diagnostiquen neumonía =0,5x0,46=0,23
   ω2=probabilidad de que el explorador 1 rechace neumonía = (9+22)/62= 0,5
   y2=probabilidad de que el explorador 2 rechace neumonía=(11+22)/62=0,53
   probabilidad de que ambos exploradores rechacen neumonía será=0,5x0,53=0,265
   PE=(ω1.y1+ ω2 .y2)/ N2= 0.00012
- Coeficiente kappa: P0-PE/1-PE
   kappa= 0.66976. Indica fiabilidad o concordancia sustancial de los estertores

* El valor k de los crepitantes en este ejemplo puede ser engañoso debido a que la exploración física presenta alta "dependencia del usuario" (es *experiencia-dependiente*). Así, McGee referencia valores de fiabilidad de los crepitantes en un rango entre 0,21 y 0,65.

DIAGNÓSTICO BASADO EN LA EVIDENCIA. UTILIDAD DE LAS PRUEBAS DIAGNÓSTICAS

La MBE se centra en utilizar la mejor evidencia científica disponible, combinada con la experiencia clínica y las preferencias del paciente, para guiar la toma de decisiones médicas. La corriente MBE, liderada por Sackett y Guyatt, surgió a finales de los años 90, cuando internet puso rápidamente al alcance de los médicos la multitud de estudios científicos que, en cantidad exponencial y difícilmente abarcable, comenzaron a publicarse. Los autores defendieron la necesidad de evaluar esos estudios para establecer una jerarquía en su calidad y en la validez de sus conclusiones antes de aceptarlos para guiar la toma de decisiones en la práctica clínica. Esta debía fundamentarse en las mejores evidencias, en la experiencia del médico y en las preferencias de los pacientes, sin olvidar la disponibilidad de los recursos.

La MBE ha tenido su más amplio desarrollo en el ámbito de los tratamientos y en el uso de la tecnología en pruebas y/o terapias, pero sus postulados son igualmente válidos para evaluar la utilidad de la anamnesis y la exploración física, pruebas clínicas que aportan la información básica sobre la que, en la mayoría de los casos, descansa la hipótesis diagnóstica que a veces habrá de ser testada mediante pruebas complementarias.

! El diagnóstico clínico basado en evidencia (DBE) se refiere a la práctica de realizar anamnesis y evaluaciones físicas respaldadas por evidencia científica sólida. En lugar de depender únicamente de su experiencia clínica y su intuición, los médicos se basan en los resultados de estudios científicos bien realizados para identificar y decidir la selección de preguntas de anamnesis y de exploraciones físicas que serán más válidas y fiables para llegar al diagnóstico. El objetivo es identificar rápidamente los relativamente pocos síntomas y/o signos que predicen el resultado del considerado estándar diagnóstico, que suele ser una biopsia o una prueba de imagen.

El DBE ayuda a mejorar la precisión y la confiabilidad de los diagnósticos, lo que conduce a un mejor manejo de las condiciones médicas y una atención más efectiva para los pacientes. Sin embargo, no hay mucha literatura dedicada a la enseñanza del diagnóstico clínico basado en la evidencia.

CÓMO VALORAR SI LA EVIDENCIA CIENTÍFICA SOBRE LA UTILIDAD DE UNA PRUEBA ES SÓLIDA

La evaluación de la solidez de la evidencia científica se basa en varios factores clave que ayudan a investigadores y profesionales a determinar la calidad y la confiabilidad de los resultados de los estudios. Los médicos deben familiarizarse con estos criterios y ser capaces de considerarlos al interpretar y aplicar la evidencia científica a su práctica clínica. Los criterios comunes para evaluar la calidad de la evidencia sobre las pruebas diagnósticas incluyen:

- **Calidad en el diseño de los estudios.** Control de los sesgos, tratamiento estadístico, revisión por pares y fuentes de financiación son factores que modifican la calidad y la fiabilidad de los resultados para cualquier tipo de estudio publicado, incluidos los de pruebas diagnósticas.
- **Validez y fiabilidad de la prueba.** Ya descritos. Determinan el valor intrínseco de la prueba.
- **Reproductibilidad y consistencia.** Los resultados que han sido replicados por diferentes investigadores y en diferentes entornos tienen más peso y potencia. Una prueba cuyos resultados son coherentes con los de otros estudios similares, es más confiable.
- **Población apropiada.** Son fundamentales el tamaño de la muestra y las características de la población donde se evalúa la prueba.
- Los estudios con gran número de participantes suelen proporcionar resultados más confiables que los estudios pequeños, ya que tienen una mayor probabilidad de detectar diferencias estadísticamente significativas, aunque no siempre sean clínicamente relevantes.
- Las personas con el trastorno deben representar todas las etapas y manifestaciones de la enfermedad. Un número desproporcionado de personas graves sobreestima el valor de la prueba. Para evitar esta sobrestimación deben también incluirse personas sin la enfermedad a estudio, pero con trastornos que provoquen algunas manifestaciones clínicas similares.
- **Estándar de referencia apropiado.** La evaluación de una prueba implica necesariamente la comparación con una prueba de referencia. Idealmente, el *gold standard* identifica de modo inequívoco a los enfermos y a los no enfermos. Sin embargo, en el mundo real los estándares de referencia a menudo incorporan cierto grado de error por dependencia del usuario y muchas pruebas tecnológicas no son más fiables que las obtenidas a la cabecera del paciente.
- **Definir lo normal.** Aunque se usa comúnmente para referirse a la buena salud o a la ausencia de enfermedad, «normal» es un término engañoso y su definición puede ser compleja y arbitraria, y no reflejar con precisión la condición de «no enfermedad».
- Seleccionar el valor de corte de lo «normal» prácticamente siempre implica equilibrar la sensibilidad y la especificidad de la prueba, lo que modifica su cociente de probabilidad.
- **Prevalencia de la enfermedad.** Siendo estables su sensibilidad, especificidad y cocientes de probabilidad, la utilidad de una prueba positiva disminuye al bajar la prevalencia de la enfermedad. Este concepto, base de las probabilidades posteriores a la prueba, explica por qué la menor prevalencia en entornos extrahospitalarios reduce la utilidad de una prueba.
- **Relación beneficio/riesgo.** Se deben evaluar los posibles riesgos asociados con la prueba (p. ej., daño físico, efectos secundarios, cascadas de pruebas...), así como los beneficios potenciales (p. ej., si el diagnóstico temprano puede mejorar el pronóstico del paciente).
- **Equilibrio entre el coste de la enfermedad y el coste de la prueba.** Estos costes implican cargos para el individuo, la aseguradora, una institución o la sociedad. A menudo el coste es determinante para decidir cuándo, dónde y cómo se utiliza una prueba diagnóstica.

≔ PUNTOS CLAVE

- Diagnosticar las enfermedades de los pacientes es la esencia de la medicina. La OMS calcula que 5-20 % de las interacciones médico-paciente incluyen errores diagnósticos.
- La anamnesis y la exploración física son las primeras pruebas diagnósticas.
- Las variables básicas que definen el valor de una prueba son su validez (miden lo que dicen medir con precisión y exactitud) y su fiabilidad (estabilidad de los resultados al repetir la prueba).
- Los **cocientes de probabilidad** (CP, en inglés *Likelihood Ratio*) son los índices que mejor estiman la validez de una prueba para modificar el diagnóstico y las decisiones clínicas. La prueba se considera buena para confirmar un diagnóstico si su cociente de probabilidad positivo es ≥ 10, y para descartarlo si su cociente de probabilidad negativo es ≤0,1.
- La **fiabilidad es la exactitud** con la que la prueba refleja la realidad que mide. Kappa (k) es el coeficiente con el que se suelen calcular. Una prueba es fiable si su coeficiente kappa está entre 0,6 y 1.
- El diagnóstico basado en evidencias se refiere a la práctica de realizar pruebas, incluidas anamnesis y exploraciones físicas concretas, respaldadas por evidencias científicas sólidas. Se reconoce una jerarquía en las pruebas, cuyo valor no sólo depende de la calidad de los estudios sobre los que su validez y fiabilidad se han calculado, sino también de la población que se ha estudiado, el tamaño de la muestra, la prueba de referencia seleccionada, la definición del punto de corte que lo identifica lo «normal», la prevalencia de la enfermedad, los beneficios y riesgos asociados a cada prueba y el equilibrio entre los costes de la enfermedad y los de la prueba.
- El objetivo del diagnóstico clínico basado en evidencias es identificar rápidamente los relativamente pocos síntomas y/o signos que predicen el resultado del *gold standard* del diagnóstico, que suele ser una biopsia o una prueba de imagen.

BIBLIOGRAFÍA

Centre for Evidence-Based Medicine. https://www.cebm.ox.ac.uk/resources/ebm-tools

DATAtab Team (2023). DATAtab: Online Statistics Calculator. DATAtab e.U. Graz, Austria. URL kappa de Cohen - Explicación sencilla - DATAtab. Consultado 16 octubre 2023.

Mahutte NG, Duleba AJ. Evaluating diagnostic tests. UpToDate. 2023 [Internet]. [Consultado 21 octubre 2023]. Disponible en https://www.uptodate.com/

Mark DB, Wong JB. Toma de decisiones en medicina clínica. En Harrison. Principios de Medicina Interna. 21ª ed. Madrid: Mcgraw-hill Interamericana de España S.L.; 2022. [Internet] 6071518024 · 9786071518026. [Consultado 21 octubre 2023].

McGee S. Diagnóstico físico basado en la evidencia. 5ª ed. España: Elsevier; 2023.

OMS. Seguridad del paciente 2023 [Internet]. [Consultado 30 septiembre 2023]. Disponible en: https://www.who.int/es/news-room/fact-sheets/detail/patient-safety

La entrevista clínica, la anamnesis

Realización de la historia clínica: desarrollo de la anamnesis

6

A. Blanco Alfonso, N. Puche López y M. D. Cano Pérez

OBJETIVOS DE APRENDIZAJE

- Enseñar la realización correcta y completa de la historia clínica (HC) que es, sin duda, la base de la medicina clínica.
- Profundizar en las características de la HC como documento medicolegal que contiene los datos de un paciente en cuanto a su salud o enfermedad; pero no sólo eso, es también el relato de la enfermedad de un paciente y donde el vínculo de la relación médico-paciente comienza a establecerse.

SÍNTESIS CONCEPTUAL

La historia clínica no es una mera recolección de datos ni un formulario. Consta de varias partes diferenciadas, pero íntimamente relacionadas: la **anamnesis**, la parte subjetiva, la que cuenta el paciente, los síntomas, y la **exploración**, la parte objetiva, en la que recogemos de nuestra observación, los signos. Ambas partes pueden complementarse, según necesidad, con las **pruebas complementarias** precisas. De su conjunto elaboraremos la sospecha diagnóstica, e idearemos el **plan de actuación** que puede incluir **tratamiento** y, siempre, control evolutivo y **evaluación** del proceso que convertirá nuestra acción en repetible, mejorable o desechable.

INTRODUCCIÓN

Decía el Prof. D. Pedro Laín Entralgo (1908-2001) que el acto clínico es una relación amistosa entre dos personas, un médico y un paciente, donde el médico proporcionaba la ayuda y cuidados que el paciente precisaba. También afirmaba que: «la lectura de las historias clínicas a través del tiempo está ligada a la historia misma de la Medicina y a la educación médica de un país».

En el encuentro médico-enfermo el paciente llega con sus males, que contará según su propia percepción, y nosotros escucharemos desde nuestras vivencias. En este proceso, que es entre las personas, los médicos hemos ideado una herramienta altamente eficaz que nos permite, desde la ciencia, acercarnos de un modo diferente al encuentro con nuestros pacientes: la historia clínica, una competencia trasversal de todos los médicos, de todas las especialidades.

! La historia clínica es la base, la piedra angular, en la que se sustenta la relación médico-paciente y el marco relacional para la obtención de la información que nos ayudará a elaborar el diagnóstico y, posteriormente, a elegir el tratamiento más oportuno. Es una herramienta imprescindible e insustituible, que además proporciona el diagnóstico en la mayoría de los pacientes (60-80 % de los pacientes se diagnostican correctamente con una buena historia clínica, sin otras pruebas complementarias).

EL MÉTODO CLÍNICO

Tinsley Randolph Harrison (1900-1978), médico estadounidense y editor de la primera edición, en 1950, de los *Principios de Medicina Interna de Harrison,* crea lo que denominó como «método clínico». El método clínico es el proceso o secuencia ordenada de acciones que los médicos utilizamos para generar el conocimiento desde el comienzo de la era científica. Es el método científico aplicado a la práctica clínica; es el orden recorrido para estudiar y comprender el proceso de salud y de enfermedad de un sujeto en toda su integridad social, biológica, psicológica y cultural. En *Harrison´s,* este proceso está ordenado de un modo concreto:

1. **Definición** del proceso, de la enfermedad.
2. **Etiología,** las causas que lo origina.
3. **Epidemiología**, cuán frecuente es.
4. **Patogenia**/anatomía patológica, cómo se produce y cómo se refleja en el organismo.
5. **Características clínicas**, síntomas y signos.
6. **Pruebas complementarias**, que estén indicadas.
7. **Diagnóstico** y **diagnóstico diferencial**, conclusión diagnóstica.
8. **Tratamiento**, que esté indicado
9. **Evolución y pronóstico** y, si las hubiere, **medidas profilácticas**.

El mismo autor nos recuerda que:

! «El paciente es algo más que un cúmulo de síntomas, signos, trastornos funcionales... el enfermo es un ser humano que tiene temores, alberga esperanzas y, por ello, busca alivio, ayuda y consuelo».

COMPONENTES DE LA HISTORIA CLÍNICA

Una buena historia clínica (HC) nos permite ordenar la información y promover la reflexión sobre el paciente y el enfermar: saber qué le pasa al paciente (hacer el diagnóstico), comunicarnos con otros profesionales y garantizar la continuidad asistencial; además de ser un elemento legal de primer orden. La cordialidad es el primer paso de una relación, consecuentemente, en nuestro caso, de una buena HC. Hoy en día existe una tendencia creciente a sustituir las bases clásicas de anamnesis y exploración por técnicas instrumentales, lo cual supone, en gran parte, una pérdida impropia de estas herramientas básicas de la relación clínica.

> **!** Los siguientes son las partes troncales de la historia clínica
> - Anamnesis
> - Exploración
> - Exploraciones complementarias
> - Sospecha diagnóstica
> - Plan de actuación
> - Evolución
> - Epicrisis

LA ANAMNESIS

El Dr. Víctor Kórner (1884) ya había señalado que «una buena anamnesis representa la mitad del diagnóstico». Cuanto más sabe un facultativo, más y mejores datos le proporciona el paciente. «Cuénteme todo lo que crea que puede ayudarme a ayudarlo» reivindicaba Rita Charon (1949) en su defensa de la HC.

> **!** La anamnesis es la información aportada por el paciente durante la entrevista *motu proprio* o como respuesta a nuestras preguntas.

Los pacientes acuden por presentar síntomas y/o signos que naturalmente no nos van a relatar de forma ordenada. Somos nosotros los que debemos «traducirlos» y ordenarlos con el objetivo de realizar el diagnóstico, para después poder tomar decisiones terapéuticas. Así es que lo primero que tenemos que hacer es saber preguntar; y ello requiere, no sólo conocimiento de la patología, sino también tener habilidades de comunicación (v. **Cap. 8**).

Debemos iniciar el encuentro desde la amabilidad identificándonos, y si nos acompañan residentes, estudiantes u otro personal, presentémosles. Nos dirigiremos al paciente por su nombre, explicándole lo que vamos a hacer y por qué le hacemos determinados tipos de preguntas. También cuidaremos nuestro atuendo, nuestra imagen, en un intento de acercarla a la que, de nosotros como médicos, tienen nuestros pacientes. No siempre lo que decimos es lo que entiende el paciente y viceversa, así es que hemos de confirmar lo que vayamos entendiendo; no podemos construir una buena HC si no nos basamos en una adecuada relación con el paciente (de confianza y respeto), poniendo en práctica nuestras habilidades de comunicación.

> **!** Ser capaz de una correcta elaboración de la HC es un aprendizaje esencial continuo en el quehacer médico que se adquiere de forma progresiva a lo largo de los años, y que requiere entrenamiento **en habilidades de comunicación y conocimientos clínicos.**

A continuación, describimos el orden ortodoxo que debemos tener en cuenta al realizar la anamnesis. La recopilación sistemática de la información y su registro ordenado nos facilitará el trabajo de elaboración de la HC (**Tabla 6-1**). Los datos a recabar son:

- **Datos de identificación o filiación**: edad, sexo, ocupación, estado civil, fuente de la historia (en niños o personas con trastornos mentales o disminución del nivel de conciencia será necesario recurrir a familiares, testigos, etc.). Número de la Seguridad Social o del seguro privado, número de historia clínica, lugar de nacimiento, raza, profesión, residencia actual, etc.
- **Motivo de consulta**: problema de salud por el que el paciente busca atención clínica (uno o varios), resumido en una frase.
- **Enfermedad actual**: amplifica la queja principal y describe sus características y como se desarrolló el síntoma.
- **Antecedentes médicos.**
- **Antecedentes personales:**
  - **Alergias.**
  - **Hábitos tóxicos.**
  - **Enfermedades de la infancia.**
  - **Enfermedades del adulto** con sus fechas considerando varias categorías: **médicos** (incluyendo psiquiátricos), **quirúrgicos**, ginecológicos/obstétricos en la mujer.
  - Prácticas de prevención tales como: inmunizaciones, actividades preventivas (*screening*).
- **Antecedentes familiares**: esquemas o genograma con la edad y la patología o causa de muerte de los hermanos, padres, abuelos, hijos.

Tabla 6-1. Orden al realizar la anamnesis

1. Datos de identificación	Edad, sexo, ocupación, estado civil, número de la Seguridad Social, número de historia clínica, DNI, etc.
2. Motivo de la consulta	Uno o más síntomas (o problemas de salud) por los que el paciente busca atención clínica
3. Enfermedad actual	Amplifica la queja principal y describe sus características
4. Antecedentes personales	Alergias, enfermedades previas (por los menos en 4 categorías: médicas, quirúrgicas, psiquiátricas y obstétricas/ginecológicas), prevención, tales como inmunizaciones, actividades preventivas (*screening*), etc.
5. Antecedentes familiares	Esquemas o genograma con la edad y la salud o causa de muerte de los hermanos, padres, y los abuelos
6. Anamnesis por órganos y aparatos	Repaso pormenorizado de la presencia o ausencia de síntomas de cada aparato corporal
7. Historia personal y social	Describe el nivel educativo, intereses personales y estilo de vida

- **Anamnesis por órganos y aparatos**: repaso pormenorizado de la presencia o ausencia de síntomas de cada aparato corporal.
- **Historia personal y social**: nivel educativo, intereses personales, estilo de vida, ejercicio.

Motivo de consulta

Es un breve enunciado de la causa, síntoma o problema (uno o varios) por el cual el paciente busca atención sanitaria y responde a las preguntas «¿qué le pasa?, ¿en qué le puedo ayudar?». Debe ser claro, corto y conciso. Si son varios se registrarán en orden temporal. Conviene, una vez expuestas todas las razones que le llevan a nuestra consulta, hacer un resumen de estas.

Enfermedad actual

La anamnesis de los problemas o enfermedades actuales es la parte más importante. Amplifica el motivo de consulta y describe sus características y cómo se desarrolló, basada en datos objetivos. Tiene como fin construir un relato ordenado y coherente tanto de lo que acontece como del impacto que supone en la vida del paciente: contextualización biográfica (ideas, preocupaciones y expectativas). Debemos permanecer atentos a detectar las emociones expresadas por el paciente y dar respuesta a las mismas. No olvidar las clásicas preguntas de: **¿qué le pasa?**, **¿desde cuándo?**, **¿a qué lo atribuye?**, ¿cómo repercute en su vida?

En muchas ocasiones debemos concretar no sólo los datos clínicos que presenta el paciente, sino los que no tiene; esto supone tener los suficientes conocimientos clínicos para poder distinguir cuáles son los síntomas y signos más importantes y poder jerarquizarlos.

Una anamnesis completa va más allá del momento y pretende una exploración de la salud general del paciente. Estamos construyendo el futuro de la relación.

Antecedentes médicos

Tienen dos vertientes, los personales y los familiares, y constituyen la base de referencia para la valoración de la dolencia. Se han de preguntar una vez e ir actualizándose. Los datos deben ser en lo posible objetivos, no aportando diagnósticos que no estén bien fundamentados o documentados, ya que esto perpetúa los errores.

Antecedentes personales

- **Alergias a fármacos, alimentos, animales u otras sustancias**. Este apartado nunca debería faltar en ninguna historia clínica.

- **Enfermedades previas**, sin olvidar las crónicas o las infantiles, así como las infecciosas o las psiquiátricas. Ingresos hospitalarios. Medicamentos actuales que toma y dosis.
- **Cirugías previas**.
- **Accidentes (y secuelas si existen)**.
- **Antecedentes ginecológicos/obstétricos** en la mujer. Menarquia, menopausia, tipo menstrual, fecha de la última menstruación, embarazos, partos, abortos, número de hijos vivos, problemas en la gestación (se usan con frecuencia las fórmulas obstétricas). Métodos anticonceptivos. Patologías ginecológicas.
- **Actividades preventivas**. Vacunaciones, pruebas recientes de cribado (como analíticas, citologías o mamografías, colonoscopias, etc.), fechas y resultados.
- **Hábitos tóxicos** (tabaco, alcohol y drogas). El tabaco se debe cuantificar (cigarrillos/día y paquetes/año) y también la cantidad de alcohol ingerida (diaria o semanal) y las drogas (tipo, vía de administración).

Antecedentes familiares

Son importantes porque identifican riesgos ambientales o hereditarios que puedan afectar a la enfermedad actual y su estratificación. Puede desencadenar miedo o ansiedad que el paciente relaciona con su situación actual.

Así, deben registrarse las enfermedades y causa de muerte de padres, abuelos, hermanos e hijos. Siempre debería constar la presencia o ausencia de tumores, enfermedades cardiovasculares e infecciones en familiares cercanos, así como la edad de presentación. Por ejemplo: diabetes, hipertensión arterial, dislipemias, cardiopatía isquémica, ictus, cáncer, asma, gota, enfermedades genéticas, depresión, demencia, etc.

En ocasiones se emplea un esquema o **genograma** con la edad y enfermedad o causa de muerte de los hermanos, padres, abuelos; los varones se identifican con un cuadrado y las mujeres con un círculo, precisando quién desciende de quién en 2-3 generaciones (**Fig. 6-1**).

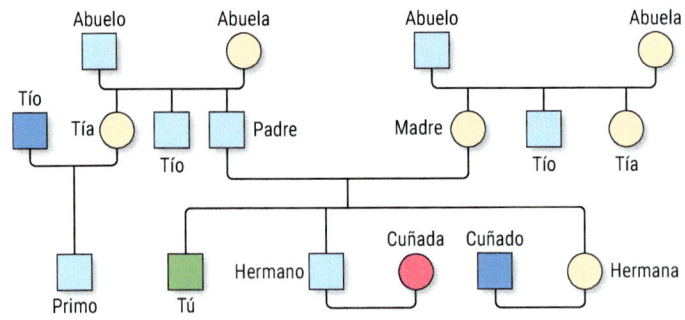

Figura 6-1. Genograma.

Anamnesis por órganos y aparatos

Trata de buscar, sistemática y ordenadamente, **síntomas complementarios todavía no referidos**; la revisión no debe ser muy extensa, ya que los principales problemas ya deben haber sido identificados, y no se debe repetir lo ya mencionado en la anamnesis, sino otros síntomas o manifestaciones presentes, pero con un papel menos importante. Deben investigarse manifestaciones por sistemas:

- **Síntomas generales:** fiebre, apetito, sed, cambios en el peso, astenia, malestar general, sudoración, etc.
- **Piel y faneras:** color y/o cambios de coloración, erupciones, hemorragias, prurito, etc.
- **Respiratorio:** tos, expectoración, hemoptisis, ronquera, disnea, dolor torácico, «pitos», estornudos, respiración nasal y rinorrea, etc.
- **Cardiovascular:** disnea de esfuerzo, ortopnea, disnea paroxística nocturna, palpitaciones, dolor precordial, edemas, desvanecimientos, claudicación, varices, tensión arterial, electrocardiogramas previos, etc.
- **Gastrointestinal y hepatobiliar:** boca, problemas dentales, disfagia, náuseas, vómitos, disfagia, dispepsia, reflujo, pirosis, dolores abdominales, deposiciones (estreñimiento o diarrea), hemorragias: alta o baja, ictericia, meteorismo, hemorroides, etc.
- **Genitourinario:** orina (cantidad y aspecto), frecuencia, nicturia, disuria, poliuria, alteración del chorro urinario, hematuria, dolor renal, litiasis, infecciones urinarias, incontinencia, etc.; hernias; en el varón problemas testiculares y genitales, y en la mujer problemas ginecológicos que no se hayan reseñado anteriormente.
- **Endocrino:** cambios de peso, intolerancia al frío o al calor, temblor fino, somnolencia, sequedad de piel, aumento de vello, problemas tiroideos, etc.
- **Hematológico:** anemia, transfusiones, etc.
- **Musculoesquelético:** dolores y movilidad articular, artritis, gota, lumbalgias, etc.
- **Neurológico:** convulsiones, parálisis, anestesia, parestesias, cefalea, mareos, alteraciones de la marcha, debilidad, temblores, problemas de coordinación, etc.
- **Psiquiátrico:** insomnio, angustia, depresión, alteraciones de la memoria, etc.
- **Órganos de los sentidos:** relativo al olfato, gusto, visión (agudeza visual, lentes, dolor, lagrimeo, diplopía, fotopsias, cataratas, glaucoma, etc.) y oído (audición, vértigo, dolor, acúfenos, equilibrio, etc.).

Historia personal y social

Nos permite contextualizar al paciente. No sólo revela una importante información, sino que aumenta la posibilidad de comprensión de los valores específicos, sistemas de apoyo y situación social del paciente, e incluye aspectos como ocupación, residencia, relaciones familiares, etc. Así deberemos incluir:

- Estilo de vida (dieta o ejercicio físico).

- Situación social.
- Anamnesis sexual (parejas, prácticas, protección frente a enfermedades de transmisión sexual [ETS], antecedentes de ETS y prevención del embarazo).
- Vivienda y procedencia.
- Trabajo actual y previos.
- Ocio.
- Uso de medicinas alternativas.

Exploración

Ya se inicia durante la anamnesis con la inspección. En los siguientes capítulos se profundiza de manera pormenorizada en todos los datos y habilidades que son necesarios para realizar la exploración clínica

Hipótesis diagnóstica y diagnóstico diferencial

El clínico pone aquí de manifiesto su capacidad y conocimientos, así como si ha sabido comprender el caso.

Basándose en la anamnesis y en la exploración podemos elaborar una lista de problemas (transformamos las quejas del paciente en problemas clínicos) y con ello realizar nuestra primera impresión diagnóstica (que incluirá diagnósticos diferenciales [DD]) y servirá de base para la solicitud de pruebas complementarias y la elaboración del plan terapéutico. Con ello aumentamos nuestra capacidad diagnóstica y evitamos «cierres prematuros».

Plan de actuación. Juicio clínico, pruebas complementarias, tratamiento. Epicrisis

El plan de actuación implica haber realizado correctamente la lista de problemas y priorizarlos en caso necesario si esta es muy amplia. Esto resultará útil no solo para el médico que atiende al paciente, sino también para otros profesionales cuya intervención sea necesaria.

Se explica al paciente, solicitando su conformidad, los siguientes pasos que van a seguirse para la atención, incluyendo aquí las pruebas diagnósticas si fueran necesarias y el tratamiento.

La epicrisis es el corolario o reflexión final, basado en el razonamiento clínico, con que se cierra una historia. Es un concepto del Prof. Balcells (1915-2002) que indicaba que «la historia clínica debía ser una auténtica obra maestra para conservar y de gran contenido ético». Suele empezarse con un resumen de los datos y hallazgos positivos recogidos en la historia y valoración de las pruebas que permitan fundamentar un diagnóstico final: se hace una discusión crítica y una valoración de las pruebas que autorizan a descartar otras enfermedades –diagnóstico diferencial–, se establecen las razones de las indicaciones terapéuticas y se expone el desenlace de la enfermedad (**Fig. 6-2**).

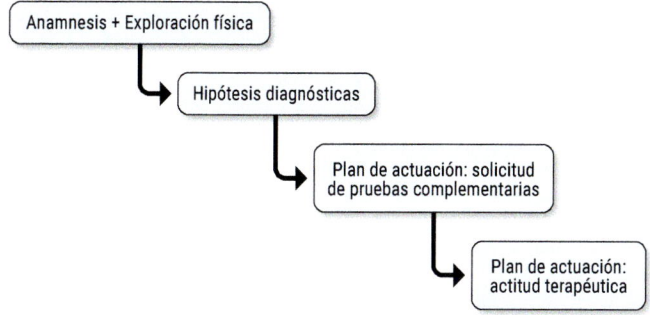

Figura 6-2. Esquema resumen de reflexión y razonamiento de la epicrisis.

Evolución

Comprende la redacción de las incidencias que ocurran durante la evolución de la enfermedad sometida a observación clínica: nuevos síntomas y signos o intensificación o remisión de los anteriores, complicaciones aparecidas, resultado de pruebas complementarias, respuesta al tratamiento, etc.

A continuación, proponemos como ejemplo una entrevista clínica donde se desarrollan las diferentes partes de la anamnesis (historia de Fermín)(▶ **Vídeo 6-1**).

EL REGISTRO DE LA HISTORIA CLÍNICA

Debemos trasladar la información obtenida en la entrevista a un soporte escrito (manual o informático). El proceso de la escritura facilita la reflexión del médico sobre el proceso del paciente y en consecuencia sobre el diagnóstico y el tratamiento (permite elaborar DD a lo largo de la exposición). La **redacción** debe ser legible, concisa y clara, usando el **lenguaje médico apropiado** que confiere precisión, sistematizada y ordenada, con coherencia interna. El lenguaje científico-médico no se inventó para distanciarnos de los pacientes, se construyó para entendernos mejor entre nosotros. Debe facilitar el razonamiento clínico.

La HC informatizada o electrónica tiene ventajas: es siempre legible y disponible, permite integrar y acceder a datos clínicos del paciente desde distintos centros donde es atendido, puede consultarse simultáneamente por varias personas, disminuye los errores médicos, se pueden explotar datos en diferentes formatos (texto, numérico, etc.), se informatizan las prescripciones (recetas), y permite mejorar la comunicación entre profesionales sanitarios (médicos, enfermeras, trabajadores sociales, etc.) garantizando la continuidad asistencial. Presenta la desventaja de que prestemos demasiada atención al ordenador y poca al paciente.

¿Hay que registrar todo lo que ha contado el paciente? No: registramos los aspectos fundamentales tanto en sentido positivo como negativo (los síntomas que tiene y los que no); esto supone tener los suficientes conocimientos clínicos para poder distinguir cuáles son los síntomas y signos más importantes y poder jerarquizarlos. El paciente nos cuenta su relato durante la entrevista que nosotros traducimos al lenguaje médico y escribimos lo antes posible para que la memoria no nos falle. Por todo ello forma parte esencial del aprendizaje médico.

TIPOS DE HISTORIA CLÍNICA

- **HC completa**. Es la que hemos descrito.
- **HC orientada al síntoma**. En ocasiones, la situación de urgencia, la concreción del problema clínico o incluso la carencia de tiempo, condiciona la realización de una anamnesis y una exploración físicas orientadas a un problema de salud concreto. Precisa de conocimientos y habilidades que nos permitan ser capaces de detectar los síntomas y signos relevantes en ese caso. En ningún caso obvia la realización de diagnósticos diferenciales. Esta es una habilidad importante que lleva su tiempo dominar. Sólo se puede llegar a ella después de mucha experiencia y tras sentirnos muy seguro al hacer una HC completa, ya que una HC orientada consiste en extraer de ella sólo los puntos relevantes para cada situación concreta.
- **HC orientada por problemas**. Es útil cuando la atención se realiza a lo largo de los años. Se construye a lo largo del tiempo una lista de problemas médicos y sociales registrando la actividad clínica (en cada uno de los problemas anotados en la historia) en vez de por el orden cronológico de los encuentros médicos.

ASPECTOS LEGALES DE LA HISTORIA CLÍNICA

La Ley 41/2002, Ley básica reguladora de la autonomía del paciente y de derechos y obligaciones en materia de información y documentación clínica, que recoge entre otros aspectos los derechos y deberes del paciente, incluye la HC como uno de sus derechos. La define como un «conjunto de documentos que contienen los datos, valoraciones e informaciones de cualquier índole sobre la situación y la evolución clínica de un paciente a lo largo del proceso asistencial».

En la tabla 6-2 se enumeran los aspectos legales de la HC.

Tabla 6-2. Aspectos legales de la historia clínica (HC)

Todo paciente o usuario tiene derecho a que quede constancia, por escrito o en el soporte técnico más adecuado, de la información obtenida en todos sus procesos asistenciales

La HC tendrá como fin principal facilitar la asistencia sanitaria, dejando constancia de todos aquellos datos que, bajo criterio médico, permitan el conocimiento veraz y actualizado del estado de salud

Es importante la confidencialidad, el secreto profesional y el respeto

Continúa

Tabla 6-2. Aspectos legales de la historia clínica (HC) (*Cont.*)

La cumplimentación de la HC será responsabilidad de los profesionales que intervengan en ella. Debe ser lo más accesible posible para todos los profesionales que atienden al paciente (bien sea dentro del mismo centro sanitario o compartida entre varios) con el fin de facilitar la continuidad e integración asistencial

El paciente, directamente o por representación legal, tiene derecho de acceso a su HC, pudiendo omitirse los comentarios personales del clínico o los referidos a terceras personas o a los profesionales que han accedido a la misma

Recoge también el acceso a la historia por parte de profesionales para otros fines como son epidemiológicos, de salud pública, de investigación y de docencia, inspección, judiciales o administrativos (sólo los datos necesarios). En estos casos deben disociarse los datos de identificación de los clínicos para garantizar la confidencialidad

Pueden solicitar la HC: el propio paciente, familiares de menores de edad (excepto menor maduro) o personas con incapacidad legal; en caso de fallecidos: familiares o personas vinculadas de hecho

Finalmente, la HC tiene funciones legales, debiendo facilitar el acceso y copia de la misma a la inspección y al juez competente si la reclama

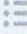 PUNTOS CLAVE

- No tratamos enfermedades, sino personas que sufren enfermedades.
- La HC no es una cumplimentación de un formulario, es el principio de la relación médico-paciente.
- Lo más importante es el motivo de consulta y la enfermedad actual.
- La vida real es diferente a los libros, por ello se aprende a hacer HC realizando muchas historias y observando a médicos experimentados.
- Los enfermos no siempre saben a qué vienen, qué quieren, qué necesitan... pero nos buscan. Filtremos el relato del paciente, quedémonos con lo relevante y aparquemos lo que nos parezca superfluo, pero no lo ignoremos.
- Adaptemos lenguaje y aclaremos cada posible duda, nosotros vemos las cosas desde nuestra óptica y los pacientes desde la suya; ajustémoslas.
- La bata no es patente de corso, si alguna pregunta nuestra no es entendida, expliquemos nuestro interés en su salud y en resolver sus patologías.
- Cerciorémonos de lo que significan las palabras que ellos emplean.
- Estemos alerta a las emociones que nos despiertan nuestros pacientes y las que podemos nosotros originar (transferencia y contratransferencia), ese viaje de ida y vuelta al otro lado de la mesa... acaba de empezar.

BIBLIOGRAFÍA

Balcells Gorina, Alfonso. (Barcelona, 1915-2002) Patología general y Fisiopatología. https://dbe.rah.es/biografias/28653/alfonso-balcells-gorina

Bickley LS, Szilagyi PG, Bates B. Bates' Guide to Physical Examination and History-Taking. 13ª ed. Filadelfia: Wolters Kluwer Health/Lippincott Williams & Wilkins; 2020.

Loscalzo J, Fauci A, Kasper D, Hauser S, Longo D, Jameson J. HARRISON. Principios de Medicina Interna. 21ª ed. Madrid: Mcgraw-hill Interamericana de España S.L.; 2022.

Rita Charon (1949, Rhode Island). internista general en Associates in Internal Medicine en el Columbia Presbyterian Hospital. https://en.wikipedia.org/wiki/Rita_Charon

 **VÍDEOS**

Realización de la historia clínica: el síntoma. El valor de preguntar bien

7

A. Blanco Alfonso, N. Puche López y R. Sastre de la Fuente

OBJETIVOS DE APRENDIZAJE

- Revisar las bases conceptuales de la anamnesis enfocada en el síntoma, sus características y cómo realizar la anamnesis y preguntar a los pacientes.
- Profundizar en la veracidad auténtica de los datos que nos ofrecen los pacientes y, de esta manera, saber mejor no sólo el diagnóstico, sino su repercusión en la persona con síntomas.

SÍNTESIS CONCEPTUAL

El síntoma es el punto cardinal de la historia clínica. Es el inicio del relato de un paciente que acude a la consulta del médico.

Se revisa en qué consiste el síntoma y sus atributos para conseguir la mejor y más veraz información del paciente. Así mismo se analiza el cómo preguntamos, respecto de la sintomatología, en cada tipo de pacientes (desde los más sencillos a los más complejos).

EL SÍNTOMA

En latín, griego o inglés existen distintas expresiones para el concepto de enfermedad. Al referirse a las enfermedades los griegos diferenciaban *nosos,* la lesión orgánica, de *pathos,* la percepción de ésta por parte del paciente; los romanos, *morbus* de *dolentia* respectivamente, y los ingleses *disease,* lo objetivo, de *illness,* lo sentido.

Es importante conocer conceptos importantes, habituales al realizar la historia clínica:

- **Síntoma** (del griego *symptoma,* algo que nos acontece): cualquier **prueba subjetiva** de enfermedad o del estado clínico de un paciente (nos lo dice el paciente).
- **Signo** (del latín *signun,* señal): indicación de la existencia de algo. Cualquier **prueba objetiva** de la enfermedad (lo obtiene el clínico en la exploración).
- **Síndrome** (del griego *syndrome,* concurrencia): **grupo de síntomas o signos que se presentan juntos** y son característicos de una enfermedad o de un cuadro clínico concreto.

¿Qué es el síntoma?

Galeno, un médico griego/turco oriundo de Pérgamo que se hizo célebre cuidando las enfermedades de emperadores como Marco Aurelio y que marcó el paso de la medicina durante 1000 años en Occidente, decía del síntoma que era «la sombra de la enfermedad». Basaba su conocimiento (era biologicista, organicista) en los **signos** que detectaba durante la exploración, y pese a ello no desdeñaba la conversación con los pacientes y su familia, es decir, los **síntomas**.

> **!** Son los síntomas, por tanto, el comienzo del relato, lo que hace a un paciente acudir a nosotros, el principio de todo en la gran mayoría de las ocasiones. El paciente suele acudir por un síntoma y a partir de ahí desarrolla su discurso, que es el elemento fundamental de la historia clínica.

Decía Harrison: «Siempre se gana algo escuchando al paciente y observando la manera en que relata sus síntomas (la inflexión de la voz, la expresión del rostro, etc.)». Todo ello nos dará información tremendamente valiosa para comprender el valor que cada síntoma tiene en cada paciente. ¿Qué teme?, ¿cómo lo invalida?, ¿cómo afecta o le afecta a él y a su familia?

Para sir William Osler (uno de los padres de la medicina moderna, el primero en llevar a los estudiantes a pie de cama, y creador de la residencia médica para postgrado entre otros muchos logros), «es mucho más importante saber qué tipo de paciente tiene una enfermedad que qué tipo de enfermedad tiene un paciente».

Pero ¿cómo preguntamos? Es importante ser cordiales, tener escucha activa, ser asertivos y empáticos (en los sucesivos capítulos se profundiza en estos aspectos), pero qué preguntamos después del ¿qué le pasa?, ¿desde cuándo?, ¿a qué lo atribuye?, y ¿cómo le repercute en su vida?

Comentábamos en el capítulo anterior el inicio de las entrevistas de Rita Charon, quien «dejaba caer los antebrazos sobre las piernas y mirando a los ojos del paciente le conminaba con una expresión semejante a: cuénteme todo lo que crea que puede ayudarme a ayudarlo a usted».

> **!** Empezar una entrevista con **preguntas abiertas** nos podrá ayudar, va a animar al paciente a hablar, su relato ganará en detalles y comprenderemos, pues, mejor su situación. Hay otros tipos de **preguntas aclarativas**: y ese dolor ¿se va hacia algún sitio?; **reflexivas**: me dice que el dolor en el pecho se va hacia el cuello, ¿es así? Las **preguntas cerradas**, concretas, directas también tienen su utilidad e indicación: ¿dónde le duele? ¿Cuántos metros puede andar hasta tener que pararse?

Hay que recordar que **el paciente siempre dice su verdad**. En los capítulos 8 y 9 se desarrollan a fondo las herramientas de la entrevista clínica

EL SIGNIFICADO DE LOS SÍNTOMAS

Vamos a detenernos un momento, sólo un momento, en el significado de los síntomas. (▶ **Vídeo 7-1**).

Como el humo anuncia el fuego, como la nube la posible tormenta, como el tono del móvil un *wasap* o una llamada, el síntoma es un anuncio. Pero, además, lo que nos cuenta el paciente, su queja, su motivo de consulta, puede tener algo detrás: lo que de simbólico tiene un síntoma determinado para el paciente, aunque ni el paciente lo sepa; valoremos esa posibilidad, como un elemento más, como un dato más, como una información añadida.

Veamos un ejemplo: un paciente acude a la consulta con un dolor de cabeza, que se acompaña de cierta sensación de inestabilidad que él asocia con una subida de tensión arterial como la que le provocó un ictus a su padre. Si me limito a tomar la tensión, a explorar el cuello y comprobar la contractura de la musculatura cervical y, tras discernir las características del síntoma cefalea (como veremos más adelante), pauto un tratamiento analgésico y relajante, probablemente me quedaré lejos de conseguir los resultados buscados. Si complementara mi actuación y asociara esa contractura con el día a día y las manifestaciones clínicas que han traído al paciente a la consulta (contractura de los músculos del cuello en señal de preocupación, o por movimientos o posturas inadecuados), probablemente el paciente entenderá mejor lo que ha pasado en su cuerpo y el diagnóstico, y el tratamiento será más efectivo.

Por otra parte, el motivo de consulta, no de forma excepcional, también origina beneficios secundarios. El **beneficio** secundario del **síntoma** hace referencia a todas las ganancias o ventajas que el paciente recibe debido a su padecimiento. Cuando alguien está enfermo, por lo general, recibe el **cuidado especial del entorno**, la familia y los amigos se preocupan y miman al paciente. Procura en ocasiones razones para **imponer su capricho**, si no quiere hacer algo se excusa con el padecimiento. El sistema solidario de la Seguridad Social se encarga de la prestación económica, así como de la sanitaria. Si el paciente está malo **no tiene asumir determinadas responsabilidades**, está enfermo, etc.

 Conocer qué representa el síntoma para el enfermo y no sólo lo que significa según la fisiopatología médica será una información muy útil para el diagnóstico y posterior propuesta terapéutica.

LOS ATRIBUTOS DEL SÍNTOMA

Volvemos al inicio: «¿qué le sucede?», «¿qué le trae a la consulta?».

En todo síntoma deberemos valorar sus cualidades o atributos: cada síntoma tiene atributos que deben aclararse para amplificar el motivo de la consulta, incluido el contexto (como hemos explicado anteriormente), las asociaciones y cronología, especialmente para el dolor.

> **!** Es importante que el paciente comience describiendo con sus propias palabras cómo se ha desarrollado cada uno de los síntomas, tratando de establecer un orden cronológico. Asimismo, nosotros debemos usar un lenguaje entendible y apropiado para el paciente, alejado de tecnicismos que le confundan.

Es fundamental entender completamente todas las características esenciales del síntoma: localización, calidad y severidad, duración y momento en el que ocurre, en qué circunstancias, qué cosas le influyen y si hay alguna manifestación paralela. Ello nos aportará una herramienta fundamental para conocer las claves para diagnosticar la patología (o ausencia de ésta) de nuestros pacientes.

A continuación, siempre se debe tratar de obtener las **7 características o atributos de cada síntoma** (Tabla 7-1). Vamos a desarrollar estas 7 características que nos guiarán a la sospecha diagnóstica más probable.

1. **Localización**: ¿dónde se ubica? ¿Es delimitado o difuso? ¿Hacia dónde se irradia? En el caso del dolor es muy útil decir al paciente que señale con su mano dónde le duele para no llevar a equívocos con el lenguaje (puede referirse al lugar con una expresión equivocada o no compartida). Asimismo, en cuanto a la irradiación del dolor, existen patrones (típicos y atípicos) que debemos reflejar según detalla el paciente.
2. **Antigüedad y patrón temporal del síntoma**: desde cuándo le sucede, con qué frecuencia, cuánto dura, cuándo se presentó por última vez. En el caso del dolor se clasifica en agudo y crónico, en continuo o intermitente.
3. **Calidad**: cómo lo siente, cómo es (presionante, urente), son preguntas que nos dan información sobre las causas y su mecanismo; en este sentido es importante tener en cuenta las variantes del lenguaje de los diferentes pacientes para describir un síntoma.
4. **Circunstancias en que se produce el síntoma**: a qué lo atribuye o con qué lo relaciona: en movimiento, en reposo, relacionado con la comida o la bebida, con las deposiciones, etc.

Tabla 7-1. Los siete atributos del síntoma

1. **Localización:** ¿dónde se ubica?, ¿hacia dónde se irradia?
2. **Calidad:** ¿cómo es?
3. **Cantidad o intensidad:** ¿cómo es de intenso? (en caso del dolor, preguntar por su localización en una escala).
4. **Temporalidad:** ¿cuándo empezó?, ¿cuánto dura?, ¿con qué frecuencia se presenta?
5. **Circunstancias en las que ocurre:** incluyen factores ambientales, actividades personales, reacciones emocionales y otras circunstancias que pueden haber contribuido a la enfermedad.
6. **Factores que lo mejoran o agravan:** ¿hay algo que le haga sentirlo mejor o peor?
7. **Manifestaciones asociadas:** ¿ha notado algo más que lo acompañe?

5. **Cantidad, intensidad o gravedad del síntoma**: dependiendo del mismo puede ser cuantificable o no. En determinados síntomas se puede objetivar (p. ej., temperatura, presión arterial, lesión cutánea), pero en otros casos es algo subjetivo. En el caso que comentamos detenidamente del dolor, es algo evidentemente subjetivo, ya que no todos percibimos y soportamos el dolor de la misma forma, pero existen **escalas** del dolor que no indican objetividad como tal, sino que miden la sensación subjetiva que nos transmite el paciente. Hay diversas escalas (**Fig. 7-1**) y no hay una mejor que otra; también existen algunas que contemplan el dolor más su repercusión funcional, pero se usan poco ya que requieren más tiempo.

6. **Factores que acentúan o que calman el síntoma**: medicaciones, posturas, ejercicio, dieta y/o alimentación, etc.

7. **Síntomas acompañantes en diferentes órganos y aparatos**: manifestaciones asociadas. ¿Ha notado algo más que lo acompaña? El interrogatorio seguirá el esquema de la anamnesis por aparatos (v. **Cap. 6**).

Terminamos los 7 atributos con una pregunta abierta: ¿ha notado algo que no hayamos comentado?

! Es importante registrar tanto los datos positivos (ha tenido vómitos, por ejemplo) como los negativos (no ha tenido fiebre).

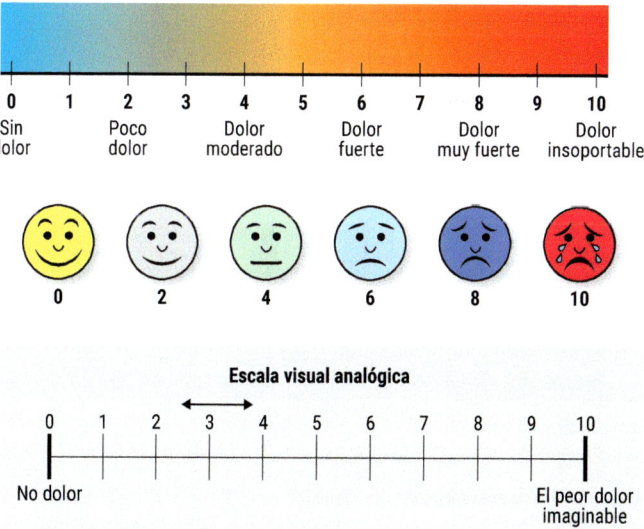

Figura 7-1. Escalas de valoración del dolor.

Existen diferentes acrónimos que nos ayudan para facilitar la exhaustividad; por ejemplo: **ALICIA+Sa**. **A**ntigüedad, **L**ocalización, **I**rradiación **C**aracterísticas, **I**ntensidad, **A**centúa/aplaca, más **S**íntomas **a**compañantes (Tabla 7-2).

Tomemos como ejemplo el **dolor**, sin duda el síntoma más frecuente y la causa que lleva a más personas a buscar ayuda en el médico, y que además asocia una gran carga de sufrimiento, una gran carga de trabajo y un gran coste, siendo una experiencia sensorial pero también emocional y cognitiva, que altera de modo global el estado de salud del paciente y su funcionalidad. Muchas veces la anamnesis y exploración nos darán el diagnóstico:

1. **A**ntigüedad: ¿desde cuándo? ¿Cuál es su patrón temporal? ¿Cuándo fue la última vez? ¿Con qué frecuencia se presenta? ¿Cómo repercute en su vida? Será agudo cuando dure menos de 3 meses y lo consideraremos en esa escala un síntoma. Si el dolor fuera de una antigüedad mayor a los 3 meses sería crónico y pasaría al estatus de enfermedad. Los dos tipos pueden ser continuo o intermitente.
2. **L**ocalización: como explicábamos, es muy conveniente invitar al paciente a que señale la zona dolorida.
3. **I**rradiación: marcar y señalar el recorrido. Hay patrones dolorosos típicos y atípicos.
4. **C**alidad y **c**ircunstancias: calidad del dolor. ¿Cómo lo siente o describiría?: quemante, lancinante, perforante, etc. Nos aporta pistas sobre el mecanismo de producción y la causa subyacente y el tratamiento de elección. Nociceptivo: somático (a punta de dedo) o visceral (sordo o difuso), neuropático (lancinante, como de descarga eléctrica), psicógeno, simpático-reflejo, etc. Circunstancias en que se produce y su atribución: en reposo o movimiento. Relacionado con las comidas, con respirar, con orinar, etc.
5. **I**ntensidad: existen diferentes tipos de escalas (v. Fig. 7-1). Numérica de 0 a 10, verbal simple, facial de Wong-Baker, con caritas (6 emoticonos) o la escala visual analógica (EVA). Interpretación semejante: de 0 a 3 ausencia de dolor o leve en la visual y en la EVA y las dos primeras caritas en la facial, las siguientes dos caritas y de 4 a 7 dolor moderado en la EVA y equivalente a moderado y fuerte en la visual, las dos últimas caritas y de 7 a 10 en la EVA grave, siendo inimaginable el dolor en la puntuación 10, en la visual de 7 a 9 muy fuerte y en 10 insoportable. Es sobre todo útil en el dolor crónico para monitorizar la evolución y ajustar el tratamiento al comparar su progresión en el tiempo.

Tabla 7-2. Acrónimo ALICIA SA para ayudar a caracterizar el síntoma dolor

- **A**ntigüedad
- **L**ocalización
- **I**rradiación
- **C**alidad y **c**ircunstancias: calidad del dolor
- **I**ntensidad
- **A**centúan o aplacan
- **S**íntomas **A**compañantes

6. **A**centúan o aplacan: en el caso del dolor se ha observado que existen determinados factores o circunstancias que influyen sobre el umbral del dolor. Aumentan el umbral y disminuyen, por lo tanto, la sensación dolorosa: el sueño, el reposo, la empatía, la comprensión, la solidaridad, la compañía, la diversión y el entretenimiento, reducir la ansiedad, mejorar el estado de ánimo, etc. Lo disminuyen y, por lo tanto, aumentan la sensación dolorosa: el insomnio, el cansancio, la incomodidad, la rabia, el aburrimiento, la ansiedad, la tristeza, el abandono social, la soledad, el miedo las preocupaciones, etc.
7. **S**íntomas **a**compañantes: semejante, como decíamos, a la anamnesis por aparatos y sistemas.
• Asociados a la causa del dolor (estado general, temperatura, tos, fiebre, hinchazón, edemas, enrojecimiento local, dolores articulares, diarrea, estreñimiento, náuseas, vómitos, dolores abdominales o renales (meteorismo, cólicos, etc.)
• Como consecuencia del dolor (sudoración, palidez, taquicardia, taquipnea, ansiedad, miedo, tristeza, insomnio, depresión, etc.)
• Asociados a su repercusión vital (trabajo, actividades de la vida diaria, ocio, familia, etc.).

Asimismo, es importante investigar sobre las pruebas y tratamientos previos si el síntoma es crónico o se ha producido otras veces anteriormente.

Hay que tener en cuenta que en muchas ocasiones los pacientes consultan por varios síntomas, debiendo como médicos realizar todo el proceso anterior para investigar cada uno de ellos, ya que pueden estar relacionados o no.

No olvidemos que el hecho de realizar **la anamnesis es en sí mismo terapéutico**, al poder expresar el paciente lo que siente y le preocupa, ya que se siente escuchado, acompañado y experimenta un reconocimiento como enfermo y como persona individual.

DESAFÍOS PARA MEJORAR LA ANAMNESIS EN PACIENTES ESPECÍFICOS

Debemos recordar siempre la importancia de escuchar al paciente, pero en ocasiones nos podemos encontrar con diferentes problemas que nos dificulten este aspecto.

• **Paciente silencioso**: el silencio puede tener muchos significados, por lo que es esencial mirar al paciente para detectar señales no verbales, como dificultad para controlar las emociones o síntomas de depresión, y explorar su estado mental. También puede ser una respuesta a cómo estamos haciendo nuestras preguntas, pues quizá son demasiado directas o han podido provocar que el paciente se sienta ofendido.
• **Paciente confuso**: en algunos pacientes debemos guiar la entrevista a una evaluación psicosocial debido a que tienen múltiples síntomas o un trastorno de somatización, o la historia es vaga y difícil de entender y los pacientes pueden describir los síntomas de forma extraña. En estos casos, debemos descartar delirio, intoxicaciones, demencia y trastornos psiquiátricos o neurológicos mediante la exploración de su estado mental, nivel de conciencia, orientación y memoria.

- **Paciente hablador:** son útiles varias técnicas. Durante los primeros 5 o 10 minutos, debemos escuchar atentamente y observar si el paciente parece obsesivamente detallista o excesivamente ansioso, hay una fuga de ideas o un proceso de pensamiento desorganizado. Hay que intentar centrarse en lo que le parece más importante al paciente. Por ejemplo: «Tienes muchas preocupaciones, centrémonos primero en el dolor de cabeza, ¿cómo te sientes?». O se puede preguntar: «¿Cuál es tu preocupación principal hoy?».
- **Paciente que llora:** por lo general, llorar es terapéutico, como una aceptación del malestar del paciente. Hacer un comentario de facilitación o apoyo como: «Me alegra que hayas podido expresar tus sentimientos».
- **Paciente enojado o agresivo:** muchos pacientes tienen motivos para estar enfadados, como que están enfermos, han sufrido una pérdida, les falla el control sobre sus propias vidas y se sienten relativamente impotentes, y pueden dirigir esta ira hacia nosotros. Hay que aceptar sentimientos de enojo de los pacientes, permitirles expresar tales emociones sin enfadarnos, validar sus sentimientos aun sin estar de acuerdo con sus razones. Por ejemplo: «Entiendo que te sentiste muy frustrado por la larga espera». Algunos pacientes enojados se vuelven hostiles, pudiendo ser necesario avisar a seguridad. Es importante mantener la calma, parecer tolerante y evitar ser desafiante, con una postura relajada y no amenazante.
- **Paciente con barrera del lenguaje:** el intérprete ideal es una persona neutral, objetiva y formada en ambos idiomas y culturas; conviene evitar utilizar familiares o amigos como intérpretes ya que puede romperse la confidencialidad. Con el intérprete, hacer preguntas claras, breves y sencillas, y hablar directamente con el paciente. Son útiles los cuestionarios bilingües escritos.
- **Paciente con bajo nivel de alfabetización:** evaluar la capacidad de leer (importante para documentos, etiquetas, instrucciones), problema que algunos pacientes pueden ocultar. Podemos pedirle que lea las instrucciones que haya escrito, o simplemente entregar al paciente el material escrito al revés para ver si el paciente le da la vuelta.
- **Paciente con problemas de visión:** dar la mano para establecer contacto y explicar quiénes somos. Si la habitación no le resulta familiar, orientarle.
- **Paciente con pérdida auditiva:** los pacientes pueden utilizar el lenguaje de signos, o leer los labios, y a veces escribir las preguntas y respuestas puede ser la mejor solución. En otras ocasiones llevan audífonos o hemos de elevar la voz.
- **Paciente con problemas personales:** los pacientes pueden pedirnos consejo sobre problemas personales fuera del ámbito de la salud y, por lo general, esa conversación con el paciente sobre su problema suele ser más valiosa y terapéutica que cualquier respuesta que podamos dar.
- **Paciente con inteligencia limitada:** en pacientes moderadamente limitados, generalmente podemos obtener historias adecuadas. Debemos poner atención al nivel educativo del paciente, su vocabulario, memoria, pensamiento abstracto y su capacidad para ser independiente. Para pacientes con retraso mental severo, la historia se obtiene de la familia o los cuidadores. Es importante evitar hablar con desprecio o de forma condescendiente.
- **Paciente con capacidad alterada:** algunos pacientes no pueden proporcionar sus síntomas y antecedentes debido a delirio, demencia u otras afecciones, o no pueden relatar ciertas partes de la historia. En tales casos, hay que deter-

minar si el paciente tiene capacidad para tomar decisiones, o capacidad de comprender información relacionada con la salud. Muchos pacientes con problemas psiquiátricos o cognitivos aún conservan la capacidad de tomar decisiones, por lo que debemos mantener la confidencialidad. Para pacientes con capacidad reducida, buscar un informante sustituto para ayudar con la historia, por ejemplo, un familiar o el cónyuge.

PUNTOS CLAVE

- Al igual que el relámpago avisa del trueno, **el síntoma anuncia la enfermedad**. No sólo hace que el paciente busque ayuda, sino que es también la piedra sobre la que construiremos la historia clínica. Tratemos de entender lo que para el paciente significa y estaremos más cerca de poder ayudarlo.
- Cuando el paciente acude a nuestro encuentro, sea donde sea, trae una serie de **fantasías** más o menos conectadas con la realidad científica, pero que son su realidad.
- Debemos interesarnos por **el pasado del síntoma**, esto es: ¿alguna vez le ocurrió algo parecido?, pruebas, tratamientos, etc. Será de gran ayuda para establecer el posible diagnóstico.
- Recordad siempre utilizar los 7 atributos del síntoma o su homólogo **ALICIA SA**.

BIBLIOGRAFÍA

Bickley LS, Szilagyi PG, Bates B. Bates' Guide to Physical Examination and History-Taking. 13ª edición. Filadelfia: Wolters Kluwer Health/Lippincott Williams & Wilkins; 2020.

Loscalzo J, Fauci A, Kasper D, Hauser S, Longo D, Jameson J. HARRISON. Principios de Medicina Interna. 21ª ed. Madrid: Mcgraw-hill Interamericana de España S.L.; 2022.

 **VÍDEOS**

Habilidades para la entrevista clínica

8

J. Vizcaíno Sánchez-Rodrigo, N. Puche López, R. M. García Panadés y M. C. Ortega González

OBJETIVOS DE APRENDIZAJE

- Comprender la importancia de la comunicación clínica.
- Emplear herramientas prácticas que mejoren este aspecto en la consulta.

SÍNTESIS CONCEPTUAL

La comunicación es la manera en la que nos relacionamos con nuestro entorno. Cuando hablamos de comunicación clínica (CC) o comunicación asistencial, hacemos referencia al mismo concepto, desarrollado en nuestro entorno profesional como médicos.

INTRODUCCIÓN. LA COMUNICACIÓN CLÍNICA

¿Por qué es importante la comunicación clínica?

Lo cierto es que lo es, hasta el punto de que puede condicionar el resultado final de nuestro trabajo. La realidad es que los pacientes, por el hecho de encontrarnos al otro lado de la mesa, o por llevar bata, consideran que tenemos un conocimiento técnico profundo, adquirido a lo largo de muchos años de estudio en la Facultad de Medicina. No es fácil para ellos valorar dicho conocimiento, dado que se trata de conceptos habitualmente complejos.

Sin embargo, hay algo que todo el mundo es capaz de evaluar sin necesidad de tener ningún tipo de formación específica: nuestra capacidad de comunicación. La idea que se van a llevar de nuestra capacitación profesional es fundamentalmente por dicha cualidad.

En el currículo académico se dedica mucho tiempo a adquirir conocimientos técnicos que nos capaciten como médicos, dejando en muchas ocasiones en un segundo plano técnicas que nos harían crecer en nuestra capacidad de comunicación. ¿Y eso es posible? Probablemente si esa pregunta nos la hubiéramos hecho hace años, la respuesta hubiera sido que difícilmente.

Existía la idea de que la capacidad de comunicación era algo innato, quien la tenía se podía dedicar a la clínica y quien no, a otras especialidades que no requiriesen contacto directo con el paciente. Hoy en día está claro que eso no es así, cada vez se le da mayor importancia a la enseñanza de la comunicación clínica (CC) en las facultades de Medicina, dado que hay muchas técnicas que implementándolas nos hacen crecer en este aspecto, tan relevante en el día a día de nuestra profesión. Como ya hemos comentado, es por lo que nos van a evaluar los pacientes tras el encuentro clínico.

Por otra parte, en relación directa con todo lo que acabamos de exponer, hay investigaciones muy sólidas que demuestran que una buena CC tiene una repercusión positiva en diferentes resultados relevantes de la asistencia (Tabla 8-1).

Comprender el contexto en el que se produce

En la CC debemos valorar aspectos que condicionan su desarrollo:

* Los interlocutores y sus condicionantes (p.ej., en el caso del paciente, la familia; en el caso del médico, su competencia emocional).
* El canal comunicacional: directo (vis a vis), telefónico, email, escrito, etc.
* Las propias interacciones comunicacionales en forma de comunicación no verbal (CNV) y comunicación verbal (CV), que irán condicionando el desarrollo del encuentro clínico.

RELACIÓN MÉDICO-PACIENTE O RELACIÓN CLÍNICA

¿Qué es?

Es el vínculo intangible que queda entre médico y paciente tras el encuentro clínico.

Tabla 8-1. Beneficios de desarrollar una adecuada comunicación clínica
Mejora la efectividad diagnóstica y terapéutica, especialmente en pacientes crónicos
Aumenta la adherencia terapéutica y hace que los pacientes se sientan más satisfechos tras las consultas
La seguridad del paciente mejora
Mejora de la gestión de nuestro tiempo y disminuye la hiperfrecuentación de las consultas
Repercute positivamente en la sostenibilidad del sistema sanitario: disminución en el número de pruebas diagnósticas solicitadas, en la reincidencia de consultas por el mismo proceso
Disminuye el número de demandas a los clínicos, produciendo mayor bienestar y menor índice de *burnout*

Se trata de un concepto abstracto, no mensurable, pero determinante en la resolución de muchos de los problemas que, como profesionales de la salud, nos plantean los pacientes. Lo que está demostrado es que una relación clínica satisfactoria establece una base muy sólida que, si bien no es suficiente para dar solución a todos los problemas de la consulta, es una base muy necesaria.

Sin embargo, hoy en día, muchos médicos centran su mirada más en aspectos biológicos de la enfermedad, sufriendo presbicia cuando tratan con el enfermo como persona, probablemente por falta de madurez en su propia competencia emocional. Los pacientes cada vez nos exigen más, tanto a nivel técnico (disponemos cada vez de más medios tecnológicos) y, por supuesto, a nivel humano (que tengamos en cuenta su opinión, que los escuchemos, que empaticemos con ellos, etc.).

> **!** La relación clínica, si fuera medible, sería directamente proporcional a la **confianza** con la que sale el paciente tras el encuentro clínico.

Como profesionales, ¿cómo podemos sembrar para que crezca?

La base para establecer una sólida relación clínica es la capacidad de comunicación del profesional, que es por lo que vamos a ser valorados por el paciente, capaz de detectar con toda seguridad si el médico lo escucha y se preocupa por sus problemas. Por lo tanto, es muy rentable mejorar en nuestra capacidad de CC para potenciar dicha relación clínica.

Identificar las características de un buen comunicador clínico

Cuando les preguntamos a los pacientes sobre las características que más valorarían en su médico, esto es lo que nos contestan:

• Un médico amable: **cordialidad**
• Un médico humano: **empatía**
• Un médico que escuche: **reactividad baja**
• Alguien que me haga sentir que estoy en buenas manos: **asertividad**.

Como se puede ver el interés de los pacientes está en cuestiones como: ¿se interesará por mi problema? Y ¿cómo captamos que una persona se interesa por nuestro problema? Pues a través del modo de comunicarse. El paciente sólo puede captar nuestro interés por nuestra forma de comunicarle nuestros conocimientos clínicos. Todo el saber médico se trasmite cara a cara, y a tan corta distancia **es tan importante lo que se dice como el cómo se dice.**

Cordialidad. Es la manera en la que se relacionan personas socialmente educadas. Incluye en su definición: amabilidad, consideración, respeto y atención. El paciente espera ser tratado como persona, no como un número más de la lista, y sentirse bienvenido, aunque sea el último de la consulta. Se trata de una cualidad del buen entrevistador bastante fácil de adquirir y, por tanto, muy «rentable» para comenzar una adecuada relación clínica. La mayoría de los marcadores de cordialidad son no verbales: mirar al paciente, una sonrisa cordial de bienvenida, un saludo personalizado, un gesto para invitarle a acomodarse, etc.

Empatía. Esta es otra de las características que definen a un buen clínico. Es la capacidad de reconocer las emociones del paciente y trasmitirle que las hemos captado y nos importan. Es la característica esencial por la que nuestros pacientes nos consideran un buen o mal médico. Precisa de una actitud profunda y compleja que requiere de esfuerzo personal, de mucha altura moral, desde el comienzo de nuestra etapa de estudiantes hasta nuestra jubilación. Por esta complejidad, este tema se tratará específicamente en otro capítulo de este libro.

Baja reactividad. Esta es la tercera característica esencial para una comunicación eficaz. Es la capacidad del profesional de escuchar. Y ¿cómo se escucha? En primer lugar, en silencio.

Está comprobado en numerosos estudios que la gran mayoría de los pacientes no suelen hablar más de 1 minuto al inicio de la consulta (se les acaba el discurso), y también está comprobado que de media los médicos no sabemos dejar hablar libremente más de 17 segundos (se nos acaba la paciencia). De esta forma, lo único que conseguimos es perder una información que nos sería muy valiosa para el diagnóstico.

Hay que dejar tiempo suficiente para que el paciente nos explique con sus propias palabras el motivo de la consulta, sin interrumpirlo a mitad del relato. No es algo común saber escuchar. Es una destreza que, como todas las habilidades, requiere una preparación que implica el silencio. No sólo es estar callados, sino es el silenciar todo aquello que no tenga que ver con la atención del aquí y ahora. Se denomina técnicamente silencio intrapsíquico y nos coloca automáticamente en la posición de poder prestar atención.

Todos sabemos cuándo otra persona (paciente, alumno, amigo) nos está prestando, o no, atención. Desde luego, no suele corresponderse con que el otro esté mirando incansablemente el móvil o el ordenador, que son grandes inhibidores de la comunicación cara a cara. Alguien que nos escucha emplea elementos verbales («hmm…, cuénteme, ¿y eso?, ¿qué pasó?», o repite alguna frase, también llamado parafraseo); y, especialmente, elementos no verbales (como ya hemos visto: una expresión facial acogedora, una mirada atenta no amenazante, una postura relajada y abierta, cabeceos de asentimiento, un paralenguaje acorde, etc.). Y ¿qué ocurre cuando escuchamos así, intentando comprender el mensaje y los sentimientos de otro? Que se nos quedan en suspenso nuestros juicios de valor, y se produce un diálogo fluido de ayuda; en el caso del paciente, de ayuda terapéutica.

Nada ayuda más a otro que posibilitarle la construcción de una narración que dé coherencia y significado a lo que siente. ¿Y qué sucede con los silencios del paciente? Es un error creer que deben evitarse. Cuando el paciente no sabe qué decir o se siente inseguro, debemos resistir la tentación de interrumpirle formulando una nueva pregunta o abordando otras cuestiones; debemos dejar que sea el paciente quien vaya elaborando su información. Al bajar la reactividad aumenta la capacidad de escucha.

Asertividad. Es la capacidad de desempeñar de forma plena los derechos y deberes que corresponden a nuestro rol. Y es esta cualidad la que nos permite transmitir credibilidad y seguridad al paciente, haciéndoles ver que están en buenas manos.

Transmitir seguridad no es necesariamente sinónimo de estar seguro, sino de ser capaces de dar una respuesta emocionalmente tranquila, adecuada a las quejas, demandas y miedos de nuestros pacientes, sean cuales sean.

La asertividad es la cualidad que probablemente más se echa en falta en el momento de empezar nuestro desarrollo profesional como médicos. No sólo se trata de respetar los derechos de los pacientes, sino también descubrir e interiorizar que nosotros también los tenemos. Por lo tanto, es importante saber que podemos tener nuestros propios sentimientos, creencias, opiniones, deseos e intereses.

Es habitual al inicio de nuestra profesión no ser conscientes de que tenemos derecho a equivocarnos, a decir que no, a poner límites, a reconocer que «no lo sé», por una parte, sin sentirnos culpables y, por la otra, sin dejar de cumplir con nuestra obligación.

¿Qué consecuencias nos produce este comportamiento?

- Agradable sensación de control emocional.
- Incremento de nuestra autoestima, el respeto por nosotros mismos y, en consecuencia, el respeto que nos tienen los demás.
- Cuando nos comportamos de forma asertiva observamos:
  - Contacto ocular directo (no desafiante).
  - Relajación corporal y facial.
  - Habla fluida, con seguridad.

COMPRENDER EL CONCEPTO DE COMPETENCIA EMOCIONAL

En este apartado nos vamos a detener a analizar lo que nos pasa como médicos, no sólo por nuestra cabeza, sino que vamos a hablar también de las emociones que nos invaden cuando nos enfrentamos al encuentro clínico.

La competencia emocional es la capacidad que tenemos de captar y manejar las emociones y los sentimientos, tanto los propios como los de los pacientes. Como médicos, es muy relevante la gestión que hagamos de nuestras emociones a la hora de obtener el resultado final óptimo: una relación clínica adecuada.

Para madurar en nuestra competencia emocional es clave ser consciente de nuestras propias emociones en cada momento (a esta capacidad se le llama *Insight* o metacognición). Una persona sin esta capacidad es alexitímica. Ésta puede ser primaria (p.ej., autismo, o enfermedad de Asperger en su modalidad más leve), o adquirida (hablamos entonces del concepto de sordera emocional). En este caso, las personas pueden tener dificultades para conectar con determinados estados emocionales (lo que puede implicar un bajo *Insight*), todo ello derivado del miedo que les produce afrontar algunas situaciones. Esto requeriría un autodiagnóstico como paso esencial para poder evolucionar en la competencia emocional.

En muchas ocasiones la madurez emocional se manifiesta reconduciendo, si es necesario, las emociones propias, en pro de objetivos asistenciales (Tabla 8-2).

Tabla 8-2. Diferencias entre los 3 estados de competencia emocional

Modelos de madurez profesional	Momento profesional	Característica esencial
Modo emocional natural	Inicio del ejercicio profesional (también muy condicionado por la autoestima)	Alta reactividad, poca asertividad, *Insight* bajo
Modo emocional maduro	Con la experiencia profesional, se puede progresar a este modo emocional, aunque no es suficiente para garantizar dicho avance	Son capaces de contener las emociones propias y ajenas que los alejan de los objetivos asistenciales
Modo emocional proactivo	Pocos profesionales llegan a este nivel. Implica estar instalado de forma permanente en el respeto a las personas, así como desarrollar un *Insight* elevado	Son capaces de analizar las emociones que se despliegan a lo largo de la entrevista y no reconducirlas en busca de objetivos asistenciales

COMUNICACIÓN NO VERBAL

Decía Peter Drucker que lo más importante en la comunicación es aquello que no se dice.

Importancia de la comunicación no verbal en el contexto del global de la comunicación

Incluso los autores más conservadores atribuyen ¾ del peso a la CNV. La importancia de la CNV reside en que es la autopista de las emociones, dado que es relativamente sencillo ocultarlas con nuestras palabras, pero no con lo que transmitimos a través de nuestras expresiones, tono vocal, gestos, mirada, etc.

Elementos básicos de la CNV: Hay múltiples elementos que conforman la CNV. Con objetivos docentes vamos a simplificarlos en estos tres: paralenguaje, proxémica y kinesia.

- Paralenguaje
  Hace referencia a las características vocales del habla, la música de lo que decimos, lo que no son estrictamente las palabras. Es el elemento sobre el que descansa nuestra asertividad. Sus componentes serán:
  - **El tono**
    - Cuando es grave, se potencia la asertividad.
    - Es el mejor indicador de nuestro estado emocional. En el caso de excesiva emocionalidad, se nos ahoga la voz y el tono se hace más agudo (el deslizamiento hacia tonos agudos es síntoma de falta de control emocional).

- Es conveniente empezar las frases buscando la tonalidad aguda y terminarlas grave, lo que potenciaría nuestro asertividad.

– **El timbre**
Hace referencia más a la resonancia de la voz, y eso depende de la modulación que hagamos al emitir las palabras. Por ejemplo, una voz más nasal, o menos nasal dependerá de la morfología de nuestra boca y nariz, pero también de la emisión que hagamos. Para conseguir un timbre adecuado, es conveniente exagerar la modulación de las palabras, exagerando si cabe la apertura de la boca. El tono y el timbre podríamos decir que son el equivalente a la huella digital de nuestra voz.

– **El volumen**
Quien inicia una conversación en un estado de tensión mal adaptado a la situación, habla con un volumen de voz inapropiado.

  - Cuando la voz surge en un volumen elevado, suele ser síntoma de que el interlocutor quiere imponerse en la conversación, y ello sugiere intención de mostrar autoridad y dominio.
  - El volumen bajo indica intención de no querer hacer el esfuerzo de ser oído, por lo que se asocia a personas introvertidas y reduce nuestra asertividad.

– **El ritmo**
Es la fluidez verbal con que se expresa la persona.

  - En psiquiatría, uno de los síntomas en caso de pacientes neuróticos o psicóticos es un ritmo de alocución átono, monótono, entrecortado o lento.
  - En personas normales, el ritmo lento o entrecortado revela un rechazo al contacto, un deseo de retirada, así como frialdad en la interacción.
  - El ritmo vivo, modulado, animado, está vinculado a la persona abierta al contacto y la conversación. Las personas que tienen un ritmo fluido son percibidas como más inteligentes, más dinámicas y extrovertidas. Sin embargo, para llegar mejor a la persona que tenemos delante, tengamos en cuenta que es importante adaptar la velocidad de nuestro discurso, lo más importante lo debemos decir más lento y lo que consideramos más superfluo más deprisa.

Por lo tanto, el paralenguaje nos dice mucho de la persona con quien establecemos una conversación, y es en él, que descansa esencialmente la asertividad.

- Proxémica
Hace referencia a los elementos comunicativos relacionados con el orden, el contacto físico y con la distancia de los individuos que están comunicando. Existe una distancia pública (de > 3 - 4 m, que es la distancia mínima que debería tener un profesor si estuviera dando una clase presencial en la Facultad), una SOCIAL (1-3 m), una personal (40 -100 cm) y una íntima (0-30 o 40 cm) que es una distancia de seguridad dentro de la cual no permitimos que otras personas entren, salvo en circunstancias muy concretas; y cuando alguien traspasa esa barrera sin nosotros preverlo o consentirlo, nos incomoda. Es un concepto relativo y por lo tanto debe de ser contextualizado (p.ej., no aplicable en un vagón de metro en hora punta).
Es importante hacer una reflexión en torno a la invasión del espacio personal en la exploración física; invadimos el espacio íntimo, con todo lo que ello

supone. A veces forma parte de nuestra rutina, pero es algo que debemos hacer con el máximo de los respetos, pidiendo permiso al paciente y explicando en todo momento los procedimientos que vamos a realizar. La exploración es un elemento fundamental en el encuentro clínico; bien hecha refuerza la relación, pero de no ser así, puede atacar a sus cimientos. Es importante estar atento en todo momento a la respuesta del paciente, por si le produjera algo de incomodidad en la exploración y en ese momento reconducirla.

- Kinesia
  Estudia los movimientos del cuerpo, con el paralenguaje, expresan nuestro estado de ánimo.
  - **La postura**
    Es un gran indicador de nuestro ánimo: abierta o cerrada, relajada o tensa.
  - **La mirada**
    Es el indicador más fiable de que estamos escuchando y prestando atención, y aún más en los recientes tiempos de mascarilla, dado que es el único lugar donde los pacientes pueden identificar nuestra expresión facial. Cuando los pacientes se quejan de los médicos, muchas veces hacen referencia a este elemento de la CNV: «ni siquiera me ha mirado». La mirada es un elemento clave tanto en los primeros minutos de la entrevista clínica como al final.
  - **La sonrisa**
    Se trata de un elemento que, junto a la mirada, es la distancia más corta entre dos personas. Podemos encontrar sonrisas verdaderas, difíciles de controlar porque son reflejo de un estado emocional alegre, sonrisas sociales (como elemento facilitador en el inicio de la comunicación), sonrisas tristes (suelen reflejar emociones discrepantes en los ojos y en la boca), conquistadoras, de turbación, etc.
    Suele ser más difícil de disimular las emociones con la parte superior de la cara. Las personas nos comportamos de formas muy previsibles ante ciertas emociones y pensamientos: cuando estamos tristes, muchas veces estamos serios o lloramos; cuando estamos contentos, en general sonreímos; cuando estamos de acuerdo, asentimos. Hasta aquí todo normal; pero el mismo proceso funciona a la inversa: sonreímos porque estamos contentos, pero también estamos contentos porque sonreímos. Se trata de hacer un recorrido a la inversa, buscando la emoción en la que nos queremos posicionar a través de nuestra CNV (p.ej., buscar gestos amables y sonreír a las personas de nuestro entorno nos sitúa habitualmente en un estado de mayor bienestar).
  - **Expresiones faciales**
    Todas las señales que mandamos con la cabeza tienen una gran importancia en la interacción, porque son rápidamente captadas por el interlocutor. ¿Cuáles son las seis emociones básicas? Alegría, ira, miedo, tristeza, sorpresa y asco. Está demostrado que las expresiones faciales como expresión de las emociones no son un tema aprendido, sino que ya venimos con ello al nacer. Cada una de las emociones tiene un reflejo en la expresión facial, es algo intercultural.
  - **Los gestos**
    - Ilustradores. Acompañan al lenguaje verbal, potenciándolo en determinados momentos. En general son centrífugos (p.ej., hacer gestos abriendo los brazos cuando queremos resaltar algo de lo que decimos).

- Adaptadores. Son gestos centrípetos. Indican una situación de estrés o bien necesidad de concentración. Cada uno tenemos gestos de adaptación (p.ej., subirse el puente de las gafas, tocarse la oreja, peinarse las cejas, etc.).
- Reguladores. Son gestos que sirven para ordenar el flujo de la comunicación (p.ej., hacer un gesto de mano extendida en ángulo de 90° con las muñecas, indicando que es conveniente parar).
- Emblemáticos. Son gestos universales, entendidos en cualquier cultura (p.ej., el hecho de juntar índice y pulgar formando una O como símbolo de Ok).

CONCEPTO DE ENTREVISTA CLÍNICA SEMIESTRUCTURADA: HERRAMIENTA PRÁCTICA PARA POTENCIAR LA RELACIÓN MÉDICO-PACIENTE EN EL ENCUENTRO CLÍNICO

Se trata de una herramienta práctica que nos va a ayudar a potenciar la relación médico-paciente en el encuentro clínico. Esta propuesta invita a seguir en el encuentro clínico cinco etapas:

- **Preparación de la consulta**: supone tener la sala preparada, intentando crear un clima agradable (limpieza, luminosidad, ventilación, orden), familiarizarnos con la agenda del día, ver resultados pendientes. Analizar si acude algún paciente que nos resulte especialmente difícil o genere emociones negativas, para establecer estrategias para neutralizarlas.
- **Inicio de la consulta**: es importante potenciar la cordialidad (mirada de atención, sonrisa social de bienvenida, identificar al paciente por su nombre, presentarnos, acomodar al paciente e invitarle a que nos comente el motivo de consulta).
- **Fase exploratoria**: abarca el motivo de consulta, la anamnesis y la exploración clínica. Es importante actitudes como la escucha activa para crear un clima de confianza, explorar expectativas y creencias con preguntas abiertas, estar atentos a la comunicación verbal y no verbal para entender mejor las emociones del paciente y hacer uso de la empatía para después formular preguntas cerradas que exploren hipótesis concretas. Todo esto ayuda a evitar anclajes diagnósticos precipitados. Finalmente, se realiza la exploración física con sensibilidad y se anuncian los pasos que se van a dar en la misma.
- **Fase resolutiva**: una vez se ha reflexionado sobre el planteamiento diagnóstico y terapéutico, se le comunica al paciente para ver si se ajusta a sus expectativas y creencias. De no ser así, es posible que haya que renegociar algunos de sus aspectos. La información debe darse bidireccionalmente, utilizando frases cortas, con paralenguaje adecuado, utilizando complementos visuales / táctiles, razonando nuestros planteamientos, dando instrucciones por escrito y comprobando la comprensión.
- **Cierre de la consulta**: en el que debemos resumir la sesión y el plan, aclarar los pasos siguientes y planear la próxima visita. Se pueden tomar precauciones y ofrecer apoyo si se necesita. Se suele cerrar la consulta con una despedida cordial.

PUNTOS CLAVE

- Los pacientes van a valorar nuestra capacidad profesional, sobre todo en base a nuestra destreza en habilidades de comunicación, y no tanto en función de nuestros conocimientos técnicos.
- Una relación clínica satisfactoria establece una base muy sólida, que si bien no es suficiente para dar solución a todos los problemas de la consulta, es una base muy necesaria.
- La competencia emocional es la capacidad que tenemos de captar emociones y sentimientos, así como el manejo que hacemos de las mismas, tanto en el caso de los pacientes, como las nuestras.
- La importancia de la CNV reside en que es la autopista de las emociones, dado que es relativamente sencillo ocultarlas con nuestras palabras, pero no con lo que las transmitimos: nuestras expresiones, tono vocal, gestos, miradas, etc.
- La entrevista clínica semiestructurada es una herramienta, en forma de guion, para desarrollar una consulta, que nos va a facilitar el establecer una relación clínica adecuada.

BIBLIOGRAFÍA

Borrell i Carrió F. Entrevista Clínica. Manual de estrategias prácticas [Internet]. Disponible en: https://www.semfyc.es/wp-content/uploads/2016/05/EntrevistaClinica_Borrell.pdf.

Borrell i Carrió F. La relación médico paciente en un mundo cambiante. Humanitas. 2007; 15:1–32.

Platt F W. Field Guide to the Difficult Patient Interview. Filadelfia: Lippincott Williams & Wilkins; 2004.

Rodríguez Sanz J et al. Aspectos clave de la comunicación no verbal en la consulta. FMC. 2011;18(7):401-9

Habilidades para desarrollar la empatía terapéutica

9

J. Vizcaíno Sánchez-Rodrigo, N. Puche López, R. M. García Panadés y M. C. Ortega González

OBJETIVOS DE APRENDIZAJE

- Entender el concepto de empatía terapéutica, conocer su definición y las características esenciales de un médico empático.

SÍNTESIS CONCEPTUAL

Este capítulo se desarrolla como una guía para ser utilizada en formato de seminario, lo cual proporcionará un mayor entendimiento conceptual. Para ello se plantea un esquema con distintos apartados donde se muestra una actividad y posibles interacciones con los alumnos. En cuanto a su contenido, se van a trabajar las oportunidades que tenemos para desarrollar la empatía **terapéutica**. Se insiste en el apellido, terapéutica, porque a partir de este momento, cada vez que se mencione la palabra empatía, deberá asumirse que va asociada a terapéutica.

INTRODUCCIÓN. VALORAR CONOCIMIENTOS PREVIOS SOBRE EMPATÍA

Para romper el hielo:

«Bienvenidos al Seminario de Introducción a la Práctica Clínica, "Oportunidades para la Empatía Terapéutica"». Le pedimos a los alumnos que se identifiquen por el nombre con un cartel delante, para podernos dirigirnos a ellos por el nombre.

> «La respuesta que, ya desde estudiante, das al sufrimiento ajeno, tu manera de afrontarlo, encajarlo y devolverlo, marcarán tu estilo profesional, e incluso más, la felicidad o infelicidad en tu desarrollo profesional. Y aquí sólo te ayudará la EMPATÍA».
>
> F. Borrell. *Práctica Clínica centrada en el paciente*

1ª Interacción con los alumnos «para romper el hielo»

¿Os consideráis personas empáticas? Entre 0 y 10, ¿dónde os situaríais? Debemos elegir alguno de los alumnos que haya respondido un número más cerca del 10 que del 0 y le preguntaremos, ¿qué te hace falta para llegar al 10? Eso le obligará a empezar a reflexionar sobre las cualidades necesarias para ser empáticos. En el caso de los que respondan más cerca del 0 que del 10, se elegirá a uno y se hará la pregunta inversa, ¿por qué un 4 y no un 2? Ello servirá para que aquellas personas que dudan de sus cualidades empáticas reflexionen en positivo sobre ellas.

Con todo ello, debemos de destacar las ideas acertadas expuestas por los alumnos para definir la empatía, acercándonos al siguiente concepto: capacidad de comprender las emociones de nuestro interlocutor y transmitírselo. La empatía nos permite ver las cosas desde la perspectiva del otro, en lugar de la nuestra.

Definiciones de empatía: ¿y por qué **empatía** en nuestra profesión? Aportamos tres definiciones de empatía:

F. Platt: un médico empático es aquel que escucha el total de la comunicación (verbal y no verbal) y se lo hace ver al paciente. Un médico científico necesita de empatía porque la comprensión está en el centro de la objetividad.

Carl Rogers: primera persona que acuñó el concepto de empatía terapéutica, que implica darse cuenta con precisión del cuadro de referencias interno de nuestro paciente, con sus componentes emocionales y significados a ella pertenecientes, como si fuéramos la otra persona, pero sin perder la condición de «como si». Si perdemos esta condición, tendremos un estado de identificación, cuestión que nos inhabilitaría en ese momento como terapeutas.

Francesc Borrell: la empatía evita juicios de valor.

2ª Interacción con los alumnos

A continuación, comentamos el título del siguiente artículo anglosajón «The Devil is in the Third Year: A Longitudinal Study of Erosion of Empathy in Medical School». **¿Por qué creéis que se produce ese deterioro en la empatía a lo largo de la formación?** Se realiza una lluvia de ideas por parte del alumnado y se van anotando en una pizarra los conceptos que van saliendo.

Tendremos como referencia los siguientes artículos:

- Hojat *et al*, añaden la «falta de buenos mentores, la presión por la falta de tiempo, el escaso descanso, los factores derivados de las exigencias de los pacientes, la falta de reconocimiento, el exceso de tecnología diagnóstica y terapéutica que minusvalora la importancia de las relaciones humanas. Además, la educación médica moderna promueve el desapego emocional y la distancia afectiva con los pacientes».
- Neuman *et al*, en un artículo de revisión publicado en 2011, así lo afirman, apuntando como posibles factores etiológicos la vulnerabilidad emocional, el *burnout*, la depresión, el exceso de trabajo o la baja calidad de vida.

Este primer artículo que hemos comentado está desarrollado en el mundo anglosajón, pero recientemente se ha llevado a cabo el estudio EMMA (Empatía

Médica en estudiantes de Medicina de Madrid), que analizó los niveles de empatía en tres momentos críticos de la carrera: primero, tercero y sexto. Tiene como objetivo medir el grado de empatía mediante la versión validada al español del cuestionario JSE-HP. La escala oscila de 20 a 140 puntos. Los niveles medios de empatía en hombres fueron de 115,1 puntos frente a los 121,2 puntos en mujeres ($p < 0,001$). Diferenciado por curso, la **figura 9-1** muestra los niveles de empatía en 1°, 3° y 6°.

Las variables que demostraron asociarse a una mayor empatía: ser mujer, hacer voluntariado, preferencias por especialidades más generales y un mejor índice de bienestar personal.

3ª Interacción con los alumnos

¿Qué **beneficios ha demostrado la empatía** en los médicos? Se hace una lluvia de ideas que se apuntan en una pizarra.

Deberían salir conceptos como: diagnósticos más certeros, mayor efectividad en las intervenciones clínicas, disminución del número de pruebas solicitadas, disminución de las reconsultas y derivaciones, mayor satisfacción del paciente, mayor adherencia a los tratamientos, disminución de reclamaciones, mejores resultados en salud, bienestar del médico y prevención del *burnout*.

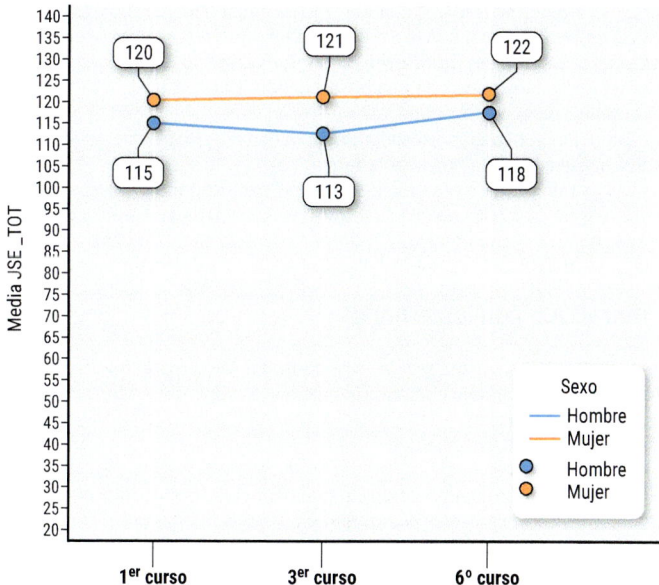

Figura 9-1. Niveles medios de empatía en función del curso y sexo de los estudiantes (n=2264).

Banalización de la empatía. Hoy en día se utiliza la palabra empatía en conversaciones de calle y en los medios de comunicación. Los políticos la usan de forma reiterada en sus discursos electorales como el gran valor a alcanzar. Todo ello nos ha llevado a asimilarla con el buen rollo que se produce entre las personas que se caen bien, pero, en realidad, eso no es entender la verdadera esencia de la palabra. La empatía, tal y como hoy día la entendemos, se está convirtiendo en un concepto necesitado de más clarificación. Como consecuencia de la socialización del término, se ha producido su vulgarización y nos hemos alejado de su verdadera definición, puesto que se trata de un valor profundo, nada fácil de adquirir, y muy valorado cuando hablamos de relaciones de ayuda. Eso nos obliga a redefinir el concepto, porque tal y como hoy día se entiende, nos veríamos limitados a trabajar con personas que nos caen bien y presenten problemas de abordaje sencillo.

IDENTIFICAR OPORTUNIDADES PARA LA EMPATÍA A TRAVÉS DE ESCENARIOS CLÍNICOS

Escenario: consulta de atención primaria. Emilio es un hombre de 65 años. Hace dos meses se quedó viudo y actualmente vive en Madrid solo. Su mujer, diagnosticada de demencia hace 5 años, falleció poco después de ingresarla en una residencia de ancianos. Tuvo que hacerlo por llegar un momento en que no se veía capaz de cuidarla. Tiene antecedentes personales de enfermedad pulmonar obstructiva crónica por tabaco, aunque dejó de fumar hace 10 años. Tiene un hijo que vive en Sevilla, habla con él a diario, pero no le explica sus problemas por no preocuparlo. Lo conoces desde hace 15 años, es correcto, con él siempre tuviste buena relación. No acude con mucha frecuencia a la consulta:

—Buenos días, doctor. ¿Qué tal?

—Bien, Emilio, gracias. Me alegro mucho de verle, cuénteme. —Al entrar en la consulta percibes que ha vuelto a fumar.

— Pues mire, doctor —se toma su tiempo para responder y suspira. —Estos últimos días he estado un poco acatarrado. He tomado paracetamol y parece que ya estoy mejor… —Cierra los ojos y dirige la cabeza hacia un lado.

4ª Interacción con los alumnos

Como profesionales, ¿cómo seguiríais la consulta? Me gustaría que en 3 minutos reflexionarais, anotarais y compartiéramos entre todos, ¿qué oportunidades de empatía veis con Emilio?

Deben aparecer las siguientes:

- Hace dos meses se quedó viudo y actualmente vive en Madrid solo.
- No le explica sus problemas a su hijo para no preocuparlo.
- No acude con mucha frecuencia a la consulta.
- Al entrar en la consulta notas que ha vuelto a fumar.
- Antecedentes personales de enfermedad pulmonar obstructiva crónica.
- Cierra los ojos y dirige la cabeza hacia un lado.

Hemos pasado en relativamente poco tiempo de la medicina clásica paternalista en la que el médico era un «semidios incuestionable», a la medicina basada en la evidencia (comienza a mediados de los años 90), para, sin abandonar esta última, llegar a una medicina en la que los pacientes tienen múltiples fuentes de información accesibles (válidas o no) y son cada vez más exigentes, por lo que una de las herramientas más poderosas de la que disponemos es sembrar en la relación clínica; se trata de la medicina centrada en el paciente.

5ª Interacción con los alumnos

Si vamos a hablar de medicina centrada en el paciente, debemos de saber lo que esperan los pacientes de nosotros. ¿Qué pensáis que nos contestan cuando les preguntamos?
Deben salir los siguientes aspectos:

- Un trato amable (cordialidad).
- Alguien que los escuche (baja reactividad).
- Alguien de quien se puedan fiar y sentir en buenas manos (asertividad).
- Alguien que los entienda y no los juzgue (empatía).

Hay que hacer ver a los alumnos que los pacientes nos suponen un conocimiento científico sólo por el hecho de ser médicos, algo difícil de valorar por personas ajenas a nuestra profesión. Es por ello por lo que van a ser especialmente sensibles a las cualidades humanas que desarrollemos en la consulta.

ENTENDER LAS CLAVES PARA DESARROLLAR EMPATÍA

Veamos los pasos que debemos seguir para poder desarrollar empatía:

- **Primer paso**: presentar una actitud adecuada, que nos permita estar atentos a pequeñas señales, emociones, que puede presentar el paciente en un momento dado (fundamental un clima relajado y, en la medida de lo posible, sin interrupciones). La empatía comienza cuando escuchamos a alguien, sin presuponer nada y con ánimo de ayudar. Supone un ejercicio de coraje y paciencia, porque en un momento dado nos puede llevar a no controlar la entrevista de la manera que esperaríamos.
- **Segundo paso**: entender el significado de la emoción que ha presentado, sin enjuiciar.
- **Tercer paso**: y no menos importante, hacerle ver al paciente que hemos captado la emoción y devolvérsela, por ejemplo, en forma de equivalentes empáticos (existen muchas posibilidades, como posteriormente veremos).

Continúa la consulta anterior. Vídeo del doctor y Emilio (▶ **Vídeo 9-1**). Nos gustaría que estuvierais atentos a este vídeo y que anotarais en un papel los momentos o frases que utiliza el doctor y que podrían encajar con cada uno de los puntos que acabamos de plantear.

6ª Interacción con los alumnos

¿Creéis que el doctor es empático? ¿Por qué? Deben salir las características que han visto en el vídeo y hacen del doctor alguien especialmente empático.

En relación con las cualidades vistas en el médico deben de salir aspectos como la capacidad de escucha franca observada a través de su comunicación no verbal (postura, tono de voz, utilización de los silencios), el doctor no enjuicia en ningún momento la situación, transmite abiertamente comprensión ante el problema.

¿En qué momento concreto demuestra cada uno de los puntos que vimos antes? Comentarios y propuestas.

1. Actitud: «Hum» cabecea, abre las manos e inclina su cuerpo hacia delante, demostrando atención plena.«Le escucho Emilio, tómese su tiempo».
2. Entendimiento: «Entiendo lo que me cuenta, e imagino lo mal que lo está pasando. Yo sé lo unidos que estaban, lo que usted se ocupó durante la enfermedad, no se separaba de ella».
3. Transmisión: «Pero Emilio, usted sufre y no tiene con quién poder desahogarse, ¿o me equivoco? ¿Su hijo sabe algo de esto?».

> **!** «No existen consejos para los sentimientos, ni recomendaciones para la ira, la tristeza o el miedo, sólo la compañía y la comprensión» (J. Weisberg).

Analizamos más en profundidad cada una de estas fases.

En primer lugar, una **actitud empática**. Los favorecedores y precursores de la empatía son:

- Un **ambiente cordial** en la consulta favorece manifestaciones empáticas.
- Es imprescindible **no enjuiciar**, tal y como decía Francesc Borrell, en ningún momento. Esto es algo a lo que, generalmente, no estamos acostumbrados.
- La actitud empática requiere **silencio intrapsíquico** (implica reconocimiento previo de nuestro estado emocional, su aceptación y neutralización con el fin de estar abierto a la escucha activa de las emociones del paciente).
- **Paciencia.** Tener predisposición abierta a la queja y demanda del paciente y entenderla desde su perspectiva (aunque ello implique muchas veces una mala aproximación a la realidad de ese paciente).
- **Coraje.** Debemos saber que la empatía nos puede llevar a reacciones emocionales imprevisibles y algunos profesionales puede que la eviten por miedo a perder el control de la consulta.

En segundo lugar, **tratar de entender el sentido de la emoción:**

- Es importante tener **reactividad baja** (capacidad de escucha), lo que implica no interrumpir el discurso del paciente, sino permitirle desarrollarlo tranquilamente, con sus emociones asociadas.
- **Elementos facilitadores** o marcadores de empatía: son elementos de comunicación (verbal y no verbal), breves, y cumplen dos funciones:

- Facilitar la expresión de la emoción por parte del paciente, con la idea de aclarar su significado.
- Dar a entender que hemos captado esa emoción, lo que entroncaría con el tercer punto.

Por último, **transmitir que hemos captado y que entendemos la emoción.** Equivalentes empáticos:

- Confirmación de respeto: «Perdone, la escucho…».
- Confirmación de valía: «Usted es capaz de más…».
- Juicio de legitimación: «Tiene derecho a sentirse así…».
- Juicio de normalización: «Cualquiera en su situación…».

7ª Interacción con los alumnos

Nos gustaría que estuvierais atentos a este vídeo y que comentarais vuestra impresión al final (▶ **Vídeo 9-2**).

¿Me podríais responder a las siguientes preguntas? ¿Augusto se va a tomar el tratamiento? ¿Por qué? ¿Creéis que la relación clínica al final de la consulta es suficientemente sólida? ¿Qué impresión os ha dado la comunicación no verbal de Augusto? ¿Qué ha pasado?

Los alumnos deben detectar que el médico ha realizado un diagnóstico prematuro y le ha llevado a no estar atento a la comunicación no verbal del paciente, quien claramente le estaba transmitiendo su poca confianza en el planteamiento diagnóstico y terapéutico.

Como profesionales, ¿qué deberíamos haber hecho?

En el caso que los alumnos hayan sido capaces de detectar los errores del anterior vídeo, les proponemos representar la escena ellos mismos. Equivaldría al (▶ **Vídeo 9-3**: tras realizar escucha activa, y atentos a la comunicación verbal y no verbal, percibimos una gran angustia en Augusto. Está preocupado porque su hermano empezó con un dolor de cabeza similar, tardaron en verle como consecuencia de la pandemia de covid y cuando lo valoraron con una prueba de imagen detectaron un tumor maligno cerebral por el que falleció el mes pasado. Le permitimos compartir su ansiedad a través de los elementos facilitadores y le transmitimos nuestra comprensión mediante los equivalentes empáticos referidos anteriormente. Después valoraremos su demanda y le explicaremos nuestra conclusión.

! F. Borrell analiza las dificultades que nos encontramos en el día a día de nuestras consultas para desarrollar empatía:
- El médico está, por lo general, centrado en hacer bien su trabajo, así pues, la tensión por llegar a un buen diagnóstico puede eclipsar aspectos de cordialidad o de empatía.
- El médico puede entender que su ayuda se circunscribe a los límites de su especialidad, y por consiguiente se cree legitimado para ignorar emociones que surjan durante la entrevista pensando que, si los atendiera, lo desviarían de su tarea semiológica.

8ª Interacción con los alumnos

¿Pensáis que hay alguna contraindicación para la empatía? Se confrontan los comentarios de los alumnos con la siguiente tabla, utilizando ejemplos (Tabla 9-1).

DIFERENCIAR ENTRE EMPATÍA Y SIMPATÍA

Diferencias entre empatía y simpatía:

- La empatía se centra en entender el tipo de emoción, mientras que la simpatía lo hace en sentirla.
- La empatía es habitualmente beneficiosa en la relación médico-paciente, presentando una relación lineal ascendente (salvo en las contraindicaciones antes reflejadas). La simpatía presenta una relación de U invertida respecto a la relación médico-paciente, de tal manera que, llegados a un punto, se produce una inflexión y cuanta más simpatía, empeora la relación.
- La empatía se puede aprender, no así la simpatía.

9ª Interacción con los alumnos

Visualizamos el (▶) **Vídeo 9-4**.

¿Qué hemos visto en este vídeo? ¿Hay empatía o hay simpatía? ¿Es empática el doctor? ¿Por qué?.

Definitivamente no es nada empático. Deberían salir aspectos como que no está atento a las emociones de la paciente, se esconde detrás del papel de la anatomía patológica, no le deja tiempo a desahogarse, quizás porque no sabe gestionar las emociones intensas que está teniendo la paciente.

¿Es empática la actitud del enfermero? ¿Por qué?

Tampoco es empático, simplemente se ha contagiado por la emoción intensa de angustia de la paciente y, quizás impulsado por la falta de respuesta del doctor, se desborda emocionalmente, lo que le obliga a fundirse en un abrazo con la paciente. Es simpatía.

Tabla 9-1. Contraindicaciones para la empatía	
Paciente violento, agresivo y exigente	En estas circunstancias, una empatía mal administrada por parte del profesional puede interpretarse como falta de asertividad. Podría favorecer una relación abusiva del paciente
Paciente culpabilizador	Por peligro a que se interprete como darle la razón al paciente
Paciente manipulador	La empatía puede reforzar quejas con finalidades ocultas
Paciente con conducta antisocial	Los efectos pueden ser iatrogénicos. Pensemos en un paciente deprimido por una sentencia por violencia doméstica

DIFERENCIAR ENTRE EMPATÍA Y DISPATÍA

10ª Interacción con los alumnos

En el ▶ **Vídeo 9-5** podemos observar un ejemplo de dispatía.

¿Por qué no es empático este médico? ¿Cuál es la diferencia entre empatía y dispatía? ¿Qué ha ocurrido en esta breve escena?.

Escuchamos lo que proponen los alumnos, a los que probablemente les haya parecido que la escena tiene cierta comicidad. El médico ha sustituido la tensión de un diagnóstico por la minusvaloración de los síntomas y un tono de burla. Al estar en consulta como estudiantes rotando, ¿qué tipo de poso os dejaría esta consulta?

Probablemente una sensación agridulce. La estrategia adoptada por su tutor le ha permitido mantener un perfecto control de la entrevista. Gracias al uso de la broma / sarcasmo, el médico ha descargado la ansiedad que la paciente le transmitía. La escena no deja de tener su punto divertido, sin embargo, no se entienden las quejas de la paciente, y eso crea cierta desazón. El uso del buen humor y la broma, pero no a costa del paciente, tiene un efecto «desengrasante» y positivo en la relación asistencial. Sin embargo, la burla, como hemos visto en la escena anterior, realizada de una manera sutil, señala un abismo emocional por parte del profesional. Estos pequeños matices traducen una falta de compromiso del clínico con el sufrimiento del paciente, con la consiguiente erosión de nuestro capital más preciado: la confianza del paciente.

Diferencias entre la empatía y la dispatía

- La dispatía consiste en reconocer el sufrimiento del paciente, pero enjuiciarlo de tal manera que denigramos su imagen o autoestima.
- Presuponer intenciones o ganancias, reprender por lo que siente o incluso el cinismo o la burla, son formas de dispatía que pueden realizarse de una manera tan sutil, que a veces podrían pasar desapercibidas por el propio paciente.
- La dispatía es una respuesta posible ante un sufrimiento que identificamos, pero no entendemos, nos irrita y clasificamos como exagerado o sin fundamento orgánico.
- Los médicos recibimos el impacto cotidiano de tanto sufrimiento humano con tan poca formación para responder a él, que buscamos defensas de todo tipo.
- En las facultades nos enseñan a dudar de todo, eso es escepticismo.
- ¿Por qué no relativizar el sufrimiento en sí mismo? Eso es cinismo.

EMPATÍA SOBREDIMENSIONADA. CONCEPTO DE ECPATÍA

Lectura de «El cuento del monje budista»:

Un monje, imbuido de la doctrina budista del amor y la compasión por todos los seres, encontró en su peregrinar a una leona herida y hambrienta, tan débil que no podía ni moverse. A su alrededor, leoncitos recién nacidos gemían intentando extraer una gota de leche de sus secos pezones. El monje comprendió perfectamente el dolor, el desamparo y la impotencia de la leona, no sólo por sí misma, sino, sobre todo, por sus cachorros. Entonces, se tendió junto a ella, ofreciéndose a ser devorado y así salvar sus vidas.

¿Qué es la ecpatía? Del griego *ekpatheia*, «sentir fuera», es el proceso mental de percepción y exclusión activa de las emociones o sentimientos inducidos por otros. Como profesionales sanitarios debemos de regular la capacidad empática, no sólo en sentido de potenciar la capacidad de comprensión, sino también en el sentido de limitar cierta experiencia de sobredosis de implicación, cuando esta puede ser perjudicial para el otro o para uno mismo.

La ecpatía no es sinónimo de carencia de empatía (frialdad, indiferencia o dureza afectiva), sino un mecanismo o acción mental positiva compensadora de la empatía.

Mientras que la empatía comporta metafóricamente hablando «ponerse en el lugar del otro», ecpatía comportaría «ponerse en el propio lugar», y ambas cosas son necesarias (volvemos a la definición de empatía reflejada al principio del capítulo de Carl Rogers). La ecpatía es la acción mental compensatoria que nos protege de la inundación afectiva y así no nos dejamos arrastrar por las emociones ajenas. A la vez que se requiere un proceso de acercamiento a la otra persona, se requiere manejar la propia vulnerabilidad o el impacto que la experiencia ajena tiene sobre nosotros. Es preciso también restablecer una distancia emocional necesaria, para no quemarnos, y manejar bien la fatiga por compasión y de esta manera prevenir el síndrome del *burnout*.

PUNTOS CLAVE

- La empatía terapéutica implica darse cuenta con precisión del cuadro de referencias interno de nuestro paciente, con sus componentes emocionales y significados a ella pertenecientes, como si fuéramos la otra persona, pero sin perder la condición de «como sí» (Carl Rogers).
- Beneficios de la empatía terapéutica: diagnósticos más certeros, mayor efectividad en intervenciones clínicas, disminución del número de pruebas solicitadas, mayor adherencia al tratamiento, mayor satisfacción del paciente, mejores resultados en salud, prevención del *burnout* por parte del profesional.
- No se debe confundir empatía con el concepto de «buenrrollismo» que inunda hoy en día cada rincón de nuestra sociedad.
- Las fases de la empatía terapéutica son: actitud adecuada, entender el significado de la emoción y transmitir nuestra comprensión.
- Es fundamental diferenciar entre empatía y simpatía (en la segunda hay contagio emocional).
- La dispatía supone reconocer el sufrimiento del paciente desde el enjuiciamiento, de tal manera que se denigra su imagen o autoestima. Se trata de una posible respuesta que damos los profesionales ante un sufrimiento que identificamos, pero no entendemos, nos irrita y clasificamos como exagerado.
- La ecpatía no es sinónimo de carencia de empatía (frialdad, indiferencia o dureza afectiva), sino un mecanismo o acción mental positiva compensadora de la empatía.

BIBLIOGRAFÍA

Barragán N. Comunicación Médico Paciente: mejora de la capacidad empática. El Médico. Formación acreditada online. Mayo 2005/2006.

Bermejo J C. Empatía Terapéutica. La compasión del sanador herido. Bilbao: Desclée de Brouwer; 2014.

Borrell i Carrió F. Compromiso con el sufrimiento, empatía y dispatía. Med Clin (Barc). 2003; 121 (20):785-6.

Borrell i Carrió F. Empatía, un valor troncal en la práctica clínica. Med Clin (Barc). 2011;136(9):390–397.

González de Rivera J L. Empatía y ecpatía. Avances en Salud Mental Relacional. Julio 2005; 4 (2).

Hojat M, Vergare MJ, Maxwell K, Brainard G, Herrine SK, Isenberg GA, et al. The devil is in the third year: a longitudinal study of erosion of empathy in medical school. Academic Medicine [Internet]. 2009;84(9):1182–91. Disponible en: https://www.ncbi.nlm.nih.gov/pubmed/19707055

Platt F W y Platt C M. Empathy: A Miracle or Nothing at All? Journal of Clinical Outcomes Management. 2011; 18: 27-33.

 **VÍDEOS**

Abordaje del sufrimiento y la muerte en la relación médico-paciente

10

A. Blanco Alfonso, R. Sastre de la Fuente y C. González Núñez

OBJETIVOS DE APRENDIZAJE

- Reflexionar sobre el sufrimiento en el contexto de la relación médico-paciente.
- Incorporar, en la entrevista, el acercamiento a la exploración del sufrimiento.

SÍNTESIS CONCEPTUAL

«Los médicos recibimos el impacto cotidiano de tanto sufrimiento humano con tan poca formación para responder a él, que buscamos defensas de todo tipo» (Francesc Borrell).

Pretendemos poner en primer plano de la relación médico-paciente una actividad esencial del quehacer médico: atender el sufrimiento y acompañar a nuestros pacientes hasta el final de su vida, a lo que prestamos poca o nula atención durante nuestra formación.

En la práctica médica tendemos a centrarnos en los aspectos más orgánicos, en guías de práctica clínica, centrarnos en la tecnología y nos olvidamos de lo que la enfermedad supone para nuestros pacientes. Nos centramos en las interacciones medicamentosa y descuidamos las interrelaciones humanas.

El sufrimiento nos trasforma la forma de ver la vida, puede modificar nuestras prioridades, y si es al final de la vida, muchas veces nos lleva a una reflexión existencial.

Tratemos de imaginar los sentimientos de una persona con enfermedad muy avanzada que necesite ayuda para la mayor parte de las actividades de su vida diaria, o lo que le cuesta emocionalmente ser una carga. Aun cuando no sea como consecuencia de una enfermedad, lo que es seguro es que todos hemos sufrido y podremos recordar la situación que nos lo provocó, cuáles fueron nuestros sentimientos, si nos sentimos acompañados o comprendidos, qué o quién nos ayudó o qué frases nos hicieron sentir aún peor. Decía Sófocles (496-406 a. C.), un poeta contemporáneo de Hipócrates, que «el que no haya vivido mi sufrimiento que no me aconseje».

DEFINICIÓN DE SUFRIMIENTO

Los médicos estamos en continuo contacto con el sufrimiento, e inevitablemente también con la muerte. No podemos, o al menos no debemos, relacionarnos con nuestros pacientes como si estos factores no existieran, o como si únicamente debiéramos atender la enfermedad y no a la persona que sufre.

> **!** Cassell define el sufrimiento como «el estado de malestar generado por la amenaza inminente, percibida o actual, a la integridad o la continuidad existencial de la persona».

En esta definición queda claro que sufren las personas, no sólo el cuerpo. Es decir, es una experiencia que afecta a todas las dimensiones de la persona, además de la física. Por tanto, incluimos también otros factores que pueden generarlo como los psicológicos, los sociales o los existenciales. Y estos a menudo coexisten en la misma experiencia de sufrimiento.

El sufrimiento es una experiencia universal que todos hemos experimentado y vamos a volver a hacerlo. Es personal, sólo puede vivirse en primera persona. Las causas pueden ser múltiples, pero cada uno de nosotros lo va a experimentar de una manera diferente. Nuestra personalidad, la situación en ese momento, nuestra biografía, experiencias previas, apoyos, etc., van a condicionar nuestra vivencia del sufrimiento.

El sufrimiento es también una experiencia dinámica: fluctúa a lo largo de la vida y de la enfermedad. El ser humano es adaptativo en su naturaleza, podemos adaptarnos a las peores situaciones y tenemos o podemos conseguir recursos con los que mejorar la adaptación.

Tendemos a ver a la persona enferma, frágil, como receptora de nuestros cuidados, desde la compasión y nuestro mandato como profesionales sanitarios y, en algunas ocasiones, desde una visión paternalista de la medicina. Pero esta es una visión limitada, sesgada.

Ramón Bayes introduce los recursos en el concepto de sufrimiento. Lo cierto es que las personas que sufren y que tienen necesidades tienen también sus propios recursos y potencialidades; estas armas son fundamentales para enfrentarnos al sufrimiento (**Fig. 10-1**) y fomentarlas forma parte de la atención al sufrimiento.

NATURALEZA DEL SUFRIMIENTO Y SUS DIMENSIONES: FÍSICA, PSICO-EMOCIONAL, SOCIAL Y ESPIRITUAL-EXISTENCIAL

Sufren las personas y lo hacen en todas las dimensiones que conforman la existencia (**Fig. 10-2**). Con el fin de facilitar la comprensión vamos a diferenciarlas en los distintos aspectos que configuran nuestras relaciones: con nosotros mismos, con los otros y con lo otro.

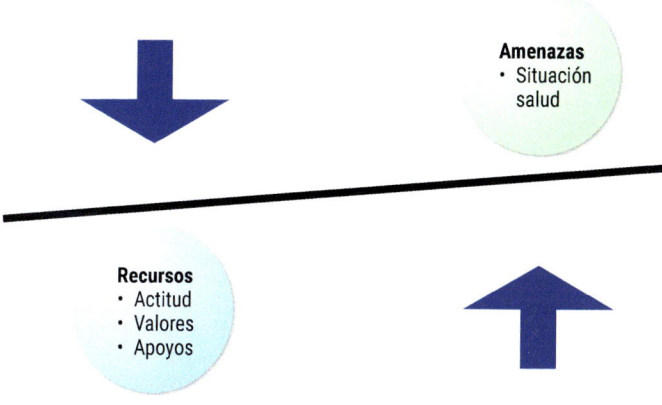

Figura 10-1. Recursos ante el sufrimiento.

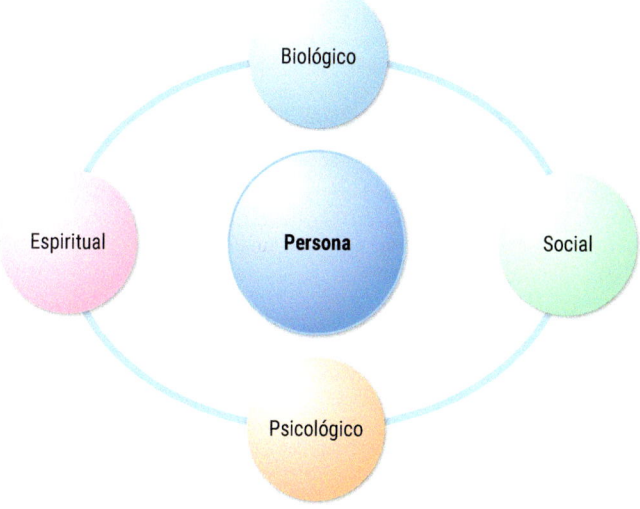

Figura 10-2. Dimensiones que intervienen en el sufrimiento de la persona.

Dimensión física

La **dimensión física**, centrada en lo biológico, es la que nos es más familiar, dada nuestra formación organicista. A menudo la asociamos con los síntomas físicos (bien sea el producido por la enfermedad o por las consecuencias del tratamiento).

El dolor es, quizás, el síntoma más frecuente en nuestras consultas. Es una experiencia sensitiva que se acompaña de un componente subjetivo personal, y la principal causa de sufrimiento. Pero no todo dolor asocia sufrimiento, por ejemplo, en el dolor de un parto eutócico se impone la anticipación de una alegría inminente, no el sufrimiento. El dolor agudo es un dolor útil, que nos alerta de un problema y que no suele asociar sufrimiento, distinto al que acompaña al sufrir crónico: persistente, recurrente y repetitivo. Al hablar del dolor físico, no podemos separar el que experimenta el cuerpo del que hemos convenido en denominar sufrimiento y que tiene difícil localización. Antes hablaríamos del corazón, ahora sabemos que es en el cerebro donde se manejan nuestras emociones, no el sufrimiento. Podríamos, pues, decir que el dolor se instala en el alma o mejor en la vida. Las personas que padecen dolor declaran que su sufrimiento es mayor cuando su origen es desconocido, cuando creen que no puede ser aliviado, cuando tiene un significado funesto o cuando lo perciben como una amenaza. Como vemos, la interpretación es individual.

Dimensión psicoemocional

La **dimensión psicoemocional** incluye **la pérdida del yo**, el no reconocerse en la misma persona que se recuerda. «Ya no soy yo, no me reconozco». Nuestra identidad es el concepto de nosotros mismos que tiene que ver con la independencia, con nuestra percepción del control, nuestra forma de relacionarnos, los objetivos y los logros

Se asocia con frecuencia a **los miedos,** que pueden referirse a la **dependencia** de otras personas y al **agotamiento mental** («no puedo más», «ya no tengo fuerzas», «ya da todo igual»).

También con los fracasos, las decepciones, las separaciones y las renuncias. Decían en *El Padrino III* (Francis Ford Coppola, 1990): «cuando el corazón sufre, el cuerpo protesta», poética manera de relacionar el sufrimiento y la enfermedad biológica causa y origen y viceversa.

Dimensión social

La dimensión social del sufrimiento se refiere a **los cambios** de nuestra forma de estar en el mundo, **el rol social** que tenemos, lo que representamos en nuestra familia, cómo nos vemos en nuestro ambiente laboral o nuestro estatus social, y que la enfermedad cambia, imponiéndose a nuestra voluntad y deseo.

Es ese sufrimiento que un paciente anciano nos trasmite como «ya soy un estorbo, comprendo que mis hijos tienen muchas otras cosas de que ocuparse; ya no cuentan conmigo para las decisiones». La vejez es cruel. Llega despacio pero inexorable: nos apaga la curiosidad por otras gentes, por otros conocimientos, por todo. Nos vuelve huraños. Perdemos la vista, el oído, la fuerza, los órganos se tambalean, la energía va disminuyendo, el cansancio crónico triunfa. Sólo queda la memoria y, demasiado frecuentemente, también la perdemos, ¿será como protección? La muerte nos ronda y tratamos de escondernos como podemos. Está presente en el **temor a ser una carga para los otros**. El sufrimiento también está presente en la anticipación del abandono del hogar por la institucionalización, en la preocupación por la calidad de los cuidados o en la posibilidad de no ser atendidos como personas individualizadas y significativas.

Pero, sin duda, es la soledad una de las causas del sufrimiento más frecuente en nuestras sociedades, debido a que no es únicamente un sentimiento, sino que supone en realidad una circunstancia personal determinada. Especialmente durante la vejez.

Por último, existe el sufrimiento por los demás. Como seres sociales que somos, sentimos profundamente el padecimiento de aquellos que nos importan. No sólo porque somos capaces de experimentar su sufrir como propio, sino también por la incapacidad de hacer algo por aliviarlos.

Dimensión espiritual-existencial

Esta dimensión es **la más desconocida** para nosotros. A menudo no lo vemos como un problema médico, pero es, sin duda, la que se considera de mayor impacto en cuanto a la **desesperanza** que supone la no mejoría, la ausencia de proyectos, el deterioro progresivo de la enfermedad y la falta de control que implica. «Nada protesta más a la vida que un cuerpo que se deja hundir en el agua» *(Cien cuyes,* Gustavo Rodríguez, 2023). **La pérdida subjetiva de dignidad**, como forma de sufrimiento existencial, no sólo es expresión, sino también fuente de sufrimiento en sí misma. Estamos hablando de nuestra relación con la trascendencia, de lo que consideramos nuestro sentido de la vida. Cómo nos gustaría que nos recordaran. Por este motivo, puede resultar beneficioso el planteamiento de proyectos significativos, que ya no tienen que ver con los proyectos vitales de la juventud, sino con la situación actual del paciente. Pueden, por ejemplo, estar centrados en lograr algunos avances en el estudio de la enfermedad, mejorar las relaciones con los seres queridos o luchar por una mejor atención para otras personas en su situación.

La figura 10-3 conjuga los diferentes tipos de sufrimiento.

EXPLORACIÓN DEL SUFRIMIENTO

¿Cómo abordamos el sufrimiento? Pilar Arranz dice del acto de escuchar: «**Escuchar** es una de las habilidades más importantes que tenemos los seres humanos para ayudarnos. Escuchar, sin embargo, no es sencillo. Escuchar no es sólo oír una palabra detrás de otra o, sencillamente, «**poner la oreja» y comprender** las palabras que nos dicen. Escuchar es un **comportamiento activo**. Para escuchar bien hay que hacerlo simultáneamente con los ojos, con el cuerpo, con la cara, con los gestos, y con los sentimientos. Escuchar no es sólo oír, entender, las palabras, es también oír, entender, los sentimientos».

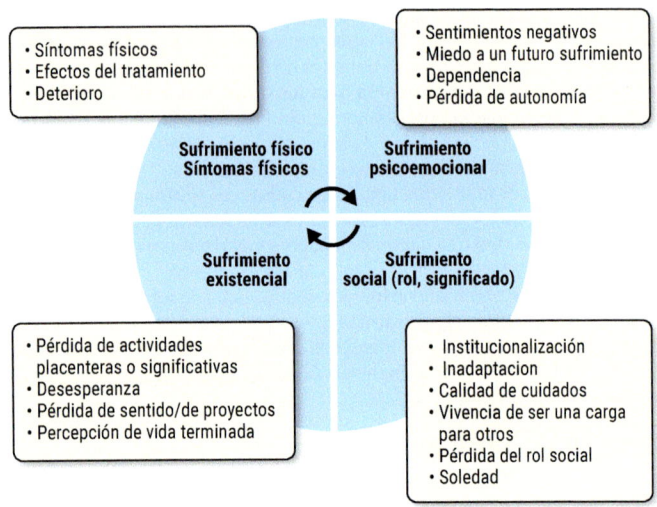

Figura 10-3. Conjunción de los diferentes tipos de sufrimiento.

! El sufrimiento no lo diagnosticamos, escuchamos el relato del sufrimiento y lo validamos. No cuestionamos si nos parece que sufre mucho o poco, si es cierto o no. Es una experiencia subjetiva, es su experiencia y no la ponemos en duda.

Siempre que podamos, preparémonos mentalmente para ello. Cuidemos el encuadre: ningún «ruido» que lo perturbe. Si la manifestación es espontánea ignoremos el tiempo y las prisas, pues lo primero es atender al paciente que relata su sufrir. Es un momento de altísima intimidad, donde van a surgir preocupaciones, angustias, temores e, incluso, el miedo en su estado más elemental, ajeno a la racionalidad. Es en estas situaciones donde la lectura del lenguaje no verbal es fundamental. También el **respeto al silencio** (¡tan difícil!). **Y acompañar el llanto** sin interrumpirlo, más allá de ofrecer un pañuelo que da permiso al desahogo.

Como vemos, aliviar el miedo y la tristeza que acompañan, inevitablemente, al sufrimiento, depende de las palabras dichas y, tanto más, de las escuchadas. Es un arte difícil que exige atención, silencio, coraje y paciencia.

Tenemos que acercarnos desde la simetría moral, demostrando auténtica empatía, sin máscaras y sin frases manidas. La entrevista la iniciaremos con preguntas abiertas, si necesitamos aclarar alguna cuestión hagámoslo, pero seamos cuidadosos en el lenguaje. Los pacientes a menudo verbalizan la dimensión física, a veces, la emocional, pero no olvidemos explorar la dimensión social y existencial que tan a menudo hacen intolerable el sufrimiento para nuestros pacientes.

ABORDAJE DEL SUFRIMIENTO

¿Cómo abordamos el sufrimiento? Pacientes y profesionales daremos respuesta al sufrimiento en función de nuestra personalidad, de nuestra cultura, de nuestro entorno y apoyos y de la gravedad de la aflicción y las experiencias previas.

El sufrimiento se puede atender. Podemos acompañar en el sufrimiento y así ayudar a trascenderlo, a aceptar la situación, pero es **imprescindible un buen control del sufrimiento físico**, de los síntomas, para poder continuar la atención a las demás dimensiones del sufrimiento que afectan a nuestros pacientes.

> **!** Escuchar y atender el relato del sufrimiento del paciente, especialmente si está al final de su vida, es **terapéutico en sí mismo**. La conversación es una solución de baja tecnología y gran eficacia, que con frecuencia ahorra tratamientos innecesarios, sin sentido y cargados de efectos secundarios.

Podremos facilitar el cambio de actitud hacia el afrontamiento del sufrimiento y orientarla hacia la aceptación, así como trabajar en su aceptación y en la posibilidad de encontrar un sentido nuevo que conferir a la vida. Debemos encontrar qué alivia a nuestro paciente.

Es importante potenciar **estrategias de afrontamiento positivas**:

- Aceptación del hecho y resignación.
- Experiencia compartida del dolor y la pena.
- Reorganización del sistema familiar y de la vida cotidiana.
- Reinterpretación positiva del suceso.
- Establecimiento de nuevas metas y relaciones.
- Ayudar a establecer objetivos realistas y proyectos cercanos.
- Búsqueda de apoyo social.
- Implicación en grupos de autoayuda u ONG.

Citando de nuevo a Pilar Arranz: «El arte de hacer reflexionar a una persona empatizando y confrontando, por medio de distintas estrategias comunicativas, de tal modo que pueda llegar a tomar las decisiones que considere adecuadas para ella».

Deberemos ser conscientes de que podemos ayudar a transitar, a trascender ese sufrimiento inevitable, pero no podemos olvidar que cada paciente tiene una biografía propia y que no siempre podremos modificar la actitud, además de ser realistas en nuestros objetivos.

Existen, para la atención al final de la vida, las **unidades de cuidados paliativos**, que permiten una atención integral, en lo físico, emocional, social y espiritual tanto al paciente como a los familiares o las personas que le acompañan en ese difícil recorrido que es el fin de la vida. Esta es una aportación indispensable de los servicios médicos actuales, **aunque no exclusivos, pues todo médico debe trabajar este terreno «cuando toque»** (▶ Vídeo 10-1).

EL MÉDICO QUE ATIENDE EL SUFRIMIENTO

La primera dificultad a la que se enfrenta radica en la **evaluación no enjuiciadora**, dado el carácter subjetivo de la vivencia. Por lo que añade el riesgo de que los profesionales sanitarios no lo identifiquen cuando no se ajusta a su propio concepto de sufrimiento.

En demasiadas ocasiones nos resulta más sencillo quitar la vista el sufrimiento ajeno y recetar una pastilla que abordar sus causas. La razón principal es que esa indiferencia ante el sufrimiento del otro, nos evita el dolor y el agotamiento emocional que conlleva ser su receptáculo.

La herramienta fundamental para evitar estas circunstancias **será la empatía**. Empatía que no sólo depende de nuestras neuronas espejo y que se puede aprender y entrenar. Decía el médico de Napoleón que el dolor que más duele, de todos los dolores, es el propio, dicho que podríamos extrapolar al sufrimiento. El que se parece al nuestro lo interpretamos y lo evaluamos mejor. Una herida que sangra la entendemos bien y fácilmente, mientras que cuando el sangrado es «por dentro» nos resulta más difícil verlo.

Los médicos estamos acostumbrados a diagnósticos basados en pruebas objetivas y cuantificables, pero el sufrimiento ocurre sólo en el ámbito subjetivo; si nos centramos únicamente en lo objetivo no vamos a detectarlo ni atenderlo. Para atenderlo, nuestras únicas herramientas son las habilidades de comunicación y gestión emocional basadas en el *couselling*.

Deberemos, pues, si queremos ser **buenos médicos, atender esas necesidades subjetivas sin desatender las objetivas**. Transmitiendo la imagen de ser lo suficientemente fuertes como para que ellos pongan en nuestra calidez humana sus fragilidades, derivadas de sus miedos, temores, angustias y dolores fruto de su enfermar; en definitiva, su sufrimiento. Y ello, sin menoscabo del respeto por su autonomía y del derecho a tomar sus decisiones (Tabla 10-1).

Tabla 10-1. Componente de la correcta atención al sufrimiento
Atender lo objetivo
Aceptar lo subjetivo
No enjuiciar
Empatizar
Escuchar activamente
Permitir el relato

Antes que la ciencia y la tecnología está el ser humano. No deberíamos olvidarlo nunca, que por mucho desarrollo científico-tecnológico, la medicina deberá siempre tener una base humanista. Tratamos personas, no cuerpos. Somos nosotros los encargados de reconocer las enfermedades y el sufrimiento que generan: el dolor, los síntomas, el miedo a lo desconocido, las posibles pérdidas y/o limitaciones, la degradación, la proximidad de la muerte. En definitiva, lo que convierte a la persona en un paciente. El **permitir a un enfermo hablar de su sufrimiento tiene un enorme poder terapéutico**, ser testigo de lo que le acontece y ordenar su experiencia en palabras resulta altamente aliviador.

Cuando abandonamos a nuestro paciente a la incertidumbre, ocultamos información que tenemos o ignoramos sus dudas o preguntas, aumentamos su sufrimiento; podríamos hablar de un sufrimiento iatrogénico.

! El médico, y en general los profesionales sanitarios deben:
- Tomar consciencia de las necesidades fisiológicas, emocionales, sociales y espirituales del paciente.
- Desarrollar habilidades y actitudes de observación y escucha para poder identificar adecuadamente las necesidades específicas del paciente.
- Atender adecuadamente las necesidades de comunicación con los familiares y allegados del paciente.
- Atender y ser sensible a las necesidades espirituales y religiosas del paciente.

En no pocas ocasiones nos encontramos en situaciones de una gran ambivalencia: unas veces decidimos informar de todo, **condenamos a la verdad**, independientemente de lo que desee el paciente, para después abandonarlo a su suerte. Por el contrario, en otras ocasiones, confabulamos con la familia del paciente, en un acuerdo implícito o explícito en la ocultación de la información, o desvirtuando su gravedad, con la intención de protegerlo, la llamada **conspiración del silencio**. Como consecuencia, se dificulta la adaptación del paciente al momento al impedirle participar en la toma de decisiones y condenarlo a una mayor **soledad**. La conspiración del silencio y la condena a la verdad cruda y su abandono conducen a la pérdida de confianza en sus anclajes: la familia y el médico.

LA MUERTE

No hay una mayor certeza en la vida que la de la muerte. La vida humana es efímera, pero esta certeza no la vacía de contenido.

La muerte no sólo afecta al finado, también a sus seres queridos. La familia sufre un estrés psicoemocional que suele acarrear demandas poco realistas (agarrarse a un clavo ardiendo). Nadie sabe cómo tratar a un moribundo. Deberemos, pues, preparar al cuidador y a la familia para la pérdida. Intentaremos avisar y detectar el duelo cuando se patologice, acompañando y facilitando su resolución (hacer real la pérdida, alentar la expresión de los sentimientos, dar el tiempo necesario, ayudar en el proceso de vivir sin la persona difunta, hacer seguimiento de las conductas adaptativas, identificar la patología y su tratamiento, etc.).

Morir supone un arduo trabajo interior con unas necesidades espirituales particulares que deberíamos tener en cuenta (Tabla 10-2).

Deberemos, pues, valorar el sistema de creencias, su espiritualidad personal, si está o no integrado en una comunidad espiritual, los rituales que apreciaría, las restricciones si las hubiere, si ello implica a los cuidados médicos, así como planificar las últimas disposiciones (Tabla 10-3). **La muerte no es el enemigo, siempre gana, luchemos por la calidad de vida.**

Tabla 10-2. Necesidades espirituales al final de la vida
Ser reconocido como persona (pérdida de identidad)
Releer su vida (puede necesitar hablar de su vida. Recordar momentos positivos ayuda a cerrar el ciclo vital)
Reconciliarse (necesario para poder decir adiós)
Relación de amor (ser amado al final de la vida es sentirse aceptado tal cual se es, a pesar de la situación en la que se encuentra)
Encontrar sentido a la existencia y al devenir
Auténtica esperanza, no de falsas ilusiones (saber vivir al día)

Tabla 10-3. Derechos del paciente al final de la vida
A la información veraz
A la autonomía
A la intimidad
A la equidad
A evitar, a no sufrir, la obstinación terapéutica
A la planificación emocional

PUNTOS CLAVE

- El sufrimiento es una experiencia individual y subjetiva.
- El ser humano dispone de recursos para adaptarse.
- Es necesario atender a todas las dimensiones del sufrimiento: física, psico-emocional, social y espiritual-existencial.
- Se ha de explorar con todos los sentidos y todo el cuerpo.
- Los síntomas físicos facilitarán las estrategias de afrontamiento positivas.
- Los médicos deben:
  - No enjuiciar.
  - Empatizar.
  - Escuchar activamente.
  - Permitir el relato.
- Se deben tener en cuenta las necesidades espirituales del moribundo.
- Derechos al final de la vida.

BIBLIOGRAFÍA

Abad Faciolince H. El olvido que seremos. Madrid: Alfaguara; 2017.

Álvarez del Río A. El médico ante el sufrimiento del paciente. Revista de Investigación clínica. 2009; 61(2): 173-180.

Arranz P, Barbero J, Barreto P, Bayes R. Intervención emocional en cuidados paliativos. Modelo y protocolos. Barcelona: Ariel Ciencias Médicas; 2005.

Autocuidados. Recomendaciones de Enric Benito – SECPAL https://www.redpal.es/autocuidados-recomendaciones-de-enric-benito-secpal/

Bayés R. Afrontando la vida, esperando la muerte. Madrid: Alianza Editorial; 2006.

Bernaus Martí M. Guía para la atención emocional de pacientes al final de la vida y su entorno afectivo [Internet]. Cataluña: Societat Catalanobalear de Cures Pal·liatives. Acadèmia de Ciències Mèdiques i de la Salut de Catalunya i de Balears; 2010. Disponible en: https://docs.academia.cat/i5908152

Bordelois I. La escucha del cuerpo. Argentina: Libros del Zorzal; 2009.

Borell i Carrió F. Compromiso con el sufrimiento, empatía y dispatía. Med Clin (Barc). 2003; 121 (20): 785-6.

Cassel E J. The nature of suffering and the goals of medicine. N Engl J Med. 1982 Mar 18;306(11):639-45.

coca Pereira C et al. Cinco cuestiones esenciales para acompañar el sufrimiento. Psicooncología. 2020; 17 (2): 227-237.

Gaviria A. Hoy es siempre todavía. Barcelona: Ariel; 2018.

Mannix K. Las palabras importan. Madrid: Siruela; 2021.

Morera Pérez B, Cruz Piqueras M y Barrena Ezcurra A. Las dimensiones del sufrimiento y su evaluación ante el deseo de adelantar la muerte. AMF. 2022; 18(5):291-296.

Rodríguez G. Cien cuyes. Madrid: Alfaguara; 2023.

VÍDEOS

La exploración clínica

Antes de la exploración

11

J. M. Arribas Blanco, J. Vizcaíno Sánchez-Rodrigo,
S. Barluenga Tricas y V. Baos Vicente

OBJETIVOS DE APRENDIZAJE

- Disponer de una guía sistematizada que facilite realizar las maniobras de exploración de manera automática y efectiva, antes, durante y después de dicha exploración.

SÍNTESIS CONCEPTUAL

Nuestro propósito en este capítulo es enseñar la exploración completa y dar las claves para ser fiables y rápidos en uno de los actos más importantes que debe hacer un médico. Por ello creemos de gran importancia para el clínico el saber e integrar todo lo que hay que conocer antes de realizar la exploración clínica.

PREPARACIÓN Y ACTITUD DEL CLÍNICO

- Debemos pensar en nuestra guía de exploración, en nuestro comportamiento profesional y cómo actuamos para que el paciente esté cómodo y relajado. Debemos lavarnos siempre las manos en presencia del paciente, antes de comenzar el examen.
- Es importante que reflexionemos sobre nuestra actitud hacia el paciente: debemos identificarnos como médico o como alumno. Trataremos de parecer tranquilos, organizados y competentes y llevaremos vestimenta adecuada. Si olvidamos hacer parte del examen, simplemente examinaremos esa área fuera de su secuencia.
- Debemos ajustar la iluminación y optimizar el ambiente: ajustaremos la cama o la camilla a una altura conveniente, lo que permitirá que el paciente esté más próximo al clínico y facilitará el examen físico. Disponer de foco con iluminación tangencial es lo óptimo para visualizar el pulso venoso yugular, la glándula tiroides o el impulso apical del corazón y en general valoración de contornos, elevaciones y depresiones corporales.

- Debemos hacer que el paciente se sienta cómodo, valorando siempre su privacidad y pudor. Para ello:
  - Cerraremos las puertas y correremos las cortinas antes de comenzar.
  - Cubriremos al paciente con la sábana en las partes corporales que no sea preciso explorar en cada momento. Mantendremos siempre lo más limpio posible el escenario.
  - Informaremos al paciente de las maniobras que vamos realizando, especialmente cuando puedan resultar incómodas (como por ejemplo al explorar el área anogenital, etc.).
  - Mantendremos un tono de amabilidad con el paciente.
  - Estaremos al tanto de la comunicación no verbal del paciente (por ejemplo, de la expresión facial) e, incluso, si es necesario le preguntaremos si está bien según avanzamos en el examen.
  - Cuando hayamos terminado, explicaremos al paciente nuestras impresiones generales y qué haremos a continuación. Después, bajaremos la camilla si es necesario. Al salir, limpiaremos nuestro equipo, tiraremos donde corresponda los materiales de desecho y nos lavaremos nuevamente las manos.

- En cuanto a la posición y la lateralidad correcta durante el examen: debemos situarnos para explorar desde el lado derecho del paciente. Esta posición es la más útil, con el paciente en decúbito supino, para realizar las maniobras exploratorias que veremos en los siguientes capítulos. Así mismo, consideraremos otras posiciones del paciente (de pie, sentado, decúbito lateral, etc.) en las que debe colocarse para optimizar la valoración exploratoria de los órganos y aparatos.
- Debemos establecer el alcance de la exploración que vamos a realizar: decidiremos si necesitamos realizar un examen completo o enfocado a determinada valoración, así como la secuencia de dicho examen clínico.

SECUENCIA DE EXPLORACIÓN: POSICIÓN DEL PACIENTE Y SISTEMATIZACIÓN DE LA EXPLORACIÓN

La clave para un examen físico completo y preciso es que sea sistemático. Con esfuerzo, estudio y entrenamiento se consigue tener una secuencia de exploración propia que sea eficaz y que nos permita tener nuestra rutina fiable de manera inconsciente. En consecuencia, recomendamos sistematizar las maniobras de exploración.

Un objetivo importante para el clínico es desarrollar su propia secuencia con los principios que vamos a sugerir y proponer a continuación:

- Examinar desde el lado derecho del paciente en decúbito.
- En general, aplicar la secuencia de inspección, palpación, auscultación y percusión al explorar cada región del cuerpo.
- Minimizar el número de veces que se pide al paciente que cambie de posición, desde decúbito supino a sentado, o de pie a decúbito.

Posición idónea del paciente para la exploración

Enumeramos las siguientes posturas corporales del paciente según su eficiencia para obtener los mejores resultados de exploración.

- **Sentado** ⌐ para realizar la exploración de: estado general, signos vitales, piel (parte superior del torso, anterior y posterior), cabeza y cuello, incluyendo tiroides y ganglios linfáticos. Opcional: sistema nervioso (estado mental, pares craneales, fuerza de las extremidades superiores, tono, función del cerebelo), tórax y pulmones, mamas y musculoesquelético (extremidades superiores).
- **Tumbado con cabecera a 30°** ⌐ para realizar la exploración de: sistema cardiovascular, incluido el pulso venoso yugular, latidos y soplos carotídeos, etc. Sistema nervioso: fuerza motora de las extremidades inferiores, tono, sensibilidad, reflejos, Babinski. Musculoesquelético (extremidades inferiores).
- **Tumbado con cabecera elevada 30° y en rotación izquierda** ⌐ para realizar la exploración de: sistema cardiovascular, para S3 y soplo de estenosis mitral.
- **Sentado** ⌐ **y de pie** ⌐ para realizar la exploración de: musculoesquelético (columna). Opcional: piel, sistema nervioso y marcha.
- **Tumbado** ⌐ **o posición de litotomía** (decúbito supino, con las caderas flexionadas, abducidas y rotadas externamente y rodillas flexionadas) ⌐ para realizar la exploración de: mujeres (examen pélvico y rectal).
- **Decúbito lateral** ⌐ para realizar la exploración de: hombres (próstata y examen rectal).
- **Sentado inclinado hacia adelante** ⌐ para realizar la exploración de: sistema cardiovascular, para soplo de insuficiencia aórtica.
- **Tumbado** ⌐ para realizar la exploración (opcional) de: tórax y pulmones, mamas y axilas, abdomen, vascular periférica y piel (parte inferior del torso y extremidades).

Sistematización de la exploración

La secuencia del examen clínico debe maximizar la comodidad del paciente, evitar cambios innecesarios de posición y mejorar la eficiencia del médico.

En general, se recomienda explorar «de la cabeza a los pies». Al examinar al paciente en decúbito supino, se puede examinar la cabeza, el cuello y la parte anterior del tórax. Luego, con el paciente sentado, se exploran los pulmones y se examinan la espalda, las extremidades superiores y la piel. Después, en bipedestación, se completa la exploración de la columna y la piel, y se termina el resto del examen de extremidades inferiores con el paciente nuevamente en decúbito supino.

EXAMEN FÍSICO COMPLETO (SISTEMATIZACIÓN PARA ADULTOS)

La exploración física se realiza después de la anamnesis y en la mayoría de los pacientes nuevos (en consulta o nuevos ingresos) será un **examen físico completo**. Sin embargo, para pacientes ya historiados, o en situaciones de urgencias, la exploración física se orientará a los problemas de salud o a la situación clínica urgente presentada; serán, por tanto, **exploraciones no completas y enfocadas** a los segmentos corporales que correspondan.

A continuación, describimos de manera ordenada el proceso esquemático de la exploración clínica:

- **Estado general.** Valoraremos la forma de hablar del paciente y observaremos el nivel de conciencia. Debemos observar el estado general, altura, constitución y desarrollo sexual. Observaremos la postura, la actividad motora y la marcha, la vestimenta y la higiene personal, así como cualquier olor del cuerpo o del aliento. Evaluaremos las expresiones faciales, los modales y reacciones hacia personas y cosas en el ambiente. Continuaremos esta valoración durante toda la visita del paciente.
- **Signos vitales.** Pediremos al paciente que se siente en el borde de la cama o camilla, a menos que esta posición esté contraindicada. Mediremos la presión arterial, frecuencia cardíaca, frecuencia respiratoria y saturación de oxígeno. Si está indicado, mediremos la temperatura corporal.
- **Piel**. Identificaremos cualquier lesión y anotaremos su ubicación, distribución, disposición, tipo y color. Debemos inspeccionar y palpar cabello y uñas. Continuaremos evaluando la piel a medida que examinas las otras regiones del cuerpo.
- **Cabeza y cuello** (**CCOONG**: cabeza, cuello, ojos, oídos, nariz y garganta). Oscureceremos levemente la habitación para la dilatación pupilar y mejor visibilidad del fondo de ojo.
  - **C**abeza: examinaremos el cuero cabelludo, el cráneo y la cara.
  - **C**uello: con el paciente sentado, nos colocaremos detrás para inspeccionar y palpar la glándula tiroides y los ganglios linfáticos cervicales. Notaremos cualquier masa o pulsaciones inusuales en el cuello. Debemos valorar el sonido y el esfuerzo en la respiración del paciente. Inspeccionaremos la columna cervical (estructura ósea y muscular).
  - **O**jos: comprobaremos la agudeza visual, los campos visuales y la alineación de los ojos. Observaremos los párpados, la esclerótica y conjuntiva de ambos ojos. Con iluminación oblicua, inspeccionaremos las córneas, el iris y la respuesta pupilar a la luz. Valoraremos los movimientos extraoculares. Con un oftalmoscopio, realizaremos el fondo de ojo.
  - **O**ídos: inspeccionaremos el pabellón auricular, el canal auditivo y el tímpano. Valoraremos la agudeza auditiva. Si está disminuida, verificaremos la lateralización (test de Weber) y compararemos la conducción aérea y ósea (test de Rinne).
  - **N**ariz y senos paranasales: examinaremos externamente la nariz y después la mucosa nasal, el tabique y los cornetes usando un rinoscopio. Valoraremos la sensibilidad palpando los senos frontales y maxilares.
  - **G**arganta (boca y faringe): inspeccionaremos los labios, la mucosa oral, las encías, los dientes, la lengua, el paladar, las amígdalas y la faringe.
- **Tórax posterior y pulmones**. Inspeccionaremos y valoraremos los músculos de la columna cervical y dorsal. Auscultaremos los ruidos respiratorios e identificaremos cualquier sonido extraño (o añadido).

- **Mamas, axilas**. Con el paciente todavía sentado, nos colocaremos frente a él. Si es una mujer, inspeccionaremos las mamas: primero con los brazos de la paciente relajados, luego con las manos colocadas en la nuca y después con las manos en sus caderas. En ambos sexos, inspeccionaremos y palparemos las axilas. A continuación, realizaremos la palpación de las mamas según pauta que se explicará en el capítulo correspondiente.
- **Tórax anterior, corazón**. El paciente debe de estar en decúbito supino. Desde el lado derecho de la cama del paciente inspeccionaremos, palparemos y percutiremos el tórax.
- **Sistema cardiovascular**. Elevaremos la cabecera de la cama aproximadamente 30°, ajustando según sea necesario para ver las pulsaciones venosas yugulares. Inspeccionaremos y palparemos las pulsaciones carotídeas y auscultaremos posibles soplos carotídeos. Debemos palparlos y definir la amplitud del impulso apical. Escucharemos en los focos de auscultación cardíaca los sonidos S1 - S2 fisiológicos, así como cualquier ruido o soplo cardíaco anormal.
- **Abdomen**. Bajaremos la cabecera de la cama a la posición plana en decúbito supino. Inspeccionaremos, palparemos y percutiremos las áreas del abdomen; al principio superficialmente y luego profundamente. Evaluaremos el hígado y el bazo mediante percusión y palpación. Debemos intentar palpar la aorta, sus pulsaciones. Si hay sospecha de infección o cólico renal, percutiremos sobre los ángulos costovertebrales.
- **Sistema vascular periférico**. Con el paciente en decúbito supino, palparemos los pulsos femorales y, si está indicado, los pulsos poplíteos y pedios. Palparemos los ganglios linfáticos inguinales. Inspeccionaremos en busca de edema, decoloración o úlceras en las extremidades inferiores. Palparemos en busca de edema con fóvea y si hay venas varicosas.
- **Sistema nervioso**. Con el paciente sentado o en decúbito supino. El examen del sistema nervioso se puede dividir en examen de la extremidad superior (cuando el paciente todavía está sentado) y examen de la extremidad inferior (cuando el paciente está en decúbito supino).
  - Estado mental. Si está indicado y no se hace durante la anamnesis, evaluaremos orientación, estado de ánimo, proceso de pensamiento, contenido del pensamiento, percepciones anormales, percepción y juicio, memoria y atención, información y vocabulario, habilidades de cálculo, pensamiento abstracto, etc.
  - Nervios craneales. Si aún no se ha examinado, examinaremos los 12 pares craneales
  - Sistema motor. Masa muscular, tono y fuerza de los músculos principales.
  - Función cerebelosa. Valoraremos movimientos alternos rápidos, de punto a punto, como dedo a nariz. Observaremos la marcha del paciente y su capacidad para caminar con el talón, de puntillas, de puntillas y de talones. Haremos la prueba de Romberg.
  - Sistema sensorial. Dolor, temperatura, tacto ligero, vibraciones y discriminación. Compararemos los lados derecho e izquierdo y distal con proximal.
  - Reflejos. Incluye bíceps, tríceps, braquiorradial, rotuliano y tendón de Aquiles. Reflejos tendinosos profundos; también reflejos plantares o reflejo de Babinski.

- **Sistema musculoesquelético**. Con el paciente sentado, examinaremos las manos, brazos, hombros, cuello y articulación temporomandibular. Inspeccionaremos y palparemos las articulaciones comprobando su rango de movimientos.
- **Exámenes adicionales**. Los exámenes rectal y genital se realizan al final del examen físico.
  - Genitales masculinos y hernias. Examinaremos el pene, el escroto y comprobaremos si hay hernias.
  - Exploración rectal en hombres. Con el paciente acostado sobre su lado izquierdo, inspeccionaremos la región sacrococcígea y perianal. Palparemos el canal anal, recto y próstata.
  - Exploración genital y rectal en la mujer. La paciente en decúbito supino en posición de litotomía. Examinaremos los genitales externos, la vagina y el cuello uterino. Palparemos el útero y sus anexos con exploración bimanual. Después, examen rectal.

PRECAUCIONES ESTÁNDAR Y UNIVERSALES

Los Centros para el Control y la Prevención de Enfermedades (CDC) de EE. UU. y las agencias de Salud Pública de la Comisión Europea han emitido varias pautas para proteger a los pacientes y al personal sanitario de la propagación de enfermedades infecciosas. Dichas precauciones estándar se basan en el principio de que toda sangre, fluidos corporales y secreciones (salvo el sudor), la piel no intacta y las membranas mucosas pueden contener agentes infecciosos transmisibles.

! Todos los médicos que examinan a los pacientes deben observar las siguientes precauciones que incluyen: higiene de manos; saber cuándo usar guantes, batas y protección para la boca, la nariz y los ojos; criterios de aislamiento de pacientes; precauciones relacionadas con los equipos médicos e inyección segura con aguja.

Un componente crítico para la seguridad del paciente es **la de lavarse las manos antes y después de examinarlo**.

Precauciones universales: las precauciones universales son un conjunto de precauciones diseñado para prevenir la transmisión del virus de inmunodeficiencia humana (VIH), el virus de la hepatitis B (VHB) y otros patógenos transmitidos por la sangre al brindar primeros auxilios o atención médica. Los siguientes fluidos se consideran potencialmente infecciosos: toda la sangre y otros fluidos corporales que contengan sangre, semen, flujos vaginales y orina visibles. También secreciones y líquido cerebroespinal, sinovial, pleural, peritoneal, pericárdico, y líquidos amnióticos. Las barreras protectoras incluyen guantes, batas, máscaras y gafas protectoras. Todos los trabajadores de la salud deben observar las precauciones importantes para las inyecciones seguras y la prevención de lesiones por bisturíes y otros instrumentos y dispositivos cortantes.

En el anexo 11-1 se resume de forma ordenada todo lo referente a la actitud del médico ante la exploración.

ANEXO 11-1 LA ACTITUD DEL CLÍNICO ANTE LA EXPLORACIÓN

Basado en: Bickley, Lynn S. *Pocket Guide to Physical Examination and History Taking*. 7th Ed. © 2013 Wolters Kluwer Health | Lippincott Williams & Wilkins

Enfoque general

- Es conveniente realizar un examen físico completo a la mayoría de los pacientes nuevos en el centro de salud y a los pacientes que ingresan en un hospital. Sin embargo, la exploración se suele hacer centrada en el problema de salud planteado y en la evolución del proceso. Las quejas que presentan dictarán, en general, qué exploración se opta por realizar.
- La clave para un examen físico completo y preciso es tener una secuencia sistemática. Con esfuerzo y con práctica se adquiere la rutina de una secuencia propia. Si se olvida de hacer parte del examen (esto no es infrecuente), se examinará esa área fuera de secuencia, sin problemas.
- Para obtener una visión general de la exploración física es necesario ser ordenado en la secuencia que se sigue.
- Se aplicarán las técnicas de inspección, palpación, auscultación y percusión en cada región corporal que sea preciso, pero siempre siendo respetuoso con el paciente (persona).

Antes de la exploración

1. Identificarse como clínico (médico/estudiante). Tratar de parecer tranquilo, organizado y competente, incluso si se sienten nervios.
2. Ajustar la iluminación y el ambiente. Ajustar la cama o camilla a una altura conveniente (hay que recordar bajarla al terminar). Una buena iluminación y un ambiente tranquilo son importantes. La iluminación tangencial es óptima para estructuras tales como el pulso venoso yugular, la glándula tiroides y el impulso apical del corazón. Muestra contornos, elevaciones y depresiones, ya sea en movimiento o parado.
3. Determinar el alcance del examen: exploración exhaustiva o enfocada en un problema concreto.
4. Observar las medidas universales de precaución: asegurarse de lavarse las manos antes y después de examinar al paciente y cambiar su bata blanca con frecuencia. Esto demostrará preocupación por el bienestar del paciente y conocimiento de un componente crítico de la seguridad del paciente.

Desarrollo de la exploración

Seleccionar la secuencia del examen

La secuencia debe maximizar la comodidad del paciente (evitando cambios innecesarios en la posición) y mejorar la eficiencia del clínico. En general, comenzar de la cabeza a los pies. Un objetivo importante es desarrollar en mente la propia secuencia de estos principios.

Examinar al paciente en posición supina: para explorar la cabeza, el cuello y el tórax anterior. Posteriormente sentado para escuchar a los pulmones, examinar la espalda, e inspeccionar la piel.

Observar la posición correcta al examinar

Se recomienda colocarse a la derecha del paciente:

- Es más fiable para estimar la presión venosa yugular.
- La mano que palpa descansa más cómodamente al palpar el impulso cardíaco apical.
- El riñón derecho es con más frecuencia palpable que el izquierdo.
- La exploración resulta más sencilla sentado en el lado derecho de la cama.

Hacer que el paciente se sienta cómodo durante la exploración

- Es importante colocar correctamente la sábana que cubre al paciente e ir moviéndola a medida que avanza la exploración.
- A medida que se avanza, mantener al paciente informado de la exploración que se realiza. Además, tratar de contestar aquello que el paciente quiera saber.
- Asegurarse de que las instrucciones para el paciente en cada etapa son corteses y claras. Observar la expresión facial del paciente e incluso preguntar si se encuentra bien mientras se realiza el examen.

Una vez finalizada

- Decirle al paciente nuestra impresión general y lo que esperamos y proponemos a continuación.
- Bajar la cama para evitar el riesgo de caídas y levantar las barandillas si es necesario.
- Ordenar el material de exploración para su limpieza o la eliminación de materiales de desecho y lavarse las manos.

PUNTOS CLAVE

Preparación para el examen físico:
- Reflexionar sobre el contacto con el paciente y nuestra profesionalidad.
- Ajustar la iluminación y el ambiente en consulta.
- Hacer que el paciente se sienta cómodo.
- Observar la posición de exploración correcta (el lado derecho del paciente) y la lateralidad.
- Determinar el alcance del examen.
- Elegir la secuencia del examen.

BIBLIOGRAFÍA

Bickley L S, Szilagyi P G, Hoffman R M. Bates' Pocket Guide to Physical Examination and History Taking. 9ª ed. Filadelfia: LWW; 2020.

McGee S. Evidence-Based Physical Diagnosis. 5ª ed. Filadelfia: Elsevier; 2021.

Medidas de precaución para los trabajadores de los sistemas sanitarios. Instituto Nacional para la Seguridad y Salud Ocupacional (NIOSH) 27 de junio de 2017. CDC.

Apariencia general, piel y anejos. Uso del dermatoscopio

12

M. V. Castell Alcalá, M. C. Mateo Pascual y S. Fernández-Cañadas Mayorga

OBJETIVOS DE APRENDIZAJE

- Aprender a valorar el estado general de un paciente, así como su nivel de conciencia.
- Identificar y describir las lesiones cutáneas y de anejos.
- Conocer los principios básicos del uso del dermatoscopio.

SÍNTESIS CONCEPTUAL

En este capítulo se desarrolla la sistemática necesaria para conocer el estado de conciencia de la persona, así como para hacer un examen de la apariencia general del paciente, de la piel y anejos. Tras la inspección detallada de lesiones cutáneas se analizarán las lesiones cutáneas encontradas con el uso del dermatoscopio.

MATERIALES NECESARIOS

Los materiales necesarios para la exploración general son: cama o camilla de exploración con sabanilla, guantes no estériles y dermatoscopio.

La exploración se realizará adoptando el paciente la posición en la que las lesiones sean más accesibles para el clínico y más cómoda para el paciente (v. **Cap. 11**).

DESCRIPCIÓN DE LA EXPLORACIÓN DEL ESTADO GENERAL

Antes de la exploración

Es importante observar la actitud del paciente al entrar en la consulta. Debemos intentar crear un clima amable y establecer un adecuado ambiente antes de iniciar cualquier valoración.

Guía sistematizada de la exploración general

Introducción

En primer lugar, debemos presentarnos y confirmar los datos del paciente.

A continuación, le explicaremos que vamos a evaluar su nivel de conciencia y su estado mental.

En segundo lugar, pasaremos al lavado de manos y a obtener el consentimiento verbal del paciente para inspeccionar su piel, palpar las lesiones y valorarlas, si procede, con el dermatoscopio.

Exploración de apariencia general

La valoración del aspecto físico y de la conducta se inicia con el saludo inicial y se explora a lo largo de toda la entrevista, preferentemente a partir del lenguaje corporal del paciente, su postura, su capacidad para establecer contacto visual y su estado emocional. Entre los aspectos a valorar destacan:

- Edad, raza y sexo.
- Apariencia general: nutrición e hidratación, aseo personal, vestimenta e higiene. Un estado deficiente de higiene o falta de interés por el aspecto personal pueden ser indicativos de depresión o de deterioro cognitivo.

> **!** La impresión de buen estado general o de deterioro más o menos severo del estado general es importante reflejarlo, aunque sea una apreciación subjetiva

- Estado anímico: el paciente puede estar triste, nervioso, inseguro, apático, enfadado o irritable.
- Capacidad de comunicación valorada a través de comunicación verbal y no verbal: colaborador, agresivo, negacionista, verborreico. La postura caída y la ausencia de expresión facial pueden indicar depresión o afectación neurológica por enfermedad de Parkinson. La intranquilidad y los movimientos excesivamente enérgicos pueden orientar hacia ansiedad, manía o trastornos relacionados con el consumo de drogas.
- Grado de autonomía del paciente: la **escala de Barthel** (Tabla 12-1) valora cuantitativamente el estado funcional del paciente a partir de 10 actividades básicas de la vida diaria, alcanzando una puntuación máxima de 100. Existe dependencia ante valores inferiores a 60.

Exploración del nivel de conciencia

La valoración del nivel de conciencia debe realizarse con urgencia en el paciente neurocrítico. Se realiza mediante la **escala de coma de Glasgow** (Tabla 12-2) que evalúa el nivel de conciencia del paciente usando tres parámetros: la respuesta ocular (puntuación entre 1 y 4), la respuesta verbal (puntuación entre 1 y 5) y la respuesta motora (puntuación entre 1 y 6). El resultado final oscila entre 15 puntos (sujeto vigil) y 3 puntos (coma profundo).

Tabla 12-1. Escala de Barthel

Comer

0 = incapaz
5 = necesita ayuda para cortar, extender mantequilla, usar condimentos, etc.
10 = independiente (la comida está al alcance de la mano)

Trasladarse entre la silla y la cama

0 = incapaz, no se mantiene sentado
5 = necesita ayuda importante (una persona entrenada o dos personas), puede estar sentado
10 = necesita algo de ayuda (una pequeña ayuda física o ayuda verbal)
15 = independiente

Aseo personal

0 = necesita ayuda con el aseo personal
5 = independiente para lavarse la cara, las manos y los dientes, peinarse y afeitarse

Uso del retrete

0 = dependiente
5 = necesita alguna ayuda, pero puede hacer algo solo
10 = independiente (entrar y salir, limpiarse y vestirse)

Bañarse/Ducharse

0 = dependiente
5 = independiente para bañarse o ducharse

Desplazarse

0 = inmóvil
5 = independiente en silla de ruedas en 50 m
10 = anda con pequeña ayuda de una persona (física o verbal)
15 = independiente al menos 50 m, con cualquier tipo de muleta, excepto andador

Subir y bajar escaleras

0 = incapaz
5 = necesita ayuda física o verbal, puede llevar cualquier tipo de muleta
10 = independiente para subir y bajar

Vestirse y desvestirse

0 = dependiente
5 = necesita ayuda, pero puede hacer la mitad aproximadamente, sin ayuda
10 = independiente, incluyendo botones, cremalleras, cordones, etc.

Continúa

Tabla 12-1. Escala de Barthel (*Cont.*)

Control de heces

0 = incontinente (o necesita que le suministren enema)

5 = accidente excepcional (uno/semana)

10 = continente

Control de orina

0 = incontinente, o sondado incapaz de cambiarse la bolsa

5 = accidente excepcional (máximo uno/24 horas)

10 = continente, durante al menos 7 días

Total = 0-100 puntos (0-90 si usan silla de ruedas) Existe dependencia ante valores inferiores a 60

Adaptada de Ruzafa et al. Rev Esp Salud Pública 1997, vol 71 nº 2

Tabla 12-2. Escala de coma de Glasgow: tipos de respuesta motora y su puntuación(puntuación máxima 15 puntos y puntuación mínima 3 puntos)

Apertura ocular

4	3	2	1
Espontánea	Con orden verbal	Con estímulo doloroso	No responden

Respuesta verbal

5	4	3	2	1
Orientado y conversando	Desorientado y hablando	Palabras inapropiadas	Sonidos incomprensibles	Ninguna respuesta

Respuesta motora

6	5	4	3	2	1
Orden verbal Obedece	Localiza el dolor	Retirada y flexión	Flexión anormal (rigidez de decorticación)	Extensión (rigidez de decerebración)	Ninguna respuesta

Exploración de postura, marcha y actividad motora

La exploración de la postura, la marcha y la función motora encuadradas dentro del examen general se realiza de forma somera mediante:

- La inspección de la postura y la simetría de los hemicuerpos, estando el paciente en sedestación, bipedestación o decúbito.
- La valoración de la marcha o cualquier otro movimiento que realice. Se examina el balanceo de los brazos, el equilibrio del cuerpo y el tono muscular. Una marcha normal se relaciona con un braceo controlado junto a un paso regular y estable.
- La evaluación de la facies, su simetría y los movimientos de la cara.

Una exploración más exhaustiva se realizará dentro de la exploración neurológica que se detalla en otros capítulos de este libro.

Exploración de la función cognitiva

La escala más comúnmente utilizada en consulta para valorar la función cognitiva del paciente es el miniexamen del estado mental o MMSE (*MiniMental State Examination*) detallado en la **tabla 12-3**. A partir de 30 ítems mide la orientación (personal, espacial y temporal), la memoria a corto y a largo plazo (fijación y recuerdo diferido), la atención, el lenguaje (expresión verbal y escrita, comprensión verbal y escrita), las praxias y las habilidades visuoconstructivas. Una puntuación inferior a 24 es sugestiva de deterioro cognitivo (v. **Cap. 25**).

Descripción de la exploración de la piel y anejos

La exploración de piel, pelo y uñas puede aportar indicios externos visibles de enfermedades sistémicas. La exploración deberá realizarse en condiciones óptimas de luz (natural o eléctrica «día») y temperatura (alrededor de 20 °C).

Para realizar la exploración física de la piel, membranas mucosas y sus anejos se utilizarán las técnicas semiológicas de inspección y palpación.

Entre los materiales necesarios destacan: una cinta o regla métrica, para medir las lesiones de la piel, y guantes para la palpación. El dermatoscopio es un instrumento de exploración que permite un examen minucioso de la estructura de la piel. Se utiliza para un diagnóstico más preciso de las lesiones.

Exploración de la piel

Es importante realizar una rápida pero cuidadosa evaluación general del revestimiento cutáneo de todo el cuerpo. Acto seguido se procede a la valoración de las siguientes características:

- **Coloración**. El color de la piel depende de la cantidad de melanina depositada en la capa basal de la epidermis, así como de otros pigmentos como puede ser la bilirrubina o los carotenos. Mediante la inspección de la piel se puede encontrar:
  - Palidez: puede deberse a una disminución de la concentración de hemoglobina en sangre o por situaciones de vasoconstricción (estrés, frío, etc.). Se pone de manifiesto en conjuntivas, labios y uñas (**Fig. 12-1 A**).

Tabla 12-3. Minimental o MMSE

Paciente...Edad.................
Ocupación...Escolaridad.....................
Examinado por...Fecha.......................

ORIENTACIÓN

- Dígame el día..........fecha ....Mes..................Estación..................Año......... ___**5**
- Dígame el hospital (o lugar)..
  planta................ciudad................Provincia..................Nación......... ___**5**

FIJACIÓN

- Repita estas tres palabras ; peseta, caballo, manzana (hasta que se las aprenda)

  ___**3**

CONCENTRACIÓN Y CÁLCULO

- Si tiene 30 ptas. y me va dando de tres en tres ¿cuantas le van quedando ? ___**5**
- Repita estos tres números : 5,9,2 (hasta que los aprenda) .Ahora hacía atrás ___**3**

MEMORIA

- ¿Recuerda las tres palabras de antes ? ___**3**

LENGUAJE Y CONSTRUCCIÓN

- Mostrar un bolígrafo. ¿Qué es esto ?, repetirlo con un reloj ___**2**
- Repita esta frase : "En un trigal había cinco perros" ___**1**
- Una manzana y una pera ,son frutas ¿verdad ?
  ¿qué son el rojo y el verde ¿ ___**2**
- ¿Que son un perro y un gato ?
- Coja este papel con la mano derecha dóblelo y póngalo encima de la mesa ___**3**
- Lea esto y haga lo que dice : CIERRE LOS OJOS ___**1**
- Escriba una frase ___**1**
- Copie este dibujo ___**1**

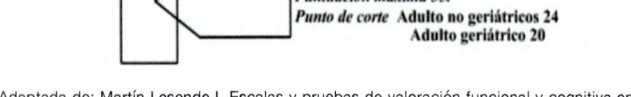

Puntuación máxima 35.
Punto de corte **Adulto no geriátricos 24**
Adulto geriátrico 20

Adaptada de: Martín Lesende I. Escalas y pruebas de valoración funcional y cognitiva en el mayor. AMF 2013

- Rubicundez: lo contrario a la palidez, debida a exceso de hemoglobina en sangre o a vasodilatación (**Fig. 12-1 B**).
- Cianosis: coloración azulada secundaria al aumento de la hemoglobina reducida en lecho capilar (superior a 5 g/dl). Se observa en lengua, labios y uñas.
- Hiperpigmentación: de origen racial, por exposición solar o por patologías como la insuficiencia suprarrenal o enfermedad de Addison.
- Hipopigmentación: aparece por ejemplo en el albinismo.
- Ictericia: es la coloración amarillenta de la piel y mucosas por aumento de pigmentos biliares en sangre.
- Piel anaranjada: que puede deberse a la ingesta excesiva de carotenos.

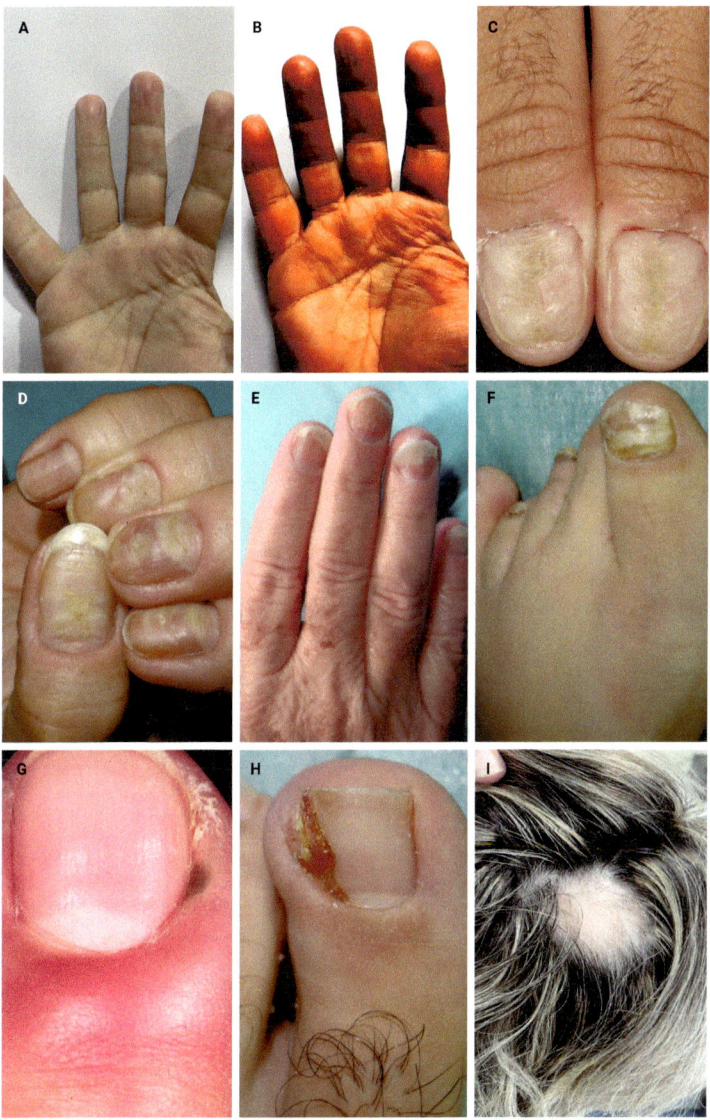

Figura 12-1. Hallazgos en la exploración de piel y anejos. **A)** Palidez por vasoconstricción periférica por frío. **B)** Rubicundez periférica. **C)** Coiloniquia. **D)** Líneas de Beau. **E)** Uña de psoriasis. **F)** Uña con onicomicosis. **G)** Paroniquia. **H)** Uña en pinza que se encarcera. **I)** Placas de alopecia.

- **Humedad.** El estado de deshidratación se asocia a piel y mucosas secas, sobre todo la mucosa oral, y puede acompañarse de clínica de letargo.
- El exceso de líquido produce edema y puede ser localizado, como ocurre en la insuficiencia venosa de miembros inferiores, o generalizado (anasarca), secundaria a distintas enfermedades como la insuficiencia cardiaca o hepática entre otras.
- **Temperatura.** Se utiliza para su medición un termómetro de contacto digital. Se puede medir en axila o ingle, en boca o sublingual y en recto. Es importante conocer que la medición rectal puede ser hasta 1,9 °C superior que la axilar. La temperatura estará aumentada en procesos febriles.
- **Elasticidad.** Depende de la concentración de colágeno de la piel y puede alterarse en determinadas patologías dermatológicas, así como en situaciones fisiológicas como la vejez.

Exploración de las uñas

- **Forma**. Existen deformidades en las uñas como:
  - **Coiloniquia** o deformidad en cuchara (**Fig. 12-1 C**), relacionada con déficit de hierro.
  - **Líneas de Beau**, hendiduras en la superficie de las uñas (**Fig. 12-1 D**), que pueden aparecer cuando el crecimiento en la zona que está debajo de la cutícula se interrumpe por una lesión o una enfermedad grave (infecciones, quimioterapia).
- **Color.** Una uña saludable es de color rosado, con un toque más blanquecino cerca de la base. Entre las alteraciones del color más frecuentes se encuentran:
  - Hematoma subungueal que se produce por acúmulo de sangre debajo de la uña tras un traumatismo.
  - Uñas de color blanco intenso o **uñas de Terry** que aparecen en las personas con cirrosis, con insuficiencia cardíaca o diabetes
  - Manchas aceitosas y hendiduras, que pueden aparecer en la psoriasis ungueal (**Fig. 12-1 E**).
- **Lesiones.** Las lesiones más frecuentes de las uñas son:
  - **Onicomicosis**. Deformidades y cambios de coloración (**Fig. 12-1 F**) provocados por infecciones secundarias a hongos.
  - **Paroniquia o panadizo ungueal**. Infección de la piel que hay alrededor de una uña de la mano o del pie. El área afectada se puede hinchar, enrojecer y doler, pudiéndose formar sobre ella una ampolla llena de pus (**Fig. 12-1 G**).
  - **Uña encarnada**. Lesión periungueal debida a que una esquina de la uña, preferentemente en el dedo gordo del pie, crece de manera que se introduce en la piel (**Fig. 12-1 H**). Esto provoca dolor, piel inflamada, hinchazón y, algunas veces, infección.

Exploración del pelo corporal y del cuero cabelludo

Mediante la palpación exploramos la textura (seco o graso) y grosor del pelo (frágil y quebradizo o fuerte). A continuación, valoraremos la cantidad de pelo;

la **hipertricosis** es el crecimiento de pelo, tanto en cantidad como en grosor, en zonas del cuerpo donde habitualmente no crece. El **hirsutismo** es una afección en las mujeres que resulta en un crecimiento excesivo de vello oscuro o grueso en un patrón similar al de los hombres (cara, pecho y espalda) y que con frecuencia se debe al exceso de hormonas masculinas (andrógenos).

La **alopecia** es la pérdida anormal del cabello y puede afectar al cuero cabelludo o a otras zonas de la piel en la que existe pelo, como las pestañas, axilas, región genital y barba. Puede afectar de manera difusa de predominio en la zona frontotemporal de la cabeza (alopecia androgenética) o en forma de placas (**Fig. 12-1 I**) como es el caso de la infección por hongos (tiñas).

Otras lesiones son las infecciones por **parásitos** (p. ej., piojos).

Lesiones cutáneas: nomenclatura

La exploración de la piel incluye la búsqueda sistemática de lesiones. En la **figura 12-2** se muestran imágenes de las lesiones elementales más relevantes.

- **Lesiones primarias**: son aquellas que se forman sobre piel sana. Destacan:
  - **Lesiones no palpables:** modificaciones en el color de la piel, sin relieve, y por consiguiente inapreciables a la palpación. Si es < 1cm se denomina **mácula** y > 1cm **mancha** (v. **Fig. 12-2 A**).
    - Pueden ser de origen vascular. Según el tamaño pueden ser petequias, equimosis (v. **Fig. 12-2 B**), hemorragias o púrpuras o eritrodermias.
    - Las manchas pigmentadas son muy variadas, por ejemplo, tatuajes o lentigos.
  - **Lesiones palpables de contenido sólido:**
    - **Pápulas**: elevaciones cutáneas circunscritas (< 1cm) (v. **Fig. 12-2C**). Pueden ser epiteliales, como las verrugas planas, dérmicas o mixtas.
    - **Placa:** elevaciones cutáneas de tamaño superior a 1 cm como ocurre en la psoriasis (v. **Fig. 12-2 D**).
    - **Habón:** elevaciones muy pruriginosas, de duración inferior a 24 horas, que surgen en el contexto de la urticaria (v. **Fig. 12-2 E**).
    - **Nódulo:** sobrelevación que incluye la dermis de tamaño y consistencia variable (v. **Fig. 12-2 F**).
    - **Tumor**: masa neoplásica circunscrita, no inflamatoria (v. **Fig. 12-2 G**).
  - **Lesiones palpables de contenido líquido:**
    - **Vesícula**: elevación epidérmica circunscrita de tamaño inferior a 0,5 cm y de evolución efímera (v. **Fig. 12-2 H**). Aparecen en la varicela.
    - **Ampolla o flictena**: semejantes a las vesículas, pero mucho más voluminosas (>1 cm). Contiene serosidad, pus, sangre o sus combinaciones (v. **Fig. 12-2 I**). La suma de varias ampollas forma flictenas.
    - **Pústula:** pequeñas cavidades inicialmente purulentas de color blanco amarillento rodeadas por un anillo inflamatorio (v. **Fig. 12-2 J**). Un ejemplo típico lo constituyen las lesiones de acné.
    - **Quiste**: cavidades epiteliales de contenido líquido o semisólido de tamaño variable (v. **Fig. 12-2 K**).

- **Lesiones secundarias:** que aparecen a partir de alguna alteración patológica de la piel.
  - **Transitorias**
    - **Escamas:** grupos de células queratinizadas que se desprenden en pequeños acúmulos visibles blanquecinos o grisáceos (v. **Fig. 12-2 L**).
    - **Costra:** concreciones de serosidad, pus, sangre y detritus que con el tiempo acaba secándose y cayendo, hasta quedar la piel reparada (v. **Fig. 12-2 M**).

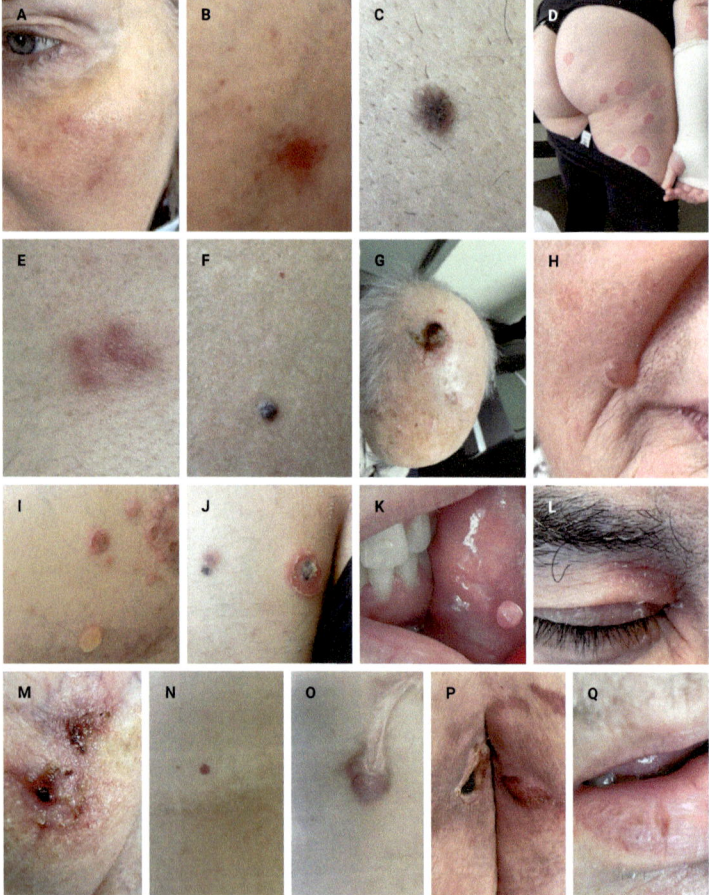

Figura 12-2. Lesiones elementales de la piel. **A)** Mácula. **B)** Equimosis. **C)** Pápula. **D)** Placa. **E)** Habón. **F)** Nódulo. **G)** Tumor. **H)** Vesícula. **I)** Ampolla. **J)** Pústula. **K)** Quiste. **L)** Escama. **M)** Costra. **N)** Atrofia. **O)** Cicatriz. **P)** Úlcera. **Q)** Fisura.

- **Cicatriciales**
  - **Atrofia:** disminución del tamaño y/o volumen de las estructuras que forman la piel, de forma que queda una piel más lisa delgada, seca y blanquecina (v. **Fig. 12-2 N**).
  - **Esclerosis:** condensación de la dermis y/o hipodermis que vuelve la piel indurada, firme y menos flexible.
  - **Cicatriz**: neoformación de tejido conjuntivo tras la reparación de una pérdida de sustancia que afectó a la dermis, hipodermis o tejidos profundos (v. **Fig. 12-2 O**).
- **Soluciones de continuidad**
  - **Erosión**: área denudada por pérdida de sustancia de la epidermis que deja al descubierto tejidos más profundos. Lesión húmeda, lisa y brillante que pronto se cubre de costra.
  - **Úlcera:** pérdida de sustancia de evolución tórpida con necrobiosis (v. **Fig. 12-2 P**).
  - **Fisura**: hendiduras o grietas lineales de profundidad variable que afecta a epidermis y dermis superficial (v. **Fig. 12-2 Q**).
  - **Gangrena:** necrosis tisular con formación de escaras y esfacelos primero amarillentos y luego negros.
- **La descripción de las lesiones**, su agrupación y distribución topográfica, así como su palpación nos orientan el diagnóstico clínico.
  - Según el tamaño pueden ser puntiformes, lenticulares o en gotas, numulares, en placa o en sábana.
  - Según el número pueden ser: únicas, escasas, múltiples o generalizadas.
  - Según el modo de agruparse pueden ser confluentes o dispersas, anulares estables, centrífugas, lineales, herpetiformes, en diana etc.
  - La palpación detecta consistencia (sólida, blanda, elástica, dura), textura de la superficie (lisa o rugosa), depresible y/o fluctuante, adheridas a planos inferiores o desplazables, superficiales o profundas.

Al observar clínicamente una lesión cutánea, los indicios que nos pueden hacer sospechar una posible lesión maligna se indican en la **tabla 12-4** (criterios de benignidad y de posible malignidad de las lesiones de la piel). De manera específica, en los nevus (lunares) ya existentes o cuando existe una nueva lesión pigmentada o de aspecto inusual, se aplica la **regla ABCDE**. Esta regla es de gran ayuda para el diagnóstico de sospecha de posible melanoma.

REGLA ABCDE
A: Asimetría. **B**: Bordes irregulares. **C**: Lesión que tiene varios colores. **D**: Diámetro: lunares mayores de 6 mm **E**: Evolución: cambios en el tamaño, color, forma.

Uso del dermatoscopio

La dermatoscopia o microscopía de epiluminiscencia es una técnica de exploración cutánea no invasiva que permite al clínico visualizar estructuras por debajo

Tabla 12-4. Criterios de benignidad y malignidad de las lesiones cutáneas

Benignidad	Malignidad
Edad < 30 años	> 30 años
Lesiones múltiples	Lesión única
Lesión simétrica	Lesión asimétrica
Consistencia blanda	Borde indurado
Como «pegada» sobre la piel	Infiltración en profundidad
Superficie lisa, hemisférica	Ulceración y sangrado
Lesión estable	Crecimiento progresivo

del nivel del estrato córneo e identificar la epidermis, la unión dermoepidérmica y la dermis superficial, imposibles de distinguir a simple vista. Su uso nos permite realizar una evaluación morfológica más precisa de las lesiones cutáneas, mediante la visión de las lesiones aumentadas en tamaño y su análisis en profundidad que revela colores y estructuras no visibles en la exploración con el ojo humano.

El dermatoscopio está equipado con una lente de aumento y una fuente de luz polarizada que disminuye la dispersión de la luz superficial (▶ **Vídeo 12-1**). La técnica de uso consiste en acercar el dermatoscopio aproximadamente a 1 cm de la lesión a estudiar, encender la fuente de luz del aparato y enfocar hasta que se vea nítidamente la estructura (▶ **Vídeo 12-2**). Se puede fotografiar para después estudiar sus características (▶ **Vídeo 12-3**).

Es especialmente útil para valorar lesiones pigmentadas con el objetivo fundamental de detectar más precozmente lesiones malignas que con la regla ABCDE. Para ello hay varios algoritmos de toma de decisiones, pero el más sencillo es el **método de cribado de Soyer**, que se basa en analizar las siguientes tres características de una lesión:

1. La asimetría tanto de estructuras como de coloración (**Fig. 12-3**).
2. La visualización de estructuras azul y/o blancas dentro de la lesión (**Fig. 12-4**).
3. La presencia de retículo pigmentado con líneas gruesas e irregulares (**Fig. 12-5**).

La presencia de dos o tres de estos criterios sugiere la probabilidad de que la lesión cutánea sea maligna por lo que habrá que extirparla.

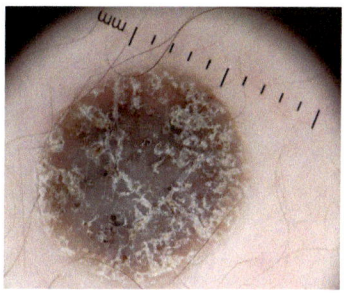 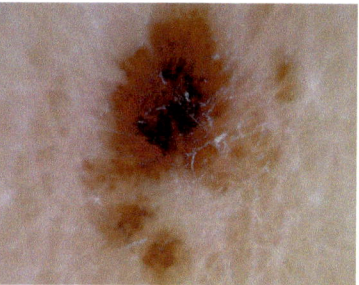

Figura 12-3. Asimetría de estructuras y de coloración.

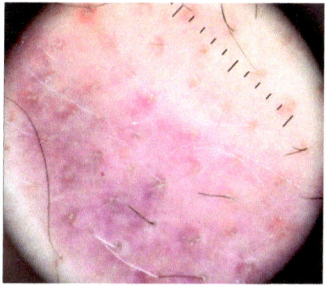 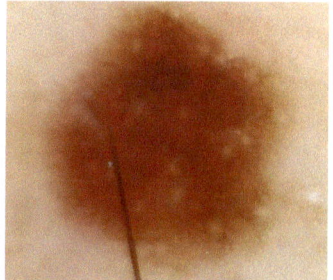

Figura 12-4. Visualización de estructuras azul y/o blancas dentro de la lesión.

Figura 12-5. Presencia de retículo pigmentado con líneas gruesas e irregulares.

PUNTOS CLAVE

- Lavarse las manos y confirmar la filiación del paciente.
- Explicar el examen que se va a realizar y obtener el consentimiento verbal (a veces implícito).
- Realizar una valoración de la apariencia general y el nivel de conciencia.
- Realizar un examen del estado mental con el test MMSE.
- Inspeccionar la piel y anejos. Palpar las lesiones primarias y secundarias.
- Realizar dermatoscopia de las lesiones cutáneas que procedan.
- Al finalizar exploración: lavarse las manos, resumir con precisión los hallazgos destacados y decidir investigaciones adicionales apropiadas.

BIBLIOGRAFÍA

Ball Jane W, Dains Joyce E, Flynn John A, Solomon Barry S, Stewart Rosalyn W. Manual Seidel de Exploración Física. 9ª ed. Barcelona: Elsevier; 2019.

Benedetti J. Descripción de las lesiones cutáneas. En: Trastornos dermatológicos - Manual MSD versión para profesionales (msdmanuals.com revisión de marzo de 2022)

Bickley L S, Szilagyi P G, Hoffman R M. Bates' Pocket Guide to Physical Examination and History Taking. 9ª ed. Filadelfia: LWW; 2020.

Mateu T, Vilavella C. Qué es la dermatoscopia y cómo funciona. AMF 2017; 13(10):543-546.

Wolff K, Johnson R A, Saavedra A P. Fitzpatrick. Atlas de dermatología clínica. 7ª ed. México: McGraw-Hill Interamericana Editores; 2014.

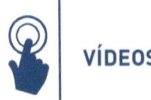 

VÍDEOS

Exploración de las constantes vitales

13

T. Gijón Conde, M. V. Castell Alcalá y F. Camarelles Guillem

OBJETIVOS DE APRENDIZAJE

- Conocer las constantes vitales (CCVV) y sus rangos normales. Esto permitirá la detección de cualquier desviación de los valores normales y considerar las medidas adecuadas.
- Comprender su importancia y cómo se relacionan con la salud del paciente.
- Aprender cómo medirlas con precisión y utilizar los equipos y técnicas adecuados.
- Saber cómo analizar los datos para identificar patrones, tendencias y determinar si se requiere alguna intervención médica.
- Comprender la importancia de documentar adecuadamente las CCVV en la historia clínica del paciente, como parte esencial del registro médico.

SÍNTESIS CONCEPTUAL

Las constantes vitales reflejan las funciones esenciales y básicas del cuerpo humano. Su observación, medición y vigilancia son fundamentales en la evaluación médica del paciente.

En el presente capítulo se explican las constantes vitales habituales como son el pulso arterial, la frecuencia respiratoria, la medida de oxígeno por pulsioximetría, la temperatura y la presión arterial. La medida de estas variables biológicas debe hacerse con precisión y en concordancia con las recomendaciones sobre materiales necesarios, posición del paciente y condiciones de medida, sistematización de la exploración e interpretación correcta de los resultados obtenidos. Es importante incluir los resultados de las mediciones en la historia clínica del paciente.

INTRODUCCIÓN

La frecuencia cardíaca (FC) y respiratoria (FR), la pulsioximetría (PO), la temperatura y la presión arterial (PA) son constantes vitales (CCVV) que reflejan las funciones esenciales y básicas del cuerpo humano. Su observación, medición y vigilancia son fundamentales para evaluar al paciente y pueden indicar si existe algún problema de salud o si se necesita atención médica adicional.

La medición de las CCVV se realiza con equipos específicos y es importante hacerlas con precisión. En general, se realizan con la persona en reposo, y es posible que se realicen varias mediciones en diferentes momentos del día para obtener una visión más completa.

PROCEDIMIENTO DE EXPLORACIÓN DE LAS CONSTANTES VITALES

Pulso arterial

El pulso arterial resulta de la expansión-contracción regular y recurrente de las arterias, producida por las ondas de presión causadas por la eyección de la sangre desde el ventrículo izquierdo del corazón durante su contracción. La velocidad de propagación es de 8-10 m/s, de manera que la onda llega a las arterias más alejadas del corazón antes de que haya terminado el período de evacuación ventricular.

- **Materiales necesarios y posición del paciente para la exploración**: se emplean las yemas de los dedos del explorador. El paciente estará relajado y preferentemente en decúbito supino o en sedestación.
- **Descripción de la exploración**
  - **Antes de la exploración**: la finalidad de la exploración del pulso es conocer la frecuencia, ritmo y amplitud del latido cardíaco. Se deben evitar temperaturas bajas, que pueden disminuir el latido arterial, y altas. En obesos, hipotensos y zonas edematosas la valoración es más difícil.
  - **Guía sistematizada de la exploración**: se realiza mediante palpación de las arterias, que debe ser sistematizada y simétrica. Se emplean las yemas de los dedos segundo, tercero y cuarto de la mano del explorador, de modo suave, tangencial y sin opresión sobre la arteria a explorar. Excepto las carótidas (para evitar la compresión del seno carotideo, que produce disminución de la frecuencia cardíaca y de la presión arterial), los pulsos deben palparse bilateral y simultáneamente, de forma que puedan hacerse comparaciones. La frecuencia se mide contando los pulsos durante 1 minuto, aunque también puede realizarse contando los latidos hasta 15 segundos y multiplicar el resultado por 4. Diferentes aparatos (pulsioxímetro, tensiómetro o relojes digitales) miden la frecuencia de forma más fidedigna. El ritmo de pulso es la cadencia de latidos e intervalos entre los latidos. En el pulso normal entre latido y latido pasa el mismo tiempo; si la cadencia es irregular se denomina arritmia. El volumen, fuerza o amplitud del pulso es la fuerza que posee la sangre en cada latido. Alteraciones en la amplitud sugieren patología cardíaca. Las localizaciones corporales más destacadas donde valorar el pulso se reflejan en la figura 13-1.
  - **Después de la exploración**: se anota el número de latidos por minuto (lpm), si es rítmico o arrítmico y si existen alteraciones en su volumen.

! La frecuencia de pulso normal oscila entre 60 y 100 por minuto. Se denomina taquicardia si es superior a 100 lpm y bradicardia si es inferior a 60 lpm.

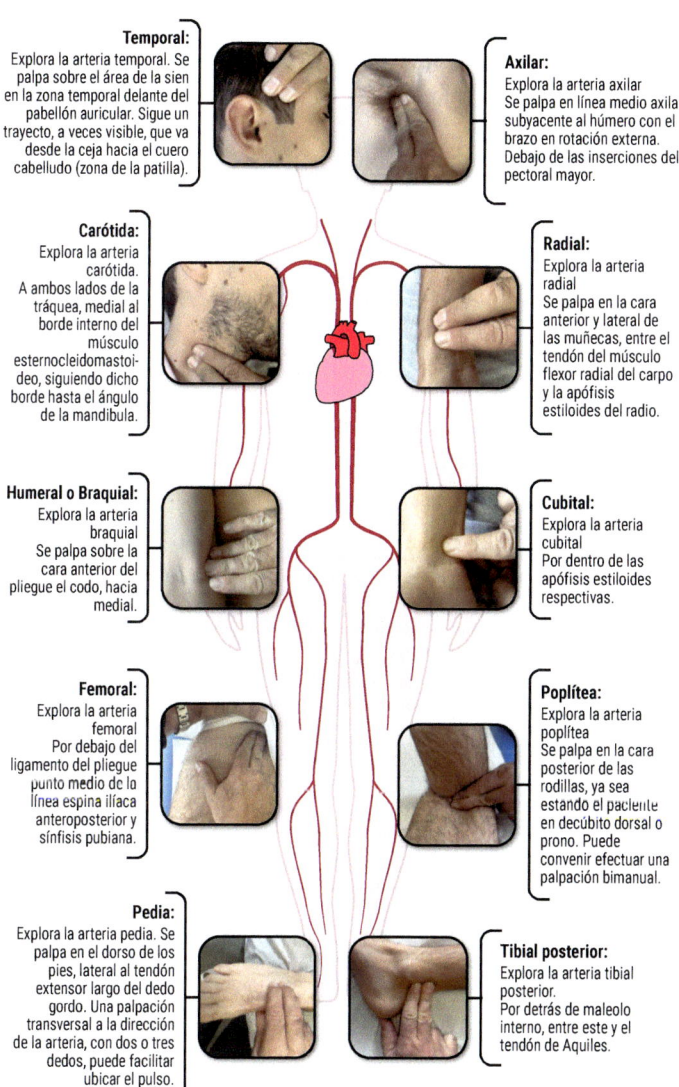

Temporal:
Explora la arteria temporal. Se palpa sobre el área de la sien en la zona temporal delante del pabellón auricular. Sigue un trayecto, a veces visible, que va desde la ceja hacia el cuero cabelludo (zona de la patilla).

Axilar:
Explora la arteria axilar
Se palpa en línea medio axilar subyacente al húmero con el brazo en rotación externa. Debajo de las inserciones del pectoral mayor.

Carótida:
Explora la arteria carótida.
A ambos lados de la tráquea, medial al borde interno del músculo esternocleidomastoideo, siguiendo dicho borde hasta el ángulo de la mandíbula.

Radial:
Explora la arteria radial
Se palpa en la cara anterior y lateral de las muñecas, entre el tendón del músculo flexor radial del carpo y la apófisis estiloides del radio.

Humeral o Braquial:
Explora la arteria braquial
Se palpa sobre la cara anterior del pliegue el codo, hacia medial.

Cubital:
Explora la arteria cubital
Por dentro de las apófisis estiloides respectivas.

Femoral:
Explora la arteria femoral
Por debajo del ligamento del pliegue punto medio de la línea espina ilíaca anteroposterior y sínfisis pubiana.

Poplítea:
Explora la arteria poplítea
Se palpa en la cara posterior de las rodillas, ya sea estando el paciente en decúbito dorsal o prono. Puede convenir efectuar una palpación bimanual.

Pedia:
Explora la arteria pedia. Se palpa en el dorso de los pies, lateral al tendón extensor largo del dedo gordo. Una palpación transversal a la dirección de la arteria, con dos o tres dedos, puede facilitar ubicar el pulso.

Tibial posterior:
Explora la arteria tibial posterior.
Por detrás de maleolo interno, entre este y el tendón de Aquiles.

Figura 13-1. Palpación de pulsos arteriales.

Un posible error en la exploración es aplicar demasiada presión, lo que puede impedir el flujo y por tanto la medición. También se pueden confundir las pulsaciones de los propios dedos con las del paciente (más a menudo si se usa el pulgar para palpar).

- **Valor de la exploración según la evidencia**: la evaluación manual de pulsos periféricos es una herramienta de evaluación clínica rápida que proporciona información valiosa sobre el estado cardíaco y circulatorio. La importancia de la evaluación aumenta después de procedimientos e intervenciones médicas que pueden comprometer la circulación.

Frecuencia respiratoria

La frecuencia o ritmo respiratorio es el número de ciclos de respiración completos, inspiración seguida de espiración, que realiza una persona en un minuto, observando los movimientos toracoabdominales.

- **Materiales necesarios y posición del paciente para la exploración**: cronómetro ajustado a 1 minuto. Paciente en reposo, sin actividad física vigorosa previa, en decúbito o sedestación.
- **Descripción de la exploración**
  - **Antes de la exploración**: se debe evitar que el paciente sepa que se le está midiendo la frecuencia respiratoria, pues es probable que intente modificarla. Se puede distraer la atención del paciente fijándonos en la respiración mientras tomamos el pulso.
  - **Guía sistematizada de la exploración**: el observador realiza la exploración mediante inspección y/o palpación del tórax. Para estimar la frecuencia se cuentan el número de elevaciones del tórax y/o abdomen durante un minuto. Para el ritmo se valora si la cadencia entre respiraciones es regular. La amplitud mide la intensidad y duración de cada inspiración y espiración. La simetría analiza las diferencias en el ritmo y profundidad entre ambos hemitórax.
  - **Después de la exploración:**

! El valor normal en adultos es de 12 a 20 respiraciones por minuto (rpm). En la infancia la frecuencia varía según la edad siendo de hasta 44 rpm en un recién nacido.

Las alteraciones en la frecuencia respiratoria (en número y amplitud) son:
- Batipnea: respiración caracterizada por un aumento en la amplitud de los movimientos respiratorios sin modificación ostensible de su número.
- Taquipnea: se caracteriza por aumento en la frecuencia respiratoria (> 30 rpm).
- Polipnea: respiración superficial y rápida.
- Bradipnea: disminución en la frecuencia respiratoria (< 10 rpm).
- **Valor de la exploración según la evidencia:** la medición de la frecuencia respiratoria nos permite evaluar la función pulmonar, detectar dificultades res-

piratorias, evaluar la respuesta al estrés o ejercicio, monitorizar el estado de salud y evaluar la respuesta al tratamiento.

Pulsioximetría

La oximetría del pulso es una prueba médica que permite conocer la saturación de oxígeno ($SatO_2$) que es la medida proporcional de la concentración de hemoglobina oxigenada en sangre con respecto a la máxima posible. Sirve para diagnosticar situaciones de insuficiencia respiratoria sin necesidad de realizar análisis ni intervenciones invasivas. El saturómetro nos informa también del ritmo cardíaco.

- **Materiales necesarios y posición del paciente** para la exploración: pulsioxímetro (**Fig. 13-2**). Se suele colocar en los dedos de la mano (cualquiera es válido). En situaciones en las que la sangre no llegue bien a la punta de los dedos se puede medir en otras localizaciones, como por ejemplo el lóbulo de la oreja.
- **Descripción de la exploración**
  - **Antes de la exploración**: la oximetría no es una exploración rutinaria. Se realiza cuando se sospecha insuficiencia respiratoria.
  - **Guía sistematizada de la exploración**: se palpan los dedos del paciente para elegir el dedo de la exploración. Se friccionan ligeramente si se encuentran fríos. Se coloca el pulsioxímetro en el dedo elegido. En breves segundos se detecta el pulso sanguíneo, la luz cruza el dedo y mide la saturación según la proporción de moléculas de hemoglobina que transporten oxígeno.
  - **Después de la exploración**

> **!** Las lecturas normales oscilan normalmente entre el 95 y el 100 %. Los valores por debajo del 90 % se consideran bajos (hipoxemia) e indican la necesidad de oxígeno suplementario.

- **Valor de la exploración según la evidencia**: los resultados de la oximetría de pulso tienen un rango de error entre el 2 y el 4 % más altos o más bajos frente al *gold standart* que es la gasometría arterial. La medición de la pulsioximetría

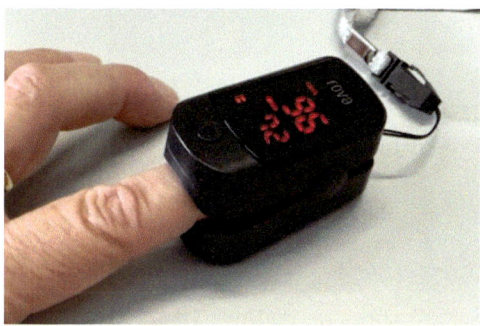

Figura 13-2. Determinación de saturación de oxígeno y frecuencia cardiaca con pulsioximetria.

es importante para evaluar la función respiratoria, detectar hipoxemia, monitorizar enfermedades crónicas, evaluar la eficacia del tratamiento y detectar complicaciones tempranas.

Temperatura corporal

- **Materiales necesarios y posición del paciente** para la exploración: termómetro analógico o digital. Las ventajas y desventajas de los modelos se describen en la tabla 13-1. Es necesario elegir la zona corporal para la medición sabiendo que existen variaciones. El lugar de elección es la zona axilar. En la boca (0,5 °C más que en axila) no debe usarse en personas inconscientes, menores de 5 años o con lesiones bucales. En recto (1 °C más que en axila) no debe usarse si existe patología rectal. El oído se usa preferentemente en niños para evitar movimientos. En la frente se utilizan los termómetros sin contacto.
- **Descripción de la exploración**
  - **Antes de la exploración**: nada que reseñar.
  - **Guía sistematizada de la exploración**: para tomar la temperatura con el termómetro digital se enciende el termómetro, se espera a que se ponga en cero y se coloca en la región elegida. Se espera hasta que el termómetro produzca un sonido que indicará que ya se realizó la medición y se mira en la pantalla la temperatura del paciente.

Para tomar la temperatura con el termómetro analógico se sujeta por el extremo contrario a donde está el bulbo de galinstano. Se verifica que marque por debajo de los 36 °C; de lo contrario, se dará unas sacudidas al termómetro hasta que baje; se coloca el termómetro en la zona elegida, preferentemente la axila del

Tabla 13-1. Tipos de termómetros con sus ventajas y desventajas

	Ventajas	Desventajas
Termómetro analógico (galinstano)*	Medición precisa No tóxico, barato	De cristal Tarda en torno a 4 minutos en la medición
Termómetro digital de contacto	Preciso Buen precio	Necesita pilas
Termómetro digital de frente o pistola (infrarrojos)	No contacto con la piel Cómodo	Menos preciso Caro Necesitan pilas
Termómetro digital de oído (infrarrojos)	Rápido Útil para niños (no están quietos)	Menos preciso Caro Necesitan pilas

* El termómetro de mercurio está prohibido su uso por la Unión Europea desde 2019

paciente, y se espera de 3 a 5 minutos, después de los cuales se procederá a la lectura de la temperatura del paciente.
– **Después de la exploración**

> **!** Si la temperatura está entre 37,5 °C y 38 °C, se considera febrícula. Si la temperatura se encuentra entre 38 °C y 39 °C, se considera fiebre. Si la temperatura se encuentra por encima de 39 °C, hipertermia.

• **Valor de la exploración según la evidencia**: normalmente existe un ritmo circadiano que hace que la temperatura varíe en el transcurso del día, siendo más baja en horas tempranas de la mañana y más elevada en las horas de la tarde. Los cambios en la temperatura pueden ser signos de enfermedades infecciosas, inflamatorias u otras condiciones médicas.

Los factores fisiológicos que alteran la temperatura son la edad que disminuye la temperatura, mientras que el ejercicio, el estrés y la segunda parte del ciclo menstrual pueden aumentar la temperatura. La temperatura por debajo de los 35 °C se considera estado de hipotermia.

Presión arterial

La medida de la PA es una de las técnicas más utilizadas en la práctica clínica diaria (▶ Vídeo 13-1). Su determinación permite realizar el diagnóstico de hipertensión (HTA), realizar el seguimiento y evaluar la efectividad de los tratamientos prescritos. Se realiza por diferentes profesionales sanitarios y por el propio paciente. Según el entorno en que se realice la medición, se consideran:

1. **Toma de PA en consulta**.
2. **Auto medida de presión arterial** (**AMPA**), cuando se realiza en el domicilio del paciente, con un aparato propio.
3. **Monitorización ambulatoria de la presión arterial** (**MAPA**), que se realiza con dispositivos electrónicos que miden durante 24 horas la PA de forma periódica (cada 15-20 minutos durante el período diurno o de actividad y cada 30 minutos durante el nocturno o de descanso).

• **Materiales necesarios y posición del paciente para la exploración**:
– Se precisan **dispositivos automáticos** con amplia disponibilidad en el mercado, que además facilitan las medidas domiciliarias. En los casos de medición manual se precisan **dispositivos aneroides** que están compuestos por un manómetro o una bomba de aire que se infla y un aneroide, que es un dispositivo mecánico que mide la presión del aire. El manómetro o la bomba de aire se infla con una pera de forma manual hasta que la PA arterial alcance el nivel deseado, y el aneroide mide la presión y la muestra en una escala graduada en la pantalla (**Fig. 13-3**).
– La accesibilidad a los dispositivos ponibles (*wearables*) permite la transmisión de datos de forma automática a bases de datos conectadas con los

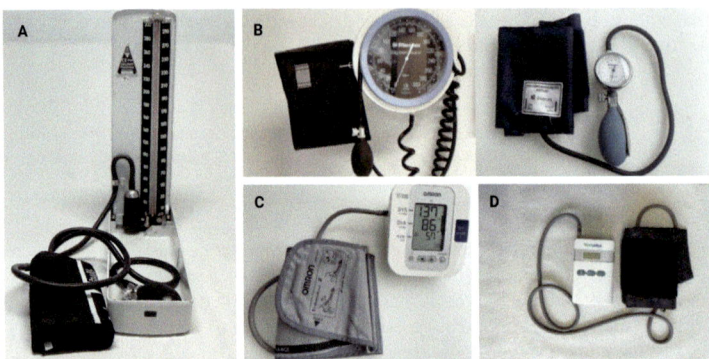

Figura 13-3. Métodos de medida de la PA. **A)** Método auscultatorio clásico de columna de mercurio. **B)** Método auscultatorio aneroide de pared y portátil. **C)** Método automático con tensiómetro digital (útil para la automedida de presión arterial [AMPA]). **D)** Dispositivo automático para la monitorización de la presión arterial [MAPA])

profesionales sanitarios y abre un horizonte a la teleasistencia en coordinación con todos los profesionales. Esta desaconsejada la toma de PA con dispositivos aneroides o de mercurio por ser menos precisos.

- Hay una serie de aspectos generales que afectan a todas las posibles formas de medida de la PA, como son el tipo de dispositivos y los manguitos necesarios en cada caso. Hoy en día los dispositivos semiautomáticos son los más utilizados para las mediciones fuera del entorno clínico. La medida de la PA debe realizarse con aparatos validados y correctamente calibrados. El calibrado debe realizarse según instrucciones del fabricante, al menos anualmente. Desde 2018 existe un estándar universal para la validación de los dispositivos electrónicos, desarrollado por la American Association for the Advancement of Medical Instrumentation, la European Society of Hypertension SH y la International Organization for Standardization (AAMI/ESH/ISO). Se puede encontrar las listas de aparatos validados disponibles en distintas webs (Tabla 13-2).

- Los dispositivos que están validados para adultos pueden no estarlo para otras poblaciones especiales tales como niños, embarazadas o pacientes con arritmias, entre otros. Con relación a la elección del manguito se debe adaptar a la circunferencia del brazo. Si es demasiado estrecho sobreestimará las cifras de PA, pero si es demasiado holgado las infraestimará. Existen tres **tallas de manguitos:** la **estándar**, válida para circunferencias de brazo entre 24 y 42 cm, la **grande** para las superiores a 42 cm y la **pequeña** para las inferiores a 24 cm. El manguito debe colocarse sobre la arteria braquial. La parte inferior debe quedar 2-3 cm sobre la fosa ante cubital. El paciente debe estar en reposo y sin actividad física vigorosa previa (▶ **Vídeo13-2**).

• **Descripción de la exploración**

Tabla 13-2. Direcciones web de dispositivos de presión arterial validados.

Organización	Sociedad	Sitio web
STRIDE BP	European Society of Hypertension- International Society of Hypertension- World Hypertension League	www.stridebp.org
BIHS	British and Irish Hypertension Society	www.bihsoc.org/bp-monitors
VDL	American Medical Asociation	www.validatebp.org
Hypertension Canada	Hypertension Canada	www.hypertension.ca/bpdevices
JSH	Japanese Society oh Hypertension	www.jpnsh.jp/com_ac_wg1.html
No vinculada	dabl®Educational Trust	www.dableducational.org, www.medaval.ie.

- **Antes de la exploración**: los pacientes deben permanecer sentados con la espalda recta, los pies en el suelo y las piernas sin cruzar, en un ambiente tranquilo y reposar al menos 5 minutos antes de la medición. No debe hablar durante las medidas. Debe evitar hacer ejercicio físico, consumir cafeína y tabaco 30 minutos antes. Se debe realizar la medida antes de tomar la medicación si la hubiese. La vejiga debe estar vacía. En la **figura 13-4** se muestran las condiciones adecuadas para la correcta toma de la PA (▶ **Vídeo 13-3**).
- **Guía sistematizada de la exploración**: se deben realizar al menos dos medidas separadas por 1-2 minutos. Si difieren más de 10 mmHg se deben realizar más medidas siendo el valor final la media de las dos últimas. Pueden ser necesarias medidas adicionales en pacientes con arritmias. En estos casos se recomiendan los dispositivos con auscultación, ya que la mayoría de los dispositivos semiautomáticos no están validados para medida en la fibrilación auricular. El manguito debe colocarse a la altura del corazón y con la bolsa inflable del manguito sobre la arteria humeral con el borde inferior del manguito 2,5 cm por encima de la fosa antecubital y asegurar el ajuste homogéneo del manguito. El brazo debe estar apoyado en una mesa y la espalda apoyada para evitar aumentos de la PA por la contracción muscular. En la primera visita debemos realizar la medida en ambos brazos. El brazo con mayores cifras será el brazo control. Diferencias de PAS >10 mmHg deben confirmarse con mediciones repetidas. La diferencia constante de PAS entre brazos >20 mmHg requiere investigación para detectar enfermedad arterial. En la primera visita se debe medir la PA en bipedestación 1 minuto

1 Materiales

- Dispositivo validado y calibrado
- Manguito de tamaño adecuado

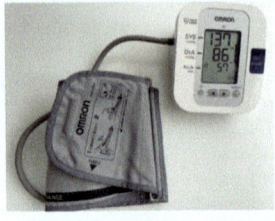

2 Postura

- Paciente sentado con la espalda recta apoyada, los pies en el suelo y piernas sin cruzar
- Brazo horizontal sin ropa y apoyado, con el manguito, a altura del corazón
- Bolsa inflable del manguito sobre la arteria humeral con el borde inferior del manguito 2,5 cm por encima de la fosa antecubital

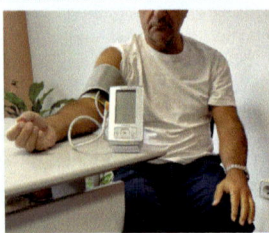

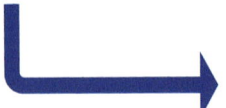

4 Medición

- Al menos dos medidas separadas 1-2 min
- Estar relajado, no hablar durante las medidas y evitar móviles
- Registrar las cifras de presión arterial

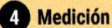

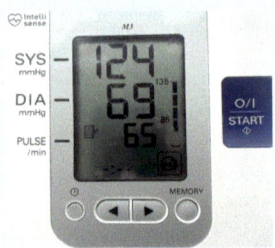

3 Condiciones antes de la medida

- Reposo 5 minutos antes
- Sin actividad física vigorosa previa
- Ambiente tranquilo
- No hablar durante las medidas
- No consumo de cafeína y tabaco 30 min antes
- Medida antes de tomar la medicación
- La vejiga debe estar vacía

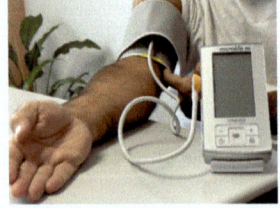

Figura 13-4. Procedimiento de medida de la presión arterial.

y 3 minutos después de estar sentado para descartar ortostatismo, que se define cuando en la exploración hay un descenso de la presión arterial sistólica de al menos 20 mmHg o de la presión arterial diastólica de al menos 10 mmHg en los 3 minutos que siguen a la adopción de la bipedestación. Se debe realizar en pacientes ancianos, diabéticos y en otras condiciones clínicas neurodegenerativas (p.ej., Parkinson, demencia) que puedan producir hipotensión ortostática. Hay que medir la frecuencia cardíaca y utilizar la palpación del pulso para detectar ritmo irregular (○▶ **Vídeo 13-4**). Bien sea con un dispositivo aneroide con pera de inflado o con dispositivos automáticos por encendido manual, el manguito se inflará rápidamente. Esto se hace ya sea bombeando con la pera, o pulsando un botón en el dispositivo automático. El paciente sentirá opresión alrededor del brazo. En el caso de toma manual la válvula del manguito se ira abriendo ligeramente, dejando que la presión descienda de manera lenta. A medida que la presión baja, se registra la lectura cuando se escucha el sonido de la sangre pulsando (presión sistólica). A medida que el aire continúa saliendo, los sonidos desaparecen (presión diastólica). Inflar el manguito con demasiada lentitud o no inflarlo a una presión lo suficientemente alta puede causar una lectura falsa. En el ▶ **Vídeo 13-5** se describe la toma de PA con dispositivo automático.
- **Después de la exploración**: por lo general se requieren al menos 2-3 visitas en intervalos de 1-4 semanas para la evaluación global. No se debe realizar un diagnóstico en una sola consulta, a menos que la PA sea muy alta (PA sistólica/PA diastólica (PAS/PAD) ≥ 180 y/o ≥ 110 mmHg) y haya evidencia de daño orgánico o de enfermedad cardiovascular. Se considera el umbral de HTA con cifras de PA en la clínica ≥ 140 y/o ≥ 90 mmHg.

> **!** En cuanto a la **AMPA** es una técnica útil tanto en el diagnóstico como en el seguimiento de los pacientes tratados. Presenta una serie de ventajas frente a la medida en consulta como son su bajo coste pudiendo reducir visitas al sistema sanitario, permitir la telemonitorización, mejorar adherencia al tratamiento, detectar la hipertensión enmascarada (cifras de PA normales en la consulta y altas en la medición fuera de la consulta, bien por AMPA o MAPA) y de bata blanca (cifras de PA altas en la medida en consulta y normales en la medida fuera de la consulta, bien por AMPA o MAPA), y es el método preferido para seguimiento de pacientes.

Son recomendables los dispositivos validados y, si es posible, con memoria y capacidad de conexión (mediante *bluetooth* o puerto USB) para poder descargar la información. En el caso de dispositivos no conectables, se debe suministrar a los pacientes las hojas de registro para que puedan anotar las cifras de PA. Es fundamental explicar al paciente la técnica de medida correcta y el plan de estas, así como recordar la importancia de compartir sus datos con los profesionales sanitarios. No se recomienda el uso de dispositivos de muñeca o no semiautomáticos. En población especial como embarazadas o población pediátrica, el dispositivo debe estar validado. Sus indicaciones son para el diagnóstico de HTA o antes de cada visita midiendo la PA durante 7 días (como mínimo 3 días). Se deben realizar las medidas por la mañana y por la tarde, midiendo al menos dos veces y dejando pasar un minuto entre cada medición. Anotar cifras sin redondear.

Hay que descartar las mediciones del primer día y la primera medición de los días restantes y realizar la medición antes de la ingesta de alimentos y de la toma de los medicamentos antihipertensivos. Para seguimiento de tratamientos crónicos se recomienda la AMPA con una periodicidad de una o dos veces por semana y como mínimo una vez al mes.

Se considera el umbral de HTA con AMPA en cifras algo inferiores a la medición en consulta clínica ≥135 y/o ≥85 mmHg (Tabla 13-3).

En cuanto a la **MAPA**, distintas guías clínicas lo consideran como el método idóneo para el diagnóstico de la HTA. Además, es la técnica más reproducible, y detecta mejor la correlación de la HTA con la presencia de lesión de órgano diana y enfermedad cardiovascular.

> ! Las **principales indicaciones de la MAPA** son la confirmación diagnóstica de HTA, el diagnóstico diferencial entre HTA verdadera y HTA de bata blanca, la HTA resistente al tratamiento, la evaluación del control de la PA, particularmente en sujetos de riesgo cardiovascular alto, la variabilidad elevada en las tomas de PA en la consulta, la respuesta hipertensiva exagerada durante el ejercicio, la evaluación de síntomas de hipotensión durante el tratamiento, la HTA en la edad pediátrica y en el embarazo, la evaluación de la PA nocturna y del perfil circadiano.

Los valores umbral de HTA o control, que se consideran de la medida de PA según los períodos en la MAPA son: período diurno ≥ 135 y/o ≥ 85 mmHg, período nocturno ≥ 120 y/o ≥ 70 mmHg y período de 24 horas ≥ 130 y/o ≥ 80mmHg (v. Tabla 13-3). En base al descenso nocturno de la PA sistólica se establecen una serie de patrones que son: *Dipper,* si la caída de la PA diurna es entre el 10 y 20 % que es el patrón normal de la caída nocturna de PA; *Dipper* reducido si la caída de la PA diurna es entre el 1 y 10 %; *Riser* o *Dipper* inverso si existe aumento de la PA sistólica por la noche, lo que se asocia a peor pronóstico cardiovascular, y *Dipper* extremo si la caída de la PA sistólica diurna es mayor de 20 %.

Tabla 13-3. Definición de hipertensión según niveles de PA en consulta, automedida o MAPA

Categoría	Sistólica (mmHg)		Diastólica (mmHg)
PA en consulta	≥ 140	y/o	≥ 90
MAPA			
Media diurna (o despierto)	≥ 135	y/o	≥ 85
Media nocturna (o dormido)	≥ 120	y/o	≥ 70
Media de 24 horas	≥ 130	y/o	≥ 80
Automedida PA	≥ 135	y/o	≥ 85

MAPA: monitorización ambulatoria de la presión arterial; PA: presión arterial.

- **Valor de la exploración según la evidencia**: la evaluación de la medida de la PA tanto en la clínica como fuera de la clínica por AMPA o MAPA es fundamental para establecer el diagnostico de HTA y lograr un seguimiento adecuado de los pacientes. Proporciona información valiosa para la prevención, diagnóstico y tratamiento de enfermedades cardiovasculares, y ayuda a tomar decisiones clínicas adecuadas.

PUNTOS CLAVE

- La medición de las constantes vitales refleja las funciones esenciales y básicas del cuerpo humano. Su observación, medición y vigilancia son fundamentales en la evaluación del paciente.
- Las mediciones se deben realizar con equipos específicos correctamente validados, calibrados y de acuerdo con las recomendaciones de medición especificadas para cada variable. Es importante que las mediciones se realicen con precisión.
- Es importante incluir los resultados de las mediciones en la historia clínica y saber comunicar los resultados a los pacientes, familiares y otros profesionales de la salud. Esto requiere habilidades de comunicación y capacidad de explicar la información técnica de una manera comprensible a las personas que no tienen conocimientos médicos.

BIBLIOGRAFÍA

Ball Jane W, Dains Joyce E, Flynn John A, Solomon Barry S, Stewart Rosalyn W. Manual Seidel de Exploración Física. 9ª ed. Barcelona: Elsevier; 2019.

Mendivil de la Ossa J A y Gómez Duque L M. Exploración de los signos vitales. Universidad Cooperativa de Colombia Sede Medellín. [Internet]. Disponible en: https://repository.ucc.edu.co/server/api/core/bitstreams/ce3059de-4234-40e9-905e-d8ce0cbe456a/content.

Pickering TG, et al. Recommendations for blood pressure measurement in humans and experimental animals: part 1: blood pressure measurement in humans: a statement for professionals from the Subcommittee of Professional and Public Education of the American Heart Association Council on High Blood Pressure Research. Circulation. 2005 ,111(5):697 716.

Stergiou GS, et al. 2021 European Society of Hypertension practice guidelines for office and out-of-office blood pressure measurement. J Hypertens. 2021;39(7):1293-1302.

Williams B, et al. 2018 ESC/ESH Guidelines for the management of arterial hypertension: The Task Force for the management of arterial hypertension of the European Society of Cardiology and the European Society of Hypertension. J Hypertens. 2018;36(10):1953- 2041.

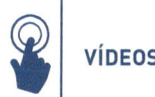 **VÍDEOS**

Cabeza y cuello. Otoscopia y uso de diapasones

14

M. T. Blanco Ramos y J. Vizcaíno Sánchez-Rodrigo

OBJETIVOS DE APRENDIZAJE

- Sistematizar la secuencia de la exploración en cabeza y cuello.
- Identificar adecuadamente con el otoscopio el oído y sus partes.
- Valorar la audición con el diapasón.

SÍNTESIS CONCEPTUAL

En este capítulo se describe la exploración sistemática de la cabeza y el cuello con la inspección y palpación de las estructuras normales, para así facilitar la distinción de las anomalías relevantes que alertan de una patología subyacente.

Se profundiza en el estudio de la hipoacusia con el uso de diapasón e interpretación de los hallazgos exploratorios.

MATERIALES NECESARIOS Y POSICIÓN DEL PACIENTE PARA LA EXPLORACIÓN

Material necesario: oftalmoscopio, optotipo, otoscopio, conos desechables, diapasones (**Fig. 14-1**), linterna, depresor, vaso de agua desechable. Posición del paciente: sentado.

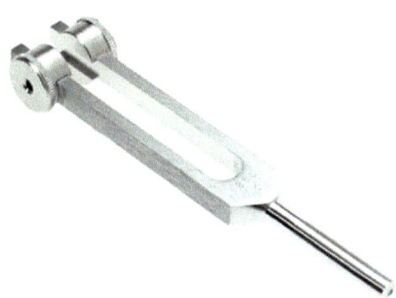

Figura 14-1. Diapasón

DESCRIPCIÓN DE LA EXPLORACIÓN

Antes de la exploración

Tras presentarnos y confirmar los datos del paciente, realizaremos la anamnesis. Una vez realizados estos procedimientos llevaremos a cabo la exploración, cuyo primer paso es el lavado de manos. El paciente desconoce la intención de nuestras maniobras exploratorias, por lo que es muy importante no realizarlas sin haberlas explicado con detalle y haber comprobado que nos ha entendido.

Al finalizar comentaremos los hallazgos exploratorios.

Guía sistematizada de la exploración del estado general

Cabeza

En las **maniobras exploratorias** se evalúan la posición y los movimientos de la cabeza. También se evalúan las características faciales, el cráneo y el cuero cabelludo, y las arterias temporales.

- Cuero cabelludo, incluyendo protuberancias o lesiones.
- Cráneo, incluyendo el tamaño y contorno.
- Cara, incluyendo simetría y expresión facial.
- Piel, incluyendo color, textura, distribución del pelo y lesiones.

> **!** En la **inspección** se evalúan la forma, simetría y tamaño de la cabeza. Se observan la expresión facial, el color y la forma. También se observan las cejas, los párpados, las pestañas, la conjuntiva bulbar y palpebral, así como la conjuntiva del párpado superior.
> En la **palpación**, se evalúan la sensibilidad y la presencia de dolor en la cabeza. Se palpan y evaluan las arterias temporales. También se valoran el cráneo y el cuero cabelludo.

Ojos

Se valora la **agudeza visual** en cada ojo (con optotipos) y los **campos visuales**, si está indicado. A continuación, se realiza la **inspección** (Tabla 14-1; Figs. 14-2, 14-3 y 14-4).

También se observa el **fondo de ojo con un oftalmoscopio** (v. Cap. 27; ▶ Vídeos 14-1 y 14-2).

- **Hallazgos físicos de interés:**
  - **Ptosis:** párpado superior caído que estrecha la hendidura palpebral (trastorno muscular o neurológico) (v. Fig. 14-3).
  - **Ectropión:** giro del margen del párpado inferior hacia el exterior, exponiendo la conjuntiva palpebral (Fig. 14-5).

Tabla 14-1. Inspección de los ojos

Inspeccionar

• Posición y alineación de ojos	Exoftalmos, estrabismo
• Cejas	Dermatitis seborreica
• Párpados	Chalazión, ectropión, ptosis
• Aparato lagrimal	Saco inflamado (dacrocistitis)
• Conjuntiva y esclera	Ojo rojo, ictericia
• Córnea, iris y el cristalino	Opacidad corneal, catarata

Examinar las pupilas

• Tamaño, forma y simetría	Miosis, midriasis, anisocoria
• Reacciones a la luz	Ausente en la parálisis del III par
• Reacción de acomodación	Pupilas de Robertson: no reaccionan a la luz, pero sí a la acomodación

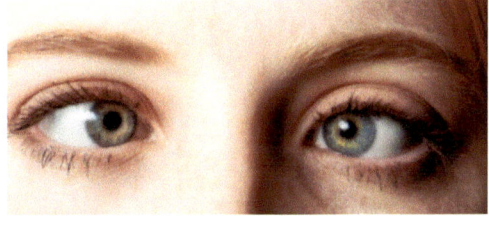

Figura 14-2. Estrabismo.

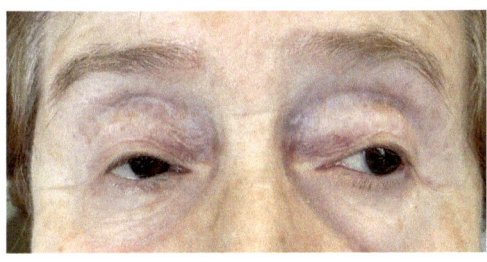

Figura 14-3. Ptosis.

- **Entropión:** giro del margen del párpado inferior hacia el interior, causando irritación de la córnea o la conjuntiva.
- **Pinguécula:** nódulo amarillento inofensivo en la conjuntiva bulbar en cualquiera lado del iris; asociada con el envejecimiento.
- **Epiescleritis:** enrojecimiento ocular localizada por inflamación de los vasos epiesclerales.
- **Orzuelo:** infección de un folículo de la pestaña del párpado (**Fig. 14-6**).
- **Chalazión:** nódulo pequeño en párpado causada por inflamación crónica de glándula de Meibomio.

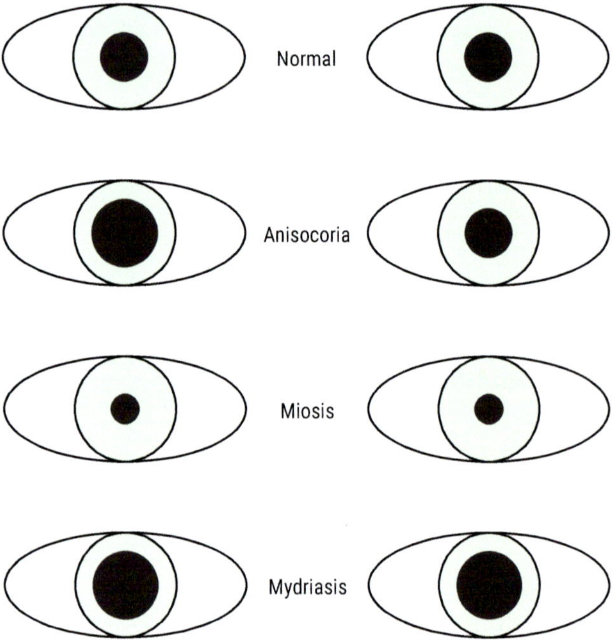

Normal

Anisocoria

Miosis

Mydriasis

Figura 14-4. Alteraciones pupilares.

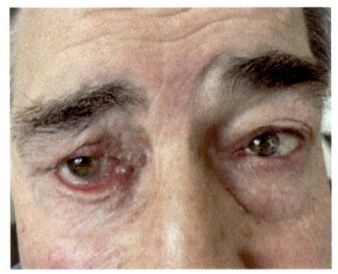

Figura 14-5. Ectropión.

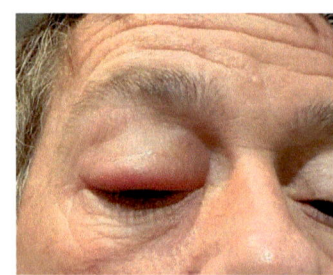

Figura 14-6. Orzuelo.

Oídos

- **Inspección**
  Observación del pabellón auditivo para evaluar la implantación, la estructura y las malformaciones auriculares. Valorar posibles inflamaciones o lesiones cutáneas.

• **Palpación**

! Es importante la palpación seriada de las tres areas: mastoides, palpación bimanual bilateral detectando dolor a la presión, pabellón auricular con su movilización y presión sobre el trago en busca de dolor, y exploración de la los ganglios linfáticos preauriculares y retroauriculares para descartar inflamación de los mismos [▶ **Vídeo 14-3**].

Si sospechamos otitis, moveremos el pabellón auricular y pulsaremos en el trago, lo que provocará dolor intenso en otitis externa.

La presión firme detrás de la oreja, si es dolorosa nos hara sospechar la presencia de mastoiditis.

• **Otoscopia**
  Inspeccionaremos con otoscopio (▶ **Vídeo 14-4**)
  1. Observaremos en **conducto auditivo externo** (canal):
     ▪ Presencia de cerumen.
     ▪ Edema y eritema en otitis externa.
  2. Avanzando visualmente veremos el **tímpano:**
     ▪ Normal (**Fig. 14-7**).
     ▪ Abombado y eritematoso (otitis media aguda).
     ▪ Perforación, supuración, tumoración (diversas patologías subagudas y crónicas).

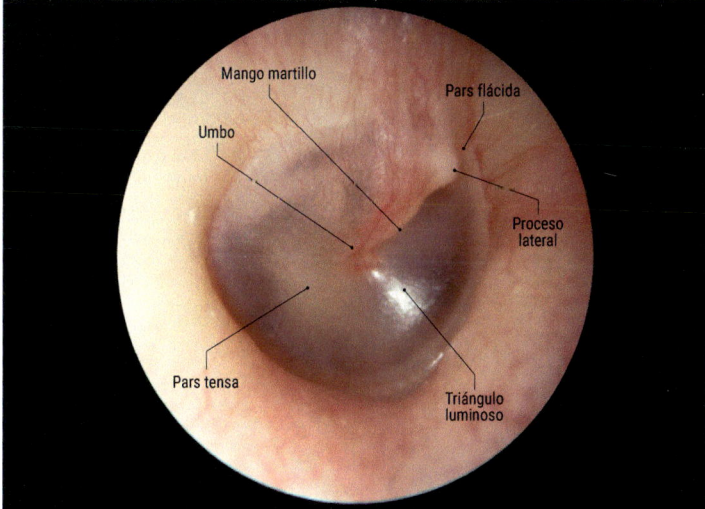

Figura 14-7. Tímpano normal. Tímpano visualizado con el otoscopio por Michael Hawke MD. CC BY-SA 4.0, https://commons.wikimedia.org/w/index.php?curid=40764675

- **Audición**
  Evaluaremos la agudeza auditiva con el **test de voz susurrada**: nos coloca-remos un paso por detrás del paciente, frotaremos los dedos cerca del con-ducto auditivo externo y después susurraremos 3 letras o dígitos y pediremos al paciente que repita la secuencia. Si se confunde en dos o más realizaremos la valoración con diapasón.

- **Pruebas de diapasón**
  Si la audición está disminuida, utilizaremos un diapasón de 128 Hz:

- Test de **Weber**: colocaremos el diapasón vibrante en vértice del cráneo y veremos hacia dónde se lateraliza el sonido.
- Test de **Rinne**: compararemos la conducción aérea y ósea al colocar el dia-pasón, vibrando primero sobre el hueso mastoides y depués cerca del oído.

- **Interpretación**
  En condiciones normales el test Weber se siente de forma similar en los dos oídos (Weber indiferente), y la audición de la vibración del diapasón por vía aérea es más duradera que por vía ósea (Rinne positivo) (**Fig. 14-8**).

  En el ▶ **Vídeo 14-5** se describe cómo realizar una valoración de la audición de manera somera y cómo realizar una prueba con diapasón.

Test de Rinne		Test de Webber
Compara vía ósea y aérea monoaural		Compara vía ósea monoaural

Positivo	Negativo
Mejor audición por vía aérea que por vía ósea	Mejor audición por via ósea que por vía aérea

Centrado
Percibido en línea media

Lateralizado a oído sano
Hipoacusia de percepción

Lateralizado a oído enfermo
Hipoacusia de transmisión

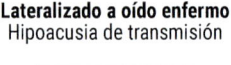

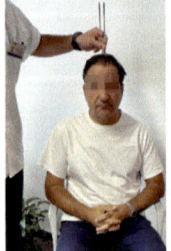

Figura 14-8. Interpretación test de Rinne y test de Weber.

- Hipoacusia de transmisión. El test de Weber lateraliza hacia el oído afectado, se siente mejor la vibración y se oye más por vía osea que por aérea, además presentará Rinne negativo.
- Hipoacusia de percepción. Weber lateraliza hacia oído sano (está afectado el nervio) y se oye más por vía aerea que ósea pero muy acortado en el tiempo, Rinne positivo acortado.

Nariz y senos nasales

- **Inspección**
  La evaluación de la forma y simetría de la nariz es fundamental en el examen físico, ya que las irregularidades pueden ser indicativas de diferentes condiciones médicas. Al inspeccionar la forma y simetría de la nariz, se evalúan varios aspectos: desviaciones de la línea media, una nariz desviada puede ser indicativa de una lesión previa, como una fractura nasal no tratada correctamente. Asimetrías notables: pueden indicar problemas de desarrollo.
- **Palpación**
  Palparemos senos maxilares y frontales: dolor en caso de sinusitis aguda.

Boca y Faringe

- **Inspección** (Tabla 14-2).
- **Palpación**
  Con el uso oportuno de guantes se realizará la palpación de cualquier lesión presente en los labios o la boca, determinando sus límites, induración y presencia de dolor.

Tabla 14-2. Inspección de boca y faringe

Inspección	
• Labios	Cianosis, palidez, queilitis
• Mucosa oral	Aftas
• Encías	Gingivitis, enfermedad periodontal
• Dientes	Caries dental, pérdida de dientes
• Techo de la boca	Paladar ojival
• Lengua, papilas, simetría y lesiones	Anomalías, glositis
• Suelo de la boca	Desviación en parálisis del XII, cáncer
• Faringe, incluyendo color o cualquier exudado, presencia y tamaño de amígdalas	Anomalías de la faringe, faringitis, amigdalitis, absceso periamigdalino
Simetría del paladar blando cuando el paciente dice «ah»	Paladar blando no sube en parálisis de X par

Cuello

- **Inspección**
  Con el cuello en ligera hiperextensión apreciaremos la coloración de la piel, simetría bilateral de los músculos esternocleidomastoideos y trapecios, alineamiento de la tráquea, deformaciones, lesiones cutáneas, cicatrices de cirugías previas y tumoraciones.
- **Palpación**
  - Palparemos las cadenas ganglionares de forma sistemática: mentonianas, submaxilares, cervicales posteriores, yugulares, occipitales, preauriculares, retroauriculares y supraclaviculares.
  - Palparemos la posición de la tráquea, inmediatamente inferior al cartílago cricoides centrada en línea media.
- **Exploración de la glándula tiroides**
  - En reposo: el paciente estará sentado en un taburete a una altura adecuada que nos permita apoyar las manos en la zona supraclavicular y colocaremos los dedos a los lados de la tráquea, justo debajo del cartílago cricoides. Normalmente no se palpa salvo en niños y embarazadas.
  - Con el paciente tragando agua: situados detrás del paciente, colocaremos las manos apoyadas en los hombros del paciente, con el dedo pulgar por detrás y el resto de dedos a los lados de la tráquea, debajo del cartílago cricoides (Fig. 14-9).
  - En reposo y a medida que el paciente traga agua, si se detecta aumento o nódulos describiremos su tamaño y consistencia. Si aumenta de tamaño y es sensible al tacto puede ser tiroiditis.
  - En el ▶ Vídeo 14-6 se describe cómo realizar una exploración del cuello y la glándula tiroides.

- **Después de la exploración**
  Explicaremos al paciente los hallazgos. Si tras la exploración no se consigue precisar el diagnóstico, o si es necesario confirmalo, se realizarán exploraciones complementarias: estudios de imagen (radiografía, ecografía, punción aspirativa con aguja fina) según los protocolos de cada patología de sospecha. Las siguientes características clínicas son señales de alerta que deberían aumentar la sospecha de malignidad en el contexto de un bulto en el cuello:

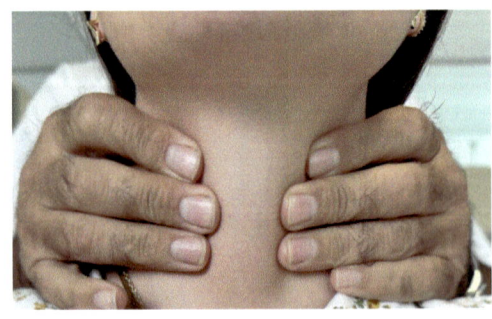

Figura 14-9. Exploración tiroides.

– Una masa dura y fija.
– Paciente mayor de 35 años con bulto en el cuello.
– Antecedentes de ronquera persistente o disfagia.
– La presencia de úlcera persistente o de leucoplasia en mucosa oral.
– La presencia de dolor de oído unilateral (referido desde la base de la lengua).

VALOR DE LA EXPLORACIÓN SEGÚN LA EVIDENCIA

• ¿Cuál es la precisión de la prueba de la voz susurrada? Bastante precisa. Tiene una sensibilidad, especificidad y cocientes de probabilidad excelentes. Por lo tanto, una prueba positiva indica una pérdida auditiva significativa, mientras que un resultado negativo la descarta.

• ¿Cúal es la precisión de las pruebas de diapasón? Rinne es bastante preciso para detectar la pérdida auditiva conductiva. Weber, por el contrario, es mucho menos precisa (tiene buena especificidad pero poca sensibilidad) porque muchos pacientes con pérdida auditiva unilateral (de cualquier tipo) no exhibirán lateralización. Las pruebas también tienen otras limitaciones, por ejemplo, no pueden identificar una pérdida auditiva bilateral y simétrica.

 PUNTOS CLAVE

• La exploración de la cabeza y el cuello suele ser una de las primeras actuaciones dentro d la exploración clínica reglada.
• Es muy importante conocer bien el manejo del oftalmoscopio, el otoscopio y de los diapasones para valorar con detalle y eficacia estas áreas corporales.
• Debemos saber detectar los datos de alarma para decidir exploraciones y pruebas complementarias.
• Es importante incluir los resultados de la exploración en la historia clínica y comunicar los resultados a los pacientes.

BIBLIOGRAFÍA

Bickley L S, Szilagyi P G, Hoffman R M. Bates' Pocket Guide to Physical Examination and History Taking. 9ª ed. Filadelfia: LWW; 2020.
Geeky Medics OSCE . OSCE guides, clinical ©. Lytchett House, 13 Freeland Park, Wareham Road, Poole, Dorset , BH16 6FA. England and Wales. 2022
López J, Valor C, Raboso E. Hipoacusia. FMC.2023; 2(30): 85-89.

 **VÍDEOS**

Exploración del tórax I. Técnicas en aparato respiratorio

15

E. Calvo Corbella y J. Landa Goñi

OBJETIVOS DE APRENDIZAJE

- Preparar el ambiente correctamente, así como una adecuada actitud del clínico ante la exploración del aparato respiratorio.
- Sistematizar la secuencia de la exploración de los pulmones.
- Identificar los pasos a seguir después de realizar la exploración.

SÍNTESIS CONCEPTUAL

En este capítulo se desarrollan las habilidades y la sistemática necesarias para realizar correctamente la exploración del aparato respiratorio.

Una vez realizada, la anamnesis nos informará de síntomas comunes o preocupantes en relación con posibles patologías del aparato respiratorio (tos, ruidos respiratorios, disnea, dolor torácico, etc.) y nos ayudará a interpretar los hallazgos de la exploración, dando sentido y fuerza a su validez. Deberemos ser conscientes de la posibilidad de obtener falsos positivos y negativos en nuestra exploración, dependiendo de nuestra experiencia y habilidad como exploradores. Siempre deberemos interpretar esos hallazgos en el contexto de la historia del paciente.

Para ello, es necesaria una correcta preparación del clínico antes de realizar la exploración, la aplicación de una sistemática propia de la exploración del aparato respiratorio y, una vez finalizada, disponer de un plan de actuación que indique la sospecha diagnóstica y las pruebas complementarias que se van a requerir.

MATERIALES NECESARIOS Y POSICIÓN DEL PACIENTE PARA LA EXPLORACIÓN

Los materiales necesarios para la exploración del aparato respiratorio son: cama o camilla de exploración con sabanilla, guantes no estériles y estetoscopio. Opcionalmente, pulsioxímetro y ecógrafo portátil.

! La posición del paciente será en bipedestación, sentado y tumbado en decúbito supino.

DESCRIPCIÓN DE LA EXPLORACIÓN DEL APARATO RESPIRATORIO

Antes de la exploración

Para la preparación del clínico antes de realizar la exploración es muy importante la disposición adecuada del escenario en la consulta y la actitud profesional del clínico ante la exploración. Describimos a continuación las circunstancias ineludibles que se deben tener en cuenta:

- Comprobaremos la iluminación y ambiente de la consulta.
- Prepararemos con educación y respeto el acercamiento al paciente. Debemos hacer que el paciente se sienta cómodo y confiado.
- Cuidaremos el aspecto personal: pijama y bata limpia.
- Explicaremos el examen que vamos a realizar.
- Observaremos las medidas universales de precaución: lavarse las manos antes y después de examinar al paciente y valorar la posibilidad de usar mascarilla FP2 en pacientes con sospecha de contagio por vía respiratoria.
- Determinaremos el alcance de la exploración: exploración exhaustiva o enfocada en un problema.
- Debemos tener clara la secuencia de realización de la exploración (automatismo).

Guía sistematizada de la exploración del aparato respiratorio

A continuación detallaremos cómo se explora (técnicas de examen) y el valor de la exploración (resultados posibles).

Introducción

Antes de comenzar, debemos seguir los siguientes pasos (▶ **Vídeo 15-1**):

- En primer lugar, nos presentaremos y confirmaremos algunos datos del paciente: nombre / fecha de nacimiento.
- Una vez realizada la anamnesis y al realizar el proceso exploratorio, nos lavaremos las manos, explicaremos el examen que vamos a a realizar y obtendremos el consentimiento verbal para la exploración.
- Expondremos el tórax del paciente.
- Antes de comenzar la exploración preguntaremos si el paciente en ese momento tiene alguna molestia que impida realizar dicha exploración.

Inspección general

El siguiente paso es la realización de una inspección general del paciente.

En la **figura 15-1** y el ▶ **Vídeo 15-2** se describen los puntos topográficos de referencia para situar la localización y extensión de los hallazgos exploratorios. Es

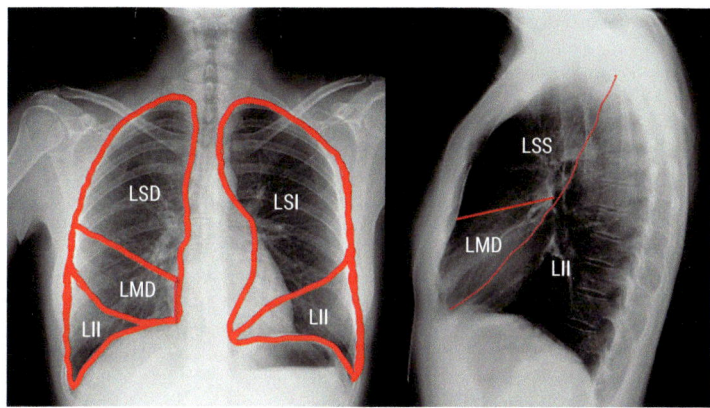

Figura 15-1. Localización de lóbulos pulmonares. LSD: lóbulo superior derecho; LSS: lóbulos superiores superpuestos; LM: lóbulo medio; LII: lóbulos inferiores superpuestos; LID: lóbulo inferior derecho; LII: lóbulo inferior izquierdo.

conveniente tener un orden y conocer unos referentes anatómicos para realizar la exploración. La línea medio clavicular y axilar anterior, las clavículas y escápulas y los espacios intercostales (C) en torno a C2, C3, C4, C6, C7 y C8 en la cara anterior, y en las vértebras torácicas (T) T1, T3, T7 y T9-10 en hemitórax posterior, orientan la ubicación de los hallazgos y nos refieren a los campos pulmonares subyacentes (**Fig. 15-2**).

!   Realizaremos una valoración en situación estática y otra en situación dinámica.

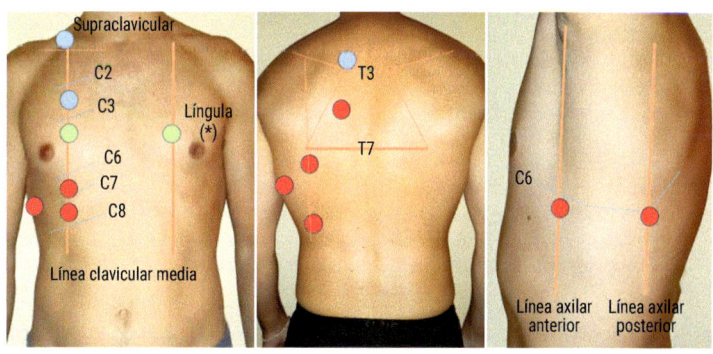

● Lóbulo superior   ● Lóbulo inferior   ○ Lóbulo medio
(*): en mujeres, el punto de língula está bajo C4

Figura 15-2. Localización anatómica de los focos auscultatorios de los lóbulos pulmonares.

- **Situación estática** (▶ **Vídeo 15-3**).
  - Valoración en bipedestación y/o sentado (según pueda el paciente):
    - Postura: asimetrías como la escoliosis y la cifosis pueden asociarse a alteraciones ventilatorias. El tórax «en tonel» se asocia con enfermedad pulmonar obstructiva crónica (EPOC)/enfisema. Existen otras deformidades del esternón (tórax en pichón o en quilla) sin repercusión clínica. El aleteo nasal, la retracción costal y la sobreexposición de los músculos accesorios (esternocleidomastoideo, supraclaviculares) indican dificultad respiratoria.
    - Coloración de la piel y mucosas. La palidez y la cianosis pueden acompañar a la disnea, que no es siempre de origen respiratorio.
    - Patrón venoso.
    - Cicatrices: centrales (esternotomía, toracotomía), en clavícula (marcapasos) o media axilar (drenajes, toracotomía lateral).
    - En las manos buscaremos acropaquías, estigmas de uso de esteroides o manchas de nicotina.
    - En los brazos valoraremos la temperatura y el temblor (asterixis).
    - En tonel en EPOC/enfisema. Cicatrices centrales (esternotomía, toracotomía, en clavícula (marcapasos) o media axilar (drenajes, toracotomía lateral).
  - Valoración en decúbito supino, con una inclinación del tórax de 45°. Medimos la presión venosa yugular (aumenta en *cor pulmonale*) y la distancia cricoesternal (normal si 3-4 dedos).

- **Situación dinámica** (▶ **Vídeo 15-4**).
  - **Frecuencia respiratoria:**
    - **Taquipnea:** frecuencia respiratoria mayor de lo normal. En recién nacidos hasta 1 año: 30-60 rpm; de 1 a 3 años: 24-40 rpm; de 3 a 6 años: 22-34 rpm; 6 a 12 años: 18-30 rpm; 12 a 18 años: 12-16 rpm; adultos: 12-20 rpm.
    - **Polipnea:** igual a taquipnea, pero con respiraciones profundas
    - **Bradipnea:** respiración lenta.
  - **Patrón respiratorio:**
    Estaremos alerta a las alteraciones en la frecuencia y ritmo:
    - **Respiración de Kussmaul:** respiraciones amplias y frecuentes, sin apnea. Asociadas a acidosis (**Fig. 15-3 A**).
    - **Respiración de Cheyne-Stokes:** respiraciones frecuentes e irregulares con amplitud creciente-decreciente hasta intercalar pausas de apnea. Asociada a disminución de la sensibilidad ante $PaCO_2$ (**Fig. 15-3 B**).
    - **Respiración de Biot:** respiraciones amplias y rítmicas, con pausas de apnea. Asociada a lesiones graves del sistema nervioso central (**Fig. 15-3 C**).

Inspección específica

- **Palpación** (▶ **Vídeo 15-5**).
  - **Puntos dolorosos:** presencia de puntos dolorosos o nódulos en el tórax, adenopatías, aire subcutáneo, edema, etc.

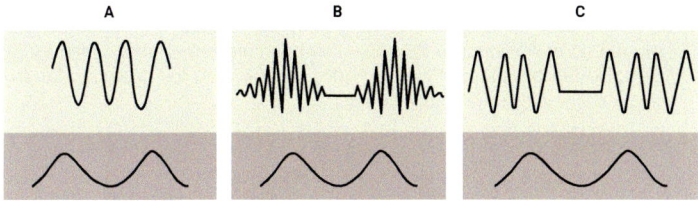

Figura 15-3. Ejemplos de patrones respiratorios anómalos. **A)** Respiración de Kussmaul. **B)** Respiración de Cheyne-Stokes. **C)** Respiración de Biot.

– **Amplitud respiratoria o expansión torácica:** nos colocamos siempre detrás del paciente. Para valorar la parte superior del tórax, colocamos nuestras manos sobre ambos hombros, de forma que los pulgares estén encima de las apófisis espinosas de las vértebras y los dedos índice y medio sobre la clavícula. Para valorar la base, se colocan las manos de forma simétrica a la altura de D10 con los pulgares hacia dentro y las palmas abrazando la espalda. En ambas posiciones (parte superior y base) observaremos el aumento del diámetro anteroposterior y transverso del tórax al realizar la respiración. Este cambio de la amplitud torácica está disminuido en la atelectasia masiva o en la neumonía.

– **Frémito o vibración vocal:** apoyamos las palmas de las manos en varios puntos de la espalda para notar la transmisión de la vibración de la voz hablada (p. ej., pronunciando «treinta y tres»). Un derrame pleural o un neumotórax pueden disminuir el frémito, detectable al comparar con las zonas sanas. Una condensación anexa a la pared torácica puede aumentarla.

• **Percusión**
El aire en los pulmones produce una resonancia o sonoridad al percutir sobre la pared torácica. Se detectan variaciones según la topografía: mayor en el vértice pulmonar derecho (anterior), región interescapular y bases (posterior). Tomamos como referencia la línea media clavicular derecha e izquierda y la zona paravertebral posterior derecha e izquierda. Hay una variante de validez discutible, que consiste en la auscultación del sonido originado al percutir en la pared del tórax (▶Vídeo 15-6).

– **Hiperresonancia:** aumento del grado de resonancia. Puede indicar neumotórax.

– **Timpanismo:** es una resonancia mayor a la encontrada en el pulmón, habitual al percutir en hemitórax izquierdo sobre las vísceras abdominales.

– **Matidez:** es la desaparición en grado extremo de la resonancia, ocurre sobre en la región precordial y en la suprahepática.

– **Submatidez:** asociado a derrame pleural, neumonía. Es mayor en hemitórax anterior por la presencia del corazón.

• **Auscultación:**
Utilizaremos el estetoscopio, principalmente el diafragma. El paciente respirará con la boca abierta, más rápido y profundo de lo habitual en él. Si tiene tos, permitiremos que tosa o expectore antes de auscultar, para evitar que se puedan artefactar los hallazgos auscultatorios. (▶Vídeos 15-7 y 15-8). Debe-

remos seguir un orden, empezando por el tórax posterior, de arriba a abajo y de lado a lado, comparando ambos hemitórax, dibujando un patrón en «Z» (aunque no es obligatorio) (**Fig. 15-4**). Acabaremos en el tórax anterior (**Fig. 15-5**). Existen tres categorías de sonidos respiratorios: los naturales, la resonancia vocal y los ruidos adventicios.

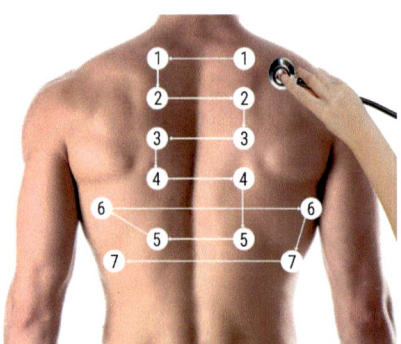

Figura 15-4. Localización de focos auscultatorios (visión externa).

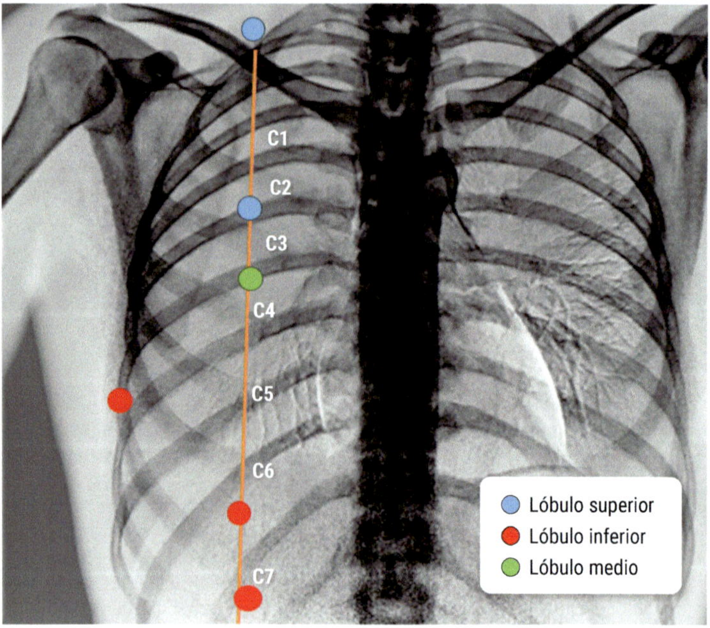

Figura 15-5. Localización de focos auscultatorios, cara anterior (visión interna).

- **Naturales:** 1) Laringotraqueal: en cuello anterior, sobre esternón y zona traqueal. 2) Bronquial: es una variante del anterior, que corresponde a bronquios mayores y proximales, en la parte superior de tórax derecho. 3) Murmullo vesicular: corresponde a la respiración más periférica. Predomina en la fase inspiratoria (al parecer, la espiratoria se origina en vías más proximales).
- **Resonancia vocal** (ver más adelante).
- **Adventicios**: existen múltiples denominaciones según la bibliografía de referencia. Robertson, en 1957, establece la terminología ya habitual, pero en 1997 un Consenso Internacional acordó unificar la denominación de los sonidos anómalos tal y como exponemos a continuación (▶ Vídeo 15-9).
  - **Variaciones cuantitativas del murmullo vesicular**
    - ○ Aumentada: en hiperventilación pulmonar general o localizada, de manera supletoria, cuando está afectado el pulmón contralateral.
    - ○ Disminuida: en hipoventilación pulmonar por defecto en la producción (enfisema, atelectasia) o en la transmisión del sonido (obesidad, derrame pleural, neumotórax).
  - **Resonancia vocal**
    Sonidos de la voz hablada transmitida a la pared torácica. Habitualmente la voz hablada por el paciente y transmitida a la pared torácica es apagada y las palabras son ininteligibles. Se suelen utilizar las expresiones «uno, dos, tres» o «noventa y nueve». Hay variaciones patológicas que requiere la transmisión de frecuencias más altas (> 300 Hz) que las habituales (100-200 Hz):
    - ○ **Broncofonía**: la voz se nota más fuerte de lo normal, como si se emitiera directamente al estetoscopio, aunque las palabras no son inteligibles.
    - ○ **Pectoriloquia**: la voz se percibe clara y articulada y es inteligible. Puede ser **simple** (cavernas) o **susurrada** (derrame pleural, condensaciones).
    - ○ **Egofonía:** la voz se percibe temblorosa, como el balido de una cabra. Si pronunciamos «EE» se percibe como «AY» o «I» como «A» (condensación, derrame moderado o en resolución).
  - **Ruidos agregados**:
    En la tabla 15-1 resumimos las características principales (fase respiratoria, duración, frecuencia, cualidad, localización y causa).
    - ○ **Soplo:** es la transmisión del sonido bronquial a zonas donde sólo se oye normalmente murmullo vesicular.
      - a. Soplo tubárico: soplo rudo, intenso, de tonalidad alta, que se incrementa con la inspiración máxima. Aparece en la contigüidad de una condensación pulmonar (atelectasia, neumonía, tumores pulmonares y mediastínicos).
      - b. Soplo cavernoso: similar al tubárico, pero sonido más grave y de predominio espiratorio. Aparece en condensaciones peri cavitarias superficiales (absceso vacío, caverna tuberculosa, bronquiectasias). Se llama **soplo anfórico** a una variante de carácter metálico, espiratoria e inspiratoria en grandes cavernas, neumotórax o hidroneumotórax.

Tabla 15-1. Relación signo-síntoma-enfermedad con la validez de la prueba

Signo	Síntoma	Patología	Sensibilidad/especificidad (%)	Cociente de verosimilitud ante presencia del hallazgo	Cociente de verosimilitud ante ausencia del hallazgo
Palpación					
Expansión asimétrica del tórax	Tos aguda	Neumonía	5 / 100	44,1	NS
Disminución del frémito		Derrame pleural	82 / 86	5,7	0,2
Percusión					
Matidez en percusión	Fiebre y tos	Neumonía	4-26 / 82-99	3,6	NS
Auscultación					
Disminución de ruidos respiratorios	Fiebre y tos	Neumonía	7-60 / 73-98	2,4	0,8
Ruidos asimétricos tras intubación	Fiebre y tos	Intubación de bronquio principal derecho	28-83 / 88-98	12,8	0,5
Ruidos respiratorios bronquiales	Fiebre y tos	Neumonía	14-19 / 94-96	3,3	0,9
Egofonía	Fiebre y tos	Neumonía	4-16 /96-99	4,1	NS
Disminución de resonancia vocal		Derrame pleural en pacientes hospitalizados	76 / 88	6,5	0,3
Crepitantes	Fiebre y tos	Neumonía	19-67 / 36-97	2,8	0,8
Crepitantes	Trabajador del amianto	Fibrosis pulmonar	81 / 86	5,9	0,2Roce pleural
Crepitantes inspiratorios tempranos		EPOC	25-77 / 97-98	14,6	NS
Sibilancias no forzadas		EPOC	13-56 / 86-99	2,6	0,8
Sibilancias no forzadas	Fiebre y tos	Neumonía	4-36 / 50-96	0,8	NS
Sibilancias	Prueba de metacolina	Asma	44 / 93	6	0,6
Roce pleural		Derrame pleural	5 /99	NS	NS
Roce pleural		Embolia de pulmón	1-14 / 91-99	NS	NS

Elaborado a partir de McGee, 2022. EPOC: enfermedad pulmonar obstructiva crónica.

○ **Sibilancias**: son ruidos continuos (espiratorios en el 30-60 % de los casos) y de alta frecuencia (>= 400 Hz). Indican vibración de las paredes contiguas al bronquio fino afectado por una obstrucción. Si son de baja frecuencia (<= 200 Hz) se denominan **roncus.** Pueden aparecer como variante de la normalidad en la mayoría de los pacientes, después de realizar una espiración forzada. El tono más agudo y la duración más prolongada se asocian a mayor gravedad de la obstrucción.

○ **Crepitantes**: son discontinuos, ocurren al principio, durante o al final de la inspiración y pueden ser secos y húmedos, gruesos y finos. Estas son características ligadas a determinadas patologías (v. Tabla 15-1). También se denominan estertores (*rales* o *crackles* en inglés). Existen variaciones de la normalidad como crepitantes asociados a la postura supina (ausentes estando sentados) o asociados a una espiración forzada previa (hasta en un 60 % de personas sanas).

○ **Estridor**: es similar a la sibilancia, pero ocurre sólo en la fase inspiratoria, de unos 400 Hz. Indica una obstrucción de las vías respiratorias superiores.

○ **Roce pleural**: es un ruido asociado a enfermedad pleural. Puede tener carácter crepitante, pero el 65 % del ruido es espiratorio, mientras que los crepitantes sólo son espiratorios en el 10 % de la fase auscultatoria.

VALOR DE LA EXPLORACIÓN DEL APARATO RESPIRATORIO SEGÚN LA EVIDENCIA

Interpretación de los hallazgos en la exploración física: en la tabla 15-2 enumeramos los diferentes signos y síntomas que, asociados a la exploración, dan la probabilidad diagnóstica mediante el cociente de verosimilitud o *Likehood Ratio*. En la tabla 15-3 se listan ejemplos de concordancia entre exploradores aplicando el coeficiente kappa.

Tabla 15-2. Características principales de los sonidos adventicios pulmonares

	Estertores finos	Estertores gruesos	Sibilancias	Roncus	Estridor	Roce pleural
Término en inglés	Fine Crackles	Coarse Crackles	Wheeze	Ronchi	Stridor	Pleural rub
Fase Respiratoria	Final de inspiración	Inicio Inspiración (puede llegar a espiración)	Predominio Espiración (puede ser inspiración/espiración)	Predominio espiración (puede ser inspiración)	Inspiración/espiración	Inspiración/espiración
Duración	Discontinuo < 250 msg	Discontinuo < 250 msg	Continuo > 250 msg	Continuo > 250 msg	Continuo > 250 msg	Continuo o discontinuo
Frecuencia	Alta	Baja	Alta	Baja (pero se oye alto)	Alta	Baja
Cualidad	«Crepitar de fuego»	«Burbujeante»	Musical, sibilante	Chirriante, «graznido»	Chirriante, «graznido»	Chirriante y áspero, dolor inspiración o con la tos
Cambio con la tos	No	No	No	Sí	No	No
Localización	Vías pequeñas	Bronquios (vías grandes)	Todo el árbol respiratorio	Vías grandes (tráquea y bronquios)	Vía superior, origen traqueal	Paredes pleurales
Causas	Fibrosis pulmonar, Insuficiencia cardiaca, atelectasias, neumonía	Insuficiencia cardiaca con edema de pulmón, neumonía, bronquiectasias, infección con secreción de moco	Asma, EPOC, infección pulmonar vírica	Bronquitis, neumonía, EPOC	Epiglotis, croup, cuerpo extraño traqueal	Neumonía, TEP, tuberculosis, pleuresía, neo pulmonar

EPOC: Enfermedad pulmonar obstructiva crónica; TEP: tromboembolismo pulmonar.

Tabla 15-3. Exploración de Aparato respiratorio con coeficientes Kappa sustanciales o superiores (> 0,6)

	Prueba	Coeficiente kappa[*]
Inspección	Acropaquias	0,64
	Respiración de Kussmaul	0,70
	Expansión asimétrica del tórax	0,85
	Tórax en tonel	0,62
Palpación	Descenso traqueal inspiratorio	0,62
	Disminución del frémito	0,24-0,86
Percusión	Matidez	0,16-0,84
Auscultación	Disminución de resonancia vocal	0,78
	Crepitantes	0,21-0,65
	Sibilancias	0,43-0,93

Adaptada de MacGee, 2022.
(*) El coeficiente kappa mide el grado de acuerdo observado entre 2 o más observadores descontando el acuerdo obtenido por azar).

PUNTOS CLAVE

- La exploración sistemática y ordenada del aparato respiratorio es, junto a la anamnesis, el paso previo obligado antes de hacer petición de pruebas complementarias y establecer un diagnóstico.
- La inspección estática y dinámica, la palpación, la percusión y la auscultación son las maniobras exploratorias que hay que realizar.
- El conocimiento de unos puntos de referencia topográficos orienta la exploración del tórax.
- Es conveniente conocer la validez de las exploraciones que realizamos (cociente de verosimilitud, valor predictivo positivo y negativo, sensibilidad y especificidad).

BIBLIOGRAFÍA

Breath Sounds – Wheezes.Accesible en: HYPERLINK "https://www.bing.com/videos/riverview/relatedvideo?q=free%20respiratory%20sounds%20&mid=1B912D0CE49ED03951CD1B-912D0CE49ED03951CD&ajaxhist=0"Bing Vídeos YouTube Drparth2008. Consultado el 7 de Noviembre de 2023.

Bronchial Breath Sounds - Lung Sounds – Medzcool. Accesible en: HYPERLINK "https://www.bing.com/videos/riverview/relatedvideo?q=free%20respiratory%20sounds%20&mid=1282F624E5C0F89C89691282F624E5C0F89C8969&ajaxhist=0"Bing Vídeos YouTube Medzcool. Consultado el 7 de Noviembre de 2023.

Douglas G., Nicol F., Robertson, C. Macleod´s Exploración Clínica. 13ª Ed. Barcelona: Elsevier; 2014.

European Respiratory Society e-learning resources. Reference Database of Respiratory Sounds. [Internet]. Disponible en: HYPERLINK "http://www.ers-education.org/sounds"www.ers-education.org/sounds (Requiere subscripción)

Fine crackles. Accesible en: HYPERLINK "https://www.bing.com/videos/riverview/relatedvideo?q=free%20respiratory%20sounds%20&mid=AA6458AC1D99EF5DA1C2AA6458AC-1D99EF5DA1C2&ajaxhist=0"Bing Vídeos YouTube Abdullah Jomaah. Consultado el 7 de Noviembre de 2023.

Lung sounds – crackles. Accesible en: HYPERLINK "https://www.bing.com/videos/riverview/relatedvideo?q=free%20respiratory%20sounds%20&mid=1F9C808B5860305211B21F9C-808B5860305211B2&ajaxhist=0"Bing Vídeos YouTube Johann Sulser. Consultado el 7 de Noviembre de 2023.

Lung sounds (respiratory auscultation sounds). Accesible en: HYPERLINK "https://www.bing.com/videos/riverview/relatedvideo?q=free+respiratory+sounds+&mid=E7CCF-2827471CE8F7BCDE7CCF2827471CE8F7BCD"Bing Vídeos YouTube Geeky Medics. (Consultado el 7 de Noviembre de 2023).

Lung Sounds Collection - EMTprep.com.Accesible en: HYPERLINK "https://www.youtube.com/watch?v=KRtAqeEGq2Q"(4644) Lung Sounds Collection - EMTprep.com - YouTube HYPERLINK "https://www.youtube.com/@Emtprep"EMTprep. Consultado el 7 de Noviembre de 2023.

McGee S. Diagnóstico físico basado en la evidencia. 5ª ed. Barcelona: Elsevier; 2022.

Normal Breath Sound. Accesible en: HYPERLINK "https://www.bing.com/videos/riverview/relatedvideo?q=free%20respiratory%20sounds%20&mid=A6E4F34553C9E2C69FDBA6E-4F34553C9E2C69FDB&ajaxhist=0"Bing Vídeos.YouTube Thinklabs. Consultado el 7 de Noviembre de 2023.

Pasterkamp H, Brand PLP, Everard M, Garcia-Marcos L, Melbye H, Priftis KN. Towards the standardisation of lung sound nomenclatura. European Respiratory Journal 2016; 47: 724-732. DOI: 10.1183/13993003.01132-2015. Disponible en: HYPERLINK "https://erj.ersjournals.com/content/47/3/724"Towards the standardisation of lung sound nomenclature | European Respiratory Society (ersjournals.com)

Stridor (Laryngomalacia in Infant).Accesible en: HYPERLINK "https://www.bing.com/videos/riverview/relatedvideo?q=free%20respiratory%20sounds%20&mid=141DDF3DC9A6BF-7BB10C141DDF3DC9A6BF7BB10C&ajaxhist=0"Bing Vídeos YouTube Thinklabs. Consultado el 7 de Noviembre de 2023.

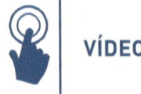 **VÍDEOS**

Exploración del tórax II. Corazón

16

M. F. Prado Gutiérrez, A. Velázquez García, J. Vizcaíno Sánchez-Rodrigo y J. M. Arribas Blanco

OBJETIVOS DE APRENDIZAJE

- Preparar el ambiente adecuadamente, así como una correcta actitud del clínico ante la exploración.
- Sistematizar la secuencia de la exploración cardíaca.
- Conocer los signos físicos que pueden requerir una actitud terapéutica urgente.
- Identificar los hallazgos normales y patológicos en la exploración del corazón.
- Identificar los pasos a seguir después de la exploración.

SÍNTESIS CONCEPTUAL

En este capítulo se desarrollan las habilidades y la sistemática necesarias para realizar correctamente la exploración cardíaca.

Después de realizar la anamnesis que nos muestra síntomas en relación con posibles patologías cardíacas, es necesario realizar una exploración clínica exhaustiva y sistemática para determinar las posibles causas y establecer el diagnóstico de sospecha.

Es necesaria una correcta preparación del clínico y de la sala antes de realizar la exploración.

Para detectar ciertos sonidos en la auscultación se necesita concentración y destreza. La primera se logra en un ambiente tranquilo y silencioso, y la segunda se consigue con práctica, repitiendo las técnicas exploratorias con un apoyo adecuado. En este capítulo pretendemos formar parte de ese apoyo.

Una vez finalizada la exploración debemos explicar al paciente los hallazgos y disponer de un plan de actuación que indique las pruebas complementarias que se van a precisar y la actitud terapéutica, inmediata o diferida, en caso de que se requiera.

MATERIALES NECESARIOS Y POSICIÓN DEL PACIENTE PARA LA EXPLORACIÓN

- **Materiales necesarios:** cama o camilla de exploración articulada, sabanilla, fonendoscopio y dos reglas, una de ellas al menos debe ser centimetrada.
- **Posición del paciente:** La exploración se inicia con el paciente en sedestación y continúa con el paciente en decúbito supino. Se puede elevar un poco la cabecera de la camilla para que el paciente se sienta más cómodo. Para realizar determinadas técnicas de exploración necesitaremos elevar la cabecera de la camilla a 45°, o pedirle al paciente que vuelva a sedestación. En otros momentos de la exploración podemos necesitar que se coloque en decúbito lateral izquierdo. El médico debe colocarse a la derecha del paciente.

DESCRIPCIÓN DE LA EXPLORACIÓN DEL CORAZÓN

Antes de la exploración

Tendremos en cuenta la preparación adecuada del escenario en la consulta. Debemos asegurar una sala tranquila y en silencio. Muchos ruidos y soplos cardíacos débiles son inaudibles a menos que haya un silencio total (▶ **Vídeo 16-1**).

Es muy importante la actitud profesional del clínico ante la exploración. Debemos preparar con educación y respeto el acercamiento al paciente, presentarnos, indicarle que vamos a realizar un estudio físico que creemos necesario, conseguir su consentimiento (explícito o implícito) y explicar en qué va a consistir la exploración. Después le pedimos que deje su torso desnudo y se siente en la camilla. En las mujeres se puede realizar la exploración con sujetador. En algún momento quizá necesitemos pedirle que se lo quite, y debemos advertirle. Realizamos higiene de manos y procedemos a realizar el examen, explicando al paciente los pasos que vamos dando y pidiéndole con educación que se cambie de posición cuando sea necesario.

Es necesario adaptar el alcance de la exploración al estado clínico del paciente, ya que no es lo mismo hacerla de forma rutinaria o preventiva, que explorar a un paciente inestable en urgencias. En este caso, debemos hacer una exploración rápida y dirigida a las constantes vitales y auscultación cardiopulmonar, dejando la exploración sistemática y exhaustiva para cuando se encuentre estable.

Guía sistemática de la exploración del corazón

Inspección

La inspección inicial del paciente aporta una información de vital importancia. La impresión sobre su estado general es muy valiosa para saber si puede necesitar atención terapéutica urgente. Además de la expresión facial, debemos fijarnos en el color de piel y mucosas, si hay palidez o cianosis, si presenta sudoración o frialdad cutáneas, si se observa aumento del trabajo respiratorio como taquipnea, utilización de musculatura accesoria, esternocleidomastoideos marcados o músculos intercostales hundidos (▶ **Vídeo 16-2**).

Una vez descartado que el paciente se encuentre inestable, realizamos una inspección más detallada, valorando su constitución, si presenta obesidad abdominal, posibles deformidades torácicas (tórax en tonel, en embudo, *pectus excavatum*), desproporción en la longitud de los brazos o dedos largos y delgados que podrían sugerir un síndrome de Marfan, dedos en palillo de tambor o acropaquias, alteraciones mucocutáneas que puedan ser indicativas de hiperlipemias familiares como xantomas, xantelasmas o arco corneal, o un signo de insuficiencia cardíaca como la ingurgitación yugular, fácil de ver por la dilatación de las venas del cuello.

En la mayoría de los adultos, el latido de la punta del corazón es visible poniendo atención en el quinto espacio intercostal izquierdo, línea medioclavicular. Sin embargo, resulta difícil en muchos casos por la obesidad, unas mamas grandes o si hay gran desarrollo muscular. En otros casos sólo se puede ver el latido de la punta del corazón si el paciente se incorpora y el corazón está más cerca de la pared torácica anterior.

Pulso venoso yugular. Presión venosa central

Durante la diástole, al abrirse la válvula tricúspide, las venas yugulares quedan en continuidad con la aurícula derecha. La presión venosa yugular (PVY), por tanto, es la exploración clínica más importante para evaluar la hemodinámica del lado derecho del corazón. Es una buena estimación de la presión venosa central (PVC), que informa de la cantidad de sangre que regresa al corazón y su capacidad para bombearla al sistema arterial (▶Vídeo 16-3).

Para observar la onda de pulso venoso y medir la PVY colocamos la cabecera de la camilla a 45°. El flujo sanguíneo que retorna por las venas yugulares no es pulsátil en realidad, pero los movimientos de la aurícula derecha y el ventrículo derecho crean, por continuidad, ciertos cambios en el flujo que se manifiestan por ondas de volumen de las venas yugulares. Buscamos pulsaciones visibles, no palpables, en la muesca supraesternal e identificamos el punto más alto de esas ondas de pulso.

La PVY se mide como la distancia vertical entre la parte superior de la pulsación venosa y el ángulo de Louis, que es el punto donde el manubrio se une con el esternón. Para ello nos ayudamos de dos reglas, una horizontal desde el punto más alto de la onda de pulso y otra vertical, desde el ángulo de Louis. El punto en que se cortan formando un ángulo recto es la medida a anotar (**Fig. 16-1**). Es patológica una distancia superior a 3 cm. A esta distancia medida agregamos 4 cm, que es la distancia desde el ángulo esternal hasta el centro de la aurícula derecha y ya tenemos la estimación de la PVC. El conocimiento de que se encuentra elevada la PVC, y no su valor concreto, es lo que proporciona información sobre el diagnóstico. Por ello en la mayoría de las historias clínicas viene reflejado como PVC normal o PVC elevada, y no su valor numérico.

Pulso carotídeo

Con el paciente en decúbito supino y con la cabecera de la camilla levantada a su gusto, nos colocamos en el lado derecho. En primer lugar, debemos auscultar las arterias carótidas en busca de soplos. Esto indicará si hay placas de ateroma que

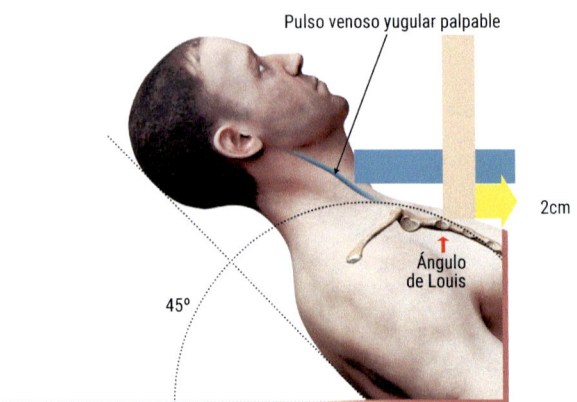

Pulso venoso yugular palpable

2cm

↑
Ángulo
de Louis

45°

Figura 16-1. Presión venosa yugular (PVY). Distancia vertical entre la parte superior de la pulsación venosa y el ángulo de Louis. En este caso 2 cm.

producen estenosis y que no es recomendable la palpación del pulso carotídeo, puesto que se puede desprender una parte de la placa y producir una embolia cerebral. Para llevar a cabo la auscultación, colocamos el diafragma del fonendoscopio a ambos lados del cartílago tiroides del paciente y lo deslizamos sin presionar apenas la piel hacia el lateral, entre la tráquea y el músculo esternocleidomastoideo. Le decimos al paciente que aguante unos segundos la respiración mientras escuchamos y repetimos la maniobra en el otro lado.

! Una vez descartada la existencia de soplos carotídeos procedemos a la palpación del pulso. Deslizamos los dedos índice y medio en la misma localización y presionamos con suavidad, primero en un lado y después en el otro. Nunca se deben palpar las dos arterias a la vez. También debemos tener precaución para no presionar el seno carotídeo, que podría producir descenso reflejo de la tensión arterial y de la frecuencia cardíaca. Para ello deslizamos los dedos por la parte inferior del cartílago tiroides buscando el latido al tacto (v. **Cap. 18** para ampliar detalles de la técnica).

El pulso carotídeo y el primer ruido cardíaco son prácticamente sincrónicos, con lo que la palpación del pulso carotídeo sirve para describir cualquier hallazgo en relación con el ciclo cardíaco. Debemos distinguir la amplitud del pulso, la frecuencia y el ritmo. Una irregularidad mantenida del ritmo sugiere fibrilación auricular y la presencia de latidos irregulares esporádicos, extrasístoles. La amplitud del pulso suele estar aumentada en ancianos debido a que tienen un sistema vascular más rígido, también en estados hiperdinámicos y en la insuficiencia aórtica. Sin embargo, una amplitud disminuida se da en situaciones de hipovolemia o en insuficiencia cardíaca.

Palpación del corazón

El paciente debe colocarse en posición decúbito supino con la cabecera elevada unos 30°. Nos aseguramos de tener las manos calientes y procedemos a palpar el precordio, con los dedos segundo a quinto unidos o con la mano completa. Aconsejamos tocar suavemente para notar los movimientos cardíacos que se propagan hacia arriba, hasta la mano. Como en todas las exploraciones debemos ser metódicos y seguir siempre el mismo orden con cada paciente. Sugerimos comenzar por la punta del corazón, avanzar hacia el borde esternal izquierdo, después subir por el esternón hasta la base cardíaca y finalmente bajar por el borde esternal derecho. Es conveniente mientras realizamos la palpación precordial utilizar la otra mano para palpar la arteria carótida. Como hemos comentado anteriormente, el pulso carotídeo y el primer ruido cardíaco son prácticamente sincrónicos, por lo que los hallazgos que coinciden con el pulso carotídeo podemos decir que son sistólicos (▶ **Vídeo 16-4**).

En primer lugar, buscamos el latido de la punta del corazón o impulso apical, debemos localizarlo, determinar el área donde se palpa, conocer su intensidad y duración. El lugar en que se percibe con más facilidad se llama punto de máximo impulso (PMI). Normalmente se sitúa en la línea medioclavicular del quinto espacio intercostal izquierdo y se palpa en un diámetro menor a 2 cm. Se aprecia mejor al final de la espiración, cuando el corazón está más cerca de la pared torácica. En algunas personas no se percibe debido al grosor de la pared torácica. Si no lo logramos, podemos pedir al paciente que se coloque en decúbito lateral izquierdo con el brazo levantado por encima del hombro o que se siente inclinado hacia delante.

Un latido de la punta más intenso, sostenido y con ligero aumento del área palpable es un signo de sobrecarga del ventrículo izquierdo (hipertensión arterial sistólica, estenosis aórtica). El impulso apical suele corresponder a la punta del ventrículo izquierdo, pero en las personas que tienen aumentado el tamaño del ventrículo derecho, el corazón gira en el sentido de las agujas del reloj y el PIM puede en realidad estar generado por el ventrículo derecho. Esta rotación gira el ventrículo izquierdo hacia la parte posterior y dificulta la palpación.

Por último, palparemos con las puntas de los dedos en los cuatro focos cardíacos principales (su localización se explica en el siguiente apartado): mitral, tricúspide, aórtico y pulmonar. Es posible, aunque difícil, valorar el primer y segundo ruidos cardíacos, identificar chasquidos de apertura valvulares y frémitos. El frémito o *thrill* es una vibración fina, palpable y rápida que se percibe en la piel que cubre una zona de turbulencia o de interrupción del flujo sanguíneo y refleja la presencia de un soplo intenso. Se notan mejor si se utilizan para palpar las cabezas de los huesos metacarpianos en vez de las yemas de los dedos, por la capacidad de transmisión vibratoria de los huesos. La importancia que tiene es que, en la escala de gradación de intensidad de los soplos, de I a VI, la presencia de frémito corresponde con soplo de grado IV o superior. Un frémito sistólico en el segundo espacio intercostal derecho (área aórtica) es característico de una estenosis aórtica significativa, y en el segundo espacio intercostal derecho (área pulmonar) significa una hipertensión pulmonar, una estenosis valvular pulmonar o un ductus arterioso permeable.

Auscultación del corazón

Introducción

Dos factores importantes a tener en cuenta antes de empezar son el silencio y el tiempo. Todos los ruidos cardíacos tienen frecuencias relativamente bajas, dentro de un rango algo difícil de detectar para el oído humano.

> **!** Es necesario insistir en que para poder hacer una buena auscultación del corazón el entorno debe estar en silencio, y hay que tomarse tiempo para identificar cada sonido y cada pausa del ciclo cardíaco, escuchando tantos latidos como sea necesario. Se tarda tiempo en captar los ruidos cardíacos y estudiar sus características. Puede resultar de ayuda cerrar los ojos cuando se ausculta el corazón, los ruidos más difíciles de escuchar se intensifican cuando cerramos los ojos.

Los impulsos sensoriales visuales son los más importantes procesados por el cerebro, después le siguen los auditivos y los táctiles. Si eliminamos los impulsos visuales del cerebro procesaremos mejor los auditivos. También debemos aprender a diferenciar los hallazgos en un paciente delgado y poco musculado, sonidos más altos y cercanos, o en un paciente obeso o musculado, sonidos apagados y distantes.

La auscultación cardíaca se lleva a cabo con un fonendoscopio, que consta de membrana (o diafragma) y campana (▶ **Vídeo 16-5** y **Fig. 16-2**). La campana se debe aplicar levemente sobre la piel, mientras que la membrana debe presionarse firmemente. Con la membrana se escuchan mejor los sonidos agudos: soplos sistólicos, primer y segundo ruidos (cierre de las válvulas), chasquidos y clics, roces pericárdicos y soplos de insuficiencia valvular. Y con la campana los graves: soplo por estenosis auriculoventricular, tercer y cuarto ruidos (ritmos de galope). Hoy día muchos fonendoscopios ya no tienen campana. Su función para oír mejor los sonidos graves se suple aplicando la membrana de forma muy suave, apenas rozando la piel.

Debemos tener también la precaución de que no esté frío el fonendoscopio cuando empezamos a auscultar, pues colocarlo sobre el pecho desnudo puede producir sensación desagradable en el paciente y dificultar la exploración.

Focos de auscultación

El sonido se transmite en la dirección del flujo sanguíneo, por lo que los ruidos cardíacos se oyen mejor en las áreas donde fluye la sangre después de pasar por una válvula. Así, se han determinado unas áreas o focos para la auscultación selectiva de cada válvula cardíaca: foco pulmonar, aórtico, tricúspide y mitral (**Fig. 16-3** y ▶ **Vídeo 16-6**). El foco pulmonar se sitúa en el segundo espacio intercostal izquierdo, borde paraesternal. El foco aórtico en el mismo sitio, pero en el lado derecho. El foco tricúspide se localiza en el quinto espacio intercostal izquierdo, borde paraesternal, y el foco mitral en el quinto espacio izquierdo también, pero

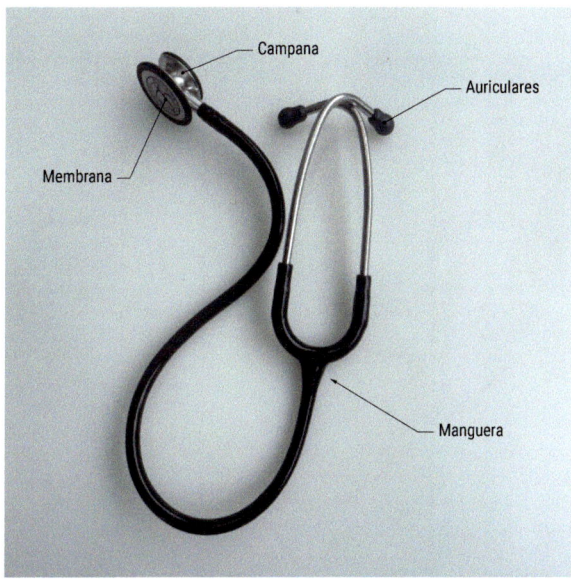

Figura 16-2. Fonendoscopio: componentes.

a nivel de la línea medioclavicular. Es aconsejable seguir una sistemática de auscultación, según un orden y siempre de la misma forma, por ejemplo, empezar por la base y terminar en la punta del corazón.

Ritmo cardíaco

Los latidos cardíacos pueden seguir un patrón regular o no, lo que se traduce en un ritmo cardíaco regular (pulso rítmico) o irregular (pulso arrítmico). El ritmo sinusal es regular, aunque la frecuencia puede variar con el ciclo respiratorio (arritmia sinusal). Durante la inspiración el tono parasimpático disminuye y la frecuencia cardíaca aumenta, y en la espiración la frecuencia disminuye. En las extrasístoles intermitentes o en el bloqueo auriculoventricular de segundo grado puede haber una regularidad de pulso intercalada con períodos de irregularidad. En la fibrilación auricular el pulso no tiene un patrón, es completamente irregular, y la frecuencia puede llegar a ser muy rápida, hasta 200 lpm, dependiendo del número de latidos conducidos por el nodo auriculoventricular.

Ruidos cardíacos básicos

Existen cuatro ruidos cardíacos básicos: primero o S1, segundo o S2, tercero o S3 y cuarto o S4 (**Fig. 16-4**). Los más importantes son los dos primeros, el tercero

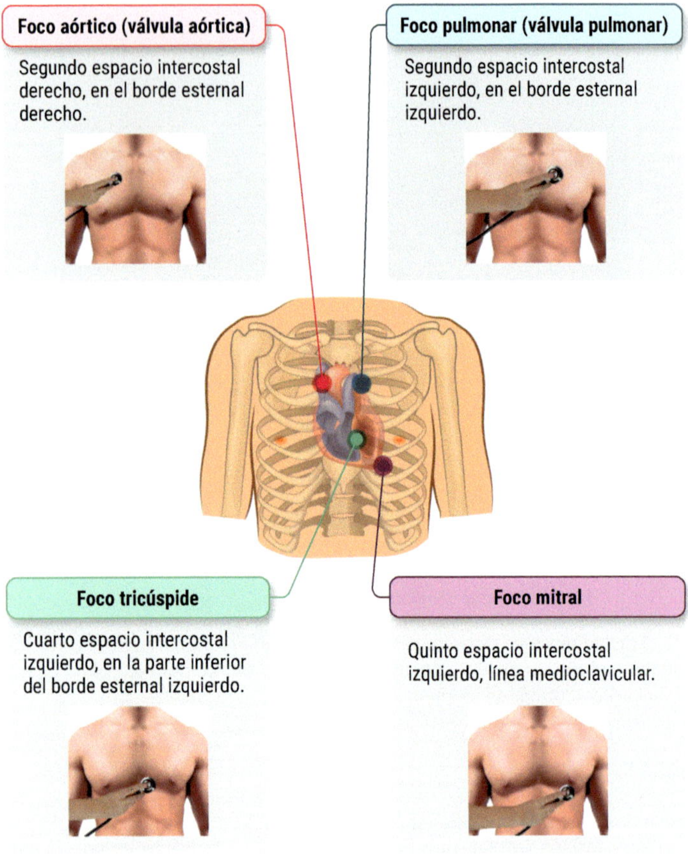

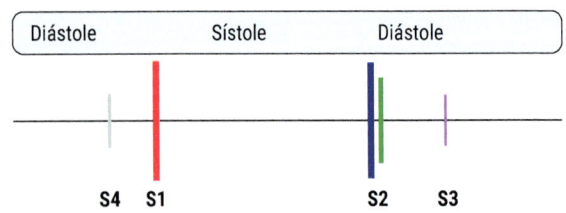

Foco aórtico (válvula aórtica)

Segundo espacio intercostal
derecho, en el borde esternal
derecho.

Foco pulmonar (válvula pulmonar)

Segundo espacio intercostal
izquierdo, en el borde esternal
izquierdo.

Foco tricúspide

Cuarto espacio intercostal
izquierdo, en la parte inferior
del borde esternal izquierdo.

Foco mitral

Quinto espacio intercostal
izquierdo, línea medioclavicular.

Figura 16-3. Focos de auscultación cardíaca.

Diástole	Sístole	Diástole

S4   S1   S2   S3

Figura 16-4. Ruidos cardíacos básicos: primero o S1, segundo o S2, tercero o S3 y cuarto o S4.

y el cuarto lo más habitual es que no estén presentes. S1 y S2 son componentes normales del ciclo cardíaco y suelen expresarse, en la auscultación, como «**lub-dub**». Deben estudiarse por separado y para identificarlos la forma más fiable es cronometrar los ruidos mediante la palpación simultánea de la arteria carótida. Colocamos el fonendoscopio con la mano derecha y ponemos los dedos índice y medio de la mano izquierda sobre la arteria carótida del paciente. El ruido que precede al pulso carotídeo es S1, mientras que S2 va después del pulso. Se debe utilizar la carótida, no el pulso radial porque hay un retraso importante de S2 con respecto a este pulso (▶ **Vídeos 16-7** y **16-8**).

Los ruidos cardíacos son sonidos breves y transitorios que se corresponden al cierre de las válvulas cardíacas. El S2 es agudo y ligeramente más corto que S1. El primer ruido cardíaco (S1) se debe al cierre de las válvulas auriculoventriculares, al comienzo de la sístole, que podemos comprobar en la exploración con el pulso radial o carotídeo. El S1 puede estar incrementado en patologías como la estenosis mitral o disminuido en la insuficiencia mitral. El segundo ruido cardíaco (S2) está relacionado con el cierre de la válvula aórtica y pulmonar y aparece al comienzo de la diástole, en condiciones normales es el cierre de la aórtica (A2) anterior al de la pulmonar (P2). Existen situaciones patológicas que pueden producir el retraso del cierre de la válvula aórtica (comunicación interauricular o en el bloqueo completo del haz de His), con lo que se produce un desdoblamiento de S2. Distintas alteraciones hemodinámicas del flujo cardíaco pueden producir también un desdoblamiento fijo de S2 (▶ **Vídeo 16-9**).

El S3 se escucha al comienzo de la diástole y puede ser normal en adultos jóvenes, así como en el embarazo. Es más largo, apagado y de baja frecuencia, se localiza en la punta y su intensidad se modifica con la respiración y la postura. El S4 representa un aumento de llenado ventricular provocado por la contracción auricular al final de la diástole. Se ausculta con más frecuencia que el S3 y mejor con la campana del fonendoscopio. Está ausente en la fibrilación auricular y presente poco después del infarto de miocardio.

Ruidos cardíacos adicionales

Los roces pericárdicos se deben a las adherencias inflamatorias entre la capa visceral y parietal del pericardio, suena como piezas de cuero que frotan entre sí. Se auscultan con el paciente inclinado hacia delante (▶ **Vídeo 16-10**).

Soplos cardíacos

Los soplos cardíacos son el resultado de la turbulencia del flujo sanguíneo y son más prolongados que los ruidos cardíacos. Pueden ser sistólicos, diastólicos o continuos. Se gradúan según su intensidad en una escala de I a VI. Grado I: no se oye en los primeros segundos de la auscultación, alguien sin experiencia puede no oírlo; grado II: se oye claro hasta para oídos inexpertos; grado III: intensidad mediana, sin frémito; grado IV: intensidad mediana, pero con frémito; grado V: el soplo más intenso que es audible con el fonendoscopio, con frémito; grado VI: se oye hasta sin fonendoscopio, con frémito (▶ **Vídeo 16-11**).

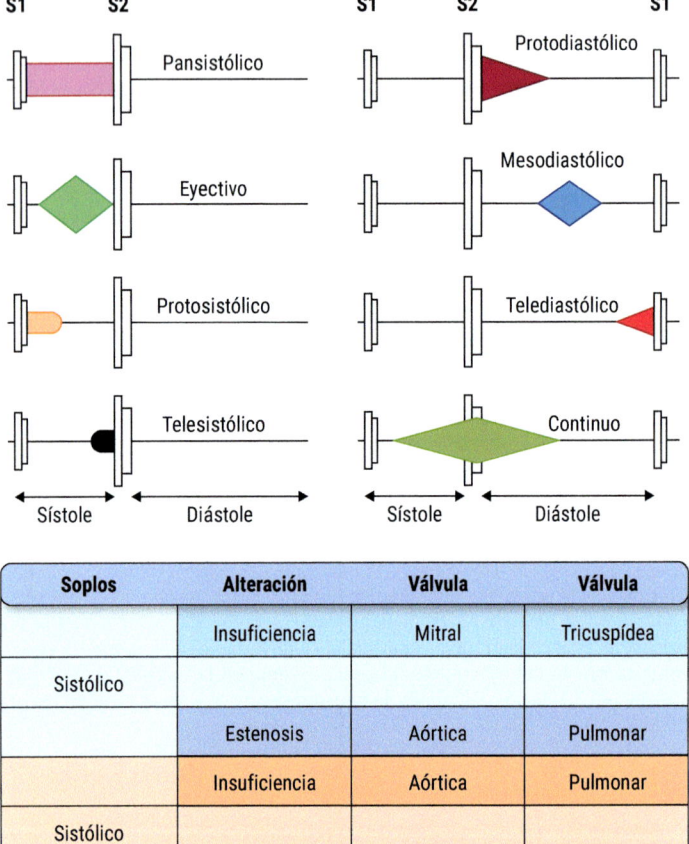

Figura 16-5. Soplos cardíacos: identificación, localización, tipos y forma dentro del ciclo cardíaco.

Los **soplos sistólicos** (Fig. 16-5) pueden ser normales o patológicos, pueden producirse en toda la sístole o ser tempranos, medios o tardíos. Los soplos sistólicos pueden ser de eyección, de reflujo y de cortocircuito. Los soplos de eyección se relacionan con el paso del flujo a través de válvulas o tractos de salida estrechos e irregulares. Suelen ser mesosístolicos y con intensidad creciente-decreciente. No siempre traducen patología, en niños y lactantes puede ser fisiológicos. En ancianos pueden aparecer por la esclerosis valvular o vascular. También pueden aparecer en la mujer embarazada sin tener significado patológico. Los soplos de reflujo se deben al flujo retrógrado o anormal, presente por ejemplo en la insuficiencia mitral o tricúspidea. Suelen ser holosistólicos. Los soplos de cortocircuitos se localizan donde éste se localice, como en las comunicaciones interventriculares.

Respecto a los **soplos diastólicos** (v. **Fig. 16-5**) hay que saber que siempre son anormales, la mayoría son proto o mesodiastólicos, aunque a veces son presistólicos. Se deben la mayoría a estenosis mitral o tricuspídea.

Los soplos continuos son los que se producen en todo el ciclo cardíaco. Siempre son anormales.

Existen maniobras que mejoran la audición de determinados soplos. Así, la insuficiencia aórtica se oye mejor en espiración forzada del paciente (▶ **Vídeo 16-12**). De la misma manera, si colocamos al paciente en decúbito lateral izquierdo se mejora la auscultación de la estenosis mitral (▶ **Vídeo 16-13**).

DESPUÉS DE LA EXPLORACIÓN

Damos las gracias al paciente y nos lavamos las manos. Explicamos los hallazgos de la exploración o la ausencia de ellos.

Explicamos los pasos a realizar a continuación: actitud terapéutica, petición de las pruebas complementarias que sean necesarias y apropiadas y derivación si se precisa, urgente o diferida, a otro nivel asistencial.

VALOR DE LA EXPLORACIÓN CARDÍACA SEGÚN LA EVIDENCIA

En general, el empleo de una combinación de hallazgos, en lugar de utilizar hallazgos clínicos aislados, mejora la exactitud diagnóstica para cualquier patología cardiovascular. Para diagnosticar una insuficiencia cardíaca (IC) hay cuatro signos importantes en la exploración física: distensión venosa yugular, presencia de S3 y/o S4, crepitantes pulmonares y edemas bimaleolares. La PVY proporciona la evaluación más fácil de la presión de llenado del ventrículo izquierdo a la cabecera de la cama.

La ausencia de tercer ruido cardíaco (S3) no puede excluir un diagnóstico de IC, aunque su presencia sí indica de forma fiable disfunción ventricular. Un S3 tiene una sensibilidad del 52 % y una especificidad del 87 % para determinar una fracción de eyección menor del 50 %, con un valor predictivo negativo (VPN) de 84 (73-92) y un valor predictivo positivo (VPP) de 57 (34-78). Un cuarto tono cardíaco (S4) obtiene valores más bajos para determinar la fracción de eyección ventricular izquierda (FEVI) deprimida (sensibilidad 43 % y 72 % de especificidad), con un VPN de 79 (66-88) y un VPP de 34 (18-54). El valor pronóstico de S3 en la IC crónica se estableció en los estudios de tratamiento y prevención SOLVD. Los investigadores encontraron que la presencia de S3 predecía la morbimortalidad cardiovascular. Cuando existen crepitantes pulmonares, pueden ayudar a diferenciar una alteración pulmonar de una cardíaca y apoyan el diagnóstico de IC. El edema bimaleolar no es sensible ni específico del diagnóstico de IC y tiene un valor predictivo bajo como variable aislada, pero no cuando se objetiva en el conjunto de los demás signos.

La cardiopatía valvular se sospecha la mayoría de las veces por un soplo cardíaco. Los exploradores expertos, normalmente cardiólogos, pueden detectar soplos cardíacos típicos con una fiabilidad moderada (coeficiente K interobservador, 0,3-0,48) y normalmente pueden confirmar o descartar la presencia de estenosis aórtica (LR = 10,5), estenosis pulmonar (LR = 55,4), insuficiencia tricúspide (LR = 10,1), insuficiencia aórtica (LR = 10,1), insuficiencia pulmonar (LR = 17,4), prolapso de válvula mitral (LR = 12,1) y comunicación interventricular (LR = 28,1). Para la insuficiencia mitral, los *Likelihood Ratios* positivos son menos convincentes (LR = 5,5). La ausencia del soplo característico disminuye la probabilidad de algunas lesiones del lado izquierdo, como la estenosis aórtica significativa (LR negativo = 0,1), la comunicación interventricular (LR = 0,1) y la insuficiencia aórtica de moderada a grave (LR negativo = 0,1), pero no excluye la existencia de lesiones valvulares derechas significativas (los LR negativos para la estenosis pulmonar, la insuficiencia tricuspídea y la insuficiencia pulmonar no son significativos), probablemente porque las presiones en el lado derecho del corazón son más bajas y, por tanto, generan menos turbulencias y ruidos que las presiones del lado izquierdo. Muchos pacientes con insuficiencia mitral leve o insuficiencia aórtica leve tampoco presentan soplos.

Si los hallazgos en los ruidos cardíacos se combinan con la existencia de soplos, la relevancia de los hallazgos es más notable. Por ejemplo, un S2 ausente o disminuido junto con un soplo de flujo aórtico aumenta la probabilidad de una estenosis aórtica significativa (LR = 3,8, sensibilidad 44-90 %, especificidad 63-98 %). Con respecto al primer ruido cardíaco, sabemos que el 90 % de los pacientes con estenosis mitral pura no complicada tienen un S1 fuerte. Dado que el soplo de la estenosis mitral suele ser difícil de oír, un consejo tradicional es sospechar una estenosis mitral en cualquier paciente con un S1 fuerte inexplicable y escuchar atentamente el soplo con el paciente acostado sobre el lado izquierdo.

En cuanto a otros ruidos cardíacos, un roce pericárdico de fricción es casi un 100 % específico del diagnóstico de pericarditis aguda, aunque su sensibilidad no es tan alta porque puede ser difícil de escuchar y porque su intensidad varía a lo largo del curso de la enfermedad.

> **!** La historia clínica y la exploración física siguen desempeñando una función muy valiosa en la evaluación inicial del paciente con enfermedad cardiovascular. Los costes crecientes de la asistencia médica, cada vez más centrada en modalidades de diagnóstico de imagen e invasivas, puede reforzar la utilidad de la exploración física para orientar una utilización adecuada de los recursos. Además, la percepción de los pacientes sobre la calidad de la atención que reciben está influida por la interacción y el **contacto persona a persona** que conllevan la realización de la historia clínica y la exploración.

Para alcanzar un nivel de precisión diagnóstica a partir de la exploración física cardíaca se necesita una buena formación y para ello son fundamentales programas de exploración cardíaca con supervisión de tutor experto y que faciliten las prácticas, repetir las técnicas y ejercer retroalimentación. Los métodos de enseñanza que utilizan ayudas de formación basadas en la simulación resultan también muy eficaces.

PUNTOS CLAVE

- Asegurar un ambiente tranquilo y sin ruidos en la sala de exploración.
- Lavarse las manos y presentarse. Confirmar los datos del paciente.
- Explicar el examen que se va a realizar, la posición en que debe colocarse el paciente y la necesidad de que deje el torso desnudo. Obtener consentimiento.
- Realizar una inspección del paciente, primero su aspecto general para descartar signos de inestabilidad hemodinámica, y después una inspección más detallada del tórax y de los signos de posible cardiopatía.
- Realizar una palpación de la zona precordial empezando por el impulso apical.
- Realizar una auscultación exhaustiva y sistemática, deteniéndose el tiempo necesario en todos los focos de auscultación para localizar los ruidos cardíacos S1 y S2, y la existencia de posibles soplos u otros ruidos cardíacos adicionales.
- Dar las gracias al paciente y lavarse de nuevo las manos.
- Explicar resumidamente los hallazgos exploratorios.
- Explicar los pasos a realizar a continuación: actitud terapéutica, petición de pruebas complementarias y derivación a otro nivel asistencial si se precisa.

BIBLIOGRAFÍA

Ball JW, Dains JE, Flynn JA, Solomon BS, Stewart RW. Corazón. En: Ball JW, et al. Manual Seidel de exploración física. 10ª ed. Barcelona: Elsevier; 2023. p. 326-363.

Fang JC, O'Gara PT. Historia clínica y exploración física: un abordaje basado en la evidencia. En: Mann DL, Zipes D P, Libby P, Bonow R. Braunwald. Tratado de Cardiología. 11ª ed. Barcelona: Elsevier; 2019. p. 83-101.

González Juanatey JR, Cinca Cuscullola JM. Examen clínico del sistema cardiovascular. En: Farreras Rozman. Medicina Interna. 19ª ed. Barcelona: Elsevier; 2020. p. 367-385.

Gupta JI, Shea MJ. Abordaje del paciente cardíaco. En: Manual MSD versión para profesionales. Revisado marzo 2023. Disponible en: Examen cardiovascular - Trastornos cardiovasculares - Manual MSD versión para profesionales (msdmanuals.com)

McGee S. Diagnóstico físico basado en la evidencia. 5ª ed. Barcelona: Elsevier; 2022.

Swartz MH. Corazón. En: Swartz M H. Tratado de Semiología. 8ª ed. Barcelona: Elsevier; 2021. p. 293-327.

VÍDEOS

Exploración del tórax III. Mamas y axilas

17

M. F. Prado Gutiérrez, J. Vizcaíno Sánchez- Rodrigo, R. M. García Panadés y N. Rodríguez Pata

OBJETIVOS DE APRENDIZAJE

- Preparar el ambiente adecuadamente, así como una correcta actitud del clínico ante la exploración de las mamas y las axilas.
- Sistematizar la secuencia de la exploración de las mamas.
- Identificar los pasos a seguir después de la exploración.

SÍNTESIS CONCEPTUAL

En este capítulo se desarrollan las habilidades y la sistemática necesarias para realizar correctamente la exploración mamaria. La exploración debe ser exhaustiva y comprender ambas mamas, ambas regiones axilares, supracla-viculares e infraclaviculares.

Tras realizar la anamnesis que nos muestra síntomas en relación con posibles patologías mamarias o axilares es necesario realizar la exploración clínica de las mamas y de las axilas para determinar las posibles causas y establecer el diagnóstico de sospecha. Para ello, es necesaria una correcta preparación del clínico antes de realizar la exploración, la aplicación de una sistemática propia de la exploración mamaria y axilar y, una vez finalizada, disponer de un plan de actuación que indique la sospecha diagnóstica y las pruebas comple-mentarias que se van a requerir.

MATERIALES NECESARIOS Y POSICIÓN DEL PACIENTE PARA LA EXPLORACIÓN

- **Materiales necesarios:** cama o camilla de exploración con sabanilla y guantes no estériles.
- **Posición de la paciente para la exploración:** para la inspección estática la paciente debe estar sentada o en bipedestación, con los brazos relajados para observar la caída de la mama. Para la inspección dinámica la paciente debe contraer los músculos pectorales, o bien elevando los brazos o inclinándose hacia el frente. Para la palpación debe colocarse en decúbito supino con el brazo ipsilateral de la mama que se explora hacia arriba, colocado cerca de su cabeza.

DESCRIPCIÓN DE LA EXPLORACIÓN

Antes de la exploración

En primer lugar, debemos preguntar los antecedentes familiares de cáncer de mama y ovario y especificar el grado de los familiares afectados y su edad en el momento del diagnóstico. Tenemos que saber si la paciente es portadora de prótesis mamaria, pues pueden existir complicaciones derivadas del implante que alteren el aspecto de la mama (implantes rotos, contraídos o desplazados). Es necesario también preguntar por pruebas mamarias realizadas previamente, traumatismos, cirugías en la zona, radioterapia o tratamientos con estrógenos exógenos, como por ejemplo la terapia hormonal sustitutiva.

El retraso de la maduración sexual utilizando bloqueadores de la pubertad limita o detiene el desarrollo de las mamas y la menstruación. Hay que interrogar sobre este tema a las personas no binarias, transgénero o intersexuales.

Después realizaremos una anamnesis dirigida a patología mamaria, preguntando por síntomas como dolor en la mama (mastalgia o mastodinia), secreción por el pezón (telorrea o galactorrea), inflamación o infección (mastitis), bultos en el pecho o alteraciones de la piel de la mama, de la areola o del pezón tales como cambios de color, de textura, erupciones, hoyuelos, arrugas o retracciones. Para cada síntoma, es importante establecer la localización, la duración y la progresión, así como cualquier asociación con el ciclo menstrual.

Es muy importante la preparación adecuada del escenario en la consulta y la actitud profesional del clínico ante la exploración. Le explicamos a continuación en qué va a consistir la exploración y le pedimos que se desnude hasta la cintura. Debemos tener en cuenta el pudor que pueda sentir la paciente al exponer una zona íntima de su cuerpo. Conviene explicar bien los motivos que hacen necesaria esta exploración. La presencia de un acompañante puede reducir el temor y proteger tanto a la paciente como al profesional sanitario.

Guía sistematizada de la exploración de mamas

Introducción

La mama se extiende desde el borde lateral del esternón hasta la axila y se sitúa sobre los músculos pectoral mayor y serrato anterior. Se compone de glándulas mamarias rodeadas de estroma de tejido conjuntivo (**Fig. 17-1**). Cada glándula mamaria tiene de 15 a 20 lóbulos con un conducto excretor que cerca de su desembocadura presenta una dilatación denominada *seno galactóforo*. El estroma de tejido conjuntivo tiene un componente fibroso y otro graso. El fibroso forma bandas denominadas *ligamentos suspensorios de Cooper* que anclan el tejido mamario a la dermis y a la fascia pectoral. El estroma fibroso mantiene la forma de la mama y el graso aporta el volumen.

La zona donde desembocan los senos galactóforos se denomina *pezón* y está situado en el centro de la mama. La piel que lo cubre es más gruesa y está pigmentada. Alrededor del pezón se encuentra la areola, un halo de piel pigmentada también y con numerosas glándulas sebáceas, sudoríparas y accesorias, que producen pequeñas elevaciones llamadas *tubérculos de Montgomery*. Las células musculares lisas que se encuentran en el tejido conectivo del estroma y a lo largo de los conductos galactóforos principales, se extienden hacia arriba en el pezón y son responsables de su erección ante diversos estímulos sensoriales (la succión del lactante provoca una cascada neurohormonal que finaliza en la secreción de la leche). La irrigación de la mama se produce, fundamentalmente, a través de las ramas de las arterias mamaria interna y torácica lateral.

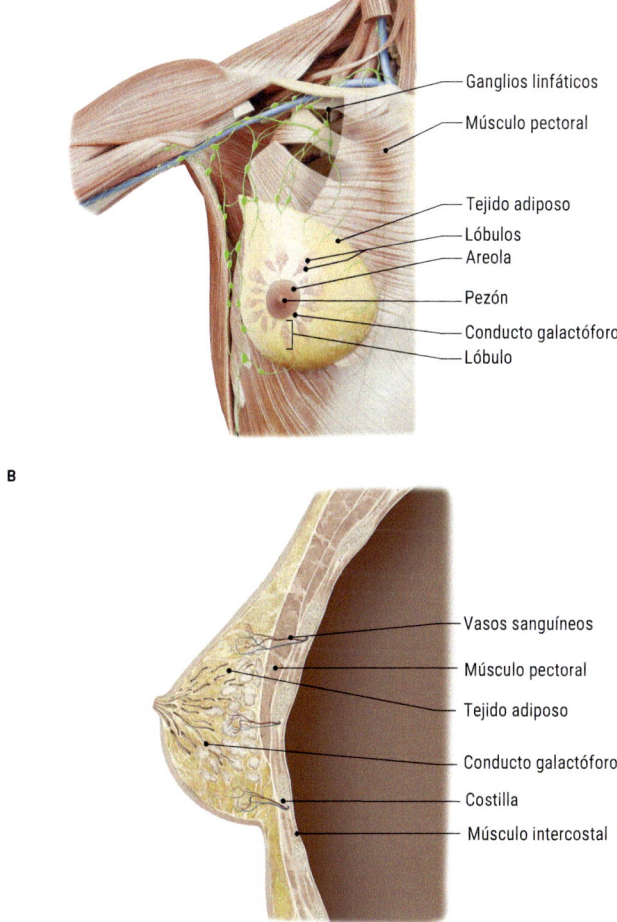

Figura 17-1. Anatomía de la mama femenina.

Debemos diferenciar entre mama femenina y masculina. La mama femenina corresponde a pacientes con sexo femenino al nacer y que mantienen sus mamas, y a pacientes con sexo masculino de nacimiento, pero con cambios en su tejido mamario debido a una intervención quirúrgica o a tratamiento hormonal (en este caso, la cantidad de tejido mamario depende de la magnitud y la duración del tratamiento con estrógenos). Es decir, la **mama femenina** se corresponde con tejido mamario abundante, aunque con mucha variabilidad en cuanto a volumen, tamaño y forma, y la **mama masculina** está formada por un pezón pequeño y una areola sobre una capa delgada de tejido mamario.

Una mama siempre es de distinto tamaño que la otra. En circunstancias normales no es apreciable, pero hay casos en los que es más evidente y no representa ninguna patología, aunque debemos preguntar si la asimetría es de reciente aparición.

Durante el embarazo se producen cambios: los conductos galactóforos proliferan y los alvéolos aumentan en tamaño y número y las mamas pueden llegar a duplicar o triplicar su tamaño y volumen (hay más tejido glandular, por lo que las mamas son más blandas y laxas); también aumenta la pigmentación de las areolas y los pezones (más prominentes y eréctiles) y se suele notar una red vascular azulada bajo la piel de las abultadas mamas de la gestante. Al final de la lactancia tiene lugar una involución que dura unos 3 meses y el tamaño disminuye poco y no suelen recuperar el tamaño ni la consistencia previos a la lactancia.

Después de la menopausia, el tejido glandular se sustituye por grasa y se produce una relajación de los ligamentos suspensorios de Cooper, por lo que las mamas tienden a ser más colgantes. Los pezones disminuyen de tamaño y pierden parte de su capacidad eréctil y la piel se vuelve más seca y fina, con pérdida del vello axilar.

Puede encontrarse fuera de la localización habitual tejido mamario ectópico o accesorio (polimastia), normalmente en la axila, o pezones supernumerarios (politelia), con mayor frecuencia debajo de la mama normal o en las ingles, remanente de la cresta mamaria embrionaria que se extiende desde la axila hasta la ingle.

La infancia y la preadolescencia constituyen una fase latente del desarrollo mamario. El primer signo de la pubertad en las niñas es la telarquia o desarrollo de las mamas. Se clasifica utilizando los cinco niveles de Tanner, también conocidos como valoración de la maduración sexual. La aparición de los botones mamarios se produce en el estadio 2 de Tanner. Las mamas se desarrollan a distinta velocidad en una misma adolescente y es necesario explicar que es fisiológico y temporal.

Inspección estática

Brazos relajados, paciente sentada o de pie (▶ **Vídeo 17-1**). Hay que observar:

- Tamaño o, según la edad, grado de desarrollo.
- Simetría: variaciones de tamaño, forma, contorno o volumen.
- Contorno: aplanamiento, hoyuelos, nódulos visibles.
- Aspecto de la piel: edema, piel de naranja, erupciones, manchas cutáneas, eccemas.

- Red venosa: puede ser más o menos visible pero sólo es pronunciada en las mamas de mujeres obesas o gestantes. Debe ser simétrica entre ambas mamas. Si la red venosa es unilateral puede deberse al flujo sanguíneo aumentado que irriga una neoplasia maligna.
- Areola: tamaño, forma, simetría, retracción, desviación. Las areolas han de aparecer redondeadas u ovales, y deben ser simétricas o casi. Los tubérculos de Montgomery, si los hay, están dispersos, no son sensibles y no supuran.
- Pezón: tamaño, eversión o inversión, simetría, retracción, ulceración, grietas.

Inspección dinámica

La mujer debe estar sentada o de pie, contrayendo los músculos pectorales, elevando los brazos o inclinándose hacia delante. Los movimientos pueden mostrar retracción de la piel o del pezón no vistas antes, o fijación de las mamas al tórax (▶ Vídeo 17-2).

Palpación

Con la paciente en decúbito supino y con el brazo debajo de la cabeza. Se debe palpar el área rectangular que se extiende desde la clavícula a la línea inframamaria, y desde la línea medioesternal a la línea axilar posterior.

> **!** La mama se divide en cuatro cuadrantes, trazando una línea imaginaria vertical y otra horizontal que se entrecruzan en el pezón: cuadrantes superoexterno (CSE), superointerno (CSI), inferoexterno (CIE) e inferointerno (CII) (▶ Vídeo 17-3).

La mayor cantidad de tejido glandular se localiza en el cuadrante superoexterno, el tejido mamario se extiende desde este cuadrante hasta la axila y forma la cola de Spence (**Fig. 17-2**), que no debemos olvidar nunca en nuestra exploración. En el CSE, que incluye la cola de Spence, se sitúa el mayor número de tumores de mama. La palpación se debe realizar del mismo modo en mamas que se han aumentado de tamaño quirúrgicamente. En algunos casos, la contracción capsular puede dar una impresión de mamas duras a la palpación (▶ Vídeo 17-4).

La técnica que recomendamos es la de círculos concéntricos (**Fig. 17-3**).

> **!** Palpar con las yemas de los dedos de ambas manos y siguiendo el sentido de las agujas del reloj, rotando con los dedos en pequeños círculos concéntricos desde la areola hasta el tejido periférico de las mamas.

Es importante seguir una sistemática y hacerlo siempre igual para no dejar ninguna zona sin explorar. Y también es importante deslizar los dedos de un punto a otro sin separarlos de la superficie de la mama, ya que si lo hacemos podemos

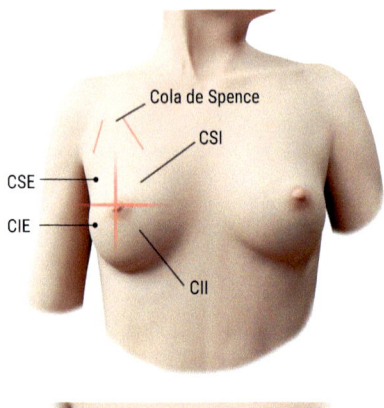

Figura 17-2. Cuadrantes de la mama. CIE: cuadrante inferoexterno; CII: cuadrante inferointerno; CSE: cuadrante superoexterno; CSI: cuadrante superointerno.

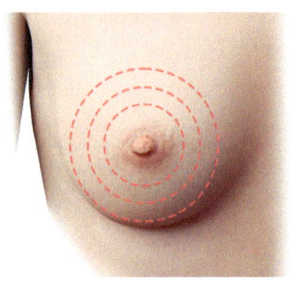

Figura 17-3. Palpación en círculos concéntricos.

dejar de explorar alguna parte del tejido mamario. Mientras rotamos con los dedos, presionamos hacia dentro, primero suavemente y después de forma más profunda (▶ **Vídeo 17-5**).

! Si encontramos alguna masa, como una adenopatía o un tumor, hay que detenerse y determinar todas sus características para después continuar explorando el resto de la mama; así, su localización (por cuadrantes y con indicación de la distancia al pezón):

- Tamaño (en centímetros): longitud, anchura, grosor.
- Forma: redondeada, discoide, lobular, estrellada, regular o irregular.
- Consistencia: firme, blanda, dura.
- Sensibilidad: dolor o no a la palpación.
- Adherencia a superficies profundas: móvil o fija.
- Delimitación: bordes bien o mal definidos.
- Retracción: presencia o ausencia de depresión.

Finalmente debemos palpar la areola y el pezón (▶ **Vídeo 17-6**). Con dos dedos presionamos levemente hacia dentro el pezón, que debe desplazarse con facilidad. La compresión del pezón para provocar secreción ya no forma parte de la exploración rutinaria de la mama, ya que muchas circunstancias benignas pueden inducir secreción. Sólo debe realizarse cuando la paciente refiera secreción espontánea. Debemos comprobar si se reproduce la secreción al comprimir el pezón y observar si la secreción se produce por un conducto o varios. Una secreción espontánea unilateral y por un solo conducto puede significar una neoplasia.

En todo momento tenemos que observar la consistencia de la mama y la sensibilidad, por ejemplo, si existe dolor en una mama o ambas. En el primer caso, la palpación debería empezar por la mama no dolorosa. Es conveniente practicar el examen en la fase postmenstrual, ya que es el momento de menor sensibilidad del pecho (▶ **Vídeos 17-7** y **17-8**).

La mama masculina

La inspección debe ser igual que en la mujer, con la particularidad de observar si existe un crecimiento anómalo de una o ambas mamas. Se denomina ginecomastia, y puede deberse a causas fisiológicas (neonatal, pubertad y vejez), patológicas (cirrosis, tirotoxicosis, hipogonadismo, síndrome de Klinefelter, tumores testiculares y suprarrenales) o farmacológicas (cimetidina, digoxina, diazepam, espironolactona, inhibidores de la enzima convertidora de la angiotensina (IECAs), cannabis, marihuana, alcohol, esteroides anabolizantes).

Es frecuente que en la pubertad los hombres presenten lo que llamamos botones mamarios, uni o bilaterales. Son masas retroareolares, firmes, a veces dolorosas a la palpación. Suelen ser un motivo de consulta del adolescente o sus padres en la consulta del médico de familia o el pediatra. Estos botones mamarios son benignos y desaparecen espontáneamente, como máximo en un año.

En cuanto a la palpación, igual que en la mama femenina, trataremos de buscar masas sospechosas de cáncer y palpar el pezón y la areola.

Guía sistematizada de exploración de axila y fosas supra e infraclavicular

Inspección

Inspeccionar el hueco axilar para poder detectar lesiones visibles a la vista (ganglios de gran tamaño, hidrosadenitis, eccemas, etc.).

Palpación

La axila, la fosa supraclavicular y la fosa infraclavicular se exploran mejor con el paciente sentado.

Palpación de Axila

El paciente se encuentra sentado de cara al examinador (▶ **Vídeo 17-9**).

Para explorar la axila derecha sostenemos con la mano izquierda el antebrazo derecho del paciente en flexión, facilitando así que el músculo pectoral y los músculos del hombro queden relajados. Utilizamos las yemas del tercer y cuarto dedo de la mano derecha. La exploración se inicia en la porción inferior de la axila, con pequeños movimientos circulares suaves, primero superficialmente y luego de forma profunda hasta chocar con la pared torácica. Ascendemos progresivamente sin dejar ningún espacio sin explorar. Volvemos a posicionar los dedos para palpar la zona anterior y la zona posterior.

Para la exploración de la porción superior de la axila, bajamos el brazo del paciente e introducimos con suavidad, pero con firmeza, los dedos en la profundidad del hueco axilar.

La axila izquierda se explora de forma especular a lo realizado en la axila derecha.

Palpación de fosa supraclavicular

Se puede explorar por delante o por detrás del paciente.

Por delante del paciente: de pie de cara al paciente introducimos el segundo, tercer y cuarto dedos, colocados en forma de gancho, en la fosa supraclavicular. Para facilitar la maniobra pedimos al paciente que incline la cabeza hacia delante y la gire hacia el lado que está siendo explorado y que eleve el hombro de ese mismo lado, para que los dedos puedan penetrar en la profundidad de la fosa supraclavicular. Recorremos toda la superficie de la fosa supraclavicular sin dejar ningún espacio sin explorar (▶ **Vídeo 17-10**).

Por detrás del paciente: de pie detrás del paciente y con el segundo, tercer y cuarto dedos presionamos en la profundidad de la fosa supraclavicular. Para facilitar la maniobra pedimos al paciente que respire hondo. Recorremos toda la superficie de la fosa supraclavicular sin dejar ningún espacio sin explorar (▶ **Vídeo 17-11**).

Palpación de fosa infraclavicular

De pie de cara al paciente y con las yemas de segundo, tercer y cuarto dedos, realizamos pequeños movimientos circulares. Recorremos toda la superficie de la fosa infraclavicular sin dejar ningún espacio sin explorar (▶ **Vídeo 17-12**).

La palpación de ganglios en la zona axilar es relativamente frecuente. Sin embargo, los ganglios linfáticos en la fosa supraclavicular o infraclavicular no suelen ser palpables en el adulto sano, y por tanto nos obligan a descartar patología. Los ganglios detectados deben ser descritos en función de su localización, tamaño, forma, consistencia, sensibilidad y fijación.

DESPUÉS DE LA EXPLORACIÓN

Damos las gracias a la paciente y nos lavamos las manos. Resumimos los hallazgos y sugerimos evaluaciones o pruebas adicionales a realizar para completar el estudio, que sean apropiadas y pertinentes.

VALOR DE LA EXPLORACIÓN MAMARIA SEGÚN LA EVIDENCIA

La exploración física de la mama tiene una sensibilidad más baja que la mamografía (24 % frente a un 62 %). Esto es debido a la dificultad de palpar una masa de pequeño tamaño en mujeres con mamas grandes, a la heterogeneidad del tejido mamario entre distintas mujeres y, en ocasiones, a una técnica exploratoria poco adecuada. Sin embargo, la especificidad es ligeramente superior en la primera (95 % frente a 90 %). Y es que la exploración física tiene gran importancia para determinar la probabilidad de que una masa tumoral sea cancerosa. La sensibilidad de determinados signos físicos como que la masa sea fija (40 %), mal delimitada (60 %) o dura (62 %) nos ayuda a determinar el diagnóstico de sospecha de un proceso maligno.

Hay pocos datos basados en la evidencia que apoyen la exploración física de la mama como cribado del cáncer de mama. No hay ensayos aleatorizados que comparen la exploración frente a no cribado y no se han encontrado evidencias directas de la asociación entre la exploración mamaria sola o junto con la realización de mamografía con los datos actuales de mortalidad por cáncer de mama. Una revisión de ensayos controlados y estudios de casos y controles que incluían la exploración mamaria como estrategia de detección encontró una sensibilidad para la exploración del 54 % y una especificidad del 94 %.

≔ PUNTOS CLAVE

- Lavarse las manos y presentarse. Confirmar los datos de la paciente.
- Explicar el examen que se va a realizar, la posición de la paciente y la necesidad de que se desvista. Obtener el consentimiento.
- Realizar una inspección de las mamas y las axilas, primero estática y después dinámica.
- Realizar una palpación exhaustiva de las mamas según la técnica de círculos concéntricos.
- Realizar una palpación de las axilas y de los huecos supra e infraclaviculares.
- Dar las gracias a la paciente y lavarse de nuevo las manos.
- Explicar resumidamente los hallazgos exploratorios a la paciente.
- Sugerir investigaciones adicionales apropiadas y/o explicar los pasos a realizar a continuación.

BIBLIOGRAFÍA

Ball JW, Dains JE, Flynn JA, Solomon BS, Stewart RW. Mamas y axilas. En: Ball JW, Dains JE, Flynn JA, Solomon BS, Stewart RW. Manual Seidel de exploración física. 10ª ed. Barcelona: Elsevier; 2023. p. 383-402.

Bevers T, El-Seraf H, Hanash S, Thrift AP, Tsai K, Maresso KC, Hawk E. Cribado y detección precoz. En: Niederhuber JE, Armitage JO, Doroshow JH, Kastan MB. Abeloff. Oncología Clínica. 6ª ed. Barcelona: Elsevier; 2020.p. 375-398.

McGee S. Evidence-Based Physical Diagnosis. 5ª ed. Filadelfia: Saunders, Elsevier; 2021.

Ocampo LeRoyal R, Archundia García A. Tumor mamario. En: Archundia García A. Cirugía 2. México: McGraw Hill-Interamericana; 2013. p. 149-164.

Swart MH, Nentin FG. Mama. En: Mark H Swartz. Tratado de Semiología. 8ª ed. Barcelona: Elsevier; 2021. p. 341-353.

Yip C, Duncan C, Dundas K, Laird A. The reproductive system. En: Dover AR, Innes JA, Fairhust K. Macleod's Clinical Examination. 15ª ed. Londres: Elsevier LTD; 2023. p. 239-269.

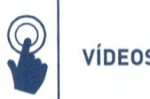

VÍDEOS

Exploración del sistema vascular periférico

18

I. Morón Merchante y M. C. Mateo Pascual

OBJETIVOS DE APRENDIZAJE

- Sistematizar la secuencia de la exploración del sistema vascular perifé-rico arterial y venoso.
- Conocer los hallazgos normales de la exploración, y los hallazgos anor-males más frecuentes
- Aprender los signos y diagnósticos que pueden requerir una actuación diagnóstica o terapéutica inmediata.
- Conocer las técnicas instrumentales accesibles para el médico clínico.
- Reflejar correctamente en la historia clínica los hallazgos de la exploración.

SÍNTESIS CONCEPTUAL

En este capítulo se desarrollan las habilidades clínicas e instrumentales y la sistemática necesaria para realizar correctamente la exploración del sistema vascular periférico arterial y venoso.

Hacer una correcta exploración puede ser clave para identificar alteraciones que nos lleven a diagnosticar patologías importantes específicamente vascu-lares o de otros órganos que pueden requerir actuaciones terapéuticas prio-ritarias.

La utilización de la ecografía clínica, la sonda Doppler vascular, o los esfingo-manómetros semiautomáticos con varios manguitos, son cada vez más acce-sibles en la cabecera del paciente y requieren de un entrenamiento mínimo.

Para ello hay que sistematizar la exploración para aplicarla en los pacientes y poder adquirir destreza en realizarla habitualmente. También hay que iden-tificar pacientes en los que sea necesario realizar exploraciones complemen-tarias posteriores.

MATERIALES NECESARIOS Y POSICIÓN DEL PACIENTE PARA LA EXPLORACIÓN

- **Materiales necesarios:** cama o camilla de exploración articulada con sabani-lla y guantes no estériles. Fonendoscopio, esfingomanómetro, y Doppler por-tátil con sonda de 8 MHz. El ecógrafo con transductor lineal es opcional, y requiere un mínimo entrenamiento.

- **Posición del paciente**: exponer el tronco y extremidades con el paciente sentado en la camilla con los pies colgantes, o tumbado en decúbito supino para la inspección, para la palpación de pulsos arteriales y para la palpación y auscultación del abdomen. También para realizar la prueba del índice tobillo-brazo, y la realización de una ecografía vascular venosa

DESCRIPCIÓN DE LA EXPLORACIÓN VASCULAR

Antes de la exploración

- Antes de realizar la exploración, es muy importante la preparación adecuada del escenario en la consulta y la actitud profesional del clínico ente el examen. Hay que explicar al paciente que le vamos a explorar, indicando la prueba concreta que vamos a realizar y adoptar las medidas generales de higiene de manos.
- A continuación, hay que lavarse las manos y explicar al paciente el examen que se va a realizar y obtener su consentimiento oral para la exploración.
- Para la exploración vascular es deseable una temperatura próxima a los 22 °C, y que el paciente lleve en esa temperatura estable al menos 10 minutos. Con frío extremo o por encima de los 26 °C, no es valorable la temperatura superficial y puede haber cambios en la coloración.

Guía sistematizada de la exploración vascular

Inspección vascular general

- Valorar el tamaño y la simetría del perímetro de las extremidades. Buscar venas varicosas superficiales, edema con o sin fóvea, ulceraciones en la piel o tumoraciones en brazos y piernas.
- Inspeccionar el color de la piel. El color normal es rojo o sonrosado. El flujo arterial nulo produce palidez intensa de la piel. El flujo arterial parcial puede producir piel cianótica. La insuficiencia venosa crónica puede producir edema, y pigmentación marronácea de la piel por estasis capilar sostenida. La obstrucción venosa aguda puede producir enrojecimiento o cianosis distal, dolor y aumento de temperatura.
- La temperatura de las extremidades se explora mejor con el dorso de los dedos de la mano, y es mejor comparar una extremidad con la contralateral. La insuficiencia arterial produce frialdad, y la insuficiencia venosa aguda aumento de temperatura.
- El déficit arterial mantenido puede producir atrofia cutánea con piel delgada y sin arrugas; uñas malnutridas, quebradizas y que crecen poco o nada; úlceras isquémicas en puntas de dedos o zonas óseas de presión que suelen ser dolorosas; y lesiones de gangrena de coloración negruzca, que pueden ser secas, o húmedas si se sobreinfectan.

Técnica general de toma de pulsos

Como norma general los pulsos se deben palpar usando los pulpejos de los dedos índice, corazón y también anular de la mano dominante. Se realiza una presión moderada de los dedos comprimiendo la arteria sobre un plano duro, en su proyección longitudinal, sin presionar excesivamente para no colapsar la arteria.

- Hay que comparar las características del pulso (frecuencia, ritmo e intensidad) en ambas extremidades para valorar si son simétricas.
- La palpación debe durar mínimo 15 o 30 segundos, especialmente si el pulso es irregular. Para calcular la frecuencia del pulso expresada en latidos por minuto, se multiplica por 4 o por 2 respectivamente.

Pulsos de cabeza y cuello

Para la toma de pulsos de cabeza y cuello, el paciente debe estar sentado o tumbado en decúbito supino y para realizar la maniobra de Adson estará sentado.

- Palpación del **pulso temporal**: en la zona temporal de la sien, por delante del pabellón auricular.
- Palpación de **pulso carotídeo**: se encuentra en la parte interna del borde medial del esternocleidomastoideo, cerca del ángulo mandibular (▶ **Vídeo 18-1**).
- En ocasiones se produce una compresión de la arteria subclavia en el cuello. Puede producirse por síndrome del escaleno anterior, presencia de costilla cervical, o síndrome costoclavicular. Pueden producirse síntomas neurológicos por compresión del plexo braquial. La maniobra de **Adson** se utiliza para el diagnóstico de la compresión por el músculo escaleno: con el paciente sentado y en inspiración sostenida, al girar la cabeza con la barbilla elevada existe una disminución o desaparición del pulso radial en el lado hacia el que tiene girado el cuello (**Fig. 18-1**).

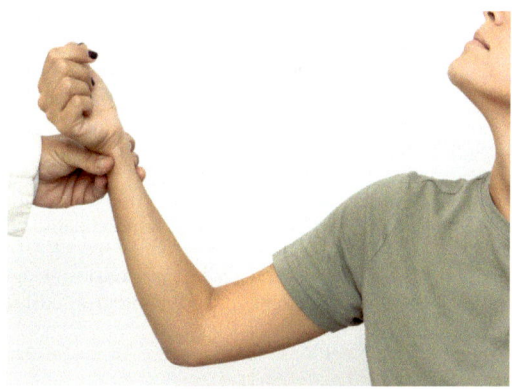

Figura 18-1. Maniobra de Adson.

Pulsos de extremidad superior

Para la toma de pulsos de la extremidad superior, el paciente puede estar sentado o tumbado en decúbito supino.

- Palpación de **pulso humeral**: con el brazo del paciente en rotación externa, la arteria se encuentra en la superficie medial del brazo, entre los músculos bíceps y tríceps.
- Palpación **pulso braquial**: se realiza en la parte interna del codo, 2-3 cm por encima de la fosa antecubital.
- Palpación de **pulso radial**: se encuentra en el borde lateral de los tendones flexores de la mano, en la muñeca justo bajo la base del pulgar.
- Palpación del **pulso cubital**: en la superficie flexora de la muñeca, justo lateral a la extremidad distal del cúbito. Es más profunda que la arteria radial y a menudo es impalpable en el sujeto normal.
- Prueba de **Allen:** para valorar la integridad de la circulación del arco volar de la mano, se coloca la mano del paciente con la palma hacia el examinador quien comprime con los pulgares y al mismo tiempo la arteria radial y cubital; se le pide al paciente que cierre y abra la mano repetidas veces hasta que se vuelva pálida la palma. A continuación, el examinador libera la arteria radial primero, comprobando la recuperación del color sonrosado. Después se repite la maniobra, liberando la arteria cubital (▶ **Vídeos 18-2** y **18-3**).

Pulsos de extremidad inferior

Para la exploración de la extremidad inferior, el paciente tiene que estar tumbado en posición de decúbito supino.

- Si se eleva el pie y la pierna unos 25 cm por encima de la camilla se drena la sangre venosa y el color de la piel reflejará el flujo arterial. Puede producirse palidez de la piel si hay insuficiencia arterial. Al bajar de nuevo la pierna, el color sonrosado se recupera en unos 20 segundos. Si el tiempo es superior a 45-60 segundos se confirma el déficit arterial
- Palpación de **pulso femoral**: en la región inguinal, por debajo del arco crural, en un punto medio entre la espina ilíaca anterior y la tuberosidad púbica.
- Palpación de **pulso poplíteo**: con la rodilla del paciente flexionada, el examinador coloca los 3 dedos centrales en la fosa poplítea y el pulgar presionando en la parte anterior de la rodilla, haciendo presión contra la parte posterior del fémur y latibia. Es frecuente que sea impalpable en sujetos normales.
- Palpación de **pulso tibial posterior**: se palpa en la parte posterior del maléolo interno del pie. A veces es más fácil con la flexión dorsal pasiva del pie.
- Palpación de **pulso dorsal del pie o pedio**: se localiza entre los extensores del primer y segundo dedo del pie (▶ **Vídeo 18-4**).

Índice tobillo-brazo

- Valor de la prueba: el índice tobillo-brazo (ITB) es la prueba diagnóstica no invasiva que se usa por excelencia para evaluar la circulación arterial de las extremidades inferiores, por ser una prueba sencilla y con alta sensibilidad y especificidad para diagnosticar la enfermedad arterial periférica. Muestra la relación (cociente) entre la presión arterial sistólica del brazo y la de los miembros inferiores.
- **Cálculo del ITB**: se determina la presión arterial sistólica (PAS) de ambos brazos mediante un manguito de esfingomanómetro y la de ambos pies mediante un manguito aplicado en la pantorrilla. Para mejorar la sensibilidad la PAS se determina mediante un detector Doppler de sonido, con una sonda de 8 MHz y gel conductor de ultrasonidos. Se aplica en la arteria radial y en la dorsal o tibial posterior del pie. Para calcular el ITB, se divide el valor de la PAS del tobillo entre la PAS del brazo que la tenga más alta. Se obtiene un ITB para cada pie, izquierdo y derecho (▶ **Vídeo 18-5**).

ITB = PAS del tobillo / PAS del brazo que la tenga más alta

- En la actualidad, existen dispositivos semiautomáticos que utilizan 4 manguitos simultáneos (para brazos y pantorrillas), calculando de manera automática el ITB (▶ **Vídeo 18-6**).
- Interpretación de resultados: en la **tabla 18-1** se muestran la interpretación de los valores y su significado de la prueba ITB.

Exploración de la insuficiencia venosa de la extremidad inferior

Para que exista un retorno venoso eficaz en sentido proximal, la luz venosa tiene que estar permeable, se tiene que producir contracción muscular voluntaria, y las válvulas tienen que ser competentes. La insuficiencia venosa es más manifiesta en las extremidades inferiores, debido a la incompetencia de las válvulas venosas.

Tabla 18-1. Interpretación resultados de la prueba índice tobillo-brazo

Valor ITB	Interpretación
> 1,4	Alterado alto (rigidez arterial)
0,9-1,4	Normal
≤ 0,9	Arteriopatía periférica leve
< 0,7	Arteriopatía periférica grave

Adaptada de la *Guía ESC 2017 sobre el diagnóstico y tratamiento de la enfermedad arterial periférica*, 2018.

- La exploración de las grandes venas se realiza con el paciente en decúbito supino. La estasis venosa puede producir dilatación de las venas superficiales, edema generalmente con fóvea, pigmentación o úlceras. Si hay dilatación pueden palparse los cordones venosos en busca de tapones o cordones duros, y comprobar la existencia de dolor o enrojecimiento local o distal.

- Con los hallazgos presentes en la exploración de las extremidades se ha establecido la **clasificación CEAP** (Clínica, Etiológica, Anatómica, Patofisiológica) como norma para homogeneizar los informes clínicos. La última versión de esta clasificación según los signos clínicos presentes, actualizada en 2020, se muestra en la tabla 18-2.

- **La trombosis venosa** se produce por una obstrucción de la circulación venosa, bien superficial o profunda. Cuando la obstrucción superficial es aguda suele coexistir inflamación (tromboflebitis). La vena puede palparse como un cordón duro, es dolorosa, y la piel está roja y caliente. En la trombosis venosa profunda (TVP), puede aparecer dolor, que se incrementa al ponerse de pie o caminar, y aumento de la temperatura en la pantorrilla y el tobillo. Puede aparecer edema, generalmente con fóvea, así como cianosis distal, tumefacción y empastamiento de los tejidos blandos. En la inspección es visible una asimetría en el diámetro de la extremidad respecto a la contralateral.

Tabla 18-2. Clasificación CEAP clínica de la insuficiencia venosa crónica

C0	No signos visibles ni palpables
C1	Telangiectasias o venas reticulares
C2	Varices (> 3 mm)
C2r	Varices recurrentes
C3	Edema
C4	Cambios en la piel y tejido subcutáneo
C4a	Pigmentación o eccema
C4b	Atrofia, aspecto blanquecino
C4c	Corona flebectásica
C5	Úlcera cicatrizada
C6	Úlcera venosa activa
C6r	Úlcera activa recurrente

Especificar si es sintomática (S) o asintomática (A). Adaptada de *The 2020 update of the CEAP classification system and reporting standards*, 2020.

- **El edema** o aumento del perímetro de los miembros puede ocurrir por incremento de la presión venosa (insuficiencia venosa o cardíaca), aumento de la permeabilidad vascular (por inflamación) o descenso de la presión oncótica (hipoalbuminemia). Este edema suele dejar fóvea tras la presión de la superficie cutánea y es importante describir si es uni o bilateral, para el diagnóstico diferencial entre causas locales o generales. El edema por obstrucción linfática (linfedema) suele ser más firme e indoloro y sin variaciones durante el día; con la evolución deja de presentar fóvea a la presión. Puede ser primario (personas jóvenes y más frecuente en mujeres), o secundario a infecciones, radiación o cirugía que dificultan el drenaje linfático. El lipedema, por depósito de tejido adicional de tejido adiposo en los pies, no deja fóvea y es casi exclusivo de mujeres.

- Es importante el **diagnóstico de la TVP** debido al riesgo de tromboembolismo pulmonar (TEP), potencialmente mortal si es masivo. Sólo los trombos proximales (de la vena poplítea o más proximales) están asociados con riesgo de TEP. Cuando la trombosis venosa es recurrente, puede preceder al diagnóstico de cáncer. Algunas maniobras y signos pueden ayudar al diagnóstico de la trombosis venosa profunda (▶ **Vídeo 18-7**).

  – Signo de **Homans**: la aparición de dolor en la pantorrilla al realizar la dorsiflexión pasiva del pie del paciente es indicativo de probable trombosis profunda.

  – Signo de **Pratt:** presencia de tres venas dilatadas sobre la tibia que permanecen distendidas al elevar la pierna 45°.

  – Signo de **Bancroft**: El dolor por presión digital de la pantorrilla contra la tibia es mayor que el de la compresión transversa, o hacia los lados.

  – Signo de **Lisker**: existencia de hipersensibilidad ósea, al percutir la superficie subcutánea de la tibia en la parte medial, en comparación con la cresta.

  – Sino de **Lowenberg**: la presión al comprimir con un manguito de esfingomanómetro las pantorrillas, es dolorosa en el caso de TVP unilateral. La mayoría de los sujetos soportan 180 mmHg sin dolor cuando no hay patología.

Exploración vascular abdominal

Para la exploración vascular del abdomen el paciente tiene que estar tumbado en posición de decúbito supino (▶ **Vídeo 18-8**).

- Inspección: la circulación venosa colateral del sistema portal puede ser visible en la pared abdominal, de manera subcutánea o en forma de venas superficiales dilatadas. La dilatación de la vena supraumbilical a veces produce una roseta venosa alrededor del ombligo en forma de «cabeza de medusa».

- Palpación del **pulso de la aorta abdominal**: se debe hacer una palpación más profunda, unos centímetros por encima y ligeramente a la izquierda del ombligo.

- En el caso de existir un **aneurisma de la aorta abdominal:** puede palparse una tumoración pulsátil que se puede desplazar con la palpación bimanual hacia los laterales del abdomen, pero no puede desplazarse en sentido craneal o caudal. En caso de sospecha debe confirmarse el hallazgo mediante ecografía.

- Auscultación **de la arteria renal:** en epigastrio, se puede auscultar un soplo en caso de que haya estenosis de la arteria renal.

Ecografía clínica vascular

La ecografía es una técnica que ofrece información en tiempo real, sin radiaciones ionizantes, con un equipo que puede desplazarse a la cabecera del paciente y además permite evaluaciones secuenciales. La técnica Doppler, y más con el color, añade la posibilidad de evaluar los flujos sanguíneos. La ecografía clínica, realizada por el médico no radiólogo, es una herramienta muy útil para el diagnóstico de la patología vascular periférica (v. **Cap. 31** para ampliar detalles de esta). Para la patología vascular se utiliza la sonda lineal.

También en el estudio de la patología arterial, la sonda lineal puede ser muy útil en la exploración de las carótidas, donde puede ayudar a descartar la presencia de placas arterioescleróticas en la pared o en la luz arterial, o permitir diagnosticar los aneurismas de aorta abdominal, en este caso con sonda convex.

La ecografía es ahora el método de elección para el diagnóstico de la TVP. En condiciones normales, las venas profundas son completamente compresibles. Las zonas accesibles son la vena femoral con sus ramas y la poplítea, que se pueden objetivar con sonda lineal, abundante gel y la pierna del paciente flexionada y en rotación externa. Y se diagnostica TVP cuando la vena no se puede comprimir. En ocasiones puede verse el trombo en el interior de la vena, en una escala de grises. En pacientes obesos o muy edematosos, a veces no es fácil la exploración. Comprimir la pantorrilla, poner al paciente en bipedestación o efectuar una flexión plantar del pie, aumenta el retorno venoso y puede facilitar la exploración. Como en la exploración manual, comparar el flujo entre ambas extremidades puede resultar útil.

DESPUÉS DE LA EXPLORACIÓN

- Después de la exploración hay que informar al paciente de los hallazgos encontrados, en lenguaje comprensible según su nivel de formación, y con una explicación sobre su posible repercusión.
- Es fundamental registrar los hallazgos positivos y negativos de interés en la historia clínica. Es un derecho del paciente y es necesario para poder evaluar la posible modificación o evolución a lo largo del proceso clínico del paciente.
- Pedir pruebas complementarias si procede, o derivar al especialista en cirugía vascular u otros si se sospecha patología en otros órganos o aparatos.

VALOR DE LA EXPLORACIÓN VASCULAR PERIFÉRICA SEGÚN LA EVIDENCIA

A pesar de la aparición de la ecografía como instrumento para el diagnóstico por imagen de la obstrucción vascular, casi todos los métodos expresados en este capítulo siguen siendo imprescindibles para la sospecha inicial del diagnóstico. La valoración del eritema, la cianosis o la palidez, la frialdad o aumento de temperatura, o la intensidad de un pulso comparada con el contralateral, son difíciles de validar mediante una técnica instrumental estándar. En cuanto a sensibilidad, especificidad o fiabilidad diagnóstica (razones de probabilidad), existen pocos estudios que lo hayan analizado. En cuanto a la concordancia interobservador (coeficiente kappa, tomado de referencia 6), los valores son más altos si se valoran presencia/ausencia dicotómicamente (pulsos periféricos 0,52-0,92; arañas vasculares 0,64-0,92; aneurisma abdominal 0,53; edema asociado a TVP 0,39-0,73; cianosis 0,36-0,92). Sin embargo, en otros signos que exigen graduación del efecto, existe poca concordancia (temperatura elevada de la piel por palpación 0,09-0,23; relleno capilar > 3 segundos 0,29; pulsos disminuidos 0,01-0,05).

Aun asumiendo esa falta de concordancia, algunos hallazgos de la exploración vascular arterial, comparados con el ITB, sí tienen una alta razón de probabilidad positiva (RPP) para el diagnóstico de enfermedad arterial periférica. Por ejemplo, la presencia de úlceras en pies 7; la asimetría en la temperatura distal 6,1; la ausencia de pulsos femoral 6,1; la ausencia de pulso pedio y tibial posterior 14,9; la auscultación de soplos arteriales 7,3; el tiempo de relleno capilar > 20 segundos 3,6. Sin embargo prácticamente ninguno de los hallazgos en la exploración venosa, considerados aisladamente, alcanzan una RPP mayor de 1,5.

En todo caso, es el conjunto de la exploración, conjugando varios de estos hallazgos o signos con la experiencia del médico y los síntomas referidos o no por el paciente en la anamnesis dirigida, lo que hará que la probabilidad pretest de cualquier prueba diagnóstica sea más elevada. Esto tiene mucha importancia para el médico, pero también para el paciente, que puede ser sometido a exploraciones invasivas, dolorosas o con efectos secundarios posibles. Y también para el sistema sanitario, por el coste asociado de dichos procedimientos. Existen algunas escalas o índices que combinan hallazgos de la exploración en las que se ha indagado su sensibilidad y especificidad, pero exceden el objeto de esta obra.

≔ PUNTOS CLAVE

- Presentarse y confirmar la filiación del paciente, realizar una correcta higiene de manos antes de iniciar la exploración, explicar el examen al paciente y obtener su consentimiento verbal.
- Posicionarse y colocar al paciente apropiadamente en la camilla, según el territorio a explorar.
- Realizar una inspección vascular general y valorar de manera comparativa y simétrica los hallazgos.
- Realizar la palpación de los pulsos de forma sistemática: cabeza y cuello, tórax y abdomen, extremidades superiores e inferiores.
- Intentar descartar signos clínicos de insuficiencia y de trombosis arterial o venosa.
- Realizar la prueba índice tobillo-brazo, si se sospecha enfermedad arterial periférica.
- Realizar una ecografía clínica si se sospecha aneurisma arterial o trombosis venosa.
- Realizar una correcta higiene de manos al finalizar la exploración.
- Resumir con precisión los hallazgos destacados positivos o negativos en la historia clínica.
- Valorar si son necesarias exploraciones o tratamientos adicionales urgentes o no, y derivar al especialista o al servicio de urgencias si es necesario.

BIBLIOGRAFÍA

Castiñeira Pérez C, Costa Ribas C. Guía Fisterra Arteriopatía Periférica. https://www.fisterra.com/guias-clinicas/arteriopatia-periferica. (Acceso comprobado 8/4/2023).

DeGowin R L. DeGowin&DeGowin's. Exploración Diagnóstica.6ª ed. México: McGraw-Hill Interamericana Editores ;1998.

Guía ESC 2017 sobre el diagnóstico y tratamiento de la enfermedad arterial periférica, desarrollada en colaboración con la European Society for Vascular Surgery (ESVS). Rev Esp Cardiol. 2018;71(2): 111.e1-e69.

McGee S. Diagnóstico físico basado en la evidencia. 5ª ed. Barcelona: Elsevier; 2022.

Rozman C. Semiología y métodos de exploración en medicina. Barcelona: Salvat Editores; 1986.

The 2020 update of the CEAP classification system and reporting standards. J Vasc Surg Venous Lympht Disord. 2020; 8(3):342-352.

 **VÍDEOS**

Técnicas de exploración del abdomen

19

M. C. Mateo Pascual, F. Camarelles Guillem, J. Vizcaíno Sánchez-Rodrigo y J. M. Arribas Blanco

OBJETIVOS DE APRENDIZAJE

- Preparar el ambiente correctamente, así como mantener una adecuada actitud del clínico ente la exploración abdominal.
- Adquirir competencias en la exploración abdominal.
- Sistematizar la secuencia de la exploración de abdomen.
- Identificar los pasos a seguir después de realizar la exploración.

SÍNTESIS CONCEPTUAL

La exploración abdominal es una herramienta esencial para el diagnóstico médico. A través de ella, los médicos pueden identificar signos y síntomas que pueden indicar la presencia de diversas enfermedades o condiciones médicas. Una buena exploración abdominal es importante para tomar decisiones clínicas informadas sobre el diagnóstico y el tratamiento, ya que proporciona información crítica que puede ayudar a los médicos a formular planes de tratamiento individualizados.

En este capítulo se desarrollan las habilidades y la sistemática necesarias para realizar correctamente la exploración abdominal.

Tras realizar la anamnesis que nos muestra síntomas comunes o preocupantes en relación con posibles **patologías gastrointestinales** (dolor abdominal, dispepsia, náuseas o vómitos, disfagia u odinofagia, disminución del apetito, cambio en el ritmo intestinal, diarrea, estreñimiento, ictericia, etc.) o **trastornos urinarios y renales** (disuria, disminución de fuerza de la micción en hombres, poliuria o nicturia, incontinencia urinaria, hematuria, dolor renal o de costado, cólico ureteral, etc.), es necesario realizar la **exploración clínica del abdomen** para determinar las posibles causas y establecer el diagnóstico de sospecha.

Para ello, es necesaria una correcta preparación del clínico antes de realizar la exploración, la aplicación de una sistemática propia de la exploración abdominal y, una vez finalizada, disponer de un plan de actuación que indique la sospecha diagnóstica y las pruebas complementarias que se van a requerir.

MATERIALES NECESARIOS Y POSICIÓN DEL PACIENTE PARA LA EXPLORACIÓN

Los materiales necesarios para la exploración abdominal son: cama o camilla de exploración con sabanilla y guantes no estériles. La posición del paciente: tumbado en decúbito supino y opcionalmente sentado o de pie (en caso de hernias).

DESCRIPCIÓN DE LA EXPLORACIÓN ABDOMINAL

Antes de la exploración

Antes de realizar la exploración, es muy importante la preparación adecuada del escenario en la consulta y la actitud profesional del clínico antes de iniciarla. Describimos a continuación las premisas ineludibles que se deben tener en cuenta:

- Preparar con educación y respeto el acercamiento al paciente. Presentarse.
- Comprobar la iluminación y ambiente de la consulta. Hacer que el paciente esté cómodo y confiado.
- Explicar el examen que vamos a realizar.
- Adoptar la posición correcta al examinar (al lado derecho del paciente).
- Observar las medidas universales de precaución: lavarse las manos antes y después de examinar al paciente y usar un pijama o bata blanca limpia; esto muestra preocupación por el bienestar del paciente y conocimiento de un componente crítico de la seguridad del paciente.
- Determinar el alcance de la exploración: exploración exhaustiva o enfocada en un problema.
- Tener clara la secuencia de realización de la exploración (automatismo).

En la exploración abdominal es importante ayudar a que el paciente se relaje intentando minimizar el dolor durante la palpación. Es conveniente tener las manos calientes, usar una técnica suave y gentil, palpando las áreas sensibles en último lugar. Existen maniobras diseñadas para ayudar al paciente a relajarse que incluyen la ligera flexión de rodillas si es necesario, alentar la respiración profunda o intentar distraer al paciente con una conversación.

Guía sistematizada de la exploración abdominal

A continuación, se van a desarrollar las técnicas de exploración abdominal.

Introducción

Antes de comenzar, se deben seguir los siguientes pasos: en primer lugar, hay que presentar y confirmar la identidad del paciente: nombre y fecha de nacimiento. A continuación, lavarse las manos, explicar el examen que se va a realizar y obtener el consentimiento verbal del paciente para la exploración. Exponer el tórax y el abdomen del paciente e invitarle a colocarse en la cama en posición inicial de decúbito supino. Preguntar si el paciente en este momento tiene algún dolor, antes de comenzar (▶**Vídeo 19-1**).

Inspección general del abdomen

El siguiente paso es la realización de una inspección general del paciente (▶**Vídeo 19-2**):

- Aspecto del paciente: dolor / agitación / confusión.
- Hábito corporal: obeso / caquéctico.
- Observamos la piel del cuerpo desde cara hasta extremidades inferiores para descartar:
  - Alteración de la coloración: si hay palidez en la piel y/o las conjuntivas puede sugerir existencia de anemia por hemorragia digestiva.
  - Presencia de petequias o hematomas, que pueden ser signos de alteración de la coagulación secundaria a insuficiencia hepática. Las arañas vasculares pueden aparecer también en la enfermedad hepática crónica.
  - Excoriaciones, que pueden sugerir prurito por colestasis.
- Estudiamos las escleróticas conjuntivales para descartar ictericia, lo que sugiere obstrucción biliar de procesos como cirrosis o hepatitis.
- Observamos la boca en busca de estomatitis angular (en procesos que cursan con deficiencia de hierro o vitamina B12), úlceras (en enfermedades como la enfermedad inflamatoria intestinal [EII] o la celiaquía) o candidiasis (en inmunodeficiencias).
- Estudiamos las manos por si hubiera eritema palmar, asterixis o retracción de Dupuytren propia de cirrosis alcohólica.
- Observamos las mamas para comprobar si hay ginecomastia, como en la cirrosis hepática.
- Observamos la fosa supraclavicular izquierda buscando el ganglio de Virchow, sugestivo de tumor maligno gástrico.
- Descartamos distención abdominal /ascitis / distensión intestinal / masas grandes / marcas de agujas que pueden hacernos sospechar hepatitis o virus de inmunodeficiencia humano (VIH).

Inspección abdominal específica

Para la inspección abdominal se mantiene al paciente en decúbito supino, con brazos a los lados del cuerpo y las piernas descruzadas. En la **figura 19-1** se definen las áereas topográficas del abdomen.

Inspeccionar buscando los siguientes signos (▶**Vídeo 19-3** y **Fig. 19-2**):

- **Estrías:** rojizo / rosado (nuevo) o blanco / plateado (crónico), distensión abdominal.

- *Caput medusae*: **venas** para umbilicales engrosadas, hipertensión portal.
- Cicatrices: en la línea media (laparotomía), en fosa ilíaca derecha (apendicectomía), o subcostal derecha (colecistectomía).
- Comprobamos si hay materiales clínicos o complementos: tubos de alimentación / bolsas para estomas / drenajes.
- Buscamos la existencia de **masas**: evaluar su localización, tamaño, posición, consistencia y movilidad que son datos que nos pueden sugerir o descartar malignidad.

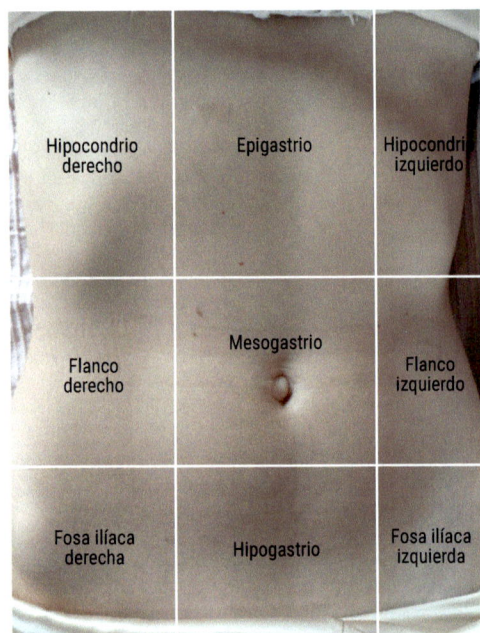

Figura 19-1. Localización de las aéreas topográficas del abdomen.

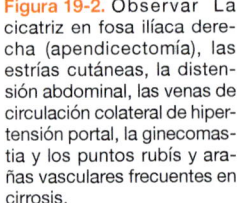

Figura 19-2. Observar La cicatriz en fosa ilíaca derecha (apendicectomía), las estrías cutáneas, la distensión abdominal, las venas de circulación colateral de hipertensión portal, la ginecomastia y los puntos rubís y arañas vasculares frecuentes en cirrosis.

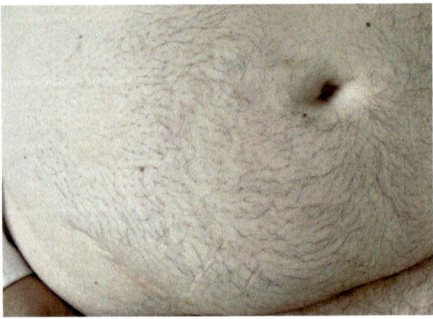

- **Pulsación:** una masa central pulsátil y expansiva puede indicar un aneurisma aórtico abdominal (AAA).
- **Signo de Cullen:** equimosis, **hematomas** que rodean el ombligo, sangrado retroperitoneal (pancreatitis / ruptura de un aneurisma aórtico abdominal [AAA]).
- **Signo de Gray-Turner:** moratones en los flancos, sangrado retroperitoneal (pancreatitis / ruptura de AAA).
- Distensión abdominal: líquido (**ascitis**), grasa (obesidad), heces (estreñimiento), flatos, feto (embarazo).

Palpación abdominal superficial

Preguntamos sobre cualquier área de dolor y palparla la última. Observamos la cara del paciente en todo momento para detectar signos de incomodidad.

Para comenzar la palpación, colocamos los pulpejos de la mano dominante planos y juntos sobre el abdomen del paciente, haciendo un movimiento suave, lento y ligeramente inclinado para poder palpar bien todas las estructuras. Es conveniente seguir un orden, que puede ser en el sentido de las agujas del reloj, levantando los dedos para desplazarse de una región a otra (▶ **Vídeo 19-4**).

Palpamos cada una de las 9 regiones abdominales, evaluando en todas las siguientes características:

- **Sensibilidad - dolor**: debemos tener en cuenta las áreas involucradas y la gravedad del dolor.
- **Sensibilidad al rebote**: si el dolor empeora al liberar la presión: peritonitis.

> **!** Signo de rebote (Blumberg). Se palpa profundamente en las diferentes áreas abdominales y se retira bruscamente después para valorar sensibilidad al dolor. Es positivo si el dolor es mayor cuando se retira la mano (**Fig. 19-3**).

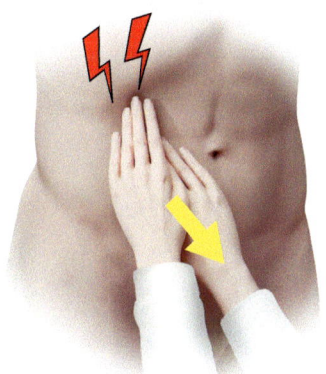

Figura 19-3. Signo de Rebote (Blumberg). Se palpa profundamente y se retira bruscamente. Es positivo si el dolor es mayor cuando se retira la mano.

- **Defensa:** tensión involuntaria en los músculos abdominales: ¿localizada o generalizada?
- **Masas:** masas grandes / superficiales se pueden notar en la palpación.

Palpación abdominal profunda

Después de la palpación superficial, colocamos la mano no dominante sobre la principal para llevar a cabo una palpación con más presión, que nos ayudará a explorar estructuras más profundas, de 3,8 a 5 cm y de esta manera recorremos todas las regiones abdominales en el mismo sentido que la palpación superficial (▶ **Vídeo 19-5**).

Si se identifican masas, evaluar:

Ubicación. ¿Qué región?

Tamaño. Forma.

Consistencia. Suave / dura / irregular.

Movilidad. ¿Está unida a los tejidos superficiales / subyacentes?

Pulsatilidad. Masa pulsátil sugiere etiología vascular.

- **Palpación abdominal. Hígado**
  - Comenzamos la palpación en la fosa ilíaca derecha usando el borde plano de la mano derecha, que puede estar en forma de cuchara sobre el borde cubital, con los dedos semiflexionados intentando notar el relieve hepático. También podemos palpar con la mano sobre una línea paralela a la medioclavicular derecha buscando tocar con los pulpejos el borde inferior hepático (▶ **Vídeo 19-6**).
  - Presionamos la mano en el abdomen mientras se le pide al paciente que respire. Sentir en las yemas de los dedos un «paso», ya que el borde del hígado pasa debajo de tu mano.
  - Si no sentimos nada, repetimos el proceso con la mano 1-2 cm más arriba.
  - **Si sentimos el borde del hígado**, debemos tener en cuenta lo siguiente:
    - **Grado de extensión** por debajo del margen costal. Medir en cm desde el reborde costal hasta el borde hepático palpado (**Fig. 19-4**).

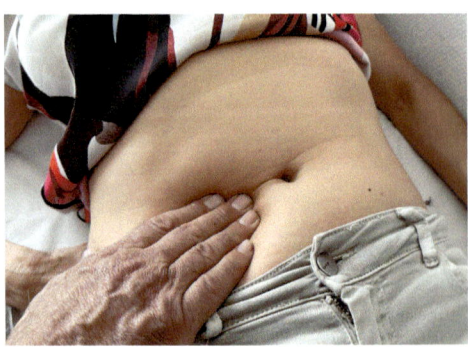

Figura 19-4. Localización del hígado en hipocondrio derecho y palpación del borde hepático costal.

- **Consistencia del borde** del hígado (suave / irregular).
- **Sensibilidad**. Sugestivo de hepatitis.
- **Pulsatilidad**. Un hígado pulsátil agrandado puede ser causado por regurgitación tricuspídea.
- **Palpación abdominal. Vesícula biliar**

! La vesícula biliar generalmente no es palpable.

Una vesícula biliar agrandada sugiere patología, bien por obstrucción al flujo biliar o por infección (colecistitis).

Realizamos la palpación en el margen costal derecho, línea clavicular media (punta de la novena costilla). Si está agrandada, podemos palpar una masa redondeada que se mueve con la respiración (debemos tener en cuenta cualquier sensibilidad) (▶ **Vídeo 19-7**).

- – **Signo de Murphy**
  - Colocamos la mano en el área indicada arriba (margen costal derecho, línea media-clavicular).
  - Pedimos al paciente que haga una respiración profunda.
  - A medida que la vesícula biliar se empuja hacia abajo en la mano, el paciente puede desarrollar repentinamente dolor y dejar de inspirar (**Fig. 19-5**). Si esto ocurre y no hay molestia en el mismo lugar en el lado izquierdo del abdomen, manifiesta lo que se conoce como **_signo positivo de Murphy, que es sugestivo de colecistitis._**

- **Palpación abdominal. Bazo**

! ¡El bazo sólo se vuelve palpable cuando es al menos tres veces su tamaño normal! (**Fig. 19-6**).

- – Comenzamos la palpación en la fosa ilíaca derecha: la esplenomegalia masiva puede extenderse hasta dicha región abdominal.

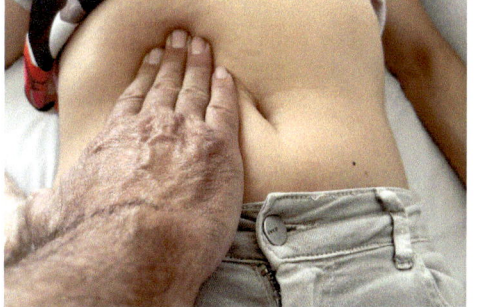

Figura 19-5. Signo de Murphy positivo: este dolor se produce cuando la vesícula biliar inflamada entra en contacto con la mano del médico durante la inspiración (el paciente siente dolor agudo y detiene su inspiración).

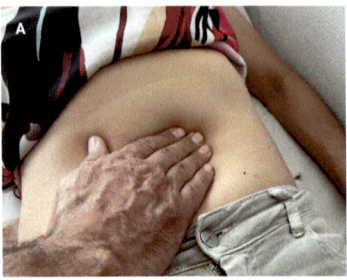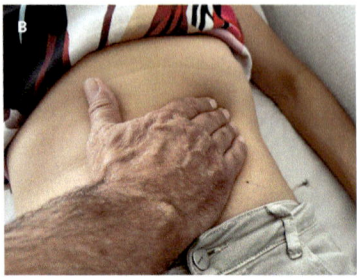

Figura 19-6. Borde esplénico: dirección según crecimiento del bazo **(A-B)**.

- Alineamos los dedos en dirección al margen costal izquierdo y presionamos la mano derecha en el abdomen, mientras pedimos al paciente que respire profundamente.
- Si sentimos que el borde esplénico pasa debajo de la mano (se nota como una muesca) anotamos la distancia en cm desde el reborde costal izquierdo.
- Si no sentimos nada, repetimos el proceso 1-2 cm más cerca del hipocondrio izquierdo.
- **Palpación abdominal. Riñones**
  - Colocamos la mano izquierda detrás de la espalda del paciente, con los pulpejos de los dedos apoyados en los músculos paravertebrales del paciente, en el flanco derecho.
  - Colocamos la mano derecha justo debajo del margen costal derecho en el flanco derecho, paralela al músculo recto anterior o ligeramente oblicua.
  - Presionamos los dedos de la mano derecha profundamente en el abdomen.
  - Al mismo tiempo, presionamos hacia arriba con la mano izquierda.
  - Pedimos al paciente que respire profundamente.
  - Podemos sentir que el polo inferior del riñón se mueve hacia abajo durante la inspiración.
  - Repetimos este proceso en el lado opuesto para evaluar el riñón izquierdo.
  - **Puño percusión renal bilateral**: colocamos la palma de nuestra mano izquierda sobre la zona lumbar del paciente y con la superficie cubital del puño derecho damos pequeños golpes sobre la palma, valorando si aparece o no dolor en el paciente. Si hay dolor se considera que la puñopercusión es positiva y sugiere **inflamación renal** (▶ **Vídeo 19-8**).
- **Palpación abdominal. Aorta**
  - Palpamos con los dedos de ambas manos y los colocamos por encima del ombligo en el borde de la pulsación aórtica (**Fig. 19-7**):
  - Observamos el movimiento de los dedos: movimiento ascendente = pulsátil. Movimiento hacia afuera = expansible (sugestivo de aneurisma de aorta abdominal).
- **Palpación abdominal. Vejiga**

! Una vejiga vacía no será palpable (está en la cavidad pélvica).

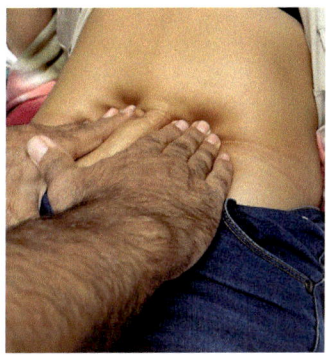

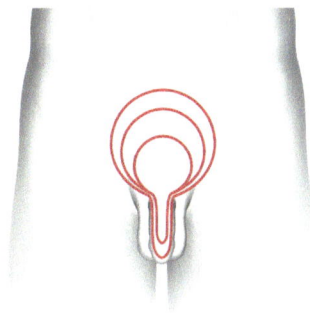

Figura 19-7. Palpación del latido de aorta abdominal.

Figura 19-8. Crecimiento del globo vesical en caso de retención urinaria.

Sin embargo, se puede sentir una vejiga llena agrandada que surge por detrás de la sínfisis del pubis. Esto puede sugerir un diagnóstico de retención urinaria (**Fig. 19-8**).

Percusión

La percusión es una maniobra útil pues nos ayuda a determinar el tamaño de los órganos internos y a descartar la existencia de líquido abdominal (▶ **Vídeo 19-9**).

Colocamos el dedo índice o medio de la mano izquierda sobre el área a examinar y con los dedos de la mano derecha percutimos encima.

Hay dos tipos de sonidos básicos: el **timpanismo**, que es el sonido de tono alto que indica la presencia de gas, y la **matidez**, que aparece al percutir órganos macizos.

Su extensión y colocación en decúbito dorsal y decúbitos laterales permite obtener información sobre la presencia de derrame en cavidad libre, agrandamiento de órganos y tumoraciones.

- **Órganos abdominales**
  - **Hígado**: percusión desde tórax hacia abajo, desde el lado derecho del pecho para determinar el tamaño del hígado.
  - **Bazo**: percusión desde tórax hacia el hipocondrio izquierdo, para evaluar la esplenomegalia.
  - **Vejiga**: percusión en región suprapúbica para descartar masas suprapúbicas diferenciadoras (vejiga [opaca] / intestinal [resonante]).

Auscultación

La auscultación del abdomen nos permite valorar ruidos derivados de la motilidad intestinal y posibles soplos vasculares. Se efectúa antes de la percusión y palpación, ya que éstas pueden alterar los ruidos intestinales (▶ **Vídeo 19-10**).

Lo normal es encontrar ruidos hidroaéreos. Se deben escuchar y se puede determinar su frecuencia. Si superan los 35 por minuto se habla de aumento de la motilidad intestinal y si son menos de 5/min se consideran disminuidos.

> **!** El no escuchar ruidos durante 5 minutos es patológico, ausencia de ruidos que puede ser un íleo paralítico.

- **Sonidos intestinales**
  - **Normal**: gorgoteo.
  - **Anormal**: por ejemplo, «tintineo» (obstrucción intestinal).
  - **Ausente**: íleo / peritonitis.
- **Soplos**

Los soplos aórticos se auscultan justo por encima del ombligo (AAA) (v. ▶ **Vídeo 19-9**). Soplos renales: auscultar justo por encima del ombligo, ligeramente lateral a la línea media.

MANIOBRAS ESPECÍFICAS

- **Evaluación de ascitis**
  - Palpamos para buscar matidez cambiante: áreas de timpanismo y matidez con el paciente en decúbito supino y acostado sobre el lado (▶ **Vídeos 19-11** y **19-12**).
  - Comprobamos la **ola ascítica** (▶ **Vídeo 19-13**): pedimos a un ayudante que coloque su mano sobre la línea media del abdomen del paciente. A continuación, efectuamos un pequeño golpe en un flanco abdominal para generar ondulaciones del líquido ascítico, que se podrán notar en el hemiabdomen opuesto; se considera en este caso el signo de la ola positivo (**Fig. 19-9**).
- **Evaluación de apendicitis**
  Para la evaluación de una posible apendicitis se realizan los pasos descritos en la **tabla 19-1**

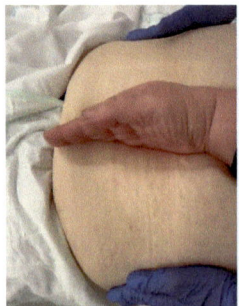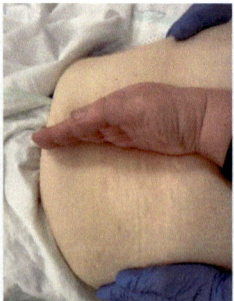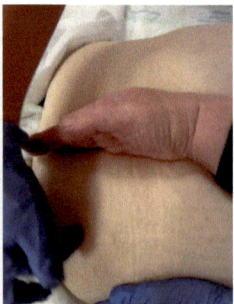

Figura 19-9. El signo de la ola de ascitis positivo.

Tabla 19-1. Pasos para la evaluación de apendicitis	
Localizar dolor	**En la apendicitis clásica**
«¿Cuándo comenzó el dolor?»	Cerca del ombligo
«¿Dónde localiza el dolor más intenso?»	Cuadrante inferior derecho (FID)
Pedir al paciente que tosa	
«¿Dónde le duele?»	FID
Palpar sensibilidad local	FID dolor a la palpación superficial
Palpar para la rigidez muscular	FID con rigidez y signo de rebote (Blumberg) positivo
Auscultar con fonendoscopio	Ruidos disminuidos o ausentes

FID: fosa ilíaca derecha.

- **Signo del psoas** (▶ Vídeo 19-14): con el paciente tumbado en decúbito supino, colocamos la mano justo por encima de su rodilla derecha. Le pedimos que levante el muslo contra la mano (contra nuestra resistencia) y si aparece **dolor en hipogastrio derecho será por irritación del músculo psoas debido al apéndice inflamado (signo del psoas+).**
Otra manera de explorar el psoas es con el paciente en decúbito lateral izquierdo (▶ Vídeo 19-15): colocamos la mano izquierda sobre la cadera del paciente y la derecha debajo de su rodilla; intentamos llevar la pierna del paciente hacia atrás, haciendo una extensión extrema, forzando así el músculo psoas. Si aparece dolor la maniobra será positiva.
- **Signo del obturador** (▶ Vídeo 19-16): con el paciente en decúbito supino, hacemos flexión de la cadera derecha con la rodilla doblada en 90°, y rotación interna de la cadera (extendemos el músculo obturador interno). La aparición de **dolor en hipogastrio derecho sugiere la irritación del músculo obturador muscular por apéndice inflamado (signo del obturador+).**

Evaluación de hernias

Las hernias son procesos frecuentes en la consulta y su diagnóstico sigue siendo básicamente clínico a partir de la anamnesis y la exploración. Las pruebas de imagen como la ecografía, la tomografía computarizada (TC) o la resonancia magnética (RM) se reservan para casos muy seleccionados de difícil diagnóstico diferencial.

Hasta un 75 % de las hernias abdominales se localizan en la región inguinal, aunque también pueden aparecer en el resto de la pared, sobre todo en la región umbilical.

La presencia de hernias no suele producir dolor en los pacientes, por lo que la exploración es fundamental para detectarlas.

Para descartar **hernias inguinales** (▶ Vídeo **19-17**) debemos pedir al paciente que se ponga de pie y haga maniobras de **hiperpresión abdominal** como toser o hacer fuerza similar a defecar. En esta posición debemos buscar la presencia de orificios herniarios palpando toda la región inguinal de manera bilateral; cuando exista una hernia se notará la protrusión herniaria en la punta de los dedos, sobre todo con la realización de fuerza por parte del paciente. A continuación, debemos repetir la exploración en posición de decúbito supino.

En el caso de la **hernia umbilical** (▶ Vídeo **19-18**), se suele manifestar como una protuberancia cerca del ombligo que varía su tamaño al realizar esfuerzos que aumenten la presión intraabdominal. Con el paciente en posición de decúbito supino, haremos una inspección para ver si hay tumoraciones en la zona umbilical, primero con el paciente en reposo y después indicando que realice maniobras de hiperpresión abdominal. A continuación, haremos una palpación de la zona en reposo y en hiperpresión.

Al palpar una hernia que protruye, debemos intentar reducirla apretando el contenido con los dedos y dirigiéndolo a través del orificio herniario. Si la hernia no se reduce consideramos que es una **hernia incarcerada**, que suele ser más dolorosa y potencialmente grave, al quedar un asa intestinal o un fragmento de grasa atrapados. A veces este bloqueo es tan grande que se detiene el aporte de sangre al intestino y se produce una **estrangulación**, patología quirúrgica.

Las **hernias epigástricas** se producen en la línea media de la mitad superior del abdomen, encima del ombligo, debido a defectos naturales de la pared. Pueden aparecer hernias incisionales en cualquier parte del abdomen en zonas donde hay cicatrices quirúrgicas por cirugías antiguas.

DESPUÉS DE LA EXPLORACIÓN

Daremos las gracias al paciente y le resumiremos los hallazgos y le plantearemos evaluaciones e investigaciones adicionales si son necesarias.

Para completar el examen, realizaremos un examen rectal digital (TR) (▶ Vídeo **19-19**); por ejemplo, si hay una sugerencia de hemorragia digestiva alta o examen de los genitales externos, si corresponde por la sospecha clínica (v. **Cap. 20**).

VALOR DE LA EXPLORACIÓN ABDOMINAL SEGÚN LA EVIDENCIA

La exploración abdominal ha sido validada a través de la investigación clínica y estudios para ayudar en el diagnóstico de diversas enfermedades y afecciones. Los médicos pueden utilizarla como una parte integral de la evaluación inicial del paciente para identificar signos y síntomas que sugieran ciertas enfermedades abdominales, como apendicitis aguda, colecistitis, obstrucciones intestinales, entre otras. La evidencia respalda su utilidad en este contexto.

La sensibilidad y especificidad de la palpación abdominal pueden variar dependiendo de la afección específica que se esté evaluando, así como de la habilidad y experiencia del médico que realiza la exploración. Debido a que la sensibilidad y especificidad de la palpación abdominal pueden variar en función de diferentes factores, se utilizan otras pruebas diagnósticas, como pruebas de laboratorio, estudios de imágenes (como ultrasonidos o tomografías), y otras evaluaciones clínicas para obtener un diagnóstico más preciso y completo. En ciertas situaciones, el médico puede combinar varias pruebas para obtener una evaluación diagnóstica más confiable.

Destacan, entre las maniobras descritas en este capítulo, el signo de Murphy, que presenta una sensibilidad del 97 % y especificidad del 50 % para el diagnóstico de colecistitis, y el signo del psoas, una sensibilidad del 16 % pero una especificidad de hasta un 95 % para la apendicitis.

Hay que destacar que la exploración abdominal es un examen físico que se puede realizar con relativa facilidad y no es invasivo. Si se realiza correctamente, sus hallazgos pueden proporcionar información muy valiosa. Es importante capacitarse y adquirir habilidades en la realización de la exploración, ya que la precisión y la reproducibilidad pueden variar según el profesional.

PUNTOS CLAVE

- Presentarse y confirmar la filiación del paciente; explicar el examen y obtener el consentimiento verbal.
- Hacer una correcta higiene de manos y colocar correctamente al paciente en la camilla.
- Realizar una inspección general del paciente (manos, esclera, boca, fosa supraclavicular, etc.).
- Pasar a una inspección específica abdominal más detallada.
- Realizar la palpación abdominal, primero superficial y después profunda, recorriendo todas las áreas del abdomen y siguiendo el mismo orden.
- Palpar el borde del hígado, el bazo, riñones, aorta y vejiga.
- Percutir para delimitar las fronteras del hígado, el bazo y la vejiga.
- Evaluar el cambio de matidez.
- Auscultar los ruidos intestinales y los soplos.
- Realizar maniobras específicas y valoración de posibles hernias.
- Realizar exploración anorrectal y de genitales si procede.
- Resumir con precisión los hallazgos destacados.
- Valorar si es necesario realizar otras exploraciones complementarias.

BIBLIOGRAFÍA

Bickley L S, Szilagyi P G, Hoffman R M. Bates' Pocket Guide to Physical Examination and History Taking. 7ª ed. Filadelfia: Wolters Kluwer Health, LWW; 2013.

Espinosa, F, Gómez D, Abad M, González C, Salinas K. Guía didáctica para el taller: semiología del abdomen. Loja, Ecuador: Universidad católica de Loja; 2013.

Geeky Medics OSCE. OSCE guides, clinical ©. Lytchett House, 13 Freeland Park, Wareham Road, Poole, Dorset, BH16 6FA. England and Wales. 2022

McGee S. Evidence-Based Physical Diagnosis. 5ª ed. Filadelfia: Elsevier; 2021.

Metha M. Valoración del abdomen. Utilice la vista, el oído y el tacto para detectar las anomalías. Nursing. 2003; 21 (10): 40-41.

Ovejero V, Bermúdez V, Morales D, Pérez A. Conceptos actuales en el diagnóstico de la hernia inguinal del adulto. Med Gen Fam. 2022; 11 (3). Disponible en: http://dx.doi.org/10.24038/mgyf.2022.029

 **VÍDEOS**

Técnicas de exploración del ano, el recto, la próstata y los genitales masculinos y femeninos

20

R. M. García Panadés, J. Vizcaíno Sánchez-Rodrigo y E. Tejerina González

OBJETIVOS DE APRENDIZAJE

- Preparar el ambiente adecuadamente, así como mantener una correcta actitud del clínico ante la exploración anorrectal.
- Adquirir competencias en la exploración anorrectal, de la próstata y de los genitales masculinos y femeninos.
- Sistematizar la secuencia de la exploración en dicha región anatómica.
- Identificar los pasos a seguir después de realizar la exploración.

SÍNTESIS CONCEPTUAL

En este capítulo se desarrollan las habilidades y la sistemática necesarias para realizar correctamente la exploración anorrectal, de la próstata y de las áreas genitales masculina y femenina. Tras realizar la anamnesis que nos muestre síntomas en relación con posibles patologías en dichas localizaciones, es necesario realizar la exploración clínica para determinar las posibles causas y establecer el diagnóstico de sospecha.

Para ello, es necesaria una correcta preparación del clínico antes de realizar la exploración, la aplicación de una sistemática propia de la exploración en dichas áreas y, una vez finalizada, disponer de un plan de actuación que indique la sospecha diagnóstica y las pruebas complementarias que se van a requerir.

MATERIAL NECESARIO Y POSICIÓN DEL PACIENTE PARA LA EXPLORACIÓN

Los materiales necesarios son: camilla de exploración con sabanilla y guantes no estériles. Para el tacto rectal y prostático es necesaria la utilización de lubricante urológico (es recomendable preguntar al paciente por alergia a anestésicos locales) y toallitas o gasas no estériles para la limpieza del exceso de lubricante urológico tras la exploración.

Para la realización del tacto rectal es conveniente la utilización de doble guante en la mano exploratoria, por si se produjera una rotura del guante más superficial durante la exploración.

Además, en caso de exploración vaginal se necesita: camilla con perneras (camilla ginecológica (**Fig. 20-1**) con sabanilla, paño para cubrir la zona genital durante la exploración, espéculo vaginal (**Fig. 20-2**), lubricante y medio líquido para la citología.

Posición del paciente para la exploración: el paciente puede ser explorado en distintas posiciones, según su condición física y preferencias del explorador:

- **Decúbito supino** (tumbado sobre su espalda), con las rodillas flexionadas y levemente separadas (posición de litotomía dorsal modificada) (**Fig. 20-3**) 〰️ Esta posición es apta para pacientes que tienen dificultad para mantener la bipedestación o cuando no es necesaria una exploración detallada del ano.
- **Decúbito lateral izquierdo**, con la pierna izquierda semiextendida en contacto con la camilla y la pierna derecha flexionada sobre la pierna izquierda (posición de Sims) (**Fig. 20-4**). 〰️ Esta es la posición preferida en paciente débiles o encamados.
- **Bipedestación**, ya que es posible que existan masas escrotales que sólo sean apreciadas en la exploración. Para una inspección minuciosa del ano y la palpación del recto la postura de bipedestación inclinado el tronco hacia la camilla de exploración es muy útil (**Fig. 20-5**).

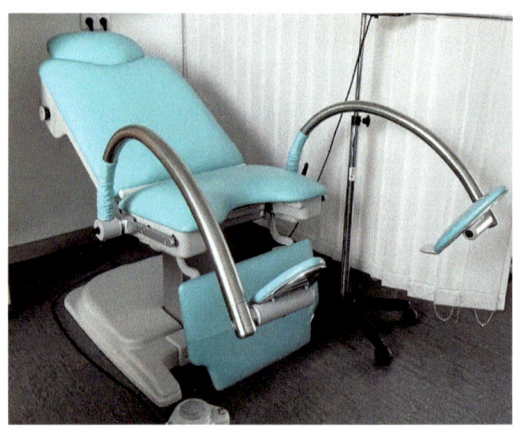

Figura 20-1. Camilla ginecológica.

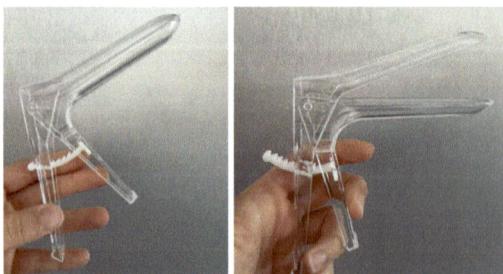

Figura 20-2. Espéculo vaginal desechable.

- **Decúbito supino con piernas en abducción**, para llevar a cabo la exploración vaginal. La paciente adopta la posición de decúbito supino con las piernas en abducción con los pies apoyados sobre los reposatalones de la camilla ginecológica, colocando un paño sobre muslos y abdomen para garantizar la privacidad de la paciente durante la exploración intravaginal.

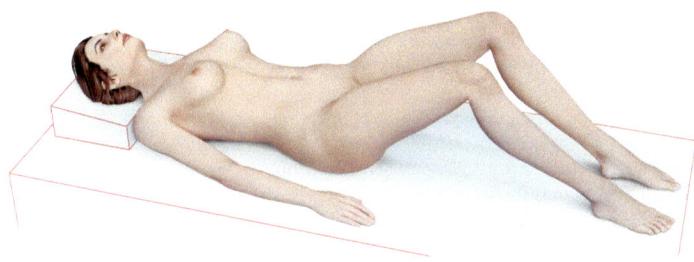

Figura 20-3. Posición de litotomía dorsal modificada.

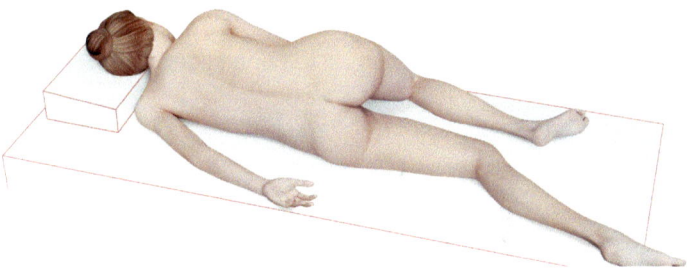

Figura 20-4. Posición de Sims.

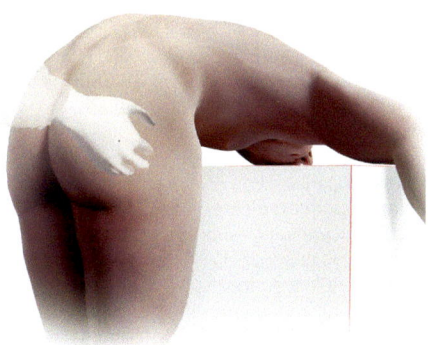

Figura 20-5. Posición de bipedestación con tronco flexionado.

DESCRIPCIÓN DE LA EXPLORACIÓN

Antes de la exploración

Lo ideal es que el paciente haya vaciado vejiga y recto antes de la exploración.

Le explicamos en qué va a consistir la exploración y le pedimos que se desnude de cintura para abajo. Debemos tener en cuenta el pudor que pueda sentir el paciente, al exponer una zona íntima de su cuerpo. Por ello conviene explicar bien los motivos que hacen necesaria esta exploración. Además, la presencia de un acompañante puede reducir el temor y proteger tanto al paciente como al profesional sanitario.

Previo al tacto rectal explicamos al paciente que la maniobra puede resultar molesta, pero no debería ser dolorosa, y que para ello vamos a utilizar un lubricante urológico por lo que la sensación que va a notar es de un gel frío y sensación de ganas de defecar.

Es necesario solicitar al paciente que permanezca lo más relajado posible para que no se produzca la contracción de los glúteos y del esfínter anal, que dificultarían en gran medida la exploración, así como advertirle que si en cualquier momento de la exploración se produce dolor o incomodidad intensa nos lo indique para terminar la exploración.

Guía sistematizada de la exploración anorrectal

Introducción

Recuerdo anatómico: en la **figura 20-6** se describen los detalles anatómicos que hay que conocer para comprender y valorar bien la exploración de esta zona anatómica en el varón.

Inspección de zona sacrococcígea y perianal

- **Inspección del área sacrococcígea**
  Separamos con ambas manos los glúteos y visualizamos la piel comprendida entre la zona del sacro y el coxis, incluyendo todo el pliegue interglúteo, buscando lesiones compatibles con quiste o sinus pilonidal, orificios fistulosos, abscesos, cicatrices, eccemas, ulceras por presión, candidiasis, etc.
- **Inspección del área perianal**
  Con ambas manos separamos ambos glúteos y visualizamos la piel de la zona perianal, buscando lesiones compatibles con eccemas, hemorroides externas (trombosadas o no), **fístulas, cicatrices, úlceras, condilomas, tumoraciones, herpes, etc**. En caso de encontrar cualquier lesión ésta debe ser palpada. Debemos desplegar el margen anal para exponer el anodermo en busca de fisuras. En caso de aparecer, debemos indicar su localización siguiendo la posición de los números de un reloj e indicando si presentan sangrado activo o no. Finalmente pedimos al paciente que puje en busca de lesiones que prolapsen desde su interior (▶ **Vídeo 20-1**).

Palpación de canal anal, recto y próstata (tacto rectal)

- Colocamos al paciente posición de Sims y separamos los glúteos con la mano izquierda.
- Colocamos el segundo dedo de la mano derecha, previamente lubricado, sobre el borde anal y lo insertamos suavemente todo lo que sea posible.
- Valoramos inicialmente el tono del esfínter anal, luego exploramos el canal anal y, por último, con el dedo ya introducido dentro del recto, llevamos a cabo una rotación completa de 360° que nos permita palpar las paredes laterales, anterior y posterior del recto, detectando si aparecen irregularidades, puntos dolorosos, pólipos o masas dentro de la ampolla rectal (▶ **Vídeo 20-2**).
- **Tacto prostático**
  En pacientes varones procedemos a **explorar la próstata,** que se halla situada en la pared anterior del recto, teniendo en cuenta que sólo podrá ser explorada parcialmente, ya que la parte superior de la glándula se encuentra demasiado alta para poder ser explorada (dependiendo del tamaño de los dedos del explorador la exploración será más o menos completa).

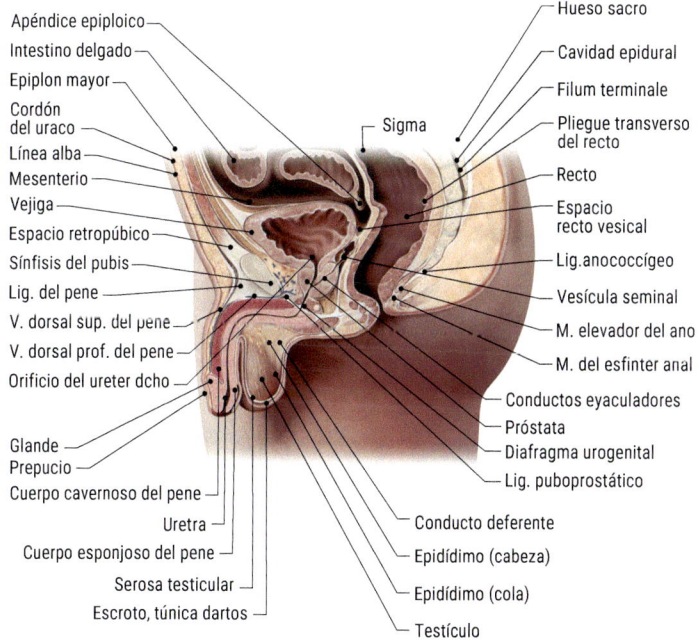

Apéndice epiploico
Intestino delgado
Epiplon mayor
Cordón del uraco
Línea alba
Mesenterio
Vejiga
Espacio retropúbico
Sínfisis del pubis
Lig. del pene
V. dorsal sup. del pene
V. dorsal prof. del pene
Orificio del ureter dcho
Glande
Prepucio
Cuerpo cavernoso del pene
Uretra
Cuerpo esponjoso del pene
Serosa testicular
Escroto, túnica dartos

Sigma

Hueso sacro
Cavidad epidural
Filum terminale
Pliegue transverso del recto
Recto
Espacio recto vesical
Lig. anococcígeo
Vesícula seminal
M. elevador del ano
M. del esfínter anal
Conductos eyaculadores
Próstata
Diafragma urogenital
Lig. puboprostático
Conducto deferente
Epidídimo (cabeza)
Epidídimo (cola)
Testículo

Figura 20-6. Detalles anatómicos de la zona anorrectal, los genitales masculinos y la próstata. Lig.: ligamento; M.: músculo; Prof.: profundo; Sup.: superficial; V.: vena.

- En la palpación prostática debemos valorar tamaño, consistencia, superficie/límites, movilidad y sensibilidad.
- El tamaño se expresa en grados (I-IV). Cuando la próstata crece mucho se pierde el surco medio. Si el crecimiento es simétrico y difuso orienta hacia una hiperplasia benigna de próstata.
- La consistencia puede variar desde fibroelástica a pétrea. La palpación de algún punto de consistencia pétrea debe hacernos sospechar cáncer de próstata.
- La superficie puede ser lisa o irregular, con los límites nítidos o no. La palpación en superficie de un nódulo debe hacernos sospechar cáncer de próstata.
- La movilidad varía desde discretamente móvil a fija.
- La sensibilidad varía desde indolora hasta intensamente dolorosa. En el caso de prostatitis aguda estará muy aumentada, ante la sospecha debemos de llevar a cabo la palpación de forma mucho más cautelosa.
- En condiciones normales nos encontraremos con una glándula simétrica con un surco medio y dos lóbulos laterales, de consistencia fibroelástica, superficie lisa y límites nítidos, discretamente móvil y no dolorosa al tacto.

Finalmente retiramos suavemente el dedo del canal anal y visualizamos el dedil, es decir la parte más distal del dedo enguantado que ha llevado a cabo la exploración, valorando si aparece limpio, o con restos de heces, y si éstas son de características normales o patológicas (heces totalmente negras o melenas, o si presentan restos de sangre fresca o hematoquecia).

Al terminar la exploración se procederá a limpiar el sobrante del gel urológico con toallitas o gasas no estériles, y se ayudará al paciente para que se coloque en sedestación sobre la camilla.

Después de la exploración

Tras la exploración se comentarán al paciente brevemente los hallazgos encontrados y si precisa la realización de pruebas complementarias (ecografía, tomografía computarizada [TC], resonancia magnética [RM], colonoscopia, etc.) según la sospecha diagnóstica.

Genitales masculinos: descripción de la exploración

Antes de la exploración

Es muy importante la preparación adecuada del escenario en la consulta y la actitud profesional del clínico antes de la exploración.

Le explicamos en qué va a consistir la exploración y le pedimos que se desnude de cintura para abajo. Debemos tener en cuenta el pudor que pueda sentir el paciente al exponer una zona muy íntima de su cuerpo. Por ello conviene explicar bien los motivos que hacen necesaria esta exploración. Además, la presencia de un acompañante puede reducir el temor y proteger tanto al paciente como al profesional sanitario.

La exploración clínica de la zona genital masculina no debería producir excitación en el paciente, no obstante, detendremos la exploración en el caso de producirse una erección.

Guía sistematizada de la exploración de los genitales masculinos

- **Introducción**
  Recuerdo anatómico**:** en la **figura 20-6** se describen los detalles anatómicos que hay que conocer para comprender y valorar bien la exploración de esta zona anatómica.
- **Inspección del pene y escroto**
  - **Inspección del pene**
    Con el paciente en decúbito supino y después en bipedestación hay que observar (▶ **Vídeo 20-3**):
    - Grado de maduración sexual.
    - Piel y vello en base del pene: lesiones micóticas superficiales, foliculitis, excoriaciones, ulceraciones, piojos o liendres unidos a los pelos, etc.
    - Prepucio: circuncisión, fimosis, etc. En el caso de que el paciente no esté circuncidado se le puede pedir que retraiga el prepucio él mismo para proceder a la inspección del glande, o lo podemos llevar a cabo nosotros, advirtiendo previamente al paciente de la maniobra que vamos a realizar.
    - Glande: lesiones compatibles con balanitis, úlceras, cicatrices, herpes, verrugas, etc.
    - Meato uretral: hipospadias, epispadias, secreción uretral, etc.
    - Piel del cuerpo del pene: nódulos, excoriaciones, heridas, úlceras, verrugas, etc.
    - Eje del pene: buscando estenosis uretral, desviación (enfermedad de Peyrone), etc.
  - **Inspección del escroto**
    Con el paciente en decúbito supino y después en bipedestación hay que observar:
    - Contornos y contenido: hidrocele, criptorquidia, edema, hernia, etc.
    - Piel del escroto: erupciones, verrugas, etc.

Palpación de genitales masculinos

Con el paciente en decúbito supino hay que palpar (▶ **Vídeo 20-4**):

- Cada teste por separado: observando tamaño, forma y consistencia de cada testículo, comparando con el testículo contralateral. Observar la existencia de nódulos sugerentes de cáncer testicular, orquitis, varicocele, etc.
- Epidídimo y conducto deferente: torsión testicular, epididimitis, etc.
- Cuerpo del pene (desde el glande hasta la base del pene): cicatrices, nódulos, induraciones, etc.

Después de la exploración

Tras la exploración se comentarán al paciente brevemente los hallazgos encontrados y si precisa la realización de pruebas complementarias (ecografía, TC, RM, etc.) según la sospecha diagnóstica.

Genitales femeninos: descripción de la exploración

Antes de la exploración

Es muy importante la preparación adecuada del escenario en la consulta y la actitud profesional del clínico antes de la exploración.

Le explicamos a la paciente en qué va a consistir la exploración y le pedimos que se desnude de cintura para abajo. Debemos tener en cuenta el pudor y el miedo que pueda sentir la paciente al exponer una zona íntima de su cuerpo. Por ello conviene explicar bien los motivos que hacen necesaria esta exploración. Además, la presencia de un acompañante puede reducir el temor y proteger tanto a la paciente como al profesional sanitario (esta cuestión es ineludible si el medico es un varón y también si la paciente es menor de edad).

Lo ideal es que la paciente haya vaciado vejiga y recto antes. La exploración se debe realizar lenta y suavemente para no producir incomodidad en la paciente.

Independientemente del sexo del explorador en la exploración intravaginal con espéculo con toma de citología cervicovaginal es muy recomendable, por motivos medicolegales, la presencia de una enfermera o de una auxiliar femenina, que además ayude al médico explorador aportando el material necesario para su realización.

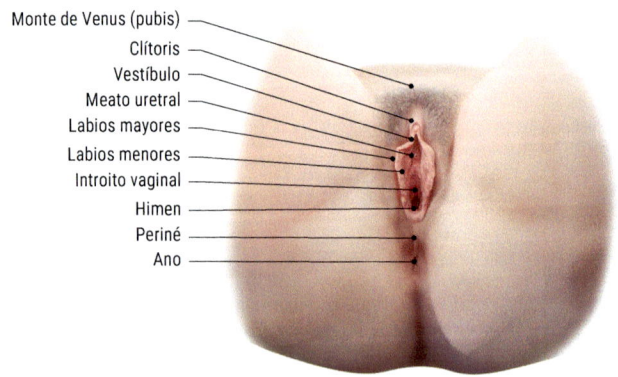

Monte de Venus (pubis)
Clítoris
Vestíbulo
Meato uretral
Labios mayores
Labios menores
Introito vaginal
Himen
Periné
Ano

Figura 20-7. Detalles anatómicos de la zona perineal y genitales externos femeninos.

Guía sistematizada de la exploración de los genitales femeninos

- **Introducción**
  Recuerdo anatómico: en la figura 20-7 se describen los detalles anatómicos que hay que conocer para comprender y valorar bien la exploración de esta zona anatómica.
- **Inspección de los genitales femeninos**
  Con la paciente en decúbito supino y después en bipedestación observamos (▶ Vídeo 20-5):
  – Grado de maduración sexual: observamos el vello púbico para evaluar el grado de madurez sexual (pubertad normal o retrasada).
  – Monte del pubis: buscamos lesiones o tumefacción.
  – Vello del pubis: buscamos piojos y liendre.
  – Piel de la vulva: valoramos si hay enrojecimiento, excoriaciones, leucoplaquia o cambios de pigmentación. En caso de aparecer lesiones debemos palparlas.
  – Labios mayores y menores: buscamos signos de inflamación, úlceras, cicatrices, verrugas, cambios atróficos, masas, etc.
  – Meato uretral: valoramos si hay carúncula uretral (pequeño tumor benigno en el orificio uretral, típico de mujeres posmenopáusicas), prolapso uretral, o si existe exudado uretral.
  – Clítoris: tamaño normalmente entre 3-4 mm (ampliado en masculinización), valoramos la existencia de lesiones.
  – Introito vaginal: valoramos himen imperforado.
  – Glándulas de Bartolino: normalmente no se pueden ver ni palpar. Si hay hinchazón o dolor hay que proceder a la palpación.
  – Periné: buscamos masas, cicatrices, fisuras o fístulas.
  – Prolapsos: separamos los labios vulvares, pedimos a la paciente que haga fuerza (maniobra de Valsalva o como si fuera a defecar) o tosa para ver si se produce la protrusión de la pared anterior de la vejiga urinaria (cistocele), de la pared posterior de la vejiga urinaria (rectocele), o la protrusión del útero (prolapso uterino). Además, podremos ver si se acompaña de la emisión de orina (incontinencia urinaria).
  – Hernias: identificaremos zonas con aumento anormal de volumen. En caso de no identificarlas de forma espontánea pedimos a la paciente que tosa o realice maniobras de Valsalva para observar si aparece de forma súbita una hernia inguinal o femoral.
  – La hernia inguinal se observa como una protrusión de tejido a través de una debilidad o abertura de la pared abdominal en la región inguinal (v. Cap. 19). La hernia femoral se observa como una protrusión de tejido a través de una debilidad o abertura de la pared abdominal en el canal femoral, justo por debajo del pliegue inguinal.
- **Palpación de los genitales femeninos**
  Con la paciente en decúbito supino palpamos (▶ Vídeo 20-6):
  – Toda lesión que se observe en labios mayores o menores, o en periné.
  – Glándulas de Bartolino: colocamos el primer dedo en la zona externa del labio y el segundo dedo en la zona interna y utilizamos la mano derecha para palpar la glándula de Bartolino derecha, que se encuentra situada en

la posición de las 7 a las 8 en punto, y la mano izquierda para palpar la glándula de Bartolino izquierda, que se haya situada en la posicion de las 4 a las 5 en punto, determinando si hay aumento de tamaño, dolor o supuración.
– Hernias: palpamos suavemente la región inguinal y femoral buscando cualquier área de abultamiento o sensibilidad. Además, podemos pedir a la paciente que tosa o realice maniobras de Valsalva mientras palpamos la zona, lo que puede hacer que la hernia sea más evidente. Es importante distinguir entre hernias y otras lesiones que puedan aparecer en las mismas localizaciones, como adenopatías inguinales, lipomas u otro tipo de masas abdominales.
– Adenopatías inguinales.

Maniobras especiales

- **Exploración con espéculo y toma de muestra para citología cervicovaginal**
  La paciente debe acudir correctamente preparada (haberse lavado externamente con agua y jabón, sin utilización de lavados internos o desodorantes vaginales, abstinencia de relaciones sexuales al menos 48 horas antes, haber terminado la menstruación 4 o 5 días antes de la toma, no haberse administrado tratamientos tópicos en los 5 a 7 días previos a la toma) (▶ **Vídeo 20-7**).
  – La paciente se coloca en posición ginecológica. Debemos procurar que esté relajada para evitar la oposición a la introducción del espéculo
  – Introducimos el espéculo (de tamaño adecuado a la vulva de la paciente):
    ▪ Separamos los labios vulvares.
    ▪ Introducimos el espéculo, con la otra mano, en sentido longitudinal a la vulva.
    ▪ Rotamos el espéculo 90°.
    ▪ Una vez introducido el espéculo, lo abrimos hasta la completa visualización del cérvix, sin tocarlo.
    ▪ Fijamos el espéculo.
  – Identificamos el porta con el nombre de la paciente o el número de identificación, en el borde esmerilado.
  – Realizamos la toma citológica:
    ▪ Toma exoendocervical con la espátula de Ayre, en su parte lobulada, alrededor del cérvix y extensión sobre porta en su parte central.
    ▪ Toma de endocérvix con el cepillo endocervical (mediante rotación una vez introducido en el orificio cervical) y extensión sobre porta girando de izquierda a derecha en su parte más externa.
    ▪ Fijamos con espray, realizando la pulverización a diez centímetros del porta.
  – Retiramos espéculo.
  – Procesamos y enviamos la muestra, junto con informe clínico, al servicio de Anatomía Patológica.

Después de la exploración

Tras la exploración comentamos a la paciente brevemente los hallazgos encontrados y si precisa la realización de pruebas complementarias (ecografía, TC, RM, histeroscopia, etc.) según la sospecha diagnóstica.

VALOR DE LA EXPLORACIÓN SEGÚN LA EVIDENCIA

La evidencia sobre la utilidad del tacto rectal en el cribado de cáncer de próstata indica que: sólo el 85 % de los tumores de próstata se desarrollan de forma periférica y podrían ser detectados mediante el mismo; además, los tumores en un estadio T1 no son palpables.

Los estudios realizados entre urólogos muestran una baja concordancia interobservador en los hallazgos patológicos del tacto rectal, sin que se disponga de información de estudios realizados entre médicos de atención primaria.

La sensibilidad del tacto rectal para la detección del cáncer de próstata es del 59 % y la especificidad del 94 %. El valor predictivo positivo de un tacto anormal para la detección de cáncer de próstata oscila entre el 5 y el 30 %.

PUNTOS CLAVE

- Presentarse y confirmar la filiación del paciente, explicar el examen a realizar y obtener el consentimiento verbal.
- Hacer una correcta higiene de manos y colocar correctamente al paciente en la camilla.
- Llevar a cabo la exploración de forma sistemática y exhaustiva.
- Resumir brevemente los hallazgos encontrados.
- Valorar la necesidad de realización de exploraciones complementarias.

BIBLIOGRAFÍA

Ball JW, Dains JE, Flynn JA, Solomon BS, Stewart RW. Corazón. En: Ball JW, et al. Manual Seidel de exploración física. 10ª ed. Barcelona: Elsevier; 2023. p. 326-363.

Bickley L S, Szilagyi P G, Hoffman R M. Bates' Pocket Guide to Physical Examination and History Taking. 7ª ed. Filadelfia: Wolters Kluwer Health, LWW; 2013.

McGee S. Diagnóstico físico basado en la evidencia. 5ª ed. Barcelona: Elsevier; 2022.

Geeky Medics OSCE. OSCE guides, clinical ©. Lytchett House, 13 Freeland Park, Wareham Road, Poole, Dorset, BH16 6FA. England and Wales. 2022

Swartz M H. Tratado de Semiología. 8ª ed. Barcelona: Elsevier; 2021.

 **VÍDEOS**

Exploración del aparato locomotor I. Valoración general

21

J. M. Arribas Blanco, J. Vizcaíno Sánchez-Rodrigo y F. Santonja Medina

OBJETIVOS DE APRENDIZAJE

- Trasmitir los principios fundamentales de la exploración completa del aparato locomotor: conjunto de procedimientos y habilidades que engloban el diagnóstico de aquellas enfermedades y traumatismos del aparato locomotor, tanto del tejido osteo-articular, como de los localizados en tejidos blandos (ligamentos, músculos o tendones).
- Repasar la actitud profesional del clínico ante la exploración de aparato locomotor.
- Realizar la secuencia exploratoria adecuada, teniendo en cuenta la posición idónea del paciente en dicha exploración.
- Aprender cómo se explora (técnicas de examen) y el valor de la exploración (resultados posibles).

SÍNTESIS CONCEPTUAL

La exploración clínica de las diversas partes del aparato locomotor es un proceso continuo de toma de decisiones en donde la positividad o negatividad de cada hallazgo orienta hacia un posible diagnóstico.

Las partes fundamentales de la exploración del aparato locomotor son, y por este orden, inspección, palpación, valoración de la movilidad y pruebas especiales (éstas se seleccionan de acuerdo con la sospecha clínica).

- **Inspeccionar** las articulaciones y los tejidos que las rodean. Identificar las articulaciones y los cambios en su estructura y función, evaluando cuidadosamente:
    - Simetría de la afectación (uno o ambos lados del cuerpo); una articulación o varias.
    - La deformidad o mala alineación de los huesos.
    - Los cambios en el tejido blando circundante: piel, nódulos subcutáneos, atrofia muscular.
- **Palpar** las articulaciones y los tejidos que las rodean. Evaluar signos de inflamación: hinchazón, calor, dolor o enrojecimiento.
- Evaluar el **rango de movimiento** (pasivo y activo): limitaciones, dolor, laxitud ligamentosa.
- **Maniobras específicas** según cada localización.

MATERIALES NECESARIOS Y POSICIÓN DEL PACIENTE PARA LA EXPLORACIÓN

- **Materiales:** camilla, sabanilla, goniómetro, inclinómetro, etc.
- **Posición del paciente:** para la exploración se sugiere esta secuencia:

  - Paciente sentado 🧍 para musculoesquelético de extremidades superiores.
  - Decúbito supino 🛏 para extremidades inferiores.
  - De pie 🧍 para columna.

DESCRIPCIÓN DE LA EXPLORACIÓN DEL APARATO LOCOMOTOR

Antes de la exploración

La anamnesis es extraordinariamente importante en el aparato locomotor, sobre todo en la reproducción del mecanismo desencadenante de una lesión o de los síntomas acompañantes en muchas patologías. De particular interés es buscar las llamadas «banderas rojas» (características clínicas que sugieren la posibilidad de una enfermedad grave que requiere una evaluación urgente).

La exploración física sigue teniendo también la mayor importancia ya que puede facilitarnos llegar al diagnóstico con precisión. Indicaremos al paciente que le vamos a explorar (mientras nos lavamos las manos y obtenemos el consentimiento para la exploración) y explicaremos brevemente en qué consistirá el examen utilizando un lenguaje amigable. A continuación, le pediremos que exponga adecuadamente la parte a explorar. Durante todo el proceso, debemos estar atentos a los gestos de dolor del paciente y mostrar empatía.

Guía sistematizada de la exploración

Introducción

La evaluación de las articulaciones requiere conocimiento de su estructura y función, y de los puntos de referencia de su superficie y la anatomía subyacente. Así, es imprescindible familiarizarse con los siguientes términos:

- **Estructuras articulares**: incluyen la cápsula articular y el cartílago articular, la membrana y el líquido sinoviales, los ligamentos intraarticulares y el hueso yuxtaarticular.
- **Estructuras extraarticulares**: incluyen ligamentos periarticulares, tendones, bolsas, músculos, fascias, huesos, nervios y piel suprayacente.
- **Ligamentos**: haces de fibrillas de colágeno en forma de cuerda que conectan hueso con hueso.
- **Tendones**: fibras de colágeno que conectan el músculo con el hueso.
- **Bolsas**: las bolsas de líquido sinovial que amortiguan el movimiento de tendones y músculos sobre los huesos u otras estructuras articulares

También hay que conocer bien la terminología de acuerdo con la llamada posición anatómica y otras que se utilizan y se deben conocer (**Fig. 21-1**).

- Posición, **anterior o ventral**, significa lo que está en la parte frontal del organismo; **posterior o dorsal** lo que está situado en la parte de atrás del cuerpo.
- Posición **medial,** lo cercano a la línea media del cuerpo y **lateral,** lo alejado de la línea media.

Aunque dicha terminología se utiliza en cualquier parte de la anatomía, en la muñeca y la mano se utilizan los términos **volar** o **palmar** como sinónimo de anterior, **cubital** como sinónimo de medial y **radial** como lateral, y en la extremidad inferior, **tibial** por medial, **peroneal** por lateral y, en el pie, la **cara dorsal** es la anterior y la **cara plantar** la superficie inferior.

- Las nomenclaturas **proximal** y **distal** se utilizan también para describir la posición relativa de las diferentes estructuras. En las extremidades, proximal significa cerca de la raíz del miembro, y distal lo situado más lejos de la raíz del miembro. En la columna, proximal o **cefálico** significa hacia la cabeza y **distal** o **caudal** hacia el sacro.

Inspección general, específica y detallada

La exploración ha de comenzar con la inspección de toda la región anatómica que se vaya a evaluar y sin ropa que dificulte la correcta visualización. Hay que prestar atención en la piel a la presencia de manchas, lesiones eccematosas o de psoriasis, cicatrices, nódulos (artrosis), atrofias musculares, inflamaciones locales, masas, derrame articular, deformidades, basculación pélvica o una diferencia de longitud de las extremidades.

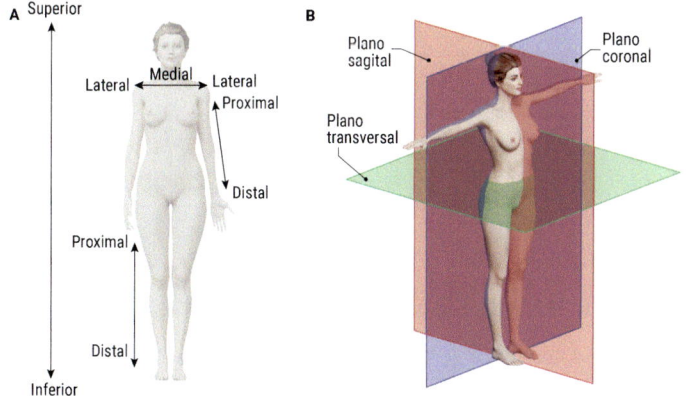

Figura 21-1. Terminología de acuerdo con las posiciones anatómicas **(A-B)**.

Hay que fijarse en la postura y la actitud del paciente y comparar ambos lados, tanto en la estática como particularmente de manera dinámica (con los movimientos del enfermo). La observación del paciente, cuando se levanta de la silla o cuando se desviste, puede ser ya de gran utilidad.

En la inspección hay que observar también la **alineación**, que representa las relaciones de unas estructuras o segmentos corporales en relación con las otras; la alineación axial se refiere a las relaciones longitudinales entre los segmentos, y suele utilizar los términos varo y valgo (v. Cap. 24).

Palpación

A continuación, se procederá a la palpación (es de gran valor); consiste en explorar diferentes partes del organismo presionando sobre ellas, habitualmente con los dedos.

> **!** La palpación tiene varios objetivos, pero en el aparato locomotor el más importante es que sirve de orientación para precisar los puntos de mayor dolor. Se debe explicar al paciente dicho objetivo, palpar la región dañada o lesionada en busca de puntos dolorosos, por lo que hay que pedir al paciente que indique si le provoca dolor (y su intensidad), así como si se acompaña de cualquier otra sensación.
> Hay que ser ordenados palpando interlíneas articulares, trayectos de ligamentos y de tendones, inserciones tendinosas, relieves óseos, músculos de la vecindad etc. (Fig. 21-2).

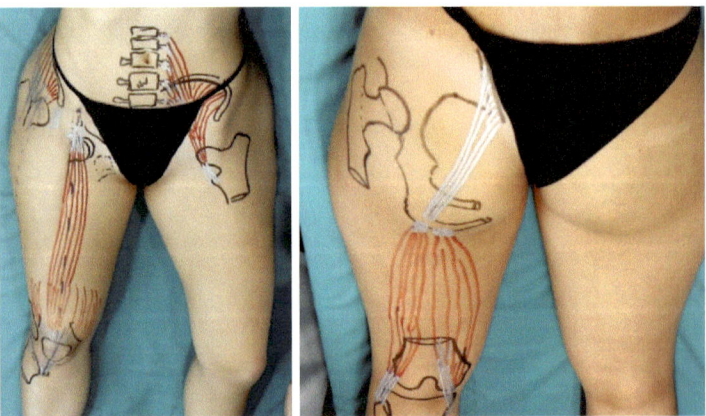

Figura 21-2. La palpación en la exploración del aparato locomotor debe ser ordenada, palpando interlíneas articulares, trayectos de ligamentos y de tendones, inserciones tendinosas, relieves óseos, músculos de la vecindad, etc. (para ello es ineludible el conocimiento anatómico de las estructuras). Tomada de F Santonja Medina. Manual de Exploración Musculoesquelética. Editorial Médica Panamericana, 2022.

Cuando se palpe el músculo es necesario determinar su tono y si existe contractura. Además, sirve para verificar la continuidad o no de determinadas estructuras anatómicas (como los ligamentos del tobillo o el tendón de Aquiles), así como para valorar aumento de la temperatura local (en una inflamación traumática o en una infección), en comparación con el otro lado. La palpación sirve también para evaluar las estructuras neurovasculares, especialmente los pulsos arteriales o los puntos de atrapamiento de un nervio periférico.

Es recomendable iniciar la palpación con una presión muy leve y superficial de la piel de la región que se va a explorar; esto transmite confianza y permite ver si el paciente presenta hipersensibilidad. Se debe comenzar a palpar por donde se sospeche que dolerá menos y con una presión suave (hundir el dedo en la zona en que refiere dolor crea desconfianza y dificulta el resto de las pruebas).

Movilidad (activa y pasiva)

La movilidad articular se realiza después de la palpación.

Antes de realizar la exploración de la movilidad, es importante saber que los movimientos articulares se valoran en los tres planos de movimiento: **sagital**, **coronal** y **horizontal** o **transversal** (v. **Fig. 21-1 B**).

- La **flexión y la extensión** representan el movimiento en el plano sagital o plano anteroposterior.
- La **abducción y la aducción** se refieren a los movimientos en el eje anteroposterior. La abducción representa los movimientos que separan la extremidad de la línea media, mientras que la aducción describe los movimientos que aproximan hacia la línea media. En la columna, los movimientos equivalentes se definen como **inclinación lateral**.
- La **rotación externa y la rotación interna** representan movimientos que tienen lugar en el plano transversal, según un eje longitudinal. La rotación externa rota la extremidad hacia afuera desviándola de la línea media, y la rotación interna rota hacia dentro, acercándola a la línea media. En la columna, los movimientos equivalentes se conocen como de **rotaciones laterales**.
- Existen otros movimientos específicos de localizaciones concretas: en el tobillo-pie se valorará la **inversión y la eversión**, y en la muñeca con valoración de la desviación **ulnar o cubital y las desviaciones radiales**, así como la **pronosupinación**.

Se inicia entonces la exploración de la movilidad; para ello se invita al paciente a que primeramente **movilice de forma activa** y al máximo la articulación que se evalúa y que indique sus sensaciones de dolor, debilidad, crujidos, crepitación, limitación, enganche, etc. Si hay limitación de la movilidad se debe cuantificar el movimiento, lo que habitualmente se efectúa con un goniómetro (esta técnica de medición debe conocerse y entrenarse (**Fig. 21-3**). Para obtener la máxima precisión cuando exista limitación con el movimiento activo se debe realizar la **movilización pasiva** forzada para comparar la amplitud articular (rango de movimiento) activa con la pasiva:

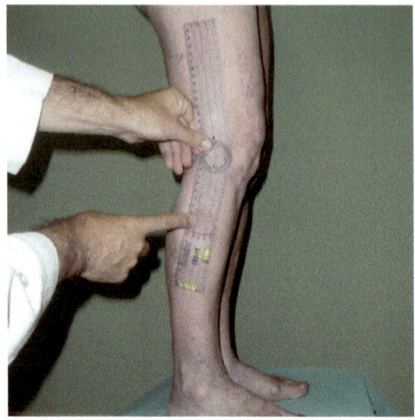

Figura 21-3. Si hay limitación de la movilidad se debe cuantificar el movimiento, lo que habitualmente se efectúa con un goniómetro; en este caso se mide el flexo de la rodilla colocando una rama del goniómetro siguiendo la bisectriz del muslo y la otra rama siguiendo la bisectriz de la pierna. Tomada de F Santonja Medina. Manual de Exploración Musculoesquelética. Editorial Médica Panamericana, 2022.

> **!**
> • Una limitación para un determinado movimiento que sea similar en movilidad activa y en la pasiva es indicativa de la existencia de un tope óseo, deformidad articular, retracción capsular etc.
> • Por el contrario, la movilidad mayor en la pasiva que la activa es indicativa de que fallan los elementos motores de la articulación (tendón [rotura o tendinopatía], músculo [contusiones, roturas, atrofias], o nervio [neuropatías, radiculopatía]).

Las maniobras de movilidad también forman parte de la **fuerza muscular,** por lo que debe realizarse también ante la sospecha de patología neuromuscular. Clásicamente, la fuerza muscular se ha valorado por la Escala de British Medical Research Council (BMRC) (v. **Cap. 26**):

0 = no hay contracción.
1 = contracción muscular visible, pero sin movimiento de la articulación.
2 = contracción débil, insuficiente para superar la gravedad.
3 = contracción débil, capaz de superar la gravedad, pero no la resistencia adicional.
4 = contracción débil, capaz de superar cierta resistencia, pero no resistencia completa.
5 = normal, capaz de superar la resistencia total (normal).

Maniobras específicas

Con inspección, palpación y movilidad se puede establecer una sospecha diagnóstica fundamentada, pero si no está claro el diagnóstico probable se deben realizar las maniobras especiales de acuerdo con la sospecha clínica obtenida hasta ese momento.

Las maniobras especiales consiguen valorar ligamentos, meniscos, tendones, rozamiento o estabilidad articular, músculos, signos de irritación o compresión nerviosa, etc. Indudablemente, sólo hay que realizar las maniobras que permitirán establecer el diagnóstico; así, ante un dolor de hombro con sensación de pérdida de la fuerza del brazo en determinadas posturas, habrá que realizar maniobras que muestren afectación tendinosa del manguito de los rotadores; ante un traumatismo de rodilla habrá que realizar maniobras ligamentosas y meniscales de la rodilla; ante una lumbalgia con irradiación realizaremos maniobras de compresión radicular. En sucesivos capítulos se especifican las maniobras especiales de cada localización.

- **Lesiones ligamentosas agudas**
  En la valoración de las **lesiones ligamentosas agudas** se deben establecer tres grados:
  – **Esguince de primer grado**, que serían de carácter leve, cuando ha habido una pequeña ruptura fibrilar, y se caracteriza por dolor momentáneo, intervalo libre, poca reacción inflamatoria y estabilidad completa de la articulación.
  – **Esguince de segundo grado**, que sería de intensidad moderada, cuando hay una ruptura incompleta y, por tanto, más dolor, una reacción inflamatoria evidente, incluso con derrame articular, pero todavía estabilidad (aunque menor).
  – **Esguince de tercer grado**, que sería ya de carácter grave y en donde habría una ruptura ligamentosa completa importante y, por tanto, una clara inestabilidad articular. Hay que recordar que en este tipo de rupturas puede no haber derrame articular, puesto que la ruptura capsular asociada evacúa el hematoma y puede, incluso, haber poco dolor, lo que hace más necesaria una buena exploración física.

Después de la exploración

Las pruebas complementarias, tan habituales como único dato de la valoración del aparato locomotor, han de servir para confirmar o descartar el diagnóstico clínico, nunca como generadoras ellas mismas del diagnóstico. Así, si tras la exploración no se consigue precisar el diagnóstico, o bien se necesita confirmarlo, se realizarán exploraciones complementarias. Estas pruebas (radiografía simple, resonancia magnética, etc.) deben adecuarse a la sospecha clínica que nos proporcionó tanto la anamnesis como la exploración básica y maniobras especiales.

Conviene apuntar que es importante señalar en la historia clínica las maniobras que han sido negativas para que, tras haber informado del motivo de la sospecha diagnóstica (diagnóstico diferencial), quede reflejado por qué no se establecieron otros diagnósticos

VALOR DE LA EXPLORACIÓN SEGÚN LA EVIDENCIA

Un examen físico ortodoxo y adecuadamente realizado es fundamental para el diagnóstico musculoesquelético. A diferencia de otros órganos y aparatos, el estándar de diagnóstico para muchos trastornos musculoesqueléticos son los hallazgos que se obtiene con la exploración en consulta. Por ejemplo, en pacientes con artritis simétrica de las muñecas y las manos, desviación cubital de las articulaciones metacarpofalángicas, y deformidades en cuello de cisne de los dedos, el diagnóstico artritis reumatoide es casi seguro si el factor reumatoide (FR) serológico está presente; si el FR es negativo, el paciente tendrá artritis inflamatoria seronegativa.

Existen muchas maniobras específicas exploratorias que presenta un alto valor predictivo para el diagnóstico de patologías del aparato locomotor. En los siguientes capítulos se analizará el valor según la evidencia de las maniobras exploratorias de los trastornos de la columna y de las extremidades superior e inferior (hombro, cadera, rodilla y tobillo) para los cuales el *gold standard* diagnóstico se basa en imágenes clínicas o hallazgos quirúrgicos (artroscopia).

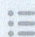

PUNTOS CLAVE

- Las partes fundamentales de la exploración del aparato locomotor son la inspección, la palpación, la valoración de la movilidad y las pruebas especiales (de acuerdo con la sospecha clínica).
- La evaluación de las articulaciones requiere conocimiento de su estructura, función y de los puntos de referencia de su superficie y la anatomía subyacente.
- La anamnesis es extraordinariamente importante en el aparato locomotor, especialmente en la reproducción del mecanismo desencadenante de una lesión o de los síntomas acompañantes en muchas patologías del aparato locomotor.
- Las maniobras especiales consiguen valorar ligamentos, meniscos, tendones, rozamiento o estabilidad articular, músculos, signos de irritación o compresión nerviosa, etc. De estas maniobras, sólo se realizarán aquellas que permitan establecer el diagnóstico.
- Las pruebas complementarias, tan habituales como único dato de la valoración de aparato locomotor, han de servir para confirmar o descartar el diagnóstico clínico, nunca como generadoras ellas mismas del diagnóstico.

BIBLIOGRAFÍA

Bickley L S, Szilagyi P G, Hoffman R M. Bates' Pocket Guide to Physical Examination and History Taking. 7ª ed. Filadelfia: Wolters Kluwer Health, LWW; 2013.

Geeky Medics OSCE . OSCE guides, clinical: Musculoskeletal examination. Global medical education platform. Disponible en: https://geekymedics.com/category/osce/clinical-examination/msk/ [acceso febrero 2024].

Granero Xiberta J. Manual de Exploración Física del Aparato Locomotor. Madrid: Medical & Marketing Communications; 2010.

McGee S. Evidence-Based Physical Diagnosis. 5ª ed. Filadelfia: Elsevier; 2021.

Santonja Medina F. Manual de Exploración Musculoesquelética. Madrid: Editorial Médica Panamericana; 2022.

Santonja et al. Sección 22. Procedimientos de traumatología, ortopedia, rehabilitación y medicina del deporte en medicina de familia. En: Arribas JM ed. Cirugía menor y procedimientos en medicina de familia. 2ª ed. Vol. I. Madrid: Jarpyo Editores; 2006.

Exploración del aparato locomotor II. Columna vertebral

22

J. M. Arribas Blanco, J. Vizcaíno Sánchez-Rodrigo y F. Santonja Medina

OBJETIVOS DE APRENDIZAJE

- Trasmitir los principios fundamentales de la exploración completa de la columna vertebral (raquis): conjunto de procedimientos y habilidades que engloban el diagnóstico de aquellas enfermedades y traumatismos del raquis, tanto del tejido óseo y articular (vertebras), como de los localizados en tejidos blandos paravertebrales (músculos o tendones) y de los nervios raquídeos.
- Repasar la actitud profesional del clínico ante la exploración de la columna.
- Realizar la secuencia exploratoria adecuada de la columna, teniendo en cuenta la posición idónea del paciente en dicha exploración.
- Aprender cómo se explora (técnicas de examen del raquis) y valor de la exploración (resultados posibles) y a familiarizarse con los instrumentos de medida.

SÍNTESIS CONCEPTUAL

Las patologías y los traumatismos que afectan a la columna pueden producir sintomatología locomotora o neurológica. Por ello, la exploración clínica de las diversas partes del raquis es un proceso continuo de toma de decisiones en donde la positividad o negatividad de cada hallazgo orienta hacia un posible diagnóstico.

Las partes fundamentales de la exploración de la columna son, y por este orden, inspección anterior, posterior y lateral, palpación, valoración de la movilidad y realización de pruebas especiales (éstas se seleccionan de acuerdo con la sospecha clínica).

Se describirán las técnicas de exploración diferenciadas para la valoración de la columna cervical, dorsal y lumbar.

MATERIALES NECESARIOS Y POSICIÓN DEL PACIENTE PARA LA EXPLORACIÓN

- Materiales: camilla, sabanilla, cinta métrica, rotulador dermográfico, goniómetro, inclinómetro, plomada, escalímetro, etc. (**Fig. 22-1**).
- Posición del paciente para la exploración: de pie ⌐, en decúbito supino ⌐ y sentado ⌐

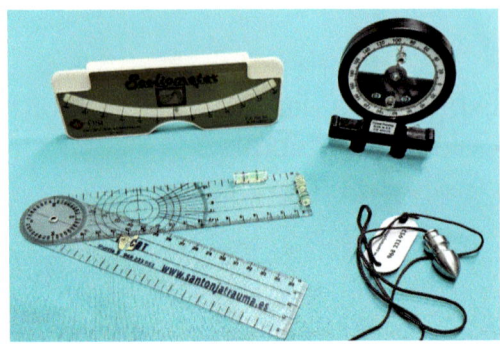

Figura 22-1. Goniómetro, plomada, escalímetro, inclinómetro.

DESCRIPCIÓN DE LA EXPLORACIÓN

Antes de la exploración

El dolor de espalda (raquialgias) es uno de los motivos de consulta más frecuentes (8 de cada 10 personas sufrirán de lumbalgia al menos una vez en la vida); aunque la gran mayoría son mecánicas y sin sustrato patológico grave, existen las raquialgias secundarias a procesos tumorales, traumáticos, inflamatorios o viscerales que son más graves. Por ello es tan importante una exhaustiva anamnesis del dolor en la columna: inicio del dolor, si empezó de forma aguda o insidiosa, si sucedió tras un esfuerzo o después de un traumatismo.

> **!** Es importante diferenciar el dolor mecánico (patología degenerativa no grave) que empeora con los movimientos y mejora en reposo, del dolor inflamatorio (tumoral, patología inflamatoria, fracturas, etc.) que duele en reposo y es de predominio nocturno.

Después de realizar la anamnesis, se debe explicar en qué consistirá el examen, utilizando un lenguaje que entienda el paciente (mientras se lleva a cabo el lavado de las manos y se obtiene el consentimiento para la exploración) y se pide que se ponga de pie (sólo con ropa interior).

Guía sistematizada de la exploración de la columna

Introducción

La columna vertebral o raquis, formada por 24 vértebras (7 cervicales, 12 dorsales y 5 lumbares), tiene las funciones de estabilizar el esqueleto y la de proteger el sistema nervioso central (Fig. 22-2). Por ello, las patologías y los traumatismos que afecten a la columna pueden interferir en ambas funciones, produciendo sintomatología locomotora o neurológica. Esta relación de los elementos estructurales con los ele-

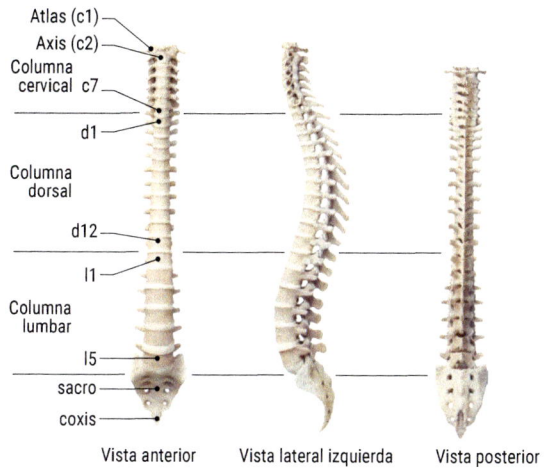

Atlas (c1)
Axis (c2)
Columna cervical c7
d1
Columna dorsal
d12
l1
Columna lumbar
l5
sacro
coxis

Vista anterior   Vista lateral izquierda   Vista posterior

Figura 22-2. La columna vertebral o raquis, formada por 24 vértebras (7 cervicales, 12 dorsales y 5 lumbares)

mentos nerviosos determina qué parte de la patología del raquis (hernias de disco, fracturas, tumores, patología degenerativa) puede producir trastornos neurológicos.

Todas las vértebras tienen similar morfología: el cuerpo vertebral que da estabilidad y el arco posterior que protege la médula espinal (estructuras articulares, pedículos, láminas, apófisis transversas y apófisis espinosas). Los cuerpos vertebrales están unidos por discos vertebrales, los cuales dan estabilidad, flexibilidad y amortiguación de las cargas de la columna.

Inspección general, específica y detallada

- **Inspección general**
  Realizar una breve inspección general del paciente, buscando signos clínicos sugestivos de patología subyacente que pueda repercutir en la columna:
  - Hábito corporal (obesidad, biotipo, etc.).
  - Cicatrices de cirugía de columna previas, atrofias musculares.
  - Si precisa del uso de ayudas y adaptaciones para caminar (bastones, andadores, sillas de ruedas).
  Pedir al paciente que camine en la consulta prestando atención al ciclo de la marcha (anomalías en la punta del pie o en el apoyo del talón), rango de movimiento (reducido en patología articular crónica), cojera, longitud de las piernas, giros de la marcha, marcha de pato (marcha anormal causada por debilidad bilateral de los músculos abductores de la cadera, asociada con miopatías).
  - Valorar el calzado: el uso desigual de la suela puede ser por patología del raquis.

- **Inspección específica y detallada**

  Las desviaciones de la columna se producen en el plano frontal y el antero-posterior. Por ello, la inspección específica del raquis empieza con el paciente de pie y mirando la estática de la columna desde detrás (plano frontal) y desde el lado del paciente (plano anteroposterior).

  – **Inspección posterior**. En condiciones normales, la columna vertebral es recta en este plano; hay que observar (**Fig. 22-3**):

    ■ Alineación de la columna: inspeccionar si presenta curvatura que indique escoliosis. Hay que distinguir una escoliosis verdadera o escoliosis estructural, de una actitud escoliótica o escoliosis postural (▶ **Vídeos 22-1** y **22-2**).

    ■ Escoliosis estructural: es una deformidad tridimensional, con desviación más importante en el plano frontal, pero también en el anteroposterior y en el plano horizontal, es decir, rotación de los cuerpos vertebrales (v. ▶ **Vídeos 22-1** y **22-2**).

    ■ Escoliosis postural: la actitud escoliótica es una desviación en el plano frontal, que no siempre es por postura incorrecta, con dismetría de extremidades inferiores, basculación pélvica o posición antiálgica por lumbalgia.

    La escoliosis, especialmente si es lumbar y de poco valor angular, puede no ser fácil de reconocer, por lo que debe seguirse con los dedos las puntas de las apófisis espinosas dorsales y lumbares (incluso dibujando los puntos con rotulador (**Fig. 22-4** y ▶ **Vídeo 22-3**), y hacer la prueba de Adams (ver más adelante).

    ■ Alineación de la cresta ilíaca: la desalineación puede indicar una discrepancia en la longitud de las piernas o debilidad de los abductores de la cadera.

    ■ Atrofia muscular de los músculos paraespinales: que puede indicar patología espinal crónica y movilidad reducida.

    ■ Hematomas: sugestivos de traumatismo o cirugía reciente.

  – **Inspección lateral**: en este plano anteroposterior hay cuatro curvas fisiológicas (▶ **Vídeo 22-4**):

    ■ La lordosis cervical, de convexidad anterior y con el vértice en C3-C4.

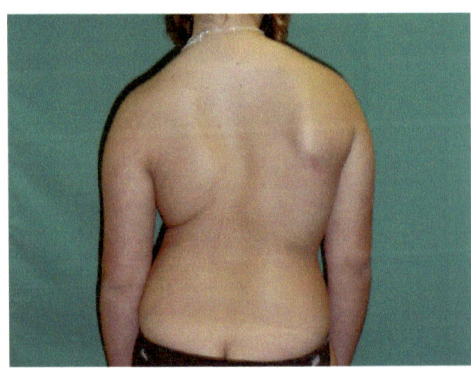

Figura 22-3. Inspección posterior. En condiciones normales, la columna vertebral es recta en este plano; en esta paciente observamos morfotipo escoliótico con claro desnivel de hombros y escapulas y la aparición de un pliegue del talle asimétrica (lado izquierdo). Tomada de F Santonja Medina. Manual de Exploración Musculoesquelética. Editorial Médica Panamericana, 2022.

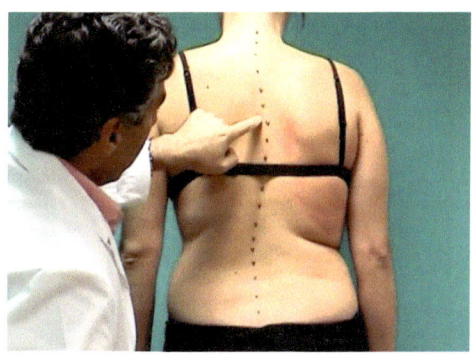

Figura 22-4. Visión posterior de la curva de la columna. Se observa mejor si seguimos con los dedos las puntas de las apófisis espinosas dorsales y lumbares (incluso dibujando los puntos con rotulador).

La alteración más frecuente es la rectificación de la lordosis secundaria a contractura muscular, la hiperlordosis, asociada con patologías degenerativas crónicas.

- La cifosis dorsal, de convexidad posterior y con el vértice en D5-D6. La cifosis torácica normal suele estar entre 20° y 45°. La hipercifosis (la columna protruye excesivamente hacia fuera), puede deberse a la enfermedad de Scheuermann (acuñamiento congénito de las vértebras) (**Fig. 22-5**), a fracturas o a metástasis vertebrales.
- La lordosis lumbar, de convexidad anterior y con el vértice a nivel de L3-L4. La lordosis lumbar normal es de unos 60°, y puede verse una hiperlordosis lumbar asociada a contractura o a espondilolistesis, aunque lo más frecuente es que sea constitucional, o secundaria a fracturas o a la espondilitis anquilosante (EA). La pérdida de la lordosis lumbar normal se asocia con enfermedad de la articulación sacroilíaca o a fracturas.
- La curva sacra, de discreta convexidad posterior.

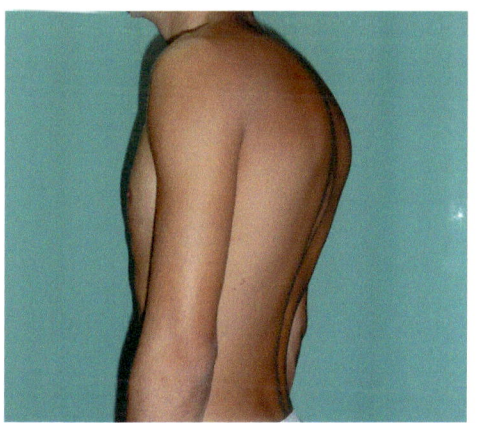

Figura 22-5. Cifosis marcada claramente visible en la Inspección lateral (obsérvese también la hiperlordosis lumbar. Tomada de F Santonja Medina. Manual de Exploración Musculoesquelética. Editorial Médica Panamericana, 2022.

- La inspección incluirá también la caja torácica, que pondrá de manifiesto si es normal o si existen variaciones en la parte anterior, como el *pectus carinatum* o tórax en pichón, en el que el esternón se proyecta hacia delante y abajo y hay un aumento del diámetro anteroposterior del pecho, o el *pectus excavatum*, en el que el esternón se proyecta hacia atrás.

Palpación

- **Palpación cervical**
  La palpación de la columna cervical se efectúa con el paciente sentado y el explorador situado detrás de él. Se inicia a nivel occipital, a ambos lados de la protuberancia occipital externa (inserción del trapecio) y más lateral la palpación de los nervios occipitales de Arnold. Se sigue con la palpación de las apófisis mastoides (inserción del músculo esternocleidomastoideo) y, a continuación, se palpan las apófisis espinosas de las vértebras cervicales: de C2 hasta la más prominente, la C7. En condiciones normales están bien alineadas y no son dolorosas, por lo que su mala alineación o el dolor a la palpación han de hacer pensar en la posibilidad de una lesión (fractura, inflamación, etc.). Se palparán también las carillas articulares, a ambos lados de las espinosas y en profundidad al músculo trapecio (**Fig. 22-6** y ▶ **Vídeo 22-5**).
- **Palpación dorsolumbar**
  Inicialmente, se palparán las estructuras de la **cara anterior**, especialmente las de la caja torácica, con el paciente en decúbito supino:
  - El esternón, con sus tres partes (manubrio, cuerpo y apéndice xifoides), la unión esterno-costal y condro-costal, dolorosa en la enfermedad de Tietze, y las costillas, que pueden palparse en toda su longitud hasta la unión costo-vertebral en busca de algún punto doloroso.
  - También palparemos la clavícula en toda su extensión, la articulación esternoclavicular y la articulación acromioclavicular, cuya luxación o subluxación son demostrables con el **signo de la tecla** (v. **Cap 23**).

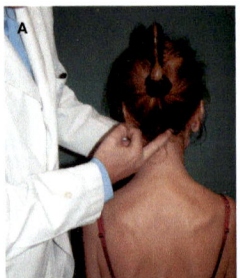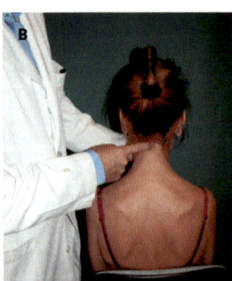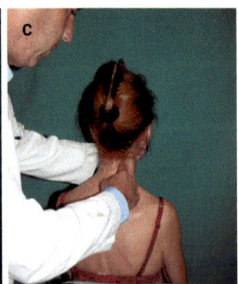

Figura 22-6. Palpación columna cervical: con el índice de la mano derecha palpamos la base occipital, apófisis espinosas y musculatura paravertebral. Tomada de F Santonja Medina. Manual de Exploración Musculoesquelética. Editorial Médica Panamericana, 2022.

A continuación, con el paciente sentado, en bipedestación o también en decúbito prono, se hará la palpación de la **cara posterior** (▶ Vídeo 22-6 y Fig. 22-7).

– Palpar las escápulas, su borde medial, el vértice y el ángulo supero-interno.
– Palpar las crestas ilíacas (corresponden con L4).
– Palpar las apófisis espinosas dorsales y lumbares, los macizos articulares y los ligamentos interespinosos a cada lado de las vértebras. Se presenta dolor cuando hay una fractura o entesitis.
– Palpar los músculos paravertebrales, lo que dará información sobre un aumento de dolor o de sensibilidad a la palpación en uno o en ambos lados, muy frecuente en la lumbalgia mecánica por contractura o sobrecarga.
– Las articulaciones sacroilíacas a menudo son dolorosas a la palpación en la lumbalgia y sobre todo en sacroileítis (ver maniobras específicas).
– El sacro y el cóccix también pueden ser dolorosos a la palpación, si hay fractura o en coccigodinia.
– Palpar el ciático a medio camino entre el trocánter mayor y la tuberosidad isquiática. Es doloroso en hernia de disco o compresión de raíz nerviosa (▶ Vídeo 22-7).

Movilidad (activa y pasiva)

El movimiento pasivo se refiere a un movimiento realizado por el examinador. Esto implica que el paciente se relaje y le permita al examinador mover la articulación libremente para evaluar el rango completo de movimiento articular y observar cualquier molestia o restricción en el rango de movimiento de la articulación.

La limitación de la movilidad activa es sugerente de patología traumática o inflamatoria, músculo-tendinosa, mientras que la limitación de la movilidad pasiva lo es de patología degenerativa.

• **Movilidad cervical**
Con el **paciente sentado** y el explorador situado detrás de él, la columna cervical se moviliza en flexión, extensión, inclinación y rotación derecha e izquierda, que son los movimientos a los que se dirige la cabeza. Debe hacerse con mucha precaución si se sospecha fractura cervical.

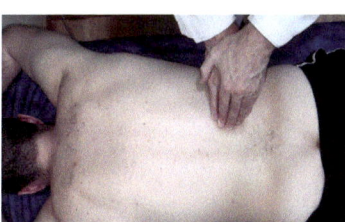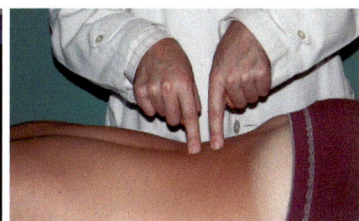

Figura 22-7. Palpación columna lumbar, palpación de apófisis espinosas de la columna y la musculatura paravertebral. Tomada de F Santonja Medina. Manual de Exploración Musculoesquelética. Editorial Médica Panamericana, 2022.

Para cada uno de los movimientos que se describen a continuación, se debe evaluar el **movimiento activo** y, si se identifican anomalías, repetir los **movimientos pasivos**. El movimiento activo se refiere a un movimiento realizado de forma autónoma por el paciente; es importante explicar y demostrar claramente cada movimiento para ayudar a comprenderlo y fijarse en los gestos de dolor o limitación de movilidad (▶ **Vídeo 22-8**).

– Flexión de la columna cervical. Instrucciones: que el paciente toque el pecho con la barbilla. Rango normal de movimiento: 0°- 80°.
– Extensión de la columna cervical. Instrucciones: que el paciente mire hacia el techo. Rango normal de movimiento: 0°- 50°.
– Inclinación lateral de la columna cervical (**Fig. 22-8**). Instrucciones: que el paciente toque el hombro con la oreja de cada lado. Rango normal de movimiento: 0°- 45°.
– Rotación de la columna cervical. Instrucciones: que el paciente gire la cabeza hacia la izquierda y hacia la derecha. Rango normal de movimiento: 0°- 80°.

> ❗ La limitación de la movilidad activa es sugerente de patología traumática o inflamatoria músculo-tendinosa, mientras que la limitación de la movilidad pasiva lo es de patología degenerativa (▶ **Vídeo 22-9**).

- **Movilidad dorsolumbar**
  Con el **paciente en bipedestación.** Para cada uno de los movimientos que se describen a continuación, se debe evaluar el movimiento activo y, si se identifican anomalías, repetir los movimientos contra-resistencia.
  – Flexión. Instrucciones: que el paciente se toque los dedos de los pies mientras mantiene las piernas estiradas. Rango de 40°- 60°. Puede incluso medirse la distancia dedos-suelo si no llega y estudiar si ello corresponde a una limitación de la movilidad vertebral o a una cortedad excesiva de los isquiotibiales (▶ **Vídeos 22-10**, **22-11** y **22-12**).
  – Extensión de la columna lumbar. Instrucciones: que el paciente se recueste lo más que pueda. Rango de 10°- 35° (v. ▶ **Vídeo 22-11**).

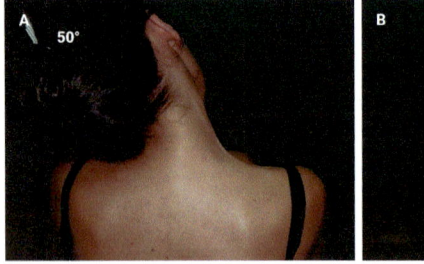
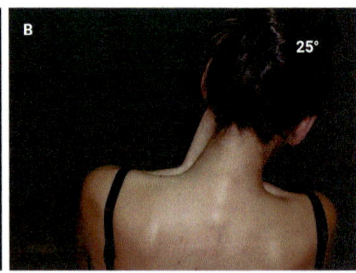

Figura 22-8. Limitación de la movilidad cervical (inclinación lateral) más acusada hacia la derecha 25°. Tomada de F Santonja Medina. Manual de Exploración Musculoesquelética. Editorial Médica Panamericana, 2022.

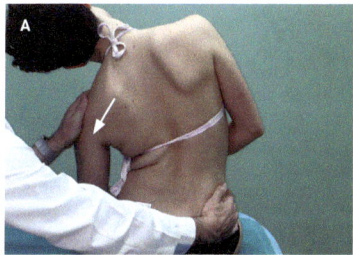
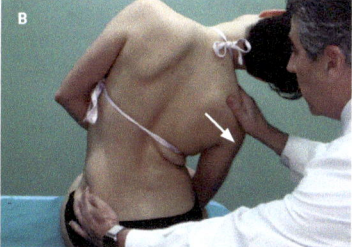

Figura 22-9. Inclinación lateral activa: una mano conduce el movimiento y la otra sujeta la pelvis para que no se mueva (se fuerza la inclinación lateral a ambos lados). Tomada de F Santonja Medina. Manual de Exploración Musculoesquelética. Editorial Médica Panamericana, 2022.

– Inclinación lateral de la columna lumbar (**Fig. 22-9**). Instrucciones: que el paciente deslice su mano izquierda hacia abajo por la cara exterior de su pierna izquierda tanto como pueda mientras mantiene las piernas rectas. Después, que repita deslizando su mano derecha sobre su pierna derecha. Rango de 30°- 40°.

– Rotación. (**Fig. 22-10**). Instrucciones: que el paciente se siente en la camilla de examen clínico y que cruce los brazos sobre el pecho. Luego, hay que pedirle que gire hacia la izquierda y hacia la derecha tanto como pueda cómodamente. La mayor parte de la rotación vertebral se realiza en el segmento torácico. Rango de 30°- 50° (▶ **Vídeo 22-13**).

Maniobras específicas

Con inspección, palpación y movilidad se puede establecer una sospecha diagnóstica fundamentada, pero si no está claro el diagnóstico probable hay realizar las maniobras especiales de acuerdo con la sospecha clínica obtenida hasta ese momento.

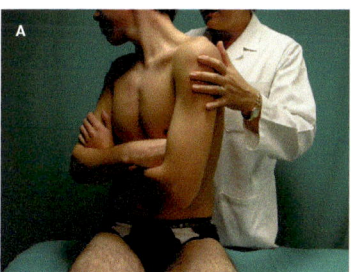
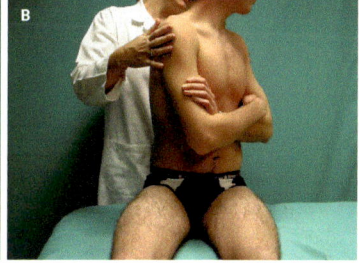

Figura 22-10. Movilidad activa, rotaciones: una mano conduce el movimiento sin hacer fuerza (es el paciente el que rota hacia ambos lados). Tomada de F Santonja Medina. Manual de Exploración Musculoesquelética. Editorial Médica Panamericana, 2022.

- **Cervical**
  - **Prueba de la compresión**

    Con el paciente sentado y el explorador situado detrás de él, se coloca una mano bajo la parte más anterior de la mandíbula del paciente y la otra sobre el vértex del cráneo, que realiza una compresión suave y progresiva en la cabeza estando la cabeza en ligera extensión (**Fig. 22-11**); a la par se puede hacer una leve rotación hacia la derecha y después hacia la izquierda. Si hay una radiculopatía, puede reproducirse el dolor y la irradiación braquial, y si hay una artrosis de las articulares también se despertará dolor.

  > **!** La compresión dolorosa en flexión indica patología discal

  - **Prueba de la distracción**

    Se hace elevando la cabeza suavemente con una mano en la barbilla y otra en el occipucio, y sirve para comprobar si se alivia el dolor provocado por una radiculopatía o una discopatía cervical o, por el contrario, empeora, lo que indicaría patología muscular o ligamentosa.
  - **Maniobra de Valsalva**

    El dolor radicular aumenta con la tos, el estornudo o la defecación, que son otras formas de aumentar la presión abdominal. La maniobra de Valsalva consiste en reproducir dicha situación (pedir al paciente que haga fuerza como si quisiera soplar) de aumento de la presión intraabdominal, que provoca a su vez un aumento de la presión intratecal y, por tanto, será positiva cuando haya una patología que disminuya el espacio radicular (p. ej., una hernia discal cervical).
  - **Maniobra de Spurling**

    Con el paciente en sedestación y el explorador situado detrás de él, se inclina y rota la cabeza, se coloca una mano encima de ella y con la otra se golpea ligeramente sobre la mano (**Fig. 22-12**). Si hay una radiculopatía, el dolor puede reproducirse o exacerbarse, especialmente en extensión, porque el agujero de conjunción se estrecha.

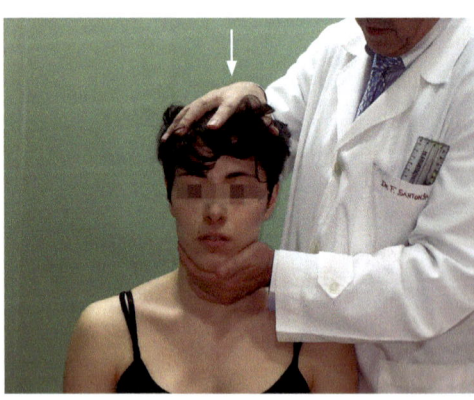

Figura 22-11. Maniobra de compresión cervical. Se coloca una mano bajo la parte anterior de la mandíbula y la otra sobre el vértex y se realiza compresión suave y progresiva en la cabeza. Tomada de F Santonja Medina. Manual de Exploración Musculoesquelética. Editorial Médica Panamericana, 2022.

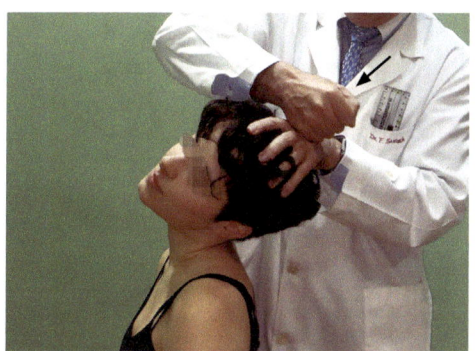

Figura 22-12. Maniobra de Spurling. Se coloca la cabeza y cuello en máxima extensión, inclinación y rotación hacia un lado y si no aparece dolor, se golpea con el puño sobre la mano con suavidad; el dolor irradiado sugiere compresión radicular. Tomada de F Santonja Medina. Manual de Exploración Musculoesquelética. Editorial Médica Panamericana, 2022.

– **Prueba de Lhermite**

Con el paciente sentado sobre la camilla con las rodillas extendidas se realiza la flexión pasiva de la columna cervical (**Fig. 22-13**). El paciente referirá cervicalgia con sensación de descarga eléctrica que desciende por la extremidad superior siguiendo el trayecto de la raíz afectada y que a veces puede irradiarse hasta las extremidades inferiores.

– **Maniobra de Adson**

Sirve para valorar la presencia de una costilla cervical y de un posible síndrome del desfiladero cérvico-torácico, puesto que se basa en observar cómo desaparece el pulso radial con la maniobra (**Fig. 22-14**).

Con el paciente sentado y el explorador detrás: 1) se agarra con una mano la muñeca del paciente y con la otra se palpa el pulso radial. 2) Se eleva de forma pasiva la extremidad superior (abducción hasta 100°) y se reconfirma la presencia del pulso; si no se nota hay que comenzar de nuevo. 3) Si hay pulso, se realiza una extensión horizontal máxima de la extremidad superior y se vuelve a buscar. 4) Si se nota el pulso se pide al paciente que inspire al máximo, se mantenga en apnea y que realice una antepulsión de

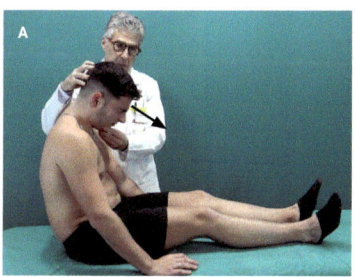
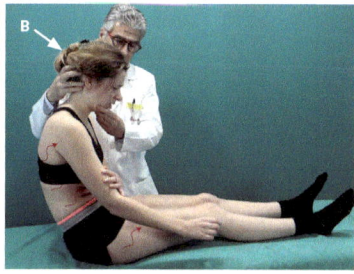

Figura 22-13. Maniobra de Lhermite. Paciente sentado con las rodillas extendidas. Se flexiona el cuello y si no hay dolor es negativo (**A**) y si hay dolor irradiado a brazos, positivo (**B**). Tomada de F Santonja Medina. Manual de Exploración Musculoesquelética. Editorial Médica Panamericana, 2022.

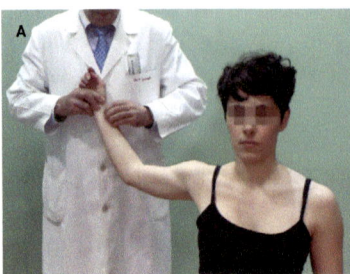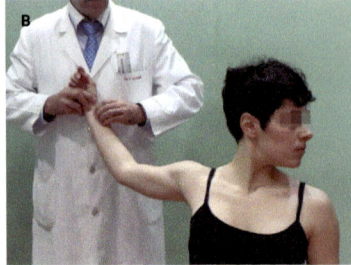

Figura 22-14. Maniobra de Adson. Se palpa pulso radial del paciente y se le pide que realice una extensión horizontal según se describe en el texto. Tomada de F Santonja Medina. Manual de Exploración Musculoesquelética. Editorial Médica Panamericana, 2022.

la cabeza y la gire hacia el lado contrario a la explorada; la desaparición del pulso radial sugiere un síndrome del escaleno o costilla cervical. La prueba hay que hacerla siempre en ambos lados para comparar.

- **Dorsolumbar**
  - **Maniobras de la escoliosis** (▶Vídeos 22-14, 22-15 y 22-16)
    - **Test de Adams**: test de cribado que valora la asimetría del tronco desde detrás, con el paciente flexionado hacia delante con los pies juntos y las rodillas extendidas, mientras descuelga los brazos (▶ Vídeo 22-17). El observador desde detrás debe bajar su línea visual y mantenerla alineada con las escápulas, de forma simultánea a la flexión del tronco (Fig. 22-15). Es positivo cuando aparece una giba a nivel dorsal o lumbar. Asociándolo con un escoliómetro o inclinómetro se mejora la precisión y se cuantifican los grados de inclinación del tronco (v. ▶ Vídeos 22-15 y 22-16).

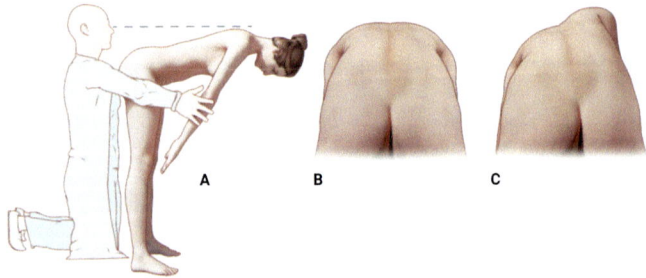

Figura 22-15. Test de *Adams*. **A)** Dibujo sobre la correcta realización del test de flexión anterior (test de Adams). El explorado va arqueando y flexionando su tronco. El explorador va agachándose para visualizar mejor el contorno del raquis (tomado de Santonja F, Martínez I. Valoración Médico-Deportiva del Escolar, 1992). **B)** Test de Adams normal, en un púber de 12 años con morfotipo escoliótico, lo que indica que presenta una actitud «*escoliótica*». **C)** Test de Adams positivo. Presenta una giba torácica derecha con la máxima prominencia en T7.

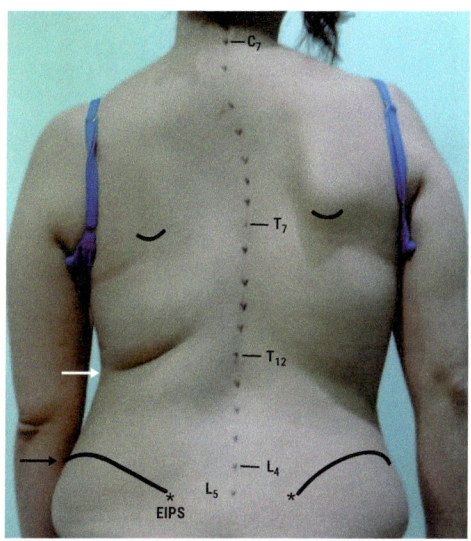

Figura 22-16. Pintado de apófisis espinosas: facilita las referencias anatómicas y dibuja la curva muy claramente. Tomada de F Santonja Medina. Manual de Exploración Musculoesquelética. Editorial Médica Panamericana, 2022.

- **Pintado de apófisis espinosas**: hay que palpar y pintar las apófisis espinosas desde C 7 hasta S2; es conveniente realizar la palpación en sentido cráneo caudal. Una vez pintadas las apófisis espinosas hay que volver a presionar sobre cada punto marcado y comprobar que debajo hay una prominencia; si se aprecian marcas incorrectas deben borrarse y pintar de nuevo. De esta manera se tiene dibujada la curva de la columna (**Fig. 22-16** y v. ▶ **Vídeo 22-15**).
- **Medición de las flechas frontales** (cuantificación de curva escoliótica): una vez pintada la columna se acerca el hilo de la plomada a C7 y se comprueba que queda vertical. A continuación, se observa la disposición de las apófisis espinosas con referencia al hilo de la plomada. La separación de la apófisis espinosa con respecto al hilo indica la existencia de una curvatura escoliótica y esa distancia, que se puede medir en mm, se llama flecha frontal. Hay que anotar cuál es la apófisis espinosa que presenta la máxima distancia con el hilo (▶ **Vídeo 22-18**).
- Es necesario comprobar el equilibrio del raquis: así, cuando el pliegue interglúteo está en la vertical de la apófisis espinosa C7 (C7 y S2 coinciden o hay < de 5 mm de distancia con el hilo de la plomada) se considera que la columna vertebral está alineada o equilibrada y la falta de coincidencia indica desequilibrio del raquis. Este desequilibrio se cuantifica con las flechas (**Fig. 22-17** y v. ▶ **Vídeo 22-15**).
- **Maniobras de la cifosis y lordosis**
  - **Medición de las flechas sagitales** (cuantificación de curva cifótica y lordótica): es un método de medición y cuantificación de las desalineaciones en el plano sagital (en bipedestación). Consiste en medir cuatro distancias denominadas *flechas*: flecha cervical, flecha torácica,

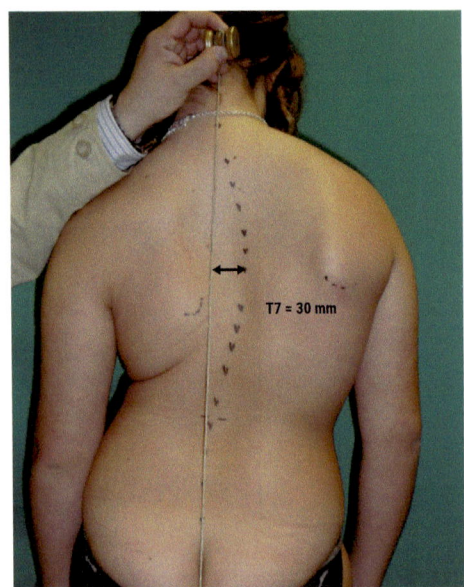

T7 = 30 mm

Figura 22-17. Medición de la flecha frontal: flecha T7= 30 mm a la derecha. Tomada de F Santonja Medina. Manual de Exploración Musculoesquelética. Editorial Médica Panamericana, 2022.

flecha lumbar y flecha sacra, y obtener los índices cifóticos y lordóticos (▶ **Vídeo 22-19**). Con ello, se determinan si están dentro de la normalidad (▶ **Vídeo 22-20**), o bien la cifosis dorsal o la lordosis lumbar están incrementados o disminuidos (▶ **Vídeo 22-21**).

Con el **inclinómetro** se consigue cuantificar con precisión las curvas de cifosis dorsal (normal entre 20-45°) o lordosis lumbar (normal entre 20-40°) (▶ **Vídeo 22-22**).

– **Maniobras de medición de la flexibilidad**

La Prueba de Schöber mide el grado de flexibilidad de la columna lumbar y puede identificar la flexión restringida de la columna lumbar (por ejemplo, en la espondilitis anquilosante).

Se realiza con el paciente de pie y el explorador situado detrás de él (**Fig. 22-18**):

- Identificar la posición de la espina ilíaca posterior superior (EIPS), «hoyuelos de Venus».
- Marcar la piel en la línea media 5 cm por debajo del EIPS.
- Marcar la piel en la línea media 10 cm por encima del EIPS.
- Pedir al paciente que toque los dedos de los pies (flexión lumbar completa).
- Medir la distancia entre las dos líneas (comenzada en los 15cm).

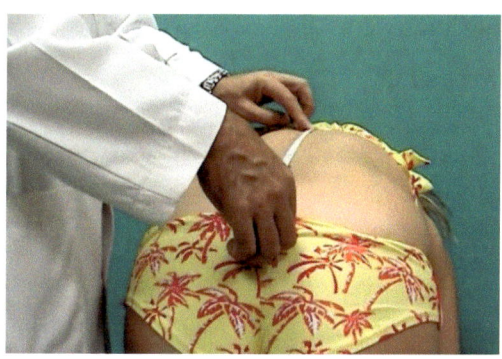

Figura 22-18. Test de Schöber. Mide el grado de flexibilidad de la columna lumbar.

Interpretación: si un paciente tiene una flexión lumbar normal, la distancia entre las dos marcas debe aumentar desde los 15 cm iniciales hasta más de 20 cm (▶ **Vídeo 22-23**).

– **Maniobras de estiramiento radicular**

Son indicativas de irritación radicular o de un nervio periférico, especialmente el ciático. Las más conocidas son:

- **Maniobra de Lasègue:** consiste en levantar la pierna del paciente con la rodilla extendida, hasta que nota un dolor que reproduce el de la ciatalgia. Se suele considera como patológico (compresión radicular) cuando el ángulo de elevación es < 60° respecto a la horizontal (**Fig. 22-19** y ▶ **Vídeo 22-24**).
- **Lasègue en flexión:** es una variante de la anterior en la que el explorador provoca flexión máxima de la cadera y la rodilla, para después ir estirando progresivamente la pierna hasta provocar dolor (v. ▶ **Vídeo 22-24**).
- **Maniobra de Bragard:** sólo se realiza ante Lasègue positivo. Consiste en hacer la maniobra de Lasègue hasta que aparece dolor; entonces se baja la pierna hasta que desaparece (o disminuye de manera significativa el

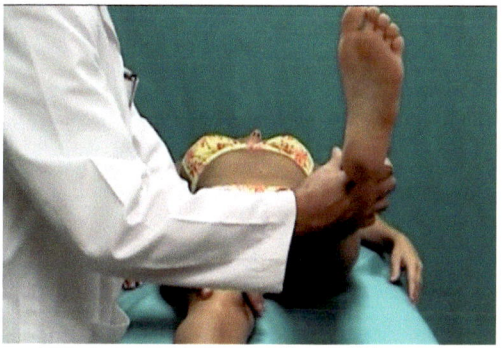

Figura 22-19. Maniobra de Lasègue. Mide si existe compromiso radicular.

dolor) y a continuación se realiza una flexión dorsal completa del pie que estira de nuevo el nervio ciático y reproduce el dolor (**Fig. 22-20** y v. ▶ **Vídeo 22-24**).

- Maniobra de Lasègue bilateral: al levantar cualquiera de las dos piernas, desencadena dolor ciático en ambos miembros inferiores a la vez. En este caso hay que sospechar una compresión medial por hernia discal central.
- Maniobra de exploración de la raíz L5: se describe en el ▶ **Vídeo 22-25**.

– **Maniobras del músculo piramidal**

Esta maniobra se realiza con el paciente en **decúbito prono**: se palpa el músculo piramidal y sus contornos (**Fig. 22-21**), después se imprimen rotaciones de cadera pasivas y resistidas tensando y relajando el músculo piramidal para ver si provoca dolor, en cuyo caso sospecharemos su origen muscular. En **decúbito supino** se flexiona la cadera del paciente a 90° y se aduce pasivamente; a continuación, se imprime en rotaciones de cadera: cuando el dolor en la nalga se reproduce en la rotación interna se sospecha mialgia en el músculo piramidal, pero cuando se irradia por la cara posterior del muslo se sospecha una radiculopatía del nervio ciático (**Fig. 22-22**).

– **Maniobras sacroilíacas**

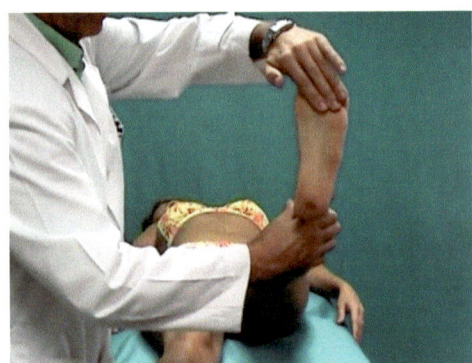

Figura 22-20. Maniobra de Bragar. Mide si existe compromiso radicular

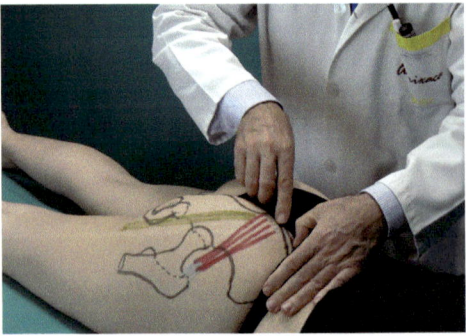

Figura 22-21. Maniobra del Piramidal en decúbito prono. Tomada de F Santonja Medina. Manual de Exploración Musculoesquelética. Editorial Médica Panamericana, 2022.

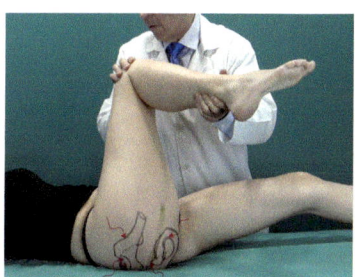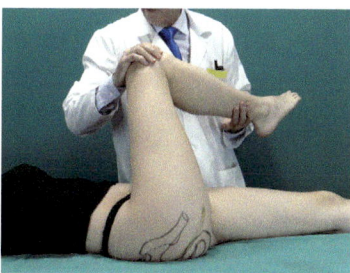

Figura 22-22. Maniobra del piramidal en decúbito supino. Tomada de F Santonja Medina. Manual de Exploración Musculoesquelética. Editorial Médica Panamericana, 2022.

Las articulaciones sacroilíacas pueden afectarse por inflamación de origen reumático (espondilitis anquilosante), por lumbalgia con desequilibrio pélvico o en traumatismos. El dolor se localiza localmente, especialmente en el cuadrante superointerno del glúteo, y puede irradiarse a la cara posterior del muslo del mismo lado.

Las maniobras para poner de manifiesto una afectación de dichas articulaciones son las siguientes:

- **Prueba de compresión-distracción sacroilíaca o maniobra de Ericksen**: con el paciente en decúbito supino y colocando las manos sobre las crestas ilíacas, comprimimos la pelvis hacia fuera (Ericksen I), explorando así los ligamentos anteriores, y hacia dentro (Ericksen II), para explorar los ligamentos posteriores. Suele ser dolorosa en la patología articular lumbosacra, (el dolor es más central que lateral).

- **Maniobra de Patrick**: el signo de Patrick se realiza con el paciente en decúbito supino y una pierna estirada, colocando la otra cruzada sobre ella (es decir, en flexión, abducción y rotación externa). Para valorar bien la sacroilíaca, se apoya una mano en la cresta ilíaca y con la otra se fuerza la abducción de la que se quiere explorar, lo que provocará dolor en la cara (**Fig. 22-23**). Es una de las pruebas más sensibles y útiles para explorar las sacroilíacas, y hay que hacerla siempre comparando ambos lados. Si hay una artropatía de cadera, esta maniobra es dolorosa al inicio (antes de forzar la abducción) o puede ya despertar dolor, o simplemente no se puede hacer (▶ **Vídeo 22-26**).

- **Maniobras meníngeas**

  Aunque no son específicas para la patología del aparato locomotor, nos serán útiles en casos de irritación o compresión radicular.

  - **Maniobra de Kernig:** con el paciente en decúbito supino y con la cadera y la rodilla flexionadas, se hace extensión activa o pasiva de cada pierna, lo que puede producir dolor lumbar o radicular que mejora al doblar de nuevo la rodilla.

  - **Maniobra de Brudzinski:** con el paciente en decúbito supino, el explorador le levanta la cabeza y observa si, al hacer una flexión cervical, se produce también una flexión de la cadera y la rodilla. Esta maniobra también puede ser activo, pidiendo al enfermo que, con las manos detrás

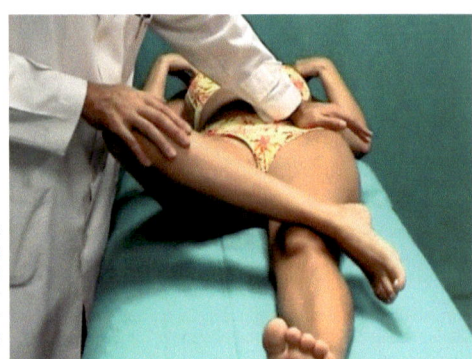

Figura 22-23. Maniobra de Patrick. Apoyaremos una mano en la cresta ilíaca y con la otra forzaremos la abducción de la que se quiere explorar, lo que provocará dolor en la zona sacroilíaca.

de la cabeza, flexione el cuello sobre el tronco y observando si se produce dolor o flexión de caderas y rodillas (**Fig. 22-24** y ▶ **Vídeo 22-27**).

Después de la exploración

Se debe explicar al paciente los hallazgos. Si tras la exploración no se consigue precisar el diagnóstico, o bien se necesita confirmarlo, se realizarán exploraciones complementarias, como estudios de imagen (radiografía, resonancia magnética), según los protocolos de cada patología de sospecha.

VALOR DE LA EXPLORACIÓN SEGÚN LA EVIDENCIA

Un examen físico escrupuloso y correctamente realizado es fundamental para el diagnóstico de la patología del raquis. Se han evaluado diferentes maniobras exploratorias como predictoras diagnósticas (p.ej., el uso del escoliómetro, que parece que puede ser un buen complemento al test de Adams para el cribado de escoliosis) y la recomendación de pruebas radiológicas.

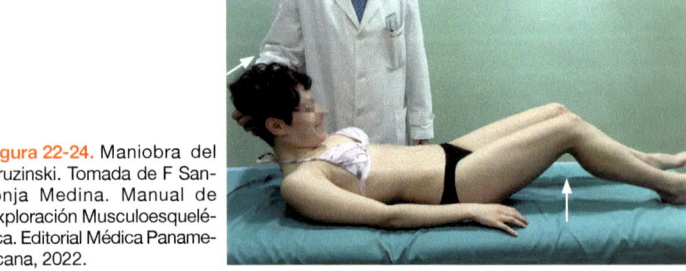

Figura 22-24. Maniobra del Bruzinski. Tomada de F Santonja Medina. Manual de Exploración Musculoesquelética. Editorial Médica Panamericana, 2022.

Por otra parte, para el diagnóstico de radiculopatías la mejor elección es la combinación de diversas maniobras; con ello se aumenta el máximo posible la certeza del diagnóstico al aumentar la sensibilidad y especificidad. Así, el test de Spurling con extensión, el test de distracción, junto con la maniobra de Valsalva positivos, son muy predictivos de la presencia de radiculopatía cervical; los hallazgos que aumentan la probabilidad de radiculopatía la mayoría son un reflejo bíceps reducido.

En pacientes con ciática (v. **Vídeos 22-24** y **22-25**) los hallazgos que aumentan la probabilidad de la hernia de disco y la radiculopatía lumbosacra son atrofia de la pantorrilla, dorsiflexión débil del tobillo y el reflejo aquíleo ausente (▶ **Vídeo 22-28**). Por otro lado, la maniobra de Lasègue muestra una sensibilidad alta, en torno al 92 % según la última revisión sistemática, y una especificidad bastante variable, estimada alrededor del 28 %. Sin embargo, la maniobra de Lasègue cruzado tiene una sensibilidad del 29 % y una especificidad aproximada del 90 %; por lo tanto, para asegurarnos un buen diagnóstico, debemos realizar ambas pruebas combinadas, aunque faltan más estudios que evalúen conjuntamente esta combinación de pruebas.

PUNTOS CLAVE

- Las patologías y los traumatismos que afecten a la columna pueden producir sintomatología locomotora o neurológica. Por ello, la exploración clínica de las diversas partes del raquis es un proceso continuo de toma de decisiones en donde la positividad o negatividad de cada hallazgo orienta hacia un posible diagnóstico.
- Con inspección, palpación y movilidad se puede establecer una sospecha diagnóstica fundamentada, pero si no está claro el diagnóstico probable debemos realizar las maniobras especiales de acuerdo con la sospecha clínica obtenida hasta ese momento.
- El aprendizaje de las maniobras de exploración especiales de cada segmento de la columna es de gran importancia, ya que proporciona una ayuda de gran precisión para el diagnóstico de la patología de la columna.

BIBLIOGRAFÍA

Bickley L S, Szilagyi P G, Hoffman R M. Bates' Pocket Guide to Physical Examination and History Taking. 7ª ed. Filadelfia: Wolters Kluwer Health, LWW; 2013.

Geeky Medics OSCE . OSCE guides, clinical: Musculoskeletal examination. Global medical education platform. Disponible en: https://geekymedics.com/category/osce/clinical-examination/msk/ [acceso febrero 2024].

Granero Xiberta J. Manual de Exploración Física del Aparato Locomotor. Madrid: Medical & Marketing Communications; 2010.

McGee S. Evidence-Based Physical Diagnosis. 5ª ed. Filadelfia: Elsevier; 2021.

Santonja Medina F. Manual de Exploración Musculoesquelética. Madrid: Editorial Médica Panamericana; 2022.

Santonja et al. Sección 22. Procedimientos de traumatología, ortopedia, rehabilitación y medicina del deporte en medicina de familia. En: Arribas JM ed. Cirugía menor y procedimientos en medicina de familia. 2ª ed. Vol. I. Madrid: Jarpyo Editores; 2006.

 **VÍDEOS**

Exploración del aparato locomotor III. Extremidad superior

23

J. M. Arribas Blanco, J. Vizcaíno Sánchez-Rodrigo, F. Santonja Medina y J. R. Castelló Fortet

OBJETIVOS DE APRENDIZAJE

- Trasmitir los principios fundamentales de la exploración completa de la extremidad superior: hombro, codo, carpo y manos. Al final del aprendizaje el clínico debe tener los conocimientos para realizar la secuencia exploratoria adecuada, teniendo en cuenta la posición idónea del paciente en dicha exploración.
- Integrar en la secuencia los automatismos del modo de explorar (técnicas de examen) y reconocer el valor de dicha exploración (resultados posibles).
- Hombro: aprender a identificar mediante la palpación las estructuras anatómicas del hombro (realces óseos, músculos y tendones). Evaluar la movilidad del hombro y buscar los signos de las tendinopatías más frecuentes.
- Codo: aprender a identificar las estructuras anatómicas más significativas del codo (relieves óseos, ligamentos, tendones e interlíneas articulares), valorar la movilidad del codo e identificar las tendinopatías más frecuentes.
- Carpo y mano: aprender a identificar las estructuras anatómicas más importantes del carpo de la mano y reconocer por inspección las patologías más relevantes, valorar la movilidad de la mano y saber evaluar las lesiones ligamentosas y tendinosas más frecuentes. Identificar clínicamente las neuropatías por compresión del carpo y de la mano.

SÍNTESIS CONCEPTUAL

Las patologías y los traumatismos que afectan a las extremidades superiores pueden producir sintomatología locomotora, vascular o neurológica. La exploración correctamente realizada en estas localizaciones ofrece muy buena correlación con los posibles diagnósticos de sospecha. Por ello, la exploración clínica de las diversas partes del hombro, el codo, la muñeca y la mano es un proceso fundamental en la toma de decisiones, donde la positividad o negatividad de cada hallazgo orienta hacia un posible diagnóstico.

Como en todos los apartados de exploración del aparato locomotor, los pasos y sistemática de exploración son, por este orden: inspección, palpación, valoración de la movilidad activa y pasiva y realización de pruebas especiales (éstas se seleccionan de acuerdo con la sospecha clínica).

Se describen las técnicas de exploración diferenciadas según la localización: hombro, codo, carpo y mano.

MATERIALES NECESARIOS Y POSICIÓN DEL PACIENTE PARA LA EXPLORACIÓN

- **Materiales:** camilla, sabanilla, cinta métrica, goniómetro
- **Posición del paciente:** de pie [🧍], en decúbito supino [🛏] y sentado [🧑]

DESCRIPCIÓN DE LA EXPLORACIÓN DEL HOMBRO

Antes de la exploración

El dolor suele ser el síntoma principal y hay que interrogar sobre la forma de inicio, duración, localización, si es dolor intermitente o continuo, si está influido por los movimientos, qué limitación provoca y en qué movimientos; también si es dolor nocturno (indica lesión del manguito de los rotadores).

La exploración física y las exploraciones complementarias han de contribuir a determinar el diagnóstico. Así, después de realizar la anamnesis, hay que explicar en qué consistirá el examen, utilizando un lenguaje que entienda el paciente (mientras tiene lugar el lavado de las manos y se obtiene el consentimiento para la exploración) y se pide al paciente que se descubra el tórax. Posición de exploración: bipedestación, sedestación y decúbito para algunas maniobras.

> **!** Entre las patologías del hombro destacan las tendinopatías, las bursitis, el rozamiento subacromial y la artropatía (la artrosis es más frecuente en la acromioclavicular); no hay que olvidar el dolor neuropático irradiado desde la región cervical, por afectación radicular, que debe tenerse en cuenta como diagnóstico diferencial.

Guía sistematizada de la exploración

Introducción

El hombro es un complejo de cuatro espacios articulares que conforman la articulación y que funcionan de forma sincronizada y coordinada (**Figs. 23-1**, **23-2** y **23-3**). La más importante es la articulación **glenohumeral**, aunque la articulación **acromioclavicular** también puede ser responsable de sintomatología y, a veces, las articulaciones **esternoclavicular** y la **escápulo-torácica**. Este complejo articular se caracteriza por su gran versatilidad de movimientos en todos los ejes (es una enartrosis); sin embargo, es una de las articulaciones más frágiles e inestables del cuerpo.

Inspección general, especifica y detallada

La inspección permite identificar la morfología del hombro y si existen deformidades (▶ **Vídeo 23-1**).

- **Visión anterior**

  En la visión anterior se observa si existen relieves óseos anormales (luxación o subluxación acromioclavicular, antigua fractura de clavícula, etc.) (**Fig. 23-4**), atrofias musculares (deltoides, pectoral mayor), inflamaciones o hematomas

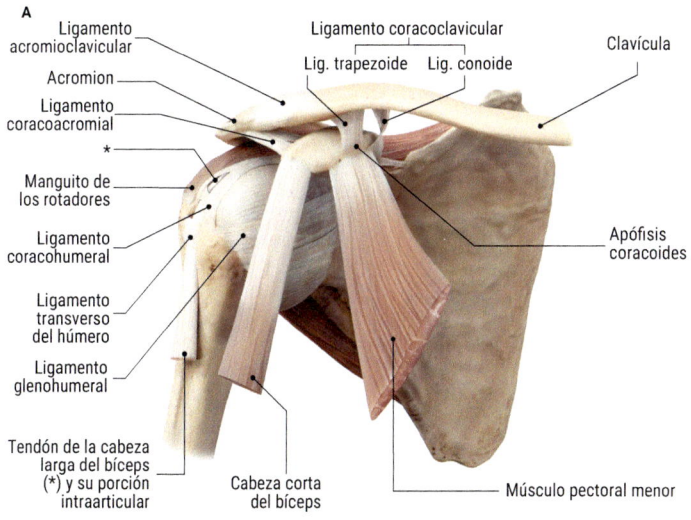

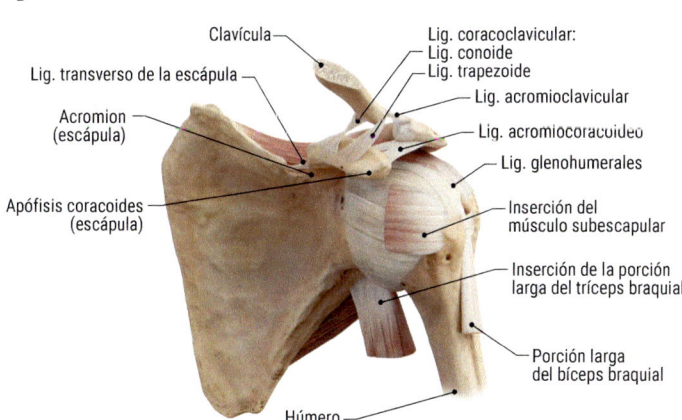

Figura 23-1. Anatomía del hombro: ligamentos e inserciones tendinosas. Lig.: ligamento.

(luxación de hombro, fracturas de húmero, de clavícula, etc.), así como cicatrices o signos llamativos por roturas tendinosas (signo de Popeye debido a
rotura de porción larga del bíceps).

Observación, si existe, de la **posición de protección de la extremidad** (con la
mano contralateral se coge la extremidad lesionada que se mantiene pegado
al tórax con flexión de 90° del codo), típico de lesiones agudas osteoarticula-
res de extremidad superior y clavícula (▶ **Vídeo 23-2**).

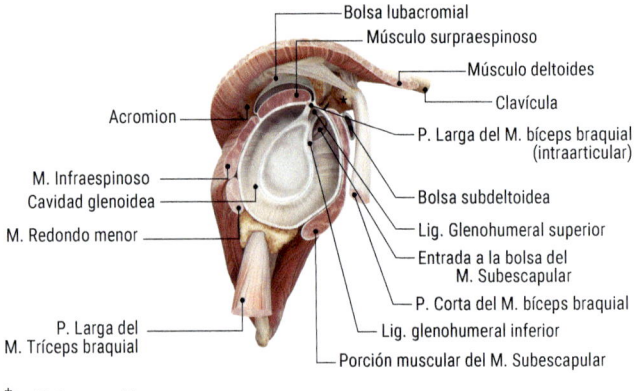

- Bolsa lubacromial
- Músculo surpraespinoso
- Músculo deltoides
- Clavícula
- P. Larga del M. bíceps braquial (intraarticular)
- Acromion
- M. Infraespinoso
- Cavidad glenoidea
- M. Redondo menor
- Bolsa subdeltoidea
- Lig. Glenohumeral superior
- Entrada a la bolsa del M. Subescapular
- P. Corta del M. bíceps braquial
- P. Larga del M. Tríceps braquial
- Lig. glenohumeral inferior
- Porción muscular del M. Subescapular

*Apófisis coracoides

Figura 23-2. Anatomía del hombro: cavidad glenoidea articulación del hombro. Lig.: ligamento; M.: músculo; P.: porción.

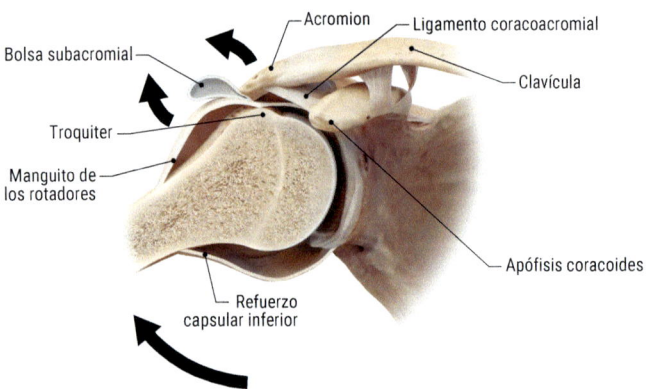

- Acromion
- Ligamento coracoacromial
- Bolsa subacromial
- Clavícula
- Troquiter
- Manguito de los rotadores
- Apófisis coracoides
- Refuerzo capsular inferior

Figura 23-3. Anatomía del hombro: cavidad glenoidea articulación del hombro. Lig.: ligamento; M.: músculo; P.: porción.

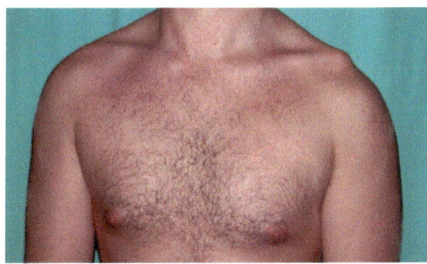

Figura 23-4. Inspección anterior. Luxación acromioclavicular izquierda. Tomada de F Santonja Medina. Manual de Exploración Musculoesquelética. Editorial Médica Panamericana, 2022.

- **Visión posterior**
  En la visión posterior hay que observar la situación de la **escápula**. Puede haber una elevación congénita de la escápula en la escoliosis o la llamada «escápula alata» que se ve en deficiencias de inervación del serrato anterior y del romboides, por lesión del nervio torácico largo. Las atrofias de los músculos situados por encima de la espina de la escápula (supraespinoso) o por debajo de ella (infraespinoso y redondo menor) son muy llamativas a la inspección; derivan de lesión del nervio supraescapular.

Palpación

La palpación ha de ser sistemática y debe confirmar los datos de la inspección. Deben conocerse e identificarse diferentes puntos que a menudo son dolorosos (▶**Vídeo 23-3**).

- Se empieza por la cara anterior, desde la zona medial hacia la cara externa del hombro, se palpa la **articulación esternoclavicular** y, a continuación, la **clavícula**. Después, se sigue el **surco deltopectoral** donde se localiza la **apófisis coracoides**, donde se inserta la porción corta del bíceps y el coracobraquial y el pectoral menor. Más lateral y abajo se palpa el **troquín** (inserción del tendón del músculo subescapular), ello se facilita realizando una rotación externa del brazo. Por fuera del troquín se palpa la **corredera bicipital** con el tendón de la porción larga del bíceps. Más lateral y craneal se palpa el **troquiter**, donde se inserta el **músculo supraespinoso** (punto de Codman) (**Fig. 23-5**).

  Es recomendable pedir al paciente que realice rotaciones del brazo para mejorar la palpación: con el brazo en rotación externa para el troquín, y en rotación interna y extensión para el supraespinoso (se indica al paciente que ponga su mano en la espalda).

- En la cara superior del hombro, se realiza la palpación de la articulación **acromioclavicular**, el **acromion** y el **trapecio**.
- La palpación de la cara posterior del hombro empieza localizando **la espina de la escápula** y palpando la **musculatura supraespinal** (supraespinoso que se inserta en troquiter y más medial el trapecio) y la **musculatura infraespinal** (infraespinoso y redondo menor que se inserta en troquín).

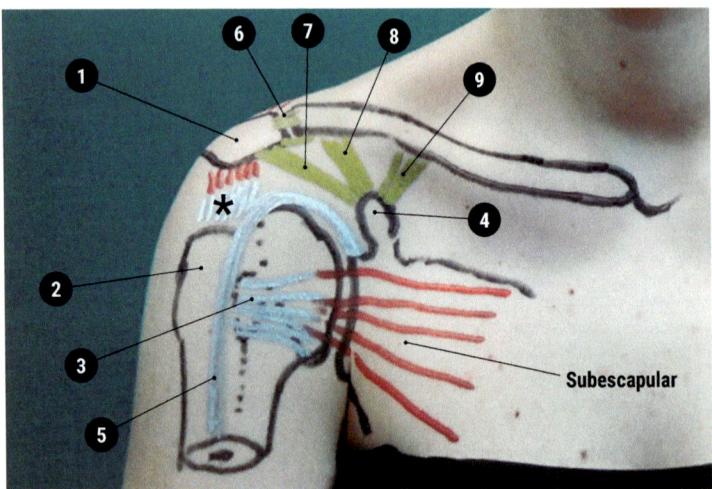

Figura 23-5. Palpación anterior. Punto de Codman. Acromion (**1**); troquiter, inserción del supraespinoso (**2**); troquín (**3**); apófisis coracoides (**4**); porción larga del bíceps (**5**); articulación acromioclavicular (**6**); punto de Codman (*★*); ligamento coracoacromial (**7**); trapezoide (**8**) y conoides (**9**). Tomada de F Santonja Medina. Manual de Exploración Musculoesquelética. Editorial Médica Panamericana, 2022.

Movilidad

> **!** El hombro se mueve en los tres planos del espacio: en el plano sagital en flexión (antepulsión) y extensión (retropulsión), en el plano coronal en abducción (separación) y aducción (aproximación) y en el plano horizontal en rotaciones externa e interna.

Se debe evaluar y comparar la articulación del hombro de cada brazo. Se inicia antes la valoración del hombro no afecto («normal») para compararlo. Se explorará primero la movilidad activa y después la pasiva.

Postura del paciente: aunque la exploración de la movilidad puede hacerse en bipedestación y también sentado en la camilla, en decúbito se obtiene mayor precisión para algunas movilizaciones.

- **Movilidad activa**
  Se pide al paciente que realice una secuencia de movimientos activos para evaluar la función articular (▶ **Vídeo 23-4**). A medida que el paciente realiza cada movimiento, deben observarse cualquier restricción en el rango de movimiento de la articulación y también signos de malestar. Es importante explicar y demostrar claramente cada movimiento que se espera que realice el paciente para ayudar a comprenderlo.

> ! **Movimientos compuestos (cribado): prueba de rascado de Apley** (*scratch test*). Son una herramienta de detección rápida para la patología de la articulación del hombro, ya que prueban varios músculos del manguito rotador de una sola vez (▶ **Vídeo 23-5**).
> - Rotación externa y abducción de la articulación del hombro: se pide al paciente que coloque las manos detrás de la cabeza y apunte los codos hacia los lados y que llegue a rascarse la escápula contraria. Se considera normal que la mano alcance T 2 -T 3 (**Fig. 23-6**).
> - Rotación interna y aducción de la articulación del hombro: se pide al paciente que coloque cada mano detrás de la espalda y llegue lo más arriba posible de la columna. Se considera normal que al llevar la mano alcance al menos T 7 (**Fig. 23-7**).
> Si el paciente siente dolor o no puede realizar estos movimientos, se procede a realizar un examen más detallado de la articulación del hombro, incluidos los movimientos adicionales que se explican a continuación.

- **Flexión** activa del hombro. Rango normal de movimiento: 150°- 180°. Se pide al paciente que levante los brazos hacia adelante hasta que apunten hacia el techo. Este movimiento puede verse limitado en la artritis, la rigidez postraumática o después de una cirugía, así como en la patología inflamatoria del manguito de los rotadores (**Fig. 23-8**).
- **Extensión** activa del hombro. Rango normal de movimiento: 40°. Se pide al paciente que estire los brazos detrás de él. Este movimiento es poco importante en la valoración global de la movilidad de esta articulación (v. **Fig. 23-8**).
- **Abducción** activa del hombro. Rango normal de movimiento: 180°. Se pide al paciente que levante los brazos hacia los lados formando un arco hasta que sus manos se toquen por encima de la cabeza. La abducción activa sirve para valorar el arco doloroso del hombro, que puede verse en varias patologías (ver más adelante) (**Fig. 23-9**).

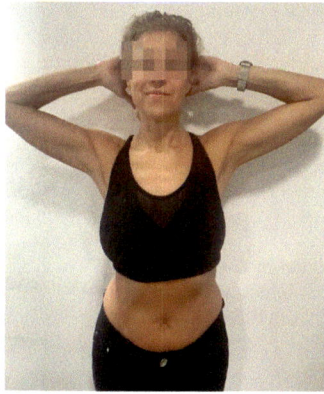

Figura 23-6. Exploración de hombro. Rotación externa y abducción del hombro.

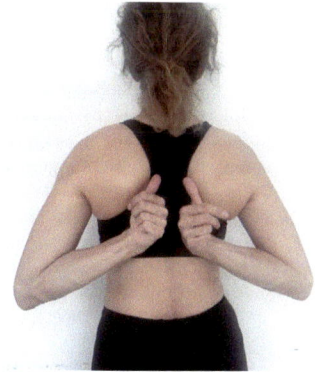

Figura 23-7. Exploración de hombro (posterior). Rotación interna y aducción del hombro.

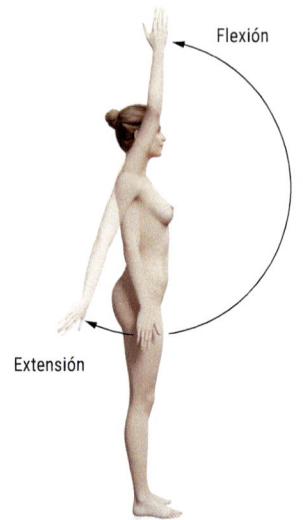

Flexión

Extensión

Figura 23-8. Flexión-extensión activa del hombro.

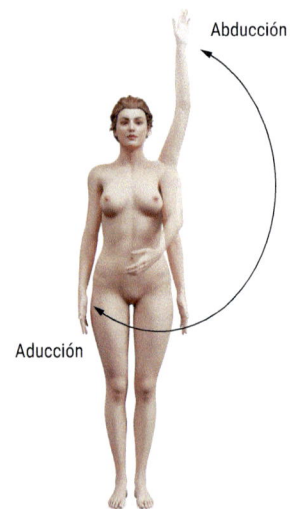

Abducción

Aducción

Figura 23-9. Abducción-aducción activa del hombro

- **Aducción** activa del hombro. Rango normal de movimiento: 30°- 40°. Se pide al paciente que mantenga los brazos rectos y los mueva por la parte delantera del cuerpo hacia el lado opuesto. La aducción activa puede ser dolorosa en la patología degenerativa acromioclavicular (v. **Fig. 23-9**).
- **Rotación** externa activa. Rango normal de movimiento: 80°- 90°. Se pide al paciente que mantenga los codos a los lados flexionados a 90° mientras mueve los antebrazos hacia afuera en un movimiento en forma de arco. La rotación externa activa puede estar disminuida en la patología del manguito de los rotadores (**Fig. 23-10**).
- **Rotación interna** activa. Rango normal de movimiento: 80°- 90°. Se pide al paciente que mantenga los codos a los lados flexionados a 90° mientras mueve los antebrazos hacia adentro a través del cuerpo. La rotación externa activa puede estar disminuida en la patología del manguito de los rotadores (**Fig. 23-11**).
- Movimiento escapular. El 50 y el 70 % del movimiento inicial de la escápula se produce en la articulación glenohumeral. Se pide al paciente que abduzca el hombro mientras palpamos simultáneamente el polo inferior de la escápula.

Si el movimiento de la articulación glenohumeral se reduce debido a una lesión o inflamación, la mayor parte de la abducción se producirá mediante un aumento del movimiento escapular sobre la pared torácica.

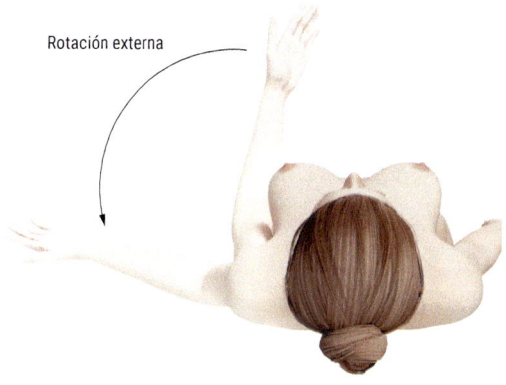

Rotación externa

Figura 23-10. Rota-
ción externa activa
del hombro.

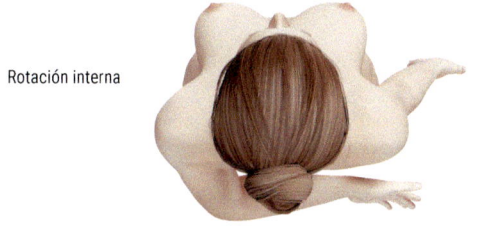

Rotación interna

Figura 23-11. Rota-
ción interna activa del
hombro.

• **Movilidad pasiva**

! Si se observan anomalías en los movimientos activos (dolor, rango de movimiento restringido), se deben evaluar los movimientos articulares de forma
pasiva. El estudio de la movilidad pasiva se realiza después de la valoración
de la movilidad activa y sirve para distinguir entre procesos de retracción capsular y procesos dolorosos con limitación de origen muscular.

Postura: con el paciente en sedestación y el médico situado detrás con una
mano en el hombro (el dedo pulgar fija la escápula y el resto de los dedos la
clavícula y el acromion) mientras con la otra sujeta el brazo que va a movilizar.
Con el decúbito se obtiene mayor precisión en algunas maniobras; así, se recomienda el decúbito supino para medir la flexión, la aducción y la abducción; las
rotaciones en decúbito supino manteniendo todo el brazo apoyado en la camilla
debajo dejando fuera de la camilla sólo el codo y el antebrazo; la extensión debe
valorarse decúbito prono; la abducción y la aducción en decúbito supino.

El médico pedirá al paciente que se relaje completamente y le permita mover
el brazo y repetirá los movimientos descritos en la movilidad activa. Es importante

sentir si hay crepitación al mover la articulación (artrosis) y observar cualquier molestia o restricción en el rango de movimiento de la articulación e indicar que, si siente algún dolor, debe comunicarlo inmediatamente.

> **!**
> - La flexo-extensión pasiva nos servirá para discriminar, en caso de limitación de la activa, una debilidad muscular de una afectación de los tendones del manguito rotador.
> - La abducción pasiva puede ser la normal en casos de inflamación o lesión del manguito de los rotadores (la abducción activa está muy limitada). Si tanto la abducción activa como la pasiva están limitadas, se puede pensar en posible «hombro congelado» (▶ **Vídeo 23-6**).
> - La aducción pasiva es útil para observar si hay dolor provocado en la articulación acromioclavicular.
> - Las rotaciones pasivas limitadas informarán de una eventual inestabilidad glenohumeral (luxación o subluxación) o de una rigidez de esta articulación.

En el ▶ **Vídeo 23-7** se describen el conjunto de las maniobras generales de exploración del hombro.

Maniobras específicas

Existen multitud de maniobras específicas para explorar el hombro y sus posibles patologías. Lo primero siempre es realizar una adecuada anamnesis y, dependiendo de la sospecha, se realizarán exploraciones necesarias

A continuación se describen aquellas maniobras más habituales y con mayor significado en el diagnóstico de las patologías más frecuentes del hombro.

- **Arco doloroso**
  Es una maniobra activa (y contra resistencia) (▶ **Vídeo 23-8**). Con el médico situado detrás, se debe indicar al paciente que realice la abducción del brazo en el plano escapular y en rotación neutra (palma de la mano mirando al muslo) hasta alcanzar la máxima distancia (alcanzar la cabeza con el brazo) (**Fig. 23-12**).

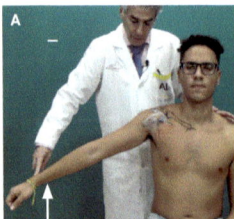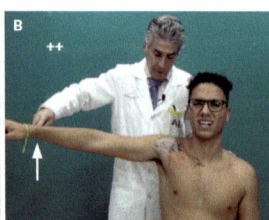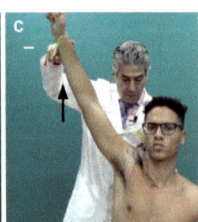

Figura 23-12. Maniobra del arco doloroso. En el primer tercio no aparece dolor, en el segundo tercio duele y en el último tercio mejora o desaparece el dolor. Tomada de F Santonja Medina. Manual de Exploración Musculoesquelética. Editorial Médica Panamericana, 2022.

! Este arco dolroso cuando hay afectación del supraespinoso, es característico que en el primer tercio no aparezca dolor, en el segundo tercio duela y en el último tercio mejore o desaparezca el dolor (▶ **Vídeo 23-9**).

En la tendinitis del supraespinoso es típico que mejore el dolor cuando se hace el arco en rotación externa y empeore en rotación interna. Si el paciente sólo nota dolor al final del arco, hay que sospechar patología de la articulación acromioclavicular o **tendinitis de la porción larga del bíceps** (▶ **Vídeo 23-10**).

! La imposibilidad de llevar el hombro por encima de los 60° obliga a sospechar rotura de tendones del manguito de los rotadores, siempre que la movilidad de las rotaciones pasivas esté conservada. Si las rotaciones están restringidas la causa más habitual es la capsulitis adhesiva.

• **Test de Jobe**
  Con el médico situado delante, se le dice al paciente que eleve ambos brazos (abducción de 90°) en el plano escapular (antepulsión de 30°) y con el dedo pulgar apuntando hacia el suelo (rotación interna) (**Fig. 23-13**). En esta postura, el médico coloca sus manos sobre las muñecas del paciente y le indica que haga fuerza hacia arriba (▶ **Vídeo 23-11**).

! El dolor en la cara anterior del hombro sugiere tendinopatía del supraespinoso; la debilidad al elevar el hombro en la maniobra es sugerente de rotura parcial y la caída del brazo indica rotura total del supraespinoso.

• **Maniobra de Yocum**
  Se indica al paciente que flexiona el codo y que apoye su mano sobre el hombro contrario y coloque el brazo en flexión de 90°, el médico apoya su mano contra el codo y se invita al paciente a levantar el codo contra la resistencia de la mano del explorador (**Fig. 23-14** y v. ▶ **Vídeo 23-11**)

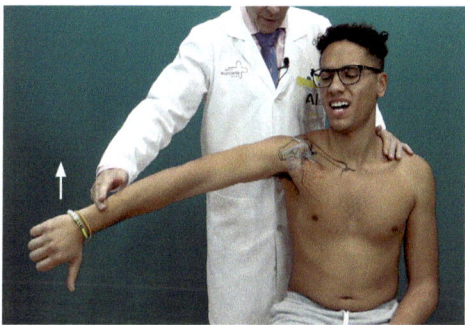

Figura 23-13. Test de Jobe positivo. Tomada de F Santonja Medina. Manual de Exploración Musculoesquelética. Editorial Médica Panamericana, 2022.

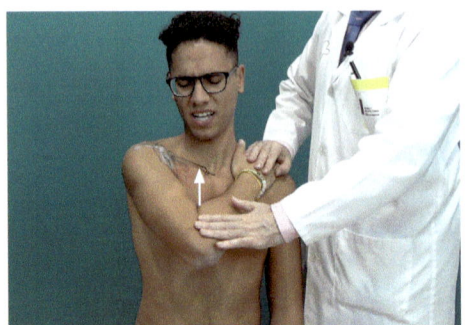

Figura 23-14. Test de Yocum positivo. Tomada de F Santonja Medina. Manual de Exploración Musculoesquelética. Editorial Médica Panamericana, 2022.

> ⚠ La presencia de dolor en el hombro sugiere una tendinopatía del supraespinoso o rozamiento subacromial o un proceso degenerativo de la articulación acromioclavicular.

Todas las maniobras de exploración de tendinopatía del supraespinoso se describen en el ▶ **Vídeo 23-12.**

- **Maniobra de Hawkins**

  Es una maniobra para demostrar un conflicto en el espacio subacromial, tanto por patología del manguito rotador, como de la bolsa subacromial. Se indica al paciente que flexione el brazo y el codo unos 90°, mientras con una mano se fija el hombro y con la otra se sujeta el antebrazo y se realizan rotaciones internas (**Fig. 23-15**); si se provoca dolor es por rozamiento subacromial (▶ **Vídeo 23-13** y v. ▶ **Vídeo 23-11**).

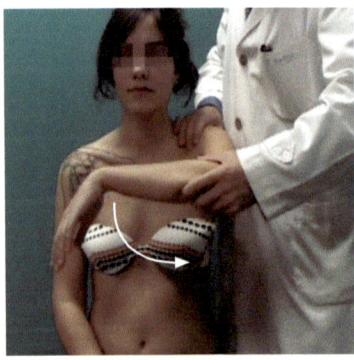 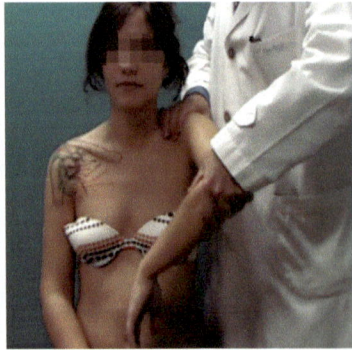

Figura 23-15. Test de Hawkins positivo. Tomada de F Santonja Medina. Manual de Exploración Musculoesquelética. Editorial Médica Panamericana, 2022.

- **Signo de Neer (*impingement*)**

  Impingement significa «pinzamiento» o conflicto de espacio entre el acromion y las partes blandas (bolsa subacromial y manguito rotador) situadas debajo de él.

  Para poner de manifiesto el *Neer Impingement Sign*, el médico con una mano estabiliza la escápula e impide la elevación del hombro y con la otra levanta pasivamente el brazo en rotación interna y discreta flexión del codo. Cuando es positivo, se despierta el dolor entre los 70° y los 120° (por roce del manguito en la zona anterolateral del acromion), reproduciéndose la sintomatología del paciente.

  Las diferentes maniobras que ponen en evidencia que existe rozamiento subacromial se describen en el ▶ **Vídeo 23-13**.

- **Maniobra de *Speed test***

  Se pide al paciente que flexione el brazo contra resistencia con el codo extendido y en supinación (rotación externa del brazo) (v. ▶ **Vídeo 23-11**).

  El médico opone resistencia (pero dejando que alcance los 90° de flexión) (**Fig. 23-16**); el dolor en la cara anterior del brazo sugiere tendinitis de la porción larga del bíceps; la observación de caída de la bola (músculo) del brazo indica rotura de porción larga del bíceps.

- **Signo de la bola caída (signo de Popeye)**

  Sirve para ver si hay una ruptura del tendón largo del bíceps. Pedimos al paciente que realice una flexión del codo contra resistencia con el antebrazo en supinación (rotación externa). Si existe una rotura del bíceps, el vientre muscular, al contraerse, se desplaza distalmente hacia el codo, saliendo como una pelota.

- **Maniobra de Gerber**

  Con el paciente de pie y el médico situado detrás de él. El paciente apoya el dorso de su mano en su espalda a la altura de la zona lumbar en esta posición se le invita a que ejerza fuerza contra la mano del explorador que opone resistencia a la separación de la mano de la zona lumbar) (**Fig. 23-17**).

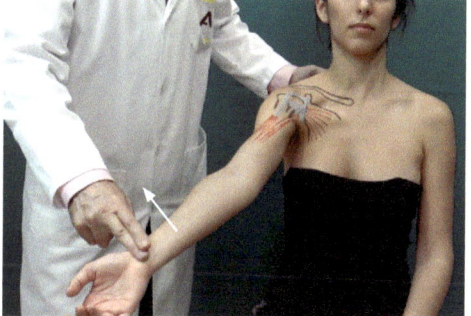

Figura 23-16. *Speed test.* Tomada de F Santonja Medina. Manual de Exploración Musculoesquelética. Editorial Médica Panamericana, 2022.

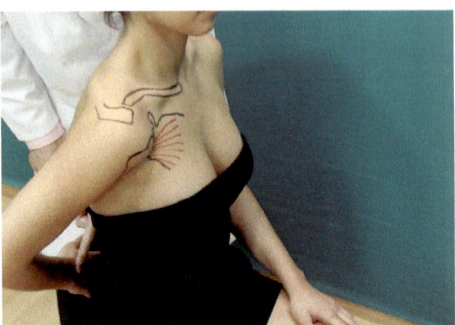

Figura 23-17. Maniobra de Gerber. Tomada de F Santonja Medina. Manual de Exploración Musculoesquelética. Editorial Médica Panamericana, 2022.

> ⚠ La aparición de dolor en la cara anterior del hombro sugiere **tendinopatía del subescapular.**

- **Maniobra de Patte**
  Se realiza sujetando el brazo del paciente a 90° de abducción, 30° de anteversión y el codo en flexión de 90°. El explorador coloca la otra mano sobre el dorso de la muñeca y pide al paciente que ejerza rotación externa contra él (**Fig. 23-18**).

> ⚠ La presencia de dolor en la zona posterior del hombro sugiere **tendinopatía de los rotadores externos (infraespinoso y redondo menor)**.

- **Signo de Yergason**
  El médico se sitúa frente al paciente, flexiona los brazos del paciente con antebrazo a 90° a la altura del codo y prona la muñeca del paciente. Luego el médico le pide al paciente supinar el antebrazo contra resistencia (**Fig. 23-19**).

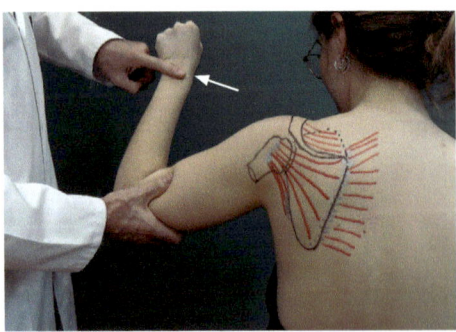

Figura 23-18. Maniobra de Patte. Tomada de F Santonja Medina. Manual de Exploración Musculoesquelética. Editorial Médica Panamericana, 2022.

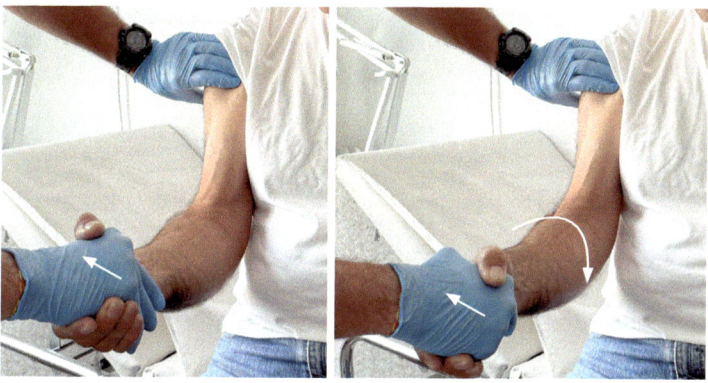

Figura 23-19. Signo de Yergason, explora tendinopatía bicipital.

El dolor indica una prueba positiva, lo que implica inflamación de la porción larga del tendón del bíceps (principal supinador del antebrazo).

En el ▶ **Vídeo 23-14** se describen todas las maniobras para explorar la tendinopatía bicipital.

- **Maniobra de compresión acromioclavicular**
  Consiste en aumentar la presión en la articulación acromioclavicular lo que se consigue con los movimientos extremos de la articulación, es decir, al final de la flexión, de la extensión, de la abducción y sobre todo de la aducción horizontal; la presencia de dolor es indicativa de afectación de la articulación.

> **!** En luxaciones acromio claviculares de grado 2-3 es habitual el **signo de la tecla,** que consiste en reducción momentanea de la luxación, al presionar sobre el extremo lateral de la clavícula a su posición habitual que vuelve a luxarse tras cesar la presión.

- **Maniobra de inestabilidad glenohumeral acromioclavicular**
  Estas maniobras ponen de manifiesto si la articulación glenohumeral es inestable y si su movilidad es anormalmente excesiva. Son dos: maniobra del sulcus y la maniobra de los cajones.
  - **Maniobra del sulcus.** Consiste en realizar una tracción del brazo en sentido distal con el paciente relajado la aparición de un surco bajo el acromion indica laxitud glenohumeral y se cuantifica en centímetros
  - **Maniobra de los cajones.** Consiste en realizar un desplazamiento de la cabeza del húmero hacia adelante cajón anterior y hacia atrás cajón posterior. Lo normal es que no exista desplazamiento o que apenas se desplace; si existe desplazamiento se cuantifica en centímetros.

Las diferentes maniobras que ponen en evidencia que existe inestabilidad glenohumeral se describen en el ▶ **Vídeo 23-15**.

- **Test del brazo caído (*drop arm test*)**

! Se coloca el brazo en la máxima abducción pasiva posible, superior a lo que consigue con la abducción activa: después se pide que, el paciente, vaya descendiendo el brazo poco a poco. Si hay una **rotura del manguito de los rotadores** o **una parálisis del nervio axilar**, el paciente no puede bajar lentamente el brazo afectado y se le cae.

Después de la exploración

Deben explicarse al paciente los hallazgos. Si tras la exploración no se consigue precisar el diagnóstico, o bien es necesario confirmarlo, se realizarán exploraciones complementarias, como estudios de imagen (radiografía, resonancia magnética), según los protocolos de cada patología de sospecha.

DESCRIPCIÓN DE LA EXPLORACIÓN DEL CODO

Antes de la exploración

Las patologías más frecuentes del codo son las asociadas a su uso excesivo y a los microtraumatismos; ambos provocan tendinopatías. Hay que diferenciar éstas de las relacionadas con traumatismos agudos que originan procesos más graves (fracturas o luxaciones). Por ello, para poder diagnosticar correctamente las patologías más habituales del codo es preciso saber explorar bien y realizar una minuciosa anamnesis.

El **dolor** y la **limitación de la movilidad** son los síntomas principales y debemos preguntar el desencadenante, tiempo de evolución, etc. Otras veces, la presentación de las patologías del codo es por una **tumoración**, sobre todo en la zona posterior, o bien deformidades o inestabilidad secundarias a fracturas.

Guía sistematizada de la exploración

Introducción

La articulación del codo es fundamental para el uso de la mano. Al flexionar, extender y pronosupinar, y combinarlo con la amplia movilidad del hombro en los tres planos del espacio, permite una gran flexibilidad y riqueza al movimiento de la mano.

La sistemática de exploración del codo es análoga al resto de las regiones anatómicas: inspección, palpación, valoración de los movimientos y su rango, y por fin las maniobras especiales que se seleccionan de acuerdo con la sospecha clínica.

Inspección general, específica y detallada

El codo está formado por el húmero, el radio y el cúbito: las estructuras óseas específicas se describen en la **figura 23-20 A** (▶ **Vídeo 23-16**).

Con el brazo en extensión, la principal referencia anterior del codo es su **pliegue de flexión**, situado entre el epicóndilo y la epitróclea, y el contorno oval del músculo bíceps, la arteria humeral, que transcurre medial al tendón del bíceps, y el nervio mediano que a su vez está situado por dentro de dicha arteria (**Fig. 23-20 B**).

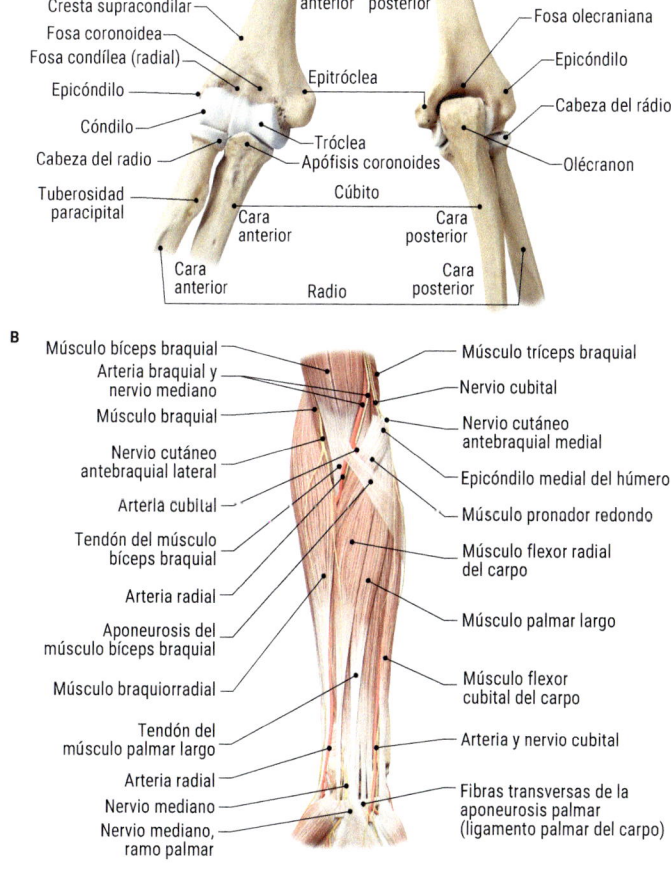

A

Húmero
Cara anterior   Cara posterior
Cresta supracondilar
Fosa coronoidea
Fosa condílea (radial)
Epicóndilo
Epitróclea
Cóndilo
Tróclea
Cabeza del radio
Apófisis coronoides
Tuberosidad paracipital
Cúbito
Cara anterior
Cara anterior
Radio
Fosa olecraniana
Epicóndilo
Cabeza del rádio
Olécranon
Cara posterior
Cara posterior

B

Músculo bíceps braquial
Arteria braquial y nervio mediano
Músculo braquial
Nervio cutáneo antebraquial lateral
Arteria cubital
Tendón del músculo bíceps braquial
Arteria radial
Aponeurosis del músculo bíceps braquial
Músculo braquiorradial
Tendón del músculo palmar largo
Arteria radial
Nervio mediano
Nervio mediano, ramo palmar

Músculo tríceps braquial
Nervio cubital
Nervio cutáneo antebraquial medial
Epicóndilo medial del húmero
Músculo pronador redondo
Músculo flexor radial del carpo
Músculo palmar largo
Músculo flexor cubital del carpo
Arteria y nervio cubital
Fibras transversas de la aponeurosis palmar (ligamento palmar del carpo)

Figura 23-20. Anatomía del codo. Estructuras óseas (**A**) y musculares y neurovasculares (**B**).

Otra referencia anatómica de interés en la cara anterior del codo y antebrazo son sus **venas superficiales**, la **vena cefálica** que se dirige proximalmente desde el borde lateral del antebrazo, la **vena basílica**, que lo hace por el lado medial y, entre las dos, por debajo, la **vena mediana** del antebrazo y las **venas medial radial y medial cubital**, que configuran la imagen en Y de la cara anterior del codo, por debajo de su pliegue de flexión, en la llamada fosa cubital del antebrazo, formada por los grupos musculares que se insertan en el epicóndilo y en la epitróclea.

En la visión posterior la principal referencia anatómica de la cara posterior del codo es el **olécranon**. Con el codo en extensión, la epitróclea, el olécranon y el epicóndilo forman una línea recta (línea de Heuter) a 90° de flexión, mientras que en flexión forman un triángulo (triángulo de Nélaton), referencia útil en el diagnóstico de fracturas y luxaciones del codo. El olécranon dispone de una bursa de protección que puede inflamarse en determinados procesos (**Fig. 23-21**).

En la inspección se observa si hay **inflamación articular**, propia de procesos inflamatorios reumáticos, o una **inflamación localizada**, la más frecuente de las cuales es el higroma o la bursitis olecraniana.

Si se observa una deformidad debemos sospechar una fractura o una luxación, y ante una rápida tumefacción del codo sin deformidad, sospechar fracturas poco desplazadas, que suelen acompañarse de equimosis (color violáceo de la piel que no hay que confundir con el hematoma de la fosa cubital, sugestivo de una lesión del tendón distal del bíceps).

Palpación

Es preciso conocer someramente la anatomía de superficie del codo ya que hay que saber identificar los principales relieves óseos, ligamentos, interlíneas articulares y tendones de la cara anterior, cara interna, externa y posterior del codo (▶ **Vídeo**

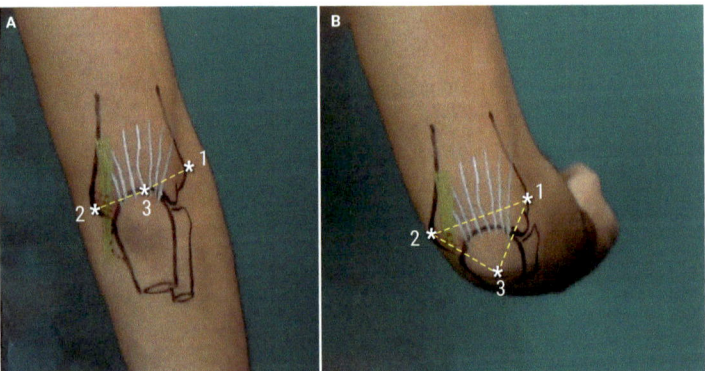

Figura 23-21. Inspección referencias anatómicas. **A)** Línea de Hueter (codo extendido). **B)** Triángulo de Nelaton: epicóndilo **(1)**, epitróclea **(2)** y olecranon **(3)**. Tomada de F Santonja Medina. Manual de Exploración Musculoesquelética. Editorial Médica Panamericana, 2022.

23-17). También hay que conocer los nervios que transcurren por el codo (cubital, mediano, radial) y la arteria humeral por lo que siempre debe explorarse dicho pulso y los pulsos distales.

! La palpación más significativa del codo es la de los **puntos dolorosos**, que en general corresponden a prominencias óseas o lugares de inserción muscular (**Fig. 23-22**):
- **Epicóndilo**, doloroso en las epicondilitis.
- **Epitróclea**, dolorosa en la epitrocleitis.
- **Cabeza del radio**, dolorosa en las fracturas y osteocondritis.
- **Olécranon**, doloroso en las entesitis del tríceps, en la bursitis olecraneana.
- **Tendón distal del bíceps y el *lacertus fibrosus*** (expansión medial del bíceps que cruza los flexores de la muñeca).
- **Nervio cubital**, palpable a nivel del canal epitrócleo-olecraniano y doloroso en los síndromes de atrapamiento del nervio a este nivel o neuritis cubital.
- La **arteria humeral** y el **nervio mediano**, que discurren mediales al tendón del bíceps.

Movilidad (activa y pasiva)

- **Movilidad activa**
  Se pide al paciente que realice una secuencia de movimientos **activos** y se observa cualquier restricción en el rango de movimiento y signos de dolor. Es importante explicar y demostrar claramente cada movimiento al paciente para ayudar a comprenderlo (▶**Vídeo 23-18**).
  - **Flexión activa del codo.** Rango normal de movimiento: 0-145°. Se pide al paciente que doble los codos.
  - **Extensión activa del codo.** Rango normal de movimiento: 0°. Se pide al paciente que estire los brazos tanto como pueda.
  - **Pronación activa.** Rango normal de movimiento: 0°-85°. Se pide al paciente que gire el antebrazo de modo que la palma mire hacia el suelo. Se valora mejor con el paciente sentado con los antebrazos apoyados en una mesa o en la camilla.
  - **Supinación activa.** Rango normal de movimiento: 0°-90°. Se pide al paciente que gire el antebrazo de modo que la palma mire hacia el techo. Se valora mejor con el paciente sentado con los antebrazos apoyados en una mesa o en la camilla.

- **Movilidad pasiva**
  Si se observan anomalías en los movimientos activos (dolor, rango de movimiento restringido), se explorará la **movilidad pasiva**. Se pide al paciente que se relaje completamente y que permita al médico mover el brazo, advirtiéndole que, si siente dolor, debe comunicarlo inmediatamente.
  Se repiten los movimientos anteriores de forma pasiva, sintiendo cualquier crepitación durante el movimiento de la articulación. La diferencia entre la amplitud activa y la pasiva orientará sobre la probable patología responsable de la limitación. Así, una movilidad activa mucho menor que la pasiva, indica

debilidad de causa neurógena, tendinosa o muscular; si la limitación es similar, lo más probable es que se deba a deformidad articular crónica por artrosis o retracción capsular.

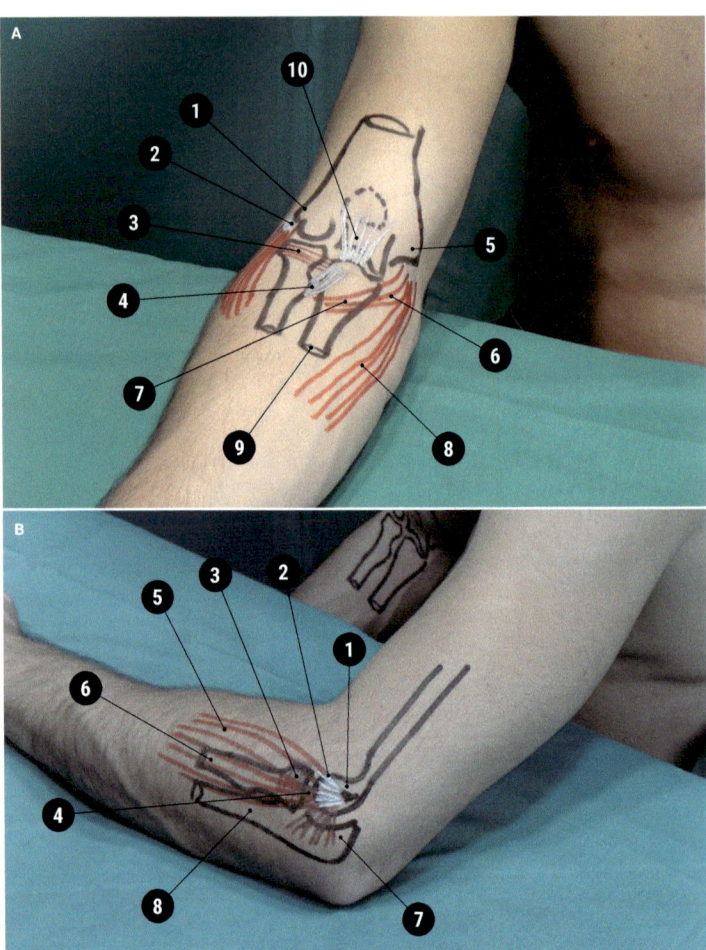

Figura 23-22. Palpación: referencias anatómicas. **A)** Epicóndilo **(1)**; origen músculos epicondíleos **(2)**; cabeza del radio **(3)**; tuberosidad bicipital **(4)**; epitróclea **(5)**; origen músculo epitroclear **(6)**; pronador redondo **(7)**; palmar mayor **(8)**; cúbito **(9)** y tendón del braquial anterior **(10)**. **B)** Epicóndilo **(1)**; origen músculos epicóndilo **(2)**; cabeza del radio **(3)**; interlínea articular **(4)**; músculos radiales **(5)**; radio **(6)**; olécranon **(7)** y cúbito **(8)**. Tomadas de F Santonja Medina. Manual de Exploración Musculoesquelética. Editorial Médica Panamericana, 2022.

Maniobras específicas

Estas maniobras se deben seleccionar dependiendo de la sospecha etiológica derivada de la anamnesis y de los resultados de las anteriores exploraciones.

- **Exploración de la epicondilitis**
  La epicondilitis, llamada también «codo del tenista», en realidad es una entesitis de la inserción de los extensores (segundo radial y el extensor común de los dedos), y por esto sus maniobras específicas pretenden despertar dolor en la inserción de la musculatura epicondílea (▶ **Vídeos 23-19** y **23-20**).
  Se caracteriza por un dolor en la cara lateral del codo, que se irradia por el antebrazo y que se acentúa con los movimientos de flexión dorsal y supinación de la muñeca.
  En todos los casos, la movilidad activa y pasiva del codo está conservada.

> **!** El **estiramiento de la musculatura** reproduce el dolor; también las **maniobras contra resistencia** de la musculatura epicondílea (extensora) ocasionan un dolor selectivo más intenso cuando se realizan con el codo extendido y menos cuando se repiten con el codo flexionado 90°.

  Clásicamente se utilizan las siguientes pruebas:
  - **Maniobra de Thomson.** En pronación del antebrazo, se pide al paciente que haga una flexión dorsal resistida (el médico ejerce fuerza sobre el tercer metacarpiano para vencer la extensión de la muñeca con el codo en semi-extensión (**Fig. 23-23 A**). La aparición de dolor intenso en el epicóndilo lateral y en la parte radial de la musculatura extensora es muy indicativa de epicondilitis.
  - **Prueba de Mill.** Consiste en realizar el estiramiento de los músculos epicondíleos contra resistencia. Con el paciente de pie y el antebrazo pronado, debemos pasar de la flexión a la extensión y de la pronación a la supinación (**Fig. 23-23 B**).
  - **Prueba de la silla.** Se pide al paciente que levante una silla por su respaldo con el codo de extensión y el antebrazo en pronación. Se considera positiva cuando aparecen molestias en la musculatura epicondílea y en el epicóndilo (**Fig. 23-23 C**)

- **Exploración de la epitrocleitis**
  Es una entesitis de la musculatura flexora y pronadora (flexor común superficial de los dedos, palmares, cubital anterior, y pronador redondo). En el mundo del deporte se conoce como «codo del golfista».
  El paciente presenta dolor en la cara interna del codo a la altura de la epitróclea y puede referir debilidad para movimientos cotidianos y no suele recordar un mecanismo desencadenante. La palpación de la cara interna del codo reproducirá el dolor en la musculatura flexora en la epitróclea.
  La flexión y extensión activa del codo y la pronosupinación activa suelen ser normales y sin dolor. El estiramiento de la musculatura epitroclear reproduce

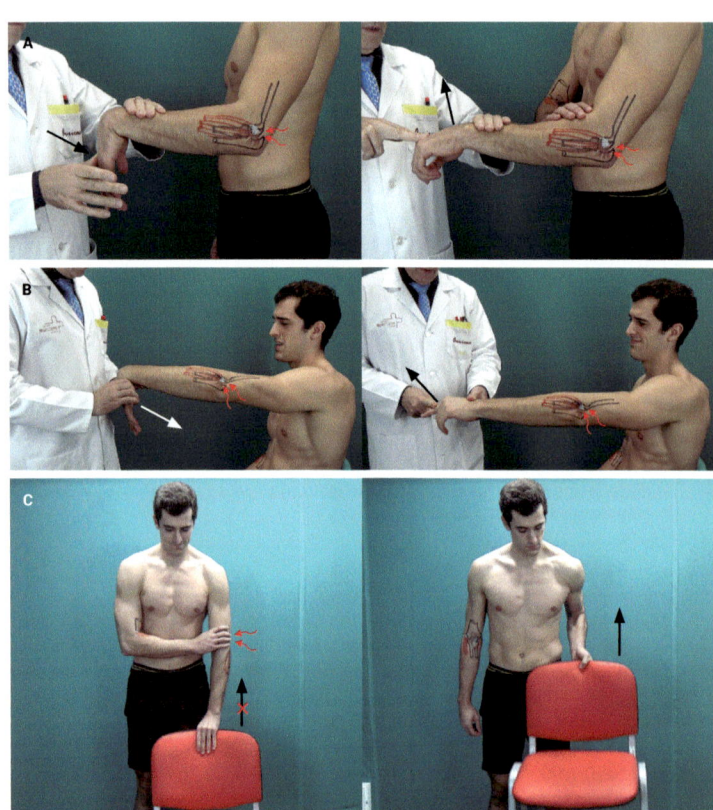

Figura 23-23. Epicondilitis. **A)** Maniobra de Thomson. **B)** Maniobra de Mill. **C).** Maniobra de la silla. (Izquierda: Test +; Derecha: Test -). Tomadas de F Santonja Medina. Manual de Exploración Musculoesquelética. Editorial Médica Panamericana, 2022.

el dolor y las maniobras contra resistencia de dichos músculos ocasionan dolor selectivo en la cara interna del codo.

– Prueba de Cozen invertida

Consiste en la flexión palmar resistida de la muñeca y de la mano, con el codo en extensión y la mano en supinación. Es positiva cuando provoca dolor en la epitróclea.

Después de la exploración

Se deben explicar al paciente los hallazgos. Si tras la exploración no se consigue precisar el diagnóstico, o bien es necesario confirmarlo, se realizarán exploraciones complementarias, como estudios de imagen (radiografía, resonancia magnética), según los protocolos de cada patología de sospecha.

DESCRIPCIÓN DE LA EXPLORACIÓN DE MUÑECA Y MANO

Hay que tener en cuenta que los términos anatómicos: anterior, posterior, medial y lateral se sustituyen por los de **volar (palmar)**, **dorsal**, **cubital** y **radial**, más prácticos para localizar la muñeca y la mano.

Antes de la exploración

Los síntomas principales de consulta son el dolor, que suele ser el síntoma principal, la tumefacción, que puede ser localizada o generalizada, la alteración sensitiva y las deformidades.

Antes de iniciar el examen de la muñeca y la mano, el médico deberá observar el conjunto de la extremidad superior (hombro, codo y antebrazo) y valorar si alguna alteración de estas articulaciones limita o modifica la funcionalidad de la mano. Es muy importante valorar su morfología y sus deformidades, pero también la piel, los músculos, los tendones, la vascularización y la inervación (motora y sensitiva).

Después de realizar la anamnesis, se debe explicar en qué consistirá el examen, utilizando un lenguaje que entienda el paciente (mientras tiene lugar el lavado de las manos y se obtiene el consentimiento para la exploración) y se pide al paciente que se descubra el tórax. Posición de exploración: sedestación y con las manos encima de la mesa.

Guía sistematizada de la exploración

Introducción

La sistemática de exploración de la mano es análoga a la del resto de las regiones anatómicas: tras la adecuada anamnesis y la sospecha de la patología responsable, debe realizarse la inspección, seguida de la palpación el rango de movilidad y las maniobras especiales que se seleccionarán dependiendo del proceso que se sospeche.

Inspección general, específica y detallada

Habitualmente se inspecciona la muñeca y la mano con el paciente sentado y colocando las muñecas encima de la mesa con manos extendidas y antebrazo en pronación. Así podremos observar si hay alguna deformidad o defecto de alineación, si hay nódulos, tofos gotosos o quistes sinoviales y si hay una inflamación generalizada o localizada.

- **Deformidades clásicas**

  Describimos a continuación algunas deformidades clásicas:

  - Desviación radial de la mano con **desalineación «en bayoneta»** y prominencia de la cabeza del cúbito y la **deformidad en dorso de tenedor**, habitualmente secundarias a una fractura de la extremidad distal del radio (**Fig. 23-24**).

  - Desviación radial de la muñeca, subluxación dorsal de la misma y **desviación cubital de los dedos** a nivel de las metacarpofalángicas en la artritis reumatoide evolucionada (**Fig. 23-25**). En esta patología es habitual una inflamación generalizada del dorso de la muñeca y la mano por tumefacción sinovial difusa.

  - Inflamaciones localizadas, como los **nódulos reumatoideos**, **tofos gotosos** y especialmente los quistes sinoviales, (**ganglión**).

  - Nódulos a nivel de las articulaciones interfalángicas proximales (**nódulos de Bouchard**) y sus correspondientes en las interfalángicas distales (**nódulos de Heberden**), propios de la artrósica. (**Fig. 23-26**).

  - Los **dedos cortos**, son típicos del síndrome de Down y los **dedos muy largos** y delgados son propios de la enfermedad de Marfan. La inflamación completa o dactilitis de uno o más dedos (dedos en salchicha) es típica de la artritis psoriásica.

  - En la palma de la mano podemos ver engrosamiento nodular cutáneo con retracción más o menos intensa de uno o más dedos en la **enfermedad de Dupuytren** (v. **Fig. 23-26 B**).

  - Deformidad «en cuello de cisne»: combina una flexión de la interfalángica distal con una hiperextensión de la proximal (evolución espontánea de un dedo «en martillo» no tratado, en el contexto de una artritis reumatoide y otros procesos que cursan con retracción de la musculatura intrínseca).

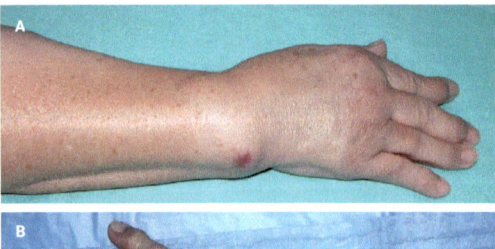

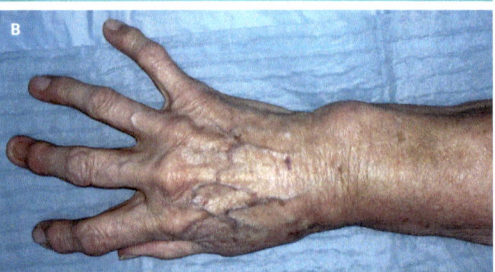

Figura 23-24. A) Deformidad en dorso tenedor. **B)** Deformidad en bayoneta. Son morfologías que se observan en la fractura del radio (Colles). Tomado de F Santonja, A R Rodríguez Alemán, F García Zafra. Fracturas de la extremidad distal del radio y del cúbito. En: Cirugía Menor y Procedimientos en Medicina de Familia. JM Arribas editor, 2006.

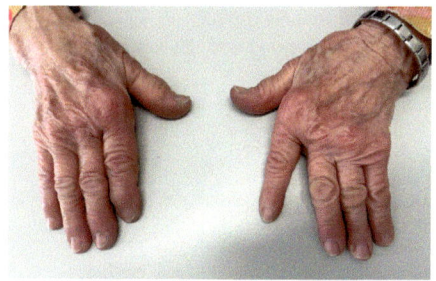

Figura 23-25. Desviación cubital en artritis reumatoide evolucionada.

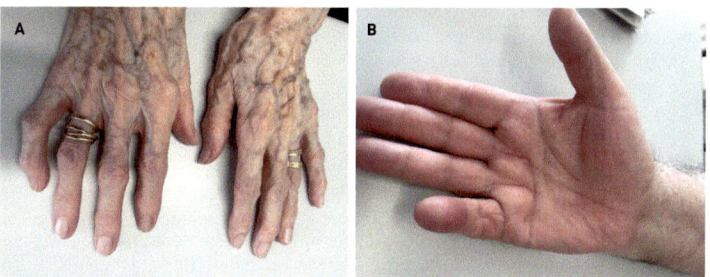

Figura 23-26. A) Nódulos de mano artrósica. B) Retracción palmar de Dupuytren.

- Deformidad «en *boutonnière*»: consiste en una actitud en hiperflexión de la interfalángica proximal y una hiperextensión de la distal por ruptura de la bandeleta central del extensor en la base de la falange media.
- Dedo «en martillo»: es la actitud en flexión de la interfalángica distal que se produce cuando hay una ruptura del tendón conjunto extensor en la cara dorsal de la base de la falange distal, rompe el equilibrio entre flexores y extensores.
- Deformidad «en joroba» en la articulación trapecio metacarpiana: se trata de una protrusión en la articulación derivada de artrosis muy evolucionadas (rizartrosis).
- Atrofias localizadas de la mano: que sugieren una lesión radicular o de un tronco nervioso, especialmente la atrofia de la musculatura hipotenar en las lesiones del nervio cubital y la atrofia característica del primer interóseo dorsal en la radiculopatía C7 o en la neuropatía cubital grave.

• **Inspección de la piel**
En la mano hay que observar el color de la piel y posibles alteraciones: los eritemas periarticulares propios de las artropatías por cristales (úrico y pirofosfato), el eritema palmar (se ve en la cirrosis hepática).

• **Inspección en las uñas**
Se puede observar inflamación alrededor de la base de la uña (paroniquia) o panadizo periungueal. Es típico el hematoma subungueal después de un traumatismo.

En la psoriasis pueden verse unas uñas punteadas o una onicólisis, hemorragias en astilla de las uñas y líneas de Beau propias de las vasculitis y de las enfermedades sistémicas.

Palpación

La cara dorsal de la muñeca se palpa con la mano en pronación. Se deben buscar los puntos dolorosos en las distintas prominencias óseas (**Fig. 23-27 A**) y estructuras anatómicas, que a continuación describimos de proximal a distal:

- En la articulación radio-cubital inferior: se buscará si hay dolor o inestabilidad a nivel de dicha articulación (**Fig. 23-27 B**), puede aparecer después de una fractura de la extremidad distal del radio, en la artritis reumatoide, y en la tendinitis del cubital posterior. La inestabilidad suele ser secundaria a una rotura del ligamento triangular del carpo.
- En la articulación radio-carpiana: se palpará el fondo de la «tabaquera anatómica», (**Fig. 23-27 C**) limitada por el abductor largo y extensor corto del pulgar; en su fondo se halla el escafoides, que será doloroso en fracturas y pseudoartrosis, pero también puede serlo en las inestabilidades escafolunares (▶ **Vídeo 23-21**).
- En las articulaciones metacarpo-falángicas de los dedos: se palpará si hay sinovitis localizadas, si hay dolor y crepitación en la cara dorsal (sinovitis de los extensores) y a nivel palmar y digital (sinovitis de los flexores) (**Fig. 23-27 D**).
- En la articulación trapecio-metacarpiana: la palpación, tanto dorsal como palmar de la trapecio-metacarpiana es dolorosa en la artrosis basal del pulgar (rizartrosis).
- En la metacarpo-falángica del pulgar: se valorará la estabilidad, dado que no es infrecuente la ruptura del ligamento colateral cubital, lesión muy típica del esquí. Para valorar la estabilidad de dicha articulación se cogerá con dos dedos el primer metacarpiano y con otros dos la primera falange y se forzará el valgo.
- En nivel de las interfalángicas proximales y distales: en esta localización, también se valorará la estabilidad de los ligamentos colaterales (**Fig. 23-27 E**).
- Palpación dolorosa del pisiforme: se ve en las tendinitis del cubital anterior, y debe explorarse en la región palmar medial de la muñeca. En esta localización hay que hacer el diagnóstico diferencial con un síndrome de atrapamiento del nervio cubital a la entrada del canal de Guyon, formado por el pisiforme y el gancho del ganchoso, en el que hay dolor en la palpación, pero también disestesias en el territorio cubital (quinto dedo y parte cubital del cuarto).
- Palpación dolorosa de la estiloides radial y del borde externo del radio: en el borde externo del radio, a nivel de la corredera osteofibrosa para el abductor largo y el extensor corto del pulgar, es muy característica la palpación dolorosa, acompañada de inflamación local, y a veces de un engrosamiento sinovial de este primer compartimento dorsal, en la tenosinovitis estenosante de De Quervain. El dolor se incrementa con la maniobra de Finkelstein (ver más adelante).
- Palpación de la tabaquera anatómica: su palpación profunda será positiva cundo exista una fractura o una pseudoartrosis de este hueso, que se hace más evidente en ligera desviación cubital (v. **Fig. 23-27 C** y v. ▶ **Vídeo 23-21**).

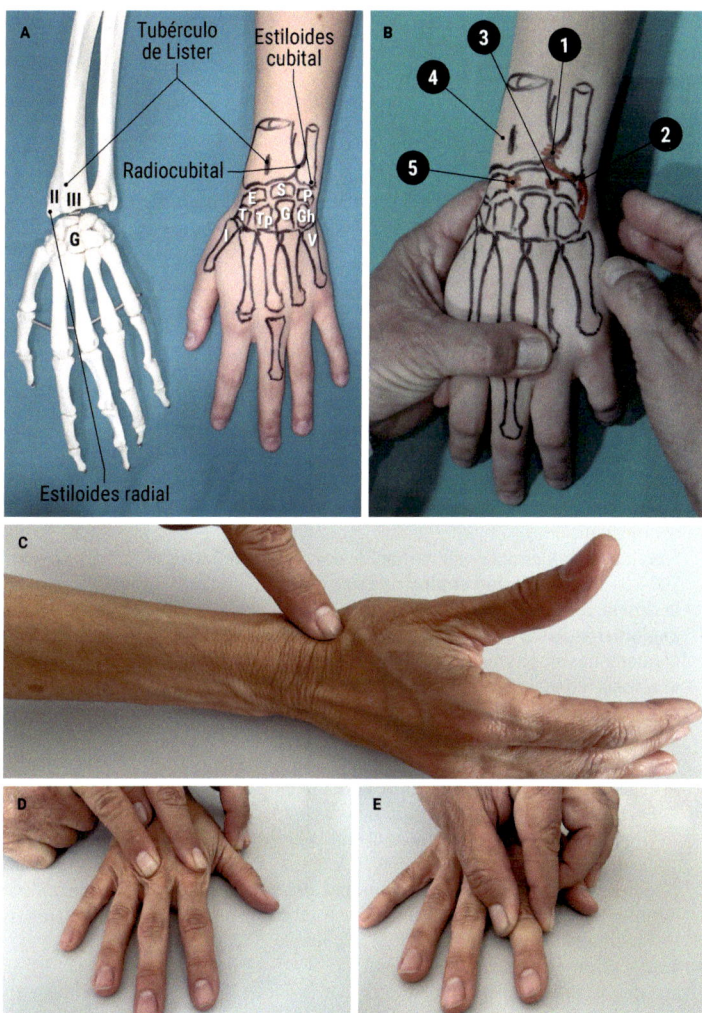

Figura 23-27. A) Estructuras óseas en la cara dorsal de la muñeca y la mano. Relieves óseos: el tubérculo de Lister separa la segunda de la tercera corredera. Huesos del carpo: escafoides **(E)**, semilunar **(S)**, piramidal **(P)**, trapecio **(T)**, trapezoide **(Tp)**, grande **(G)**, ganchoso **(Gh)**, primer metacarpiano **(I)** y quinto metacarpiano **(V)**. **B)** Estructuras óseas y ligamentosas de articulación radio y cúbito carpianas: articulación radio cubital distal dorsal **(1)**, ligamento triangular **(2)**, ligamento luno piramidal **(3)**, tubérculo de Lister **(4)** y ligamento escafolunar **(5)**. **C)** Tabaquera anatómica. **D)** Palpación metacarpofalángica. **E)** Palpación interfalángica. Figuras A y B tomadas de F Santonja Medina. Manual de Exploración Musculoesquelética. Editorial Médica Panamericana, 2022.

- Las diferentes maniobras de palpación de carpo y mano se describen en el siguiente video (▶ **Vídeo 23-22**).

Movilidad (activa y pasiva)

La movilidad de la muñeca es compleja dado que hace intervenir de manera coordinada sus dos articulaciones: la **radiocarpiana** y la **mediocarpiana**, lo que va a permitir movimientos en dos ejes: anteroposterior de flexo-extensión y transversal de inclinación radial y cubital.

- **Flexo-extensión**
  Desde posición neutra, la **flexión dorsal** activa es de unos 60°-70° y la pasiva llega a los 90°, mientras que la **flexión palmar** es de 60°-80°. La flexo-extensión de ambas muñecas se compara haciendo que el paciente junte las palmas y levante el máximo los codos, para estudiar la flexión dorsal, y junte los dorsos y baje los codos hasta la horizontal para estudiar la flexión palmar.
- **Desviación radial y cubital**
  Las inclinaciones radial y cubital se miden desde posición neutra (0°) por el desplazamiento angular de una hipotética línea que sigue el antebrazo, el tercer metacarpiano o el tercer dedo cuando la mano se desvía al máximo hacia fuera o hacia dentro. En ese sentido, la **desviación radial** de la muñeca de unos 20°-25° y la **desviación cubital** de unos 35°-40°, algo más si el paciente hace la desviación cubital con el antebrazo en supinación.
- **Exploración física del pulgar**
  El pulgar tiene una gran libertad de movimientos, gracias a tres articulaciones: la trapecio-metacarpiana, la metacarpo-falángica y la interfalángica, que se compensan entre sí y explican la gran movilidad que permite situar el pulgar en todos los planos del espacio.
  El pulgar está controlado por tres nervios, lo que da cuenta de su importancia:
  – El **radial** controla la extensión y la abducción.
  – El **cubital** controla la aducción y la capacidad de pinza.
  – El **mediano** controla la flexión y la oposición, y es el responsable de la precisión de todo tipo de pinza (**Fig. 23-28**).
  El dolor se incrementa con la **maniobra de Finkelstein** (ver más adelante) y también si activamente el paciente intenta tocar la palma con el pulgar, mientras fuerza la desviación cubital de la muñeca.
- **Exploración física de los dedos 2°-5°**
  Los dedos forman una cadena triarticular que, cerrándose sobre la palma, permiten la función prensora de la mano. Las tres articulaciones de los dedos sólo tienen un sentido de movimiento, la flexión.
  La **flexión de las articulaciones metacarpo-falángicas** de los dedos, tanto activa como pasiva, es de 90°. Tienen una posibilidad de hiperextensión pasiva de entre 30° y 45°, en función de la elasticidad articular aumenta hasta los 70°-80°. También disponen de un cierto movimiento lateral que sólo es posible en extensión de las metacarpo-falángicas, no en flexión, porque los ligamentos colaterales están tensos. Este movimiento de abducción que nos permite abrir la mano está controlado por el nervio cubital.

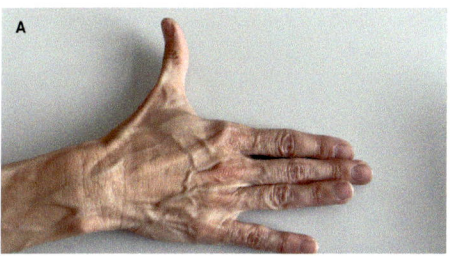

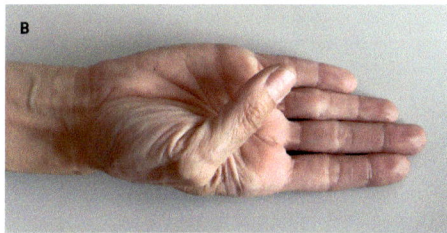

Figura 23-28. Exploración pulgar El pulgar está controlado por tres nervios, lo que da cuenta de su importancia. **A)** El radial controla la extensión y la abducción. **B)** El mediano controla la flexión y la oposición y es el responsable de la precisión de todo tipo de pinza.

La flexión de las **articulaciones interfalángicas** se valora conjuntamente pidiendo al paciente que cierre el puño, que en condiciones normales hará desaparecer los pulpejos, pero que en condiciones alteradas no será así y, por tanto, tendrá que cuantificarse midiendo la **distancia dedo-palma**.

- **Extensión de las articulaciones metacarpo-falángicas y de los dedos**
  La hace fundamentalmente el extensor común de los dedos, aunque el dedo índice y el meñique tienen un extensor propio que nos permite **señalar** con el dedo y **hacer cuernos**, todos ellos inervados por la rama del nervio radial.

- **Flexión de las articulaciones metacarpo-falángicas**
  Aunque son los flexores superficial y profundo los principales implicados en la flexión, se considera que son los lumbricales los verdaderos flexores de las metacarpo - falángicas. Los dos lumbricales internos están inervados por el nervio cubital y los dos externos por el nervio mediano.

- **Flexión de los dedos**
  El flexor común profundo actúa como flexor de las tres articulaciones de los dedos (excepto el pulgar), pero muy especialmente de la interfalángica distal, puesto que el flexor superficial se inserta en la base de la falange media y, por tanto, es responsable de la flexión de la interfalángica proximal. Ambos están inervados por el nervio mediano.

- **Abducción de los dedos**
  Está a cargo de los interóseos dorsales, inervados por el nervio cubital, pero el dedo meñique tiene un abductor propio, también inervado por el cubital. Se valoran conjuntamente, haciendo que el paciente abra los dedos contra resistencia.

- **Aducción de los dedos**
  Está a cargo de los interóseos palmares, inervados por el nervio cubital. Para testarlos, es útil una maniobra consistente en hacer que el paciente coja una hoja de papel entre los dedos aducidos, mientras el examinador tira de ella.

Las diferentes maniobras de movilidad de carpo y mano se han descrito en el (▶) **Vídeo 23-22**.

Maniobras específicas

- **Exploración tendinosa**
  - Tendones extensores: son muy superficiales, de modo que se suelen seccionar aun con heridas poco profundas del dorso de la mano y de los dedos (**Fig. 23-29**). Con frecuencia se pueden observar los cabos tendinosos a través de la herida al mover los dedos. Para explorar los extensores comunes de los dedos, se pedirá al paciente que hiperextienda los dedos (v. **Fig. 23-29 A**); una extensión incompleta o débil suele indicar una sección completa.

Los tendones extensores propios del índice y del meñique (v. **Figs. 23-29 B** y **C**) se exploran solicitando al paciente que extienda únicamente esos dedos («hacer cuernos»). La extensión del pulgar (v. **Fig. 23-29 D**) se explora palpando la tabaquera anatómica con el pulgar en abducción y luego en extensión. El extensor corto del pulgar y el abductor largo del pulgar (v. **Fig. 23-29 E**), palpando la tabaquera mientras se abduce el pulgar. Para los extensores de la muñeca (v. **Figs. 23-29 F** y **G**) se pedirá al paciente que flexione dorsalmente la muñeca contra resistencia.

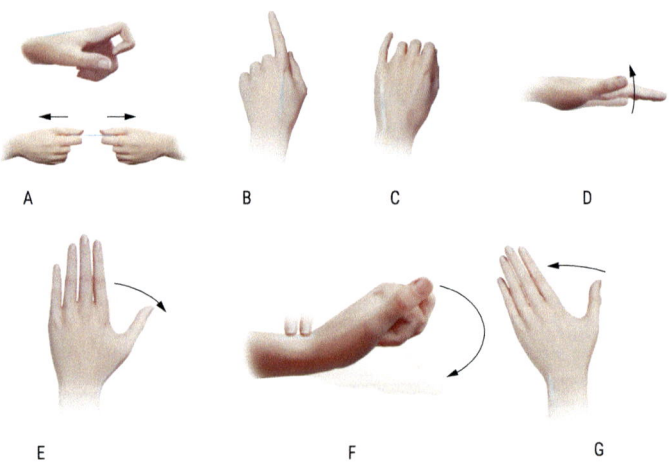

A   B   C   D

E   F   G

Figura 23-29. Exploración de los tendones extensores: **A)** Extensor común de los dedos. **B)** Extensor propio del índice. **C)** Extensor propio del menique. **D)** Extensor largo del pulgar. **E)** Extensor corto del pulgar y abductor largo del pulgar. **F)** Extensores de la muñeca (extensor carpi radialis longus y brevis). **G)** Extensores de la muñeca (extensor carpi ulnaris).

– Tendones flexores: todos los dedos, excepto el pulgar, poseen dos tendones flexores. Dependiendo de la posición de la mano en el momento de la lesión, los tendones flexores pueden seccionarse a niveles distintos que los correspondientes a la lesión cutánea. El flexor superficial (**Fig. 23-30 A**) se explora sosteniendo todos los dedos, menos el examinado, en extensión y pidiendo al paciente que flexione el dedo. El flexor profundo (**Fig. 23-30 B**) se puede explorar sosteniendo el dedo examinado por su falange media en extensión (para bloquear la acción del flexor superficial) y pidiendo al paciente que flexione la falange distal. El flexor largo del pulgar (**Fig. 23-30 C**) se explora flexionando la falange distal del pulgar contra resistencia y los flexores de la muñeca flexionando palmarmente la muñeca contra resistencia.

Las diferentes maniobras de exploración de tendones flexores y extensores de la mano se describen en (▶) **Vídeo 23-23**.

– La maniobra de Finkelstein (**Fig. 23-31**) consiste en la desviación cubital pasiva de la mano, manteniendo el pulgar en aducción forzada y en flexión completa (el resto de los dedos libres). Es positiva si el citado movimiento provoca o aumenta de forma significativa el dolor que sufre el paciente.

• **Exploración neurológica**
   – **Exploración de la sensibilidad:** tres nervios se encargan de la sensibilidad de la mano: mediano, cubital y radial, cada uno con un territorio sensitivo amplio.

> **!** Para una rápida evaluación de la lesión de uno de estos nervios se puede explorar la sensibilidad en las zonas de inervación pura (**Fig. 23-32**): pulpejo del segundo dedo para el nervio mediano, pulpejo del quinto dedo para el cubital y primer espacio interdigital para el nervio radial.

Para valorar la sensibilidad de una manera grosera se toca suavemente la zona a explorar con un objeto fino y se compara con una zona sana; el paciente no debe mirar la zona explorada. Para hacer una valoración más precisa se emplea la prueba de discriminación entre dos puntos: mediante un clip desdoblado se comprueba la distancia mínima a la cual se notan dos puntos separados; más de 8 mm de distancia es patológico.

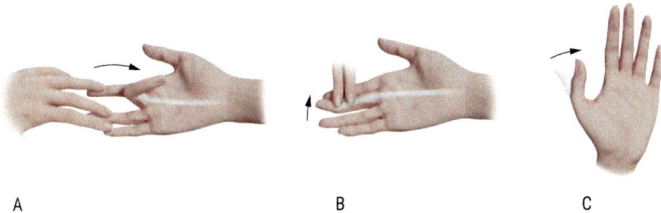

A   B   C

Figura 23-30. Exploración de los tendones flexores. **A)** Flexor superficial de los dedos. **B)** Flexor profundo de los dedos. **C)** Flexor largo del pulgar.

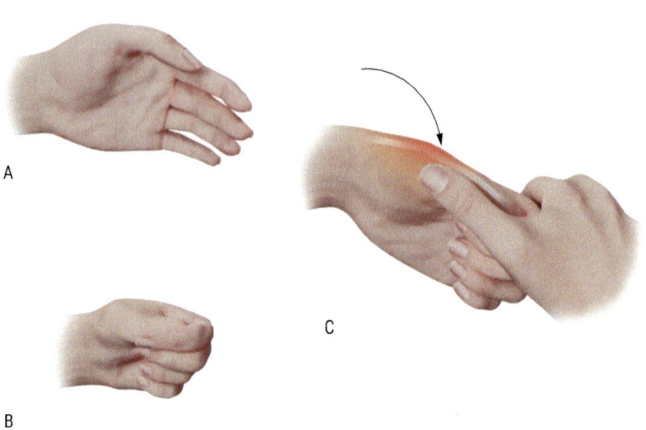

Figura 23-31. El paciente hace aducción del pulgar afectado hacia la palma envolviendo los dedos sobre el pulgar. La prueba es positiva si la desviación cubital pasiva suave de la muñeca provoca intenso dolor en las vainas tendinosas afectadas.

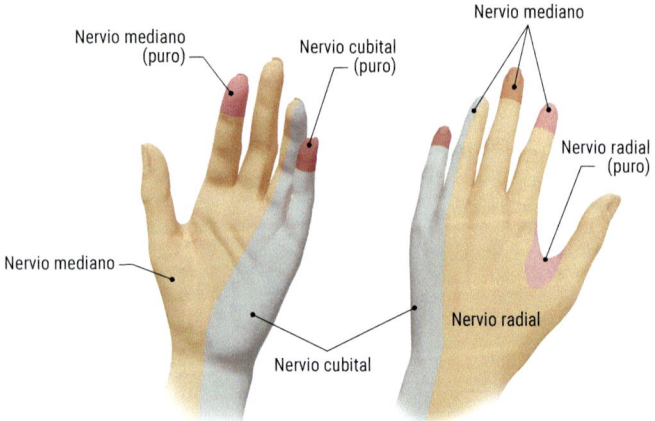

Figura 23-32. Inervación sensitiva de la mano: nervios mediano, cubital y radial. Para una rápida evaluación de la lesión de uno de estos nervios, se puede explorar la sensibilidad en las zonas de inervación pura: pulpejo del segundo dedo para el nervio mediano, pulpejo del quinto dedo para el cubital y primer espacio interdigital para el nervio radial.

Las diferentes maniobras de exploración de inervación sensitiva de la mano se describen en (▶) **Vídeo 23-24**.

– **Exploración motora:** el nervio radial inerva la musculatura extrínseca extensora de la muñeca y de los dedos al nivel del antebrazo; lesiones en la cara dorso-radial de la muñeca o más distales sólo producirán un déficit sensitivo en el territorio del radial. El nervio mediano inerva, en el antebrazo, la musculatura extrínseca flexora de la muñeca y de los dedos y, distalmente a la muñeca, la musculatura intrínseca oponente del pulgar; lesiones en la cara palmar de la muñeca originarán un déficit sensitivo en el territorio del mediano y un déficit de oposición del pulgar. La función motora del mediano se explora pidiendo al paciente que forme un anillo entre el pulgar y el quinto dedo que no debe ser abierto fácilmente por el explorador (**Fig. 23-33 A**) o apoyando el dorso de la mano sobre una mesa y llevando el pulgar hacia el techo. El nervio cubital inerva la mayoría de la musculatura intrínseca de la mano; lesiones en la cara palmar - cubital de la muñeca producirán tanto déficit el motor como el sensitivo.

! La función motora del cubital se explorará abriendo los dedos en abanico (**Fig. 23-33 B**) y palpando el aumento de volumen del primer espacio interdigital (primer músculo interóseo dorsal) y separando el quinto dedo (**Fig. 23-33 C**).

Las diferentes maniobras de exploración de inervación motora de la mano se describen en el (▶) **Vídeo 23-25**.

Otras pruebas de exploración neurológica se exponen con más detalle en el **capítulo 26**.

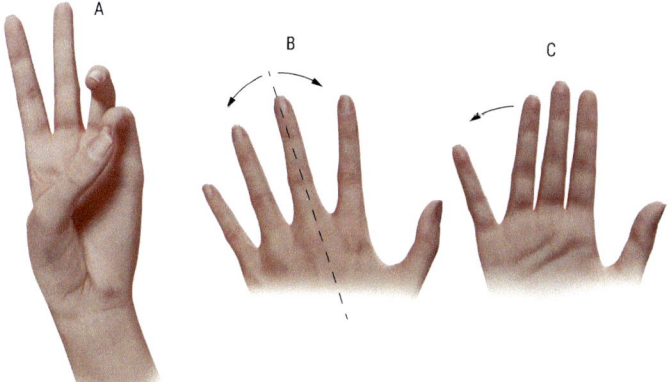

Figura 23-33. A) Exploración **motora del nervio mediano**: el paciente debe formar un anillo entre el pulgar y el quinto dedo que no debe ser abierto fácilmente por el explorador. **B)** Exploración **motora del nervio cubital**: el paciente abre los dedos en abanico mientras el explorador palpa el aumento de volumen del primer espacio interdigital (primer músculo interóseo dorsal). **C)** El paciente separa el quinto dedo (músculo abductor del meñique).

- **Exploración vascular**

> ! La ausencia de pulsos, palidez, frialdad, dolor, parestesias y parálisis son indicadores de insuficiencia arterial.

Aún con la sección completa de uno de los grandes vasos (arteria radial o arteria cubital), suele conservarse la perfusión de la mano. Un relleno capilar rápido en presencia de cianosis indica compromiso venoso. Para explorar la permeabilidad de las arterias radial y cubital o de las arterias digitales, se puede emplear la **prueba de Allen** (Fig. 23-34). Esta maniobra se describe en el capítulo 18. Exploración del sistema vascular periférico .

Las diferentes maniobras de exploración vascular arterial de la mano se describen en el (▶) **Vídeo 23-26**.

- **Exploración del síndrome de túnel carpiano**
  - **Signo de Tinel**

    Consiste en percutir con los dedos o con un martillo de reflejos sobre un nervio y ver si se producen parestesias o disestesias por el territorio inervado por dicho nervio ((▶) **Vídeo 23-27** y Fig. 23-35). Es un test clásico para determinar la compresión del nervio mediano a nivel del canal del carpo (STC): en supinación, se percute la cara palmar de la muñeca y se observa si hay sensación disestésica o como una corriente eléctrica en los dedos centrales de la mano ((▶) **Vídeo 23-28**). Sirve también para determinar una compresión del nervio cubital a nivel de la entrada del canal de Guyon.

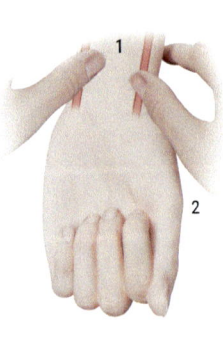
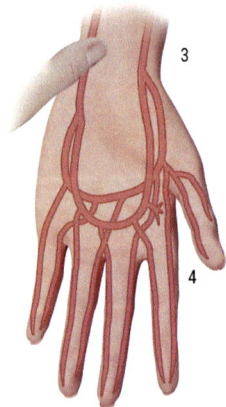

Figura 23-34. Prueba de Allen para explorar la permeabilidad de las arterias radial y cubital: tras exsanguinar la mano cerrando el puño con fuerza, se comprimen con los dedos ambas arterias **(1)**; el paciente abre la mano **(2)** y se suelta la arteria radial **(3)**, observando el relleno capilar distal (la mano pasa de estar «blanca» a «rosa» en 3-5 segundos) **(4)**. Se repiten todos los pasos para la arteria cubital. Este test también puede aplicarse en los dedos.

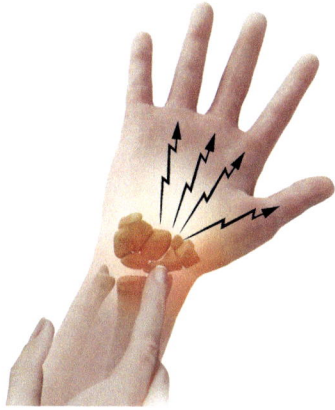

Figura 23-35. Signo de Tinel: la percusión sobre el ligamento carpiano volar (entre ambas eminencias tenar e hipotenar) produce dolor irradiado hacia los dedos 1º a 4º.

– **Test de Phalen**

Se basa en que la flexión de la muñeca mantenida más de un minuto despierta parestesias y dolor en el pulgar y en los dedos centrales de la mano cuando hay una compresión del nervio mediano (**Fig. 23-36** y ▶ **Vídeo 23-29**). Puede hacerse manteniendo el examinador la flexión de la muñeca o haciendo que el paciente mantenga una flexión palmar máxima comprimiendo el dorso de ambas manos. Hay una maniobra, el Test de Phalen invertido, que busca lo mismo, pero manteniendo una flexión dorsal máxima con las palmas unidas (posición de rezar).

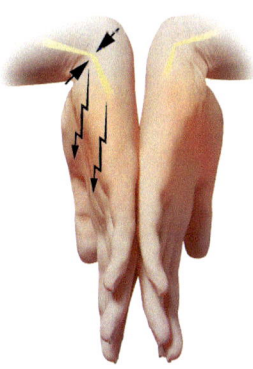

Figura 23-36. Test de Phalen: la flexión palmar mantenida (un minuto) de la muñeca reproduce la clínica del paciente.

Otras pruebas de exploración neurológica se exponen con más detalle en el capítulo 26.

Después de la exploración

Se deben explicar al paciente los hallazgos. Si tras la exploración no se consigue precisar el diagnóstico, o bien es necesario confirmarlo, se realizarán exploraciones complementarias, como estudios de imagen (radiografía, resonancia magnética), según los protocolos de cada patología de sospecha.

VALOR DE LA EXPLORACIÓN SEGÚN LA EVIDENCIA

El 5 % al 12 % de los pacientes con dolor de hombro tienen síndromes capsulares, el 17 % bursitis aguda, el 5 % al 11 % síndromes acromioclaviculares, el 47 % al 65 % síndromes subacromiales y entre un 5 % y un 10 % de dolor referido en el hombro (enfermedad del disco cervical). Aunque la mayoría de los síndromes del hombro se tratan de manera similar, con medicamentos antiinflamatorios, infiltraciones y fisioterapia, sin importar cuál sea el diagnóstico, es necesario delimitar con precisión el diagnóstico debido al diferente pronóstico. Así, las maniobras exploratorias específicas ofrecen una alta sensibilidad (50-90 %) y moderada especificidad (30-60 %) para el diagnóstico de las patologías del hombro.

Los test para el diagnóstico del síndrome del túnel del carpo son considerados poco sensibles y específicos, dado que se presentan en un 25 % de la población sana.

PUNTOS CLAVE

- La exploración clínica del hombro, el codo, la muñeca y la mano es un proceso esencial para el estudio de sus patologías al mostrar una alta sensibilidad para identificar los posibles diagnósticos.
- Con la inspección, palpación y movilidad se puede establecer una sospecha diagnóstica fundamentada, pero si no está claro el diagnóstico probable se deben realizar las maniobras especiales de acuerdo con la sospecha clínica obtenida hasta ese momento.
- El aprendizaje de las maniobras de exploración especiales de cada articulación es de gran importancia ya que proporciona una ayuda de gran precisión, para el diagnóstico de la patología del hombro, codo, muñeca y manos.

BIBLIOGRAFÍA

Bickley L S, Szilagyi P G, Hoffman R M. Bates' Pocket Guide to Physical Examination and History Taking. 9ª ed. Filadelfia: LWW; 2020.

Castello JR et al. Sección 9: Procedimientos y técnicas de cirugía plástica en medicina de familia. En: Arribas JM. Cirugía menor y procedimientos en medicina de familia 2ª edición. Jarpyo Editores; 2006.

Geeky Medics OSCE. OSCE guides, clinical: Musculoskeletal examination. Global medical education platform. Disponible en: https://geekymedics.com/category/osce/clinical-examination/msk/ [acceso febrero 2024].

Granero Xiberta J. Manual de Exploración Física del Aparato Locomotor. Madrid: Medical & Marketing Communications; 2010.

McGee S. Evidence-Based Physical Diagnosis. 5ª ed. Filadelfia: Elsevier; 2021.

Santonja Medina F. Manual de Exploración Musculoesquelética. Madrid: Editorial Médica Panamericana; 2022.

Santonja et al. Sección 22. Procedimientos de traumatología, ortopedia, rehabilitación y medicina del deporte en medicina de familia. En: Arribas JM ed. Cirugía menor y procedimientos en medicina de familia. 2ª ed. Vol. I. Madrid: Jarpyo Editores; 2006.

 **VÍDEOS**

Exploración del aparato locomotor IV. Extremidad inferior

24

J. M. Arribas Blanco, J. Vizcaíno Sánchez-Rodrigo, F. Santonja Medina y N. Rodríguez Pata

OBJETIVOS DE APRENDIZAJE

- Trasmitir los principios fundamentales de la exploración completa de la extremidad inferior: cadera, rodillas, tobillo y pies. Al final del aprendizaje el clínico debe obtener los conocimientos para realizar la secuencia exploratoria adecuada, teniendo en cuenta la posición idónea del paciente en cada exploración.
- Integrar en la secuencia los automatismos del modo de explorar (técnicas de examen) y reconocer el valor de dicha exploración (resultados posibles).
- Cadera: aprender a identificar mediante la palpación las estructuras anatómicas de la cadera (relieves óseos, músculos y tendones). Evaluar su movilidad, buscar los signos de las coxalgias y saber interpretarlos.
- Rodilla: aprender a identificar las estructuras anatómicas que con mayor frecuencia provocan dolor de rodilla. Saber la sistemática de su exploración con una posible lesión ligamentosa y meniscal, siendo consciente de los posibles errores que se pueden cometer al realizar estas maniobras (para intentar eludirlos).
- Tobillo y pie: aprender a identificar las estructuras anatómicas más importantes del tobillo y pie, y reconocerlas por palpación. Valorar su movilidad y saber evaluar las lesiones ligamentosas y tendinosas más frecuentes, identificar las deformidades más frecuentes de los pies (cavos, planos) y de los dedos (hallux valgus, dedo en garra, martillo, etc.).

SÍNTESIS CONCEPTUAL

Las patologías y los traumatismos que afectan a las extremidades inferiores pueden producir sintomatología locomotora, vascular o neurológica. Una exploración correctamente realizada en estas localizaciones anatómicas ofrece muy buena correlación con los posibles diagnósticos de sospecha. Por ello, la exploración clínica de la cadera, rodillas y tobillo y pie es un proceso fundamental en la toma de decisiones y en donde la positividad o negatividad de cada hallazgo, orienta hacia un posible diagnóstico.

Como en todos los apartados de exploración del aparato locomotor, los pasos y sistemática de exploración son, y por este orden: inspección; palpación; valoración de la movilidad activa y pasiva y realización de pruebas especiales (éstas se seleccionan de acuerdo con la sospecha clínica).

Se describen las técnicas de exploración diferenciadas según la localización: cadera, rodilla y tobillo y pie.

MATERIALES NECESARIOS Y POSICIÓN DEL PACIENTE PARA LA EXPLORACIÓN

- **Materiales:** camilla, sabanilla, cinta métrica, goniómetro
- **Posición del paciente** para la exploración: en bipedestación 👤, sedestación 👤 y en decúbito 👤, según la zona a explorar.

DESCRIPCIÓN DE LA EXPLORACIÓN DE LA CADERA Y DE LA PELVIS

Antes de la exploración

Entre las patologías de cadera destacan la artrosis coxofemoral, las fracturas, las patologías musculares y las bursitis; no hay que olvidar el dolor neuropático irradiado desde la región lumbar, por afectación radicular.

> ❗ El dolor suele ser el síntoma principal. Debemos interrogar sobre su localización (el dolor coxo-femoral es en zona inguinal, el dolor en trocánter se localiza en dicha estructura), la forma de inicio, duración, si es dolor diurno nocturno o continuo; también se debe investigar sobre la limitación funcional y la alteración en la marcha.

Tras la anamnesis, la exploración física detallada de todas las estructuras que conforman la cadera y las exploraciones complementarias contribuirán a determinar el diagnóstico.

Se pide al paciente que exponga las piernas (debe quedarse en ropa interior) y se le proporciona una sabanilla para que se cubra cuando no esté siendo examinado. Se le explica en qué consistirá el examen utilizando un lenguaje que entienda. Se debe saber previamente si tiene prótesis de cadera (para evitar la rotación interna, aducción y flexión mayor a 90° por riesgo de luxación articular) y si siente algún dolor antes de proceder con el examen clínico.

Guía sistematizada de la exploración

Introducción

La **pelvis** es una estructura ósea en forma de anillo que está compuesta, en ambos lados, por los dos **huesos coxales** (íleon, isquion y pubis), que articulan por delante en la sínfisis pubiana y por detrás, con el sacro, formando las dos articulaciones sacroilíacas (**Fig. 24-1**). La pelvis tiene una función biomecánica junto con la articulación de la cadera (coxofemoral: une el hueso coxal y el fémur) para permitir la bipedestación y la marcha. De ahí que gran parte de su patología sea rápidamente perceptible como una alteración de la marcha.

La **articulación coxofemoral** es una articulación estable, gracias a la morfología esférica de la cabeza femoral, que se articula en un acetábulo profundo

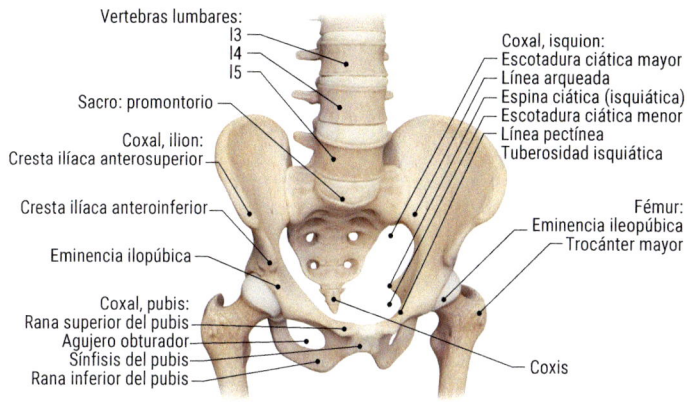

Figura 24-1. Anatomía de la cadera.

que la envuelve, ayudado por un *labrum* fibroso que aumenta la estabilidad de la articulación, y una cápsula en forma de manguito y que está reforzada por tres potentes ligamentos: ligamento ilio-femoral, ligamento isquio-femoral y ligamento pubo-femoral. Estos ligamentos protegen de una excesiva extensión, abducción y rotación interna de la cadera. Así, la rotación interna es de los primeros movimientos que se afectan cuando hay una alteración degenerativa de la cadera.

La cadera es una articulación con grandes **músculos** que se agrupan, por su localización y su acción en:

- **Anteriores** (flexores): psoas-ilíaco, que termina en el trocánter menor, recto anterior que se inserta en la espina ilíaca anteroinferior y en la espina ilíaca anterosuperior.
- **Posteriores** (extensores): glúteo mayor, los fascículos más posteriores del glúteo medio y los isquiotibiales semimembranoso, semitendinoso y bíceps, flexores principales de la rodilla.
- **Externos** (abductores): glúteo mayor, glúteo medio y menor, y tensor de la *fascia lata*.
- **Internos** (aductores): aductores mayor, mediano y menor, pectíneo y recto interno.

Inspección general, específica y detallada

- **Inspección general**
  Hábito corporal (obesidad), cicatrices (cirugías o accidentes), atrofia muscular (patología articular, lesión neurona motora inferior), ayudas para caminar (bastones, andador, etc.).

- **Inspección de la marcha**
  Se pide al paciente que camine en la consulta; se observa su forma de andar prestando atención a:
  - **Ciclo de la marcha**: se analiza cualquier anomalía en el ciclo de la marcha (anomalías en la punta del pie o en el apoyo del talón) y rango de movimiento (reducido en patología articular crónica) (Fig. 24-2)
  - **Cojera**: puede sugerir dolor en las articulaciones (marcha antiálgica) o debilidad. Los pacientes con dolor en esta articulación tienen tendencia a cargar al mínimo sobre ella (marcha antiálgica); en este tipo de marcha, el paciente se inclina sobre el lado afecto para evitar la contracción de la musculatura abductora y disminuir la carga en la cadera lesionada Si el paciente utiliza bastón, se la suele colocar en el lado sano para intentar descargar la cadera afecta
  - **Valorar el calzado del paciente**: el uso desigual de la suela sugiere una marcha anormal.
- **Inspección en bipedestación**
  - **Visión anterior**, se inspeccionan las articulaciones de la cadera y se observa la presencia de:
    - Cicatrices (historial quirúrgico previo del paciente o traumatismo previo).
    - Hematomas (traumatismo o cirugía reciente).
    - Hinchazón o asimetría en el tamaño de la cadera (derrame, artropatía inflamatoria).
    - Atrofia del cuádriceps.
    - Discrepancia en la longitud de las piernas (congénita o adquirida).
    - Inclinación pélvica en procesos inflamatorios o álgicos en la cadera.
  - **Visión lateral**, para observar:
    - Si hay una hiperlordosis lumbar; puede ser secundaria a una actitud en flexo de la cadera, pero también a una espondilolistesis.
    - Si ha desaparecido el relieve de algún músculo, en especial de los glúteos.
  - **Visión posterior,** para observar:
    - Asimetría en la masa muscular posterior del muslo y glúteo (atrofia por desuso o lesión de la neurona motora inferior).

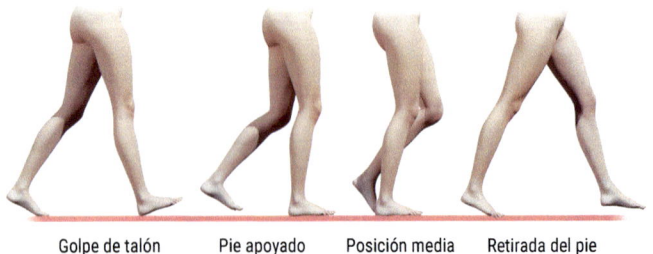

Golpe de talón   Pie apoyado   Posición media   Retirada del pie

Figura 24-2. Fases de la marcha.

- Si hay una **asimetría de pliegues**, tanto lumbares como glúteos (en la infancia por displasia de cadera y en la adolescencia si hay escoliosis).
- Ver si hay una **báscula pélvica**, que es una inclinación u oblicuidad de la pelvis que puede ser producida por una desigualdad de las extremidades inferiores, una contractura muscular o una escoliosis.

Inspección en decúbito. Observar:

- Presencia de cicatrices, hematomas, atrofias musculares (p.ej., en el cuádriceps).
- Asimetría de la articulación de la cadera, deformidad fija en flexión.
- Relieves óseos más prominentes: la espina ilíaca anterosuperior, origen del ligamento inguinal y del músculo sartorio.
- Valorar si hay una dismetría de las extremidades inferiores: para ver si hay una dismetría, disponemos de varios métodos:
  1. Equilibrando al máximo la pelvis y traccionando ligeramente los pies, mirar los talones y ver si están a la misma altura o no.
  2. Con cinta métrica, midiendo la longitud de cada una de las extremidades desde la espina ilíaca anterosuperior al maléolo interno.

Palpación

> La palpación debe ser sistemática: se deben palpar los relieves óseos y las inserciones musculares y el pulso femoral. Se buscarán puntos dolorosos, masas y fibrosis. Estas maniobras se realizarán en decúbito supino, lateral o prono (▶ **Vídeo 24-1**).

- **Cara anterior**
  - Se palpará la espina ilíaca anterosuperior (origen del músculo sartorio), la cresta y la espina ilíacas anteroinferior (lugar de inserción del recto anterior) y a unos 2 cm por dentro puede palparse la salida del nervio **fémoro-cutáneo** (meralgia parestésica) (**Fig. 24-3**).
  - Se palpará la sínfisis del pubis y la inserción de los aductores.
  - Se buscará el pulso de la arteria femoral por debajo del ligamento inguinal, entre la espina ilíaca anterosuperior y la sínfisis (el nervio femoral pasa por fuera de esta arteria).
- **Cara lateral**
  En decúbito lateral se palpará el trocánter mayor, la referencia ósea más prominente de la cadera (**Fig. 24-4A**); es dolorosa en bursitis trocantérea (▶ **Vídeo 24-2**).
  También, en decúbito lateral, palparemos la tuberosidad isquiática (aunque puede hacerse también en decúbito supino con la cadera flexionada 45°). Entre la tuberosidad isquiática y la espina ilíaca posterosuperior transcurre el nervio ciático (**Fig. 24-4 B**).
- **Cara posterior**
  Se realiza en decúbito prono y los puntos que hay que saber identificar son:
  - El **glúteo mayor** que ocupa toda la cara posterior de la hemipelvis (nalga).

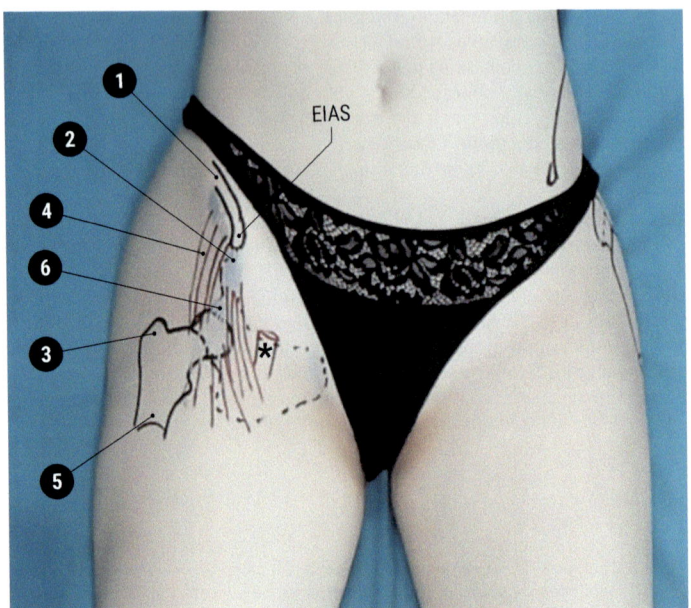

Figura 24-3. Palpación anterior cadera-pelvis Puntos importantes que deben palparse: EIAS (espina ilíaca anterosuperior); cresta ilíaca **(1)**; tendón del músculo sartorio **(2)**; trocánter mayor **(3)**; tensor de la fascia lata **(4)**; diáfisis femoral **(5)**; músculo recto anterior **(6)** y arteria femoral **(*)**. Tomada de F Santonja Medina. Manual de Exploración Musculoesquelética. Editorial Médica Panamericana, 2022.

– Por debajo del glúteo y en el centro, se palpan la **articulación coxofemoral** y un poco más distal y medial, la **tuberosidad isquiática** y los músculos que se originan en ella (isquiotibiales y aductor mayor) (**Fig. 24-5**).

– Por encima de la articulación de la cadera se identifica el **músculo piramidal**, un cordón de unos 3 cm de ancho que cruza la zona proximal de la nalga.

Movilidad

Se debe evaluar y comparar la articulación de la cadera de ambas piernas. Si el paciente tiene un problema con una pierna en particular, primero debe evaluarse la pierna sana para posteriormente compararla (▶ **Vídeos 24-3** y **24-4**).

• **Movilidad pasiva de las caderas**
   La movilidad se explora en decúbito supino, aunque parte de ella pueda hacerse en decúbito prono, y debe efectuarse de forma comparativa y cuantificarse la limitación.

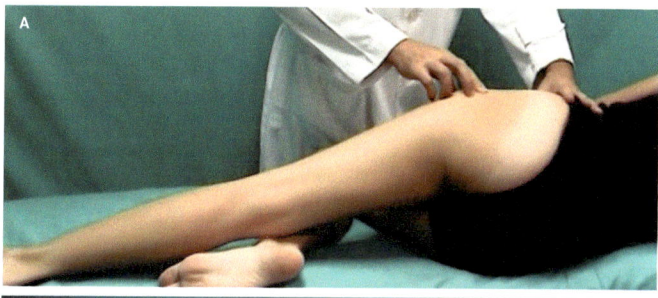

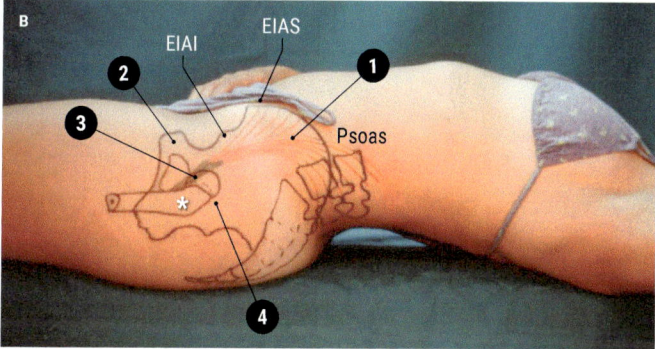

Figura 24-4. A) Palpación lateral cadera-pelvis, del trocánter, doloroso en bursitis trocantérea. **B)** Puntos importantes que deben palparse: EIAS (espina ilíaca anterosuperior); cresta ilíaca **(1)**; pubis **(2)**; tendón del psoas en su inserción en el trocánter menor **(3)**; glúteo medio **(4)** y y trocánter mayor **(*)**. La EIAI (espina ilíaca anteroinferior) no puede palparse. Tomada de F Santonja Medina. Manual de Exploración Musculoesquelética. Editorial Médica Panamericana, 2022.

– **Flexión**

Mientras se sostiene la pierna del paciente, se flexiona la cadera tanto como se pueda, asegurándose de que la pelvis no bascule y observando si hay signos de malestar. La amplitud normal es de 110°-120° en máxima flexión de rodilla, pero no pasa de 90° si la rodilla está extendida (**Fig. 24-6**).

– **Abducción**

1. Con las piernas del paciente rectas y planas sobre la cama, se utiliza una de las manos para sostener el tobillo de la cadera que se está evaluando y se coloca la otra mano sobre la cresta ilíaca contralateral para estabilizar la pelvis.

2. Se debe mover el tobillo del paciente lateralmente para abducir la cadera hasta que la pelvis comience a inclinarse.

Otra forma de realizarlo es con la cadera en flexión de 90°, indicando a un ayudante que apoye sus manos sobre la pelvis contralateral del paciente y que realice la abducción presionando la rodilla hacia lateral y se efectúa la medición. El rango normal está entre los 45° y los 60° (**Fig. 24-7**).

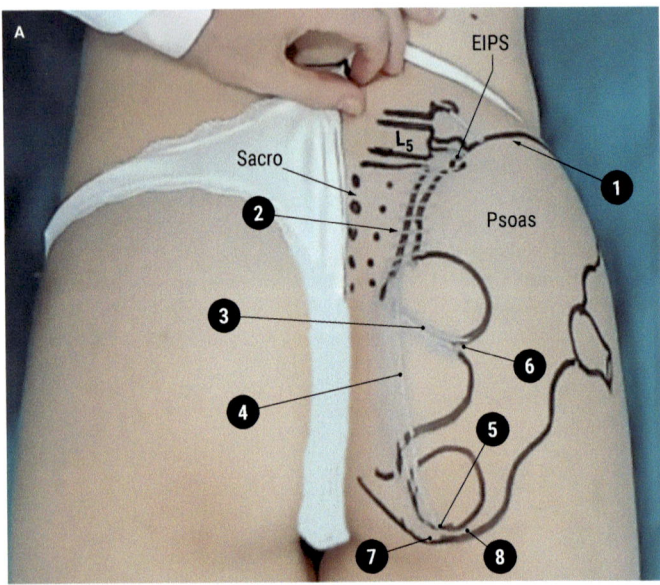

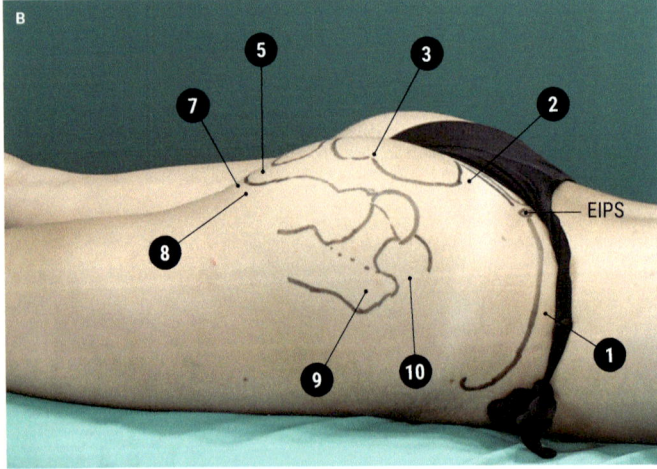

Figura 24-5. Palpación posterior cadera-pelvis. Puntos importantes en **A)** Visión posterior y **B)** Visión posterolateral: EIPS (espinas ilíacas postero-superiores); cresta ilíaca **(1)**; articulación sacro ilíaca **(2)**; ligamento sacro espinoso **(3)**; ligamento sacro tuberoso **(4)**; tuberosidad isquiática **(5)**; espina ciática **(6)**; tendones de los músculos semitendinoso y semimembranoso **(7)**; en el bíceps femoral **(8)**; trocánter mayor **(9)** y punta del trocánter mayor inserción del glúteo medio **(10)**. Tomada de F Santonja Medina. Manual de Exploración Musculoesquelética. Editorial Médica Panamericana, 2022.

– **Aducción**

1. Con las piernas del paciente rectas y planas sobre la cama, se usa una de las manos para sostener el tobillo de la cadera que se está evaluando y se coloca la otra mano sobre la cresta ilíaca contralateral para estabilizar la pelvis.

2. Mover el tobillo del paciente medialmente para aducir la cadera hasta que la pelvis comience a inclinarse.

Otra forma más fácil de realizarlo es con la cadera en flexión de 90°, indicando a un ayudante que apoye sus manos sobre la pelvis contralateral del paciente y que realice la aducción presionando la rodilla hacia medial y se efectúa la medición. Rango normal es de unos 30° (**Fig. 24-8**).

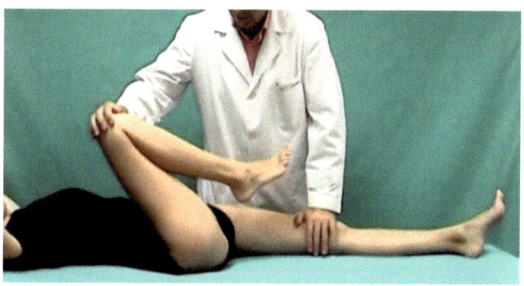

Figura 24-6. Flexión de cadera.

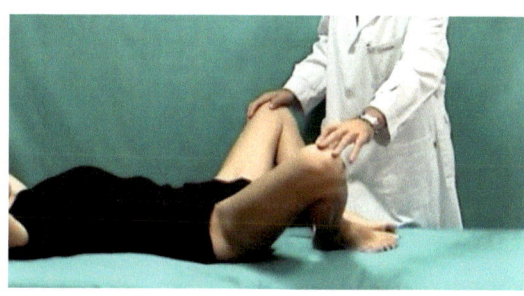

Figura 24-7. Abducción de cadera.

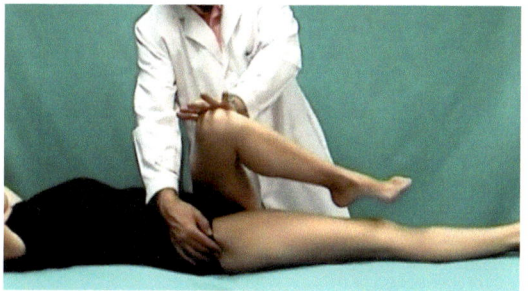

Figura 24-8. Aducción de cadera.

– **Rotación interna**

La rotación interna puede medirse tanto en decúbito prono como en decúbito supino. Si se hace en decúbito supino, la cadera y la rodilla estarán en flexión de 90°, y a continuación se hace girar el pie lateralmente. En decúbito prono aumenta la precisión al conseguir estabilizar mejor la pelvis evitando la compensación. En ambas posturas la rotación interna normal es de 30°-45° (**Fig. 24-9**).

– **Rotación externa**

La rotación externa también puede medirse tanto en decúbito prono como en decúbito supino. Si se hace en decúbito supino, la cadera y la rodilla estarán en flexión de 90°, y a continuación se hace girar el pie medialmente. En decúbito prono aumenta la precisión al conseguir estabilizar mejor la pelvis evitando la compensación. En ambas posturas la rotación interna normal es de 45° (**Fig. 24-10**).

– **Extensión**

Se pide al paciente que se coloque en decúbito prono. Se utiliza una mano para sujetar el tobillo de la pierna que se está evaluando y colocaremos la otra sobre la pelvis ipsilateral. Se le levanta la pierna para extender la articulación de la cadera y evaluaremos el rango de extensión de la articulación de la cadera (▶ **Vídeo 24-5**). Rango normal de movimiento: 5°-20°; se pierde rápidamente en las coxartrosis (**Fig. 24-11**).

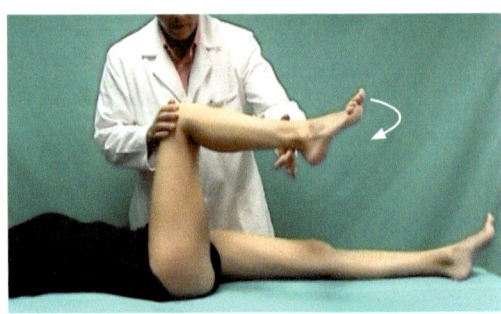

Figura 24-9. Rotación interna de cadera.

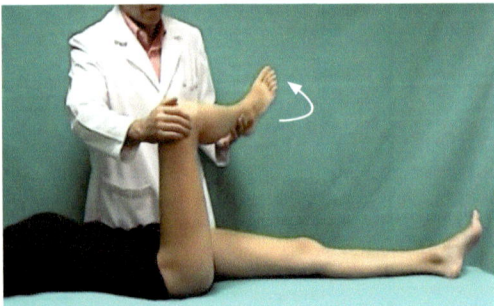

Figura 24-10. Rotación externa de cadera.

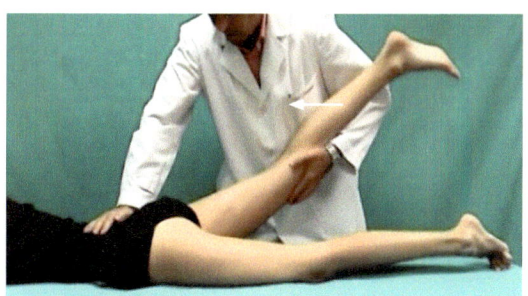

Figura 24-11. Extensión de cadera.

En el ▶ **Vídeo 24-6** se describen el conjunto de las maniobras de exploración de una cadera patológica que presenta limitación de la movilidad.

- **Movilidad activa de las caderas**
  Se realiza cuando se sospecha que el dolor es de etiología músculo tendinosa. La sistemática es similar a la exploración pasiva y el papel del explorador consiste en conducir el movimiento evitando los movimientos compensadores del paciente. Se debe preguntar por la aparición de dolor y cuando se observe limitación habrá que cuantificarla (de manera similar a cómo lo hicimos en la movilidad pasiva).
  Cuando se observe limitación en un movimiento activo, pero no en el realizado pasivamente, hay que pensar que la causa es una lesión músculo tendinosa (rotura fibrilar o muscular) o una tendinopatía o una lesión nerviosa.
- **Movilidad activa contra resistencia**
  Se realiza cuando se sospecha una lesión muscular, tendinosa o nerviosa; se explora la fuerza de los grupos musculares y el movimiento contra resistencia que provoca dolor.

Maniobras específicas

Estas pruebas se deben realizar ante una sospecha diagnóstica, tras la anamnesis y la exploración realizada previamente.

- **Maniobras discriminativas**
  Se realizan para saber si el dolor se origina en la cadera. Son muy rápidas y buscan la aparición de dolor y limitación en alguna rotación.
  - **Test de rodamiento (maniobra de «rodar un tronco»).**
  Se realiza en decúbito supino y se imprime una rotación interna a la extremidad inferior, seguida de una rotación externa (**Fig. 24-12**); en esta prueba la superficie articular de la cabeza femoral gira en el acetábulo sin sobrecargar las superficies extraarticulares vecinas. La prueba se considera positiva cuando aparece dolor en la cadera, normalmente en la rotación interna, y puede ocurrir que se aprecie limitación sin dolor en coxartrosis avanzadas.

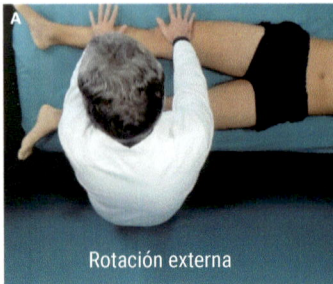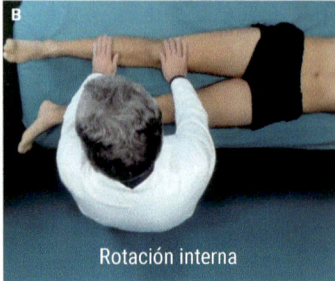

Rotación externa   Rotación interna

Figura 24-12. Maniobra de rodamiento. Tomada de F Santonja Medina. Manual de Exploración Musculoesquelética. Editorial Médica Panamericana, 2022.

> La maniobra de «rodar un tronco» está considerada como la prueba más específica de enfermedad intraarticular de la cadera (▶ **Vídeo 24-7**).

– Test de Stinchfield

Con el paciente en decúbito supino, se le indica que levante la pierna a explorar con la rodilla en extensión y contra la resistencia del examinador. Aparte de valorar la fuerza muscular de los flexores, se sospechará patología degenerativa de la cadera si se produce dolor en la zona proximal del muslo (**Fig. 24-13**). Si el dolor se nota en región lumbar, se debe pensar que el origen no es coxofemoral, especialmente si se descarta de entrada una afectación traumática de los flexores (avulsión o tendinitis del psoas o del recto anterior) (▶ **Vídeo 24-8**).

> El test de Stinchfield es sencillo de realizar y resulta muy útil para identificar o descartar coxalgia cuando se duda que el origen sea lumbar.

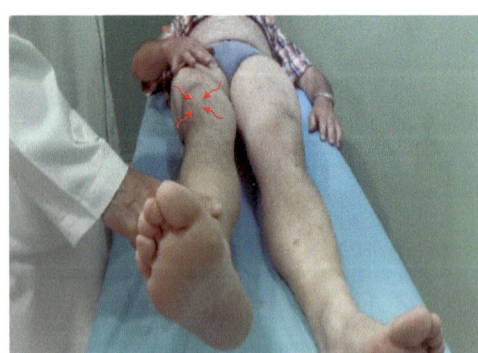

Figura 24-13. Maniobra de Stinchfield. Tomada de F Santonja Medina. Manual de Exploración Musculoesquelética. Editorial Médica Panamericana, 2022.

- **Valoración de la cápsula y los ligamentos de la articulación de la cadera**
  - **Test del *labrum***
    Para explorar lesiones del *labrum* anterior, se explora al paciente en decúbito supino y se realiza flexión completa, rotación externa y abducción de la cadera, pasando después de manera gradual a extensión-aducción-rotación interna. El test es positivo si induce dolor (**Fig. 24-14**). Para identificar lesiones del *labrum* posterior se realiza la maniobra casi inversa: primero flexión, aducción y rotación interna, pasando luego a extensión-abducción-rotación externa.
- **Valorar las contracturas o retracciones musculo tendinosas**
  - **Prueba de Thomas**
    Se utiliza para evaluar una deformidad en flexión fija (incapacidad del paciente para extender completamente la pierna).
    1. Con el paciente en posición horizontal sobre la cama, se coloca una mano debajo de su columna lumbar con la palma hacia arriba (para evitar que el paciente enmascare una deformidad fija en flexión al aumentar la lordosis lumbar).
    2. Se flexiona pasivamente la cadera de la pierna no afectada tanto como se pueda y se observa la extremidad contralateral.
    3. Se repite la evaluación en la cadera contralateral.
       Interpretación: la prueba es positiva (anormal) si el muslo afectado se levanta de la cama, lo que indica una pérdida de extensión de la articulación de la cadera. Esto sugeriría una deformidad fija en flexión en la cadera afectada.
  - **Valoración de la cortedad de isquiotibiales**
    Se mide de dos maneras:
    1. Con el paciente de pie, invitándole a tocar, con la punta de los dedos de las manos, la punta de los pies sin doblar las rodillas, y viendo si es capaz o no.
    2. **Distancia dedos-planta**. Con el paciente sentado en la camilla, se pide al paciente que realice la máxima flexión del tronco con las rodillas

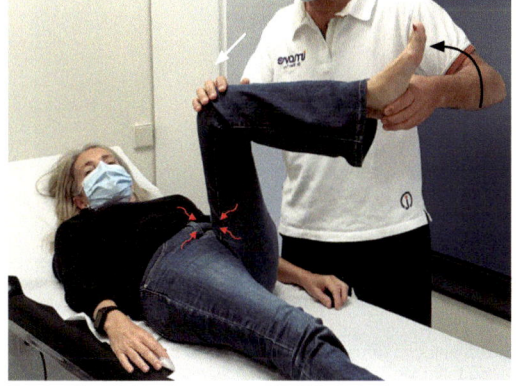

Figura 24-14. Test del *labrum*. Tomada de F Santonja Medina. Manual de Exploración Musculoesquelética. Editorial Médica Panamericana, 2022.

extendidas y los tobillos con flexión de 90°. Los dedos de la mano han de estar juntos y el estiramiento debe mantenerse durante 2-3 segundos y se observa la distancia que falta hasta tocar los dedos de los pies en cm (**Fig. 24-15**). Valores normales: 5 cm o menos, cortedad moderada entre menos 6-14 cm, cortedad severa menos de 15 cm.

- **Exploración de la musculatura**
  - **Prueba de Trendelenburg**

    La prueba de Trendelenburg se utiliza para detectar debilidad de los abductores de la cadera (glúteo medio y menor).
    1. Con el paciente erguido, el médico se sitúa frente a él y le pide que coloque sus manos sobre los antebrazos u hombros del médico para mayor estabilidad.
    2. Se colocan los dedos a cada lado de la pelvis del paciente en la cresta ilíaca.
    3. Se pide al paciente que se coloque sobre una pierna y se observan sus dedos en busca de evidencia de inclinación pélvica lateral.

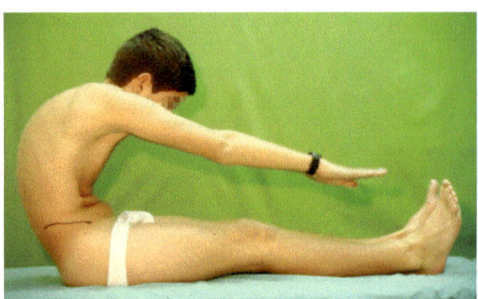

Figura 24-15. Distancia dedos-planta. Tomada de F Santonja Medina. Manual de Exploración Musculoesquelética. Editorial Médica Panamericana, 2022.

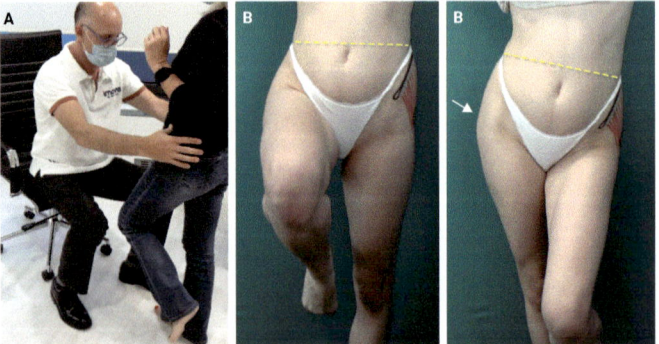

Figura 24-16. Prueba de Trendelenburg. Tomada de F Santonja Medina. Manual de Exploración Musculoesquelética. Editorial Médica Panamericana, 2022.

   4. Se repite la evaluación con el paciente de pie sobre la otra pierna (**Fig. 24-16**).
Interpretación: si los abductores de la cadera del paciente funcionan normalmente, la pelvis debe permanecer estable o elevarse ligeramente en el lado de la pierna levantada. Si la pelvis cae sobre el lado de la pierna levantada, sugiere debilidad del abductor de la cadera contralateral.

- **Exploración de la cadera en el recién nacido y en el lactante**
   En estos casos se debe descartar sistemáticamente una displasia o una luxación congénita de la cadera. La prueba para explorar la estabilidad de la cadera es:
   – **Prueba de Ortolani**
      Es la clásica prueba que es muy útil en las dos primeras semanas de vida. Se coloca al niño en decúbito supino, con las caderas y las rodillas en flexión, manteniéndolas con las manos, de manera que el pulgar se encuentre sobre el cóndilo interno y los dedos centrales sobre el trocánter mayor. A continuación, se provoca una abducción progresiva de las caderas en ligera tracción, mientras se presiona con los dedos el trocánter mayor (**Fig. 24- 17**). Si la cadera está luxada, se notará que la cabeza se reduce, normalmente acompañada de un chasquido.

Después de la exploración

Se deben explicar al paciente los hallazgos. Si tras la exploración no se consigue precisar el diagnóstico, o bien es necesario confirmarlo, se realizarán exploraciones complementarias, como estudios de imagen (radiografía o resonancia magnética), según los protocolos de cada patología de sospecha.

> **!** A modo de resumen, la propuesta de exploración de cadera sería la siguiente: cuando el paciente refiere dolor en la ingle se realizará las maniobras de rodamiento y el test de Stinchfield; si aparece dolor o limitación explorar la movilidad pasiva de la cadera y si está limitada, solicitaremos radiografía anteroposterior y axial de caderas y resonancia magnética de cadera.

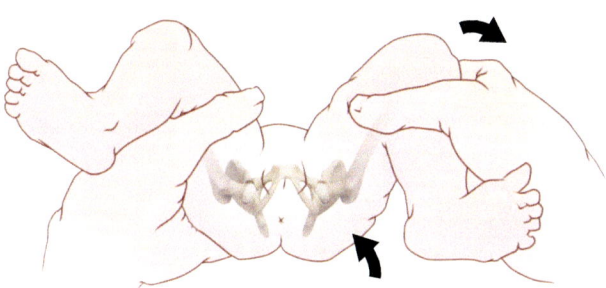

Figura 24-17. Maniobra de Ortolani.

DESCRIPCIÓN DE LA EXPLORACIÓN DE LA RODILLA

Antes de la exploración

La anamnesis, la exploración física detallada y sistemática de todas las estructuras que conforman la rodilla y las exploraciones complementarias han de contribuir a determinar el diagnóstico. Es necesario explicar en qué consistirá el examen utilizando un lenguaje amigable para el paciente, pedir que exponga las piernas (en ropa interior) y proporcionarle una sabanilla para cubrirse cuando no esté siendo examinado. Preguntarle si siente algún dolor antes de proceder con el examen clínico.

> ! La rodilla es particularmente susceptible a las lesiones traumáticas, pero también en patología degenerativa (artrosis) e inflamatoria (artritis). El dolor (que no se irradia) y la inflamación, son síntomas característicos de la rodilla. Es muy importante conocer el inicio de la sintomatología y sus posibles factores desencadenantes, especialmente los de origen traumático (mecanismo de producción de la lesión).

Guía sistematizada de la exploración

Introducción

La rodilla es la mayor de las articulaciones del cuerpo. Está formada por los **cóndilos femorales**, la **meseta tibial,** cuya articulación se ajusta y amortigua por elementos cartilaginosos, los **meniscos,** y se estabiliza por elementos de estabilización pasiva: la **cápsula** y los **ligamentos** (ligamento lateral interno [LLI], ligamento lateral externo [LLE], ligamento cruzado anterior [LCA], ligamento cruzado posterior [LCP]), y por elementos de estabilización activa, los **músculos** y **tendones** que se insertan alrededor de la rodilla (**Fig. 24-18**).

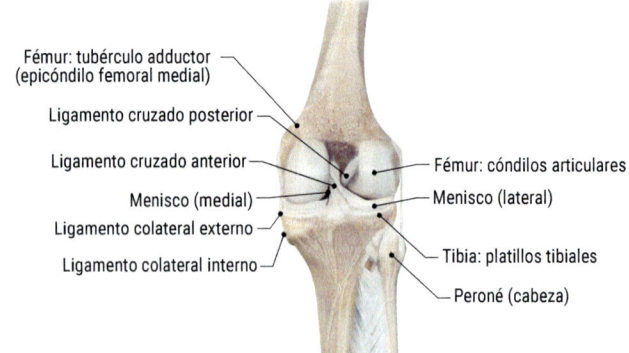

Fémur: tubérculo adductor
(epicóndilo femoral medial)
Ligamento cruzado posterior
Ligamento cruzado anterior
Menisco (medial)
Ligamento colateral externo
Ligamento colateral interno

Fémur: cóndilos articulares
Menisco (lateral)
Tibia: platillos tibiales
Peroné (cabeza)

Figura 24-18. Anatomía de la rodilla.

Inspección general, específica y detallada

- **Inspección general**
  Hábito corporal (obesidad), cicatrices (cirugías o accidentes), atrofia muscular (patología articular, lesión neuronal), ayudas para caminar (bastones, andador, etc.).

- **Inspección anterior**
  Con el paciente en bipedestación, se valora:
  - Si existe **deformidad evidente en rodilla** habrá que pensar en la existencia de lesiones agudas (fractura o lesión menisco-ligamentosa).
  - La **presencia de tumefacción** en el interior de la rodilla. Si se ha producido de forma rápida indica mayor gravedad (posible **hemartros**) y si es tardía indica menos gravedad y se debe al incremento del líquido sinovial que se denomina **hidrartros**. En ocasiones, la tumefacción puede estar localizada en la cara anterior de la rótula (**bursitis**) o en la cara posterior de la rodilla (**quiste de Baker**).
  - Si hay **atrofias musculares**, especialmente del cuádriceps.
  - La **alineación de las extremidades inferiores** y observamos si hay desviaciones axiales de la rodilla en el plano frontal *(genu* varo y valgo*)* o en el plano anteroposterior *(genu* flexo y *recurvatum)*:
    - En el *genu* **varo** las rodillas tienden a separarse mientras las piernas se juntan por abajo, es decir, el eje mecánico de la extremidad pasa por dentro de la línea media de la rodilla.
    - En el *genu* **valgo** las rodillas se juntan y las piernas se separan relativamente, adoptando el clásico aspecto en X de las extremidades inferiores, es decir, el eje mecánico pasa por fuera de la línea media de la rodilla.
    - En el *genu* **flexo** la rodilla se desvía hacia delante por diferentes patologías.
    - En el *genu* **recurvatum** la rodilla se desvía hacia atrás.
  - Valoraremos también **la situación de la rótula**, que no siempre está centrada y a la altura correcta.

Palpación

> ❗ Es imprescindible un conocimiento básico de la anatomía y hay que saber localizar las siguientes estructuras: interlíneas interna y externa, cóndilo interno o punto de Sky, cóndilo externo, ligamento lateral interno, ligamento lateral externo, pata de ganso y cintilla iliotibial, aparato extensor, tendones isquiotibiales, cabeza del peroné y mesetas tibiales (**Fig. 24-19**).

En la rodilla, por palpación, se puede valorar:

- Un **aumento del calor local** de toda la rodilla (sinovitis, infección) o de una parte (bursitis).

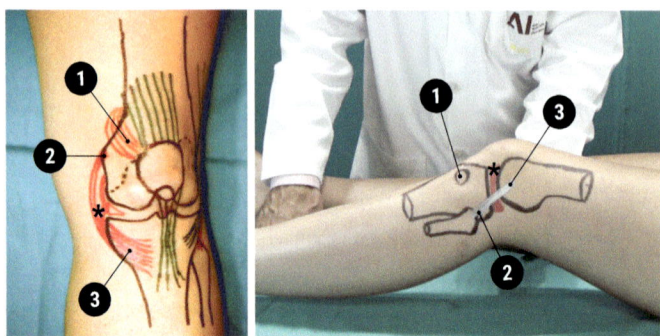

Figura 24-19. Palpación de la rodilla. Puntos más importantes que deben palparse en la cara interna de la rodilla (a la izquierda): vasto interno **(1)**; punto de Sky o inserción proximal del ligamento lateral interno **(2)**; inserción distal del ligamento lateral interno **(3)** y cruz menisco ligamentosa **(*)**. En la cara externa (a la derecha): tubérculo de jardín **(1)**; cuerno posterior del menisco externo **(2)**; ligamento lateral externo **(3)** y cuerno anterior del menisco externo **(*)**. Tomada de F. Santonja Medina. Manual de Exploración Musculoesquelética. Editorial Médica Panamericana, 2022.

- La **presencia de derrame articular**, que se comprueba con la mencionada maniobra del peloteo o choque rotuliano (▶ **Vídeo 24-9**). **Choque rotuliano:** consiste en exprimir con una mano el fondo de saco subcuadricipital, hasta llevarlo ante la rótula y el fémur. Con el dedo índice se golpea sobre la cara anterior de la rótula y si la rótula desciende y tras la presión de las manos en los fondos del saco vuelve a ascender, se cataloga la maniobra como positiva; si la rótula no desciende y no hay ocupación de los fondos de saco se dice que el choque es negativo (**Fig. 24-20**).

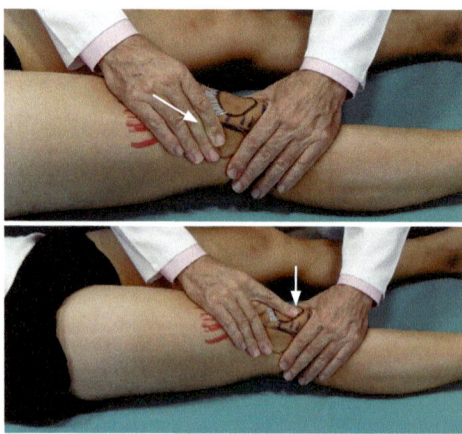

Figura 24-20. Choque rotuliano. Tomada de F Santonja Medina. Manual de Exploración Musculoesquelética. Editorial Médica Panamericana, 2022.

- La **presencia de puntos dolorosos**, tanto articulares como extraarticulares, muy frecuente en la **interlínea interna**, aunque se deben explorar en todos los lugares anatómicos indicados anteriormente. La **posición de Moragas** (se coloca el tobillo de la rodilla flexionada que se va a explorar sobre la otra pierna del paciente) (**Fig. 24-21**), permite explorar la parte externa de la rodilla facilitando la palpación del ligamento lateral externo y del menisco externo al abrir la interlínea externa, así el ligamento lateral externo se palpará como una cuerda y la ausencia de esa cuerda puede indicar su rotura.

En el ▶Vídeo 24-10 se describe el conjunto de las maniobras de palpación de la rodilla.

- **Exploración de la rótula**, que se lleva a cabo con la pierna estirada y el paciente bien relajado: con los dedos pulgar e índice de ambas manos se valora su situación y se la moviliza arriba y abajo, y a derecha e izquierda. Esta misma maniobra, pero presionándola contra el fémur, es la **maniobra del cepillo** (doloroso en la artrosis fémoro-patelar y la condromalacia rotuliana). Con la rótula se valorará también la **potencia muscular del cuádriceps** haciendo extensión activa de la rodilla contra resistencia.

En el ▶Vídeo 24-11 se describe el conjunto de las maniobras de palpación de la rodilla, con especial atención a la palpación y maniobras de exploración de la rótula.

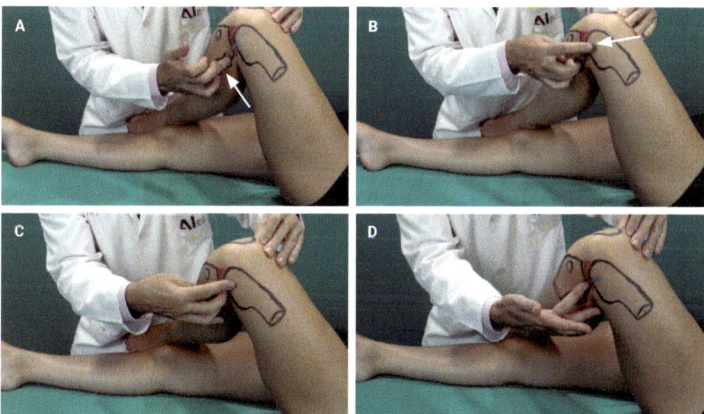

Figura 24-21. Posición de Moragas. Consiste en colocar la extremidad inferior del paciente en abducción y rotación externa situando la pierna flexionada sobre la cara anterior del muslo de la otra pierna (posición en 4). Secuencia de la palpación del ligamento lateral externo: Se coloca el 4° dedo sobre la cabeza del peroné **(A)**. Se apoya el 2° dedo en el epicóndilo **(B)**. El 3er dedo caerá justo encima del ligamento externo (LLE) **(C)**, Al forzar la posición de Moragas o de 4 se palpará con suma facilidad el LLE a tensión **(D)**. Tomada de F Santonja Medina. Manual de Exploración Musculoesquelética. Editorial Médica Panamericana, 2022.

Movilidad (activa y pasiva) y exploración de los ligamentos

Nos referiremos específicamente a la movilidad articular y a la exploración de la estabilidad ligamentosa.

- **Exploración de la movilidad activa y pasiva**
  La movilidad esencial de la rodilla es en flexo-extensión, pero en semiflexión hay unas rotaciones interna y externa pequeñas, importantes para la vida diaria.
  - **Flexión**
    Se pide al paciente que flexione la rodilla lo más que pueda («mueva el talón lo más cerca que pueda del glúteo»). Rango de movimiento: 0-140° (**Fig. 24-22**).
  - **Extensión**
    Se pide al paciente que extienda la rodilla para que quede plana sobre la cama; rango normal de movimiento 0°. La flexión pasiva aumenta el ángulo de extensión hasta 10° que se considera el límite normal en individuos laxos.
    En el ▶ **Vídeo 24-12** se describe el conjunto de las maniobras de movilidad de la rodilla.
- **Maniobras de estabilidad de la rodilla**
  Para realizar estas maniobras es importante ser sistemático y es necesaria la comparación con la rodilla contralateral.
  - **Pruebas de estabilidad de los ligamentos colaterales**
    Las pruebas de estabilidad de los ligamentos colaterales son:
    - **Bostezos en valgo forzado**.

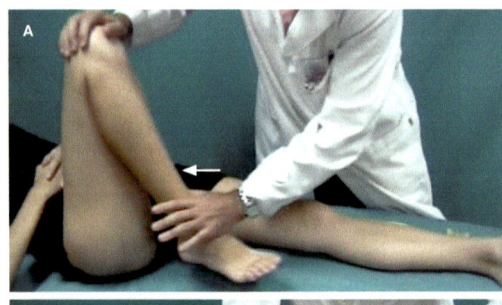
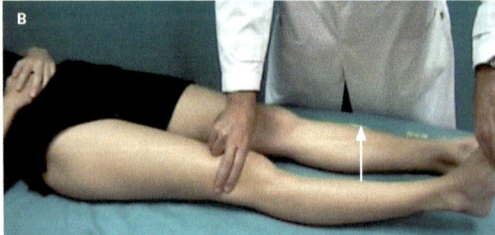

Figura 24-22. Flexoextensión de rodilla.

Con el paciente en decúbito supino, el explorador sujeta la rodilla por la cara externa con una mano y con la otra sujeta el pie, mientras imprime un valgo forzado (▶ **Vídeo 24-13**).

Se hará primero a 30° de flexión, valorando la posible inestabilidad, y si la maniobra es positiva, se repite en extensión completa en donde toda movilidad lateral es patológica. Esta maniobra se gradúa de 1+ a 3 +++ o por los milímetros de apertura de la articulación, según la impresión del explorador (**Fig. 24-23**).

Un bostezo en valgo a 30° negativo con dolor en LLI indicará esguince de grado 1; la existencia de cierta apertura (bostezo) en valgo a 30° positivo, pero con tope o muro, sugiere un esguince grado 2; un bostezo notablemente positivo sin tope, con sensación más elástica y que no provoca dolor, indicará esguince de grado 3 de LLI, o secuela de una rotura de este ligamento.

Un bostezo positivo en valgo a 0° indica gravedad, ya que para que sea positivo en la rodilla extendida, el ligamento ha de estar roto; para realizar bien esta maniobra es recomendable **ejercer la fuerza en el mismo plano** (de lo contrario se notará que la rodilla rota o gira, lo que indica que se está realizando mal la maniobra). Además, se deben palpar los tendones de la corva (isquiotibiales) con los dedos de la mano que se apoya en la cara externa de la rodilla y si son como cuerdas indicará la ausencia de relajación los músculos, y la maniobra no es interpretable (su negatividad no significa que los ligamentos están ilesos). Por ello, hay que pedir al paciente que relaje los isquiotibiles y cuando no se palpa intenso los tendones será el momento de realizar la prueba.

■ **Bostezo del varo forzado**

Se hace de la misma manera, pero cambiando la mano y forzando el varo (v. ▶ **Vídeo 24-13**). También se hará a 0° y a 30°, se gradúa de + a +++ o por los milímetros de apertura de la articulación según la impresión del explorador (**Fig. 24-24**).

Un bostezo normal en varo a 30° indicará maniobra negativa, y con dolor en ligamento lateral externo, esguince grado 1. El bostezo claramente positivo indicará rotura del ligamento lateral externo.

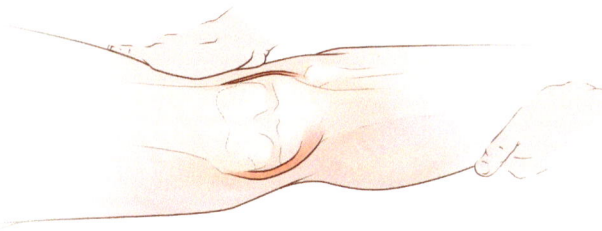

Figura 24-23. Test del bostezo en valgo para explorar la lesión del ligamento lateral interno (LLI). Ha de realizarse primero en flexión de 30° y después en extensión. Se valora la apertura medial.

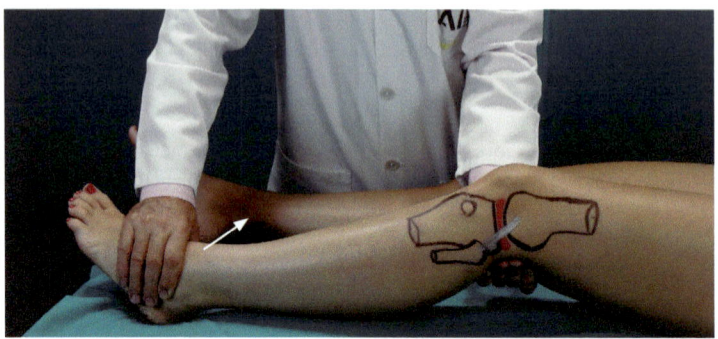

Figura 24-24. Bostezo en varo (explora ligamento colateral externo). Tomada de F Santonja Medina. Manual de Exploración Musculoesquelética. Editorial Médica Panamericana, 2022.

- **Pruebas de valoración del ligamento cruzado anterior**

  Este ligamento se rompe con más frecuencia de lo esperado y debe sospecharse su rotura en todo paciente que haya sufrido un traumatismo indirecto con una gonalgia intensa y rápida hinchazón de la rodilla. La maniobra inicial que, en este caso, siempre debe realizarse es la de Lachman.

  - **Maniobra de Lachman**

    Es la más importante y útil para la valoración del LCA (▶ **Vídeo 24-14**). Se lleva a cabo con la rodilla en ligera flexión 20° a 30°. Con una mano se debe sujetar firmemente la zona proximal de la rodilla (el pulgar debe estar justo por encima del polo de la rótula, es decir lo más distal posible) y la otra mano debe colocarse a la altura de la meseta tibial con el pulgar sobre la tuberosidad anterior tibial o tendón rotuliano. Ahora imprimimos un movimiento de traslación de la tibia hacia anterior y nos fijamos en el grado de desplazamiento y en la sensación final de la maniobra (**Fig. 24-25**).

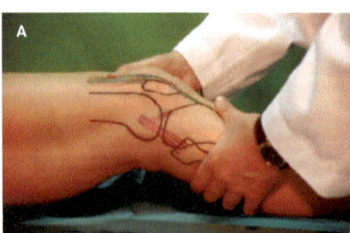
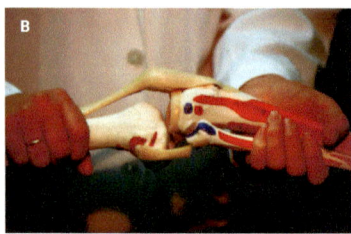

Figura 24-25. Maniobra de Lachman (explora ligamento cruzado anterior). **A)** Colocación correcta de las manos. Obsérvese que debe realizarse con una flexión de unos 30°. **B)** Maniobra de la semana anterior positiva en la que hay una importante traslación anterior de la tibia. Tomada de F Santonja Medina. Manual de Exploración Musculoesquelética. Editorial Médica Panamericana, 2022.

Siempre que exista un desplazamiento anterior de la tibia, hay que compararlo con la otra rodilla (cuando sea similar se sospechará laxitud constitucional). Hay que buscar la sensación final de la maniobra y fijarse si termina con sensación de muro o tope; la ausencia de muro indica rotura del LCA (▶️ **Vídeo 24-15**).

La contracción de la musculatura isquiotibial y cuádriceps evita cualquier traslación de la tibia, aunque esté roto el LCA; el secreto, por tanto, es que la musculatura del muslo esté relajada y que se sujete con firmeza al muslo.

⚠️ Existe un truco (Lachman modificado por Feagin) que facilita considerablemente su realización. Consiste en situar la rodilla del explorador bajo el muslo del paciente y colocar una mano sobre la cara anterior del muslo sin abrazarlo (que es la gran dificultad); la otra mano se coloca bajo la pierna muy próxima la corva (intentar abrazar la tibia con el pulgar sobre el tendón rotuliano).

Cuando esté roto el LCA la tibia se moverá con suma facilidad

- **Maniobra del cajón anterior**

Se hace con el paciente en decúbito supino, la cadera en flexión de 45°, la rodilla en flexión de 90°, el explorador sentado encima del pie del paciente, para inmovilizarlo, y las manos en la parte superior de la tibia para asegurar primero la relajación de los flexores (se masajean suavemente y se pide que se relaje) (▶️ **Vídeo 24-16**). Cuando estén relajados, se abraza la tibia con las 2 manos y se imprime una rápida y breve tracción anterior de la tibia varias veces. Si hay desplazamiento anterior de la tibia, debe cuantificarse con 1 +, 2++ o 3+++ Debe buscarse la sensación de tope o muro; su ausencia indica rotura completa de LCA (**Fig. 24-26**). Hay que distinguir el cajón anterior del **falso cajón anterior**, que es aquel desplazamiento anterior patológico de la tibia, que parece un cajón anterior y en realidad es la tibia que vuelve a su posición de normalidad desde un desplazamiento posterior cuando hay una lesión del LCP (ver más adelante).

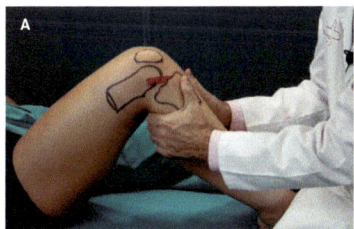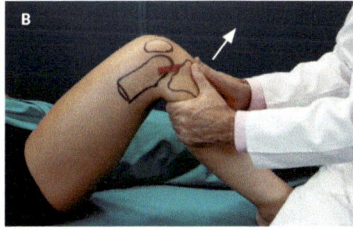

Figura 24-26. Maniobra cajón anterior (explora ligamento cruzado anterior). **A)** Preparación con flexión de rodilla de unos 90° y pie en rotación neutra se comprueba que la musculatura isquion sural está relajada. **B)** Tracción rápida y breve de la tibia hacia adelante (anterior) tras lo que hay que volver a la posición de partida. Tomada de F Santonja Medina. Manual de Exploración Musculoesquelética. Editorial Médica Panamericana, 2022.

- **Pruebas dinámicas**

  Existen pruebas dinámicas (se basan en provocar o reducir la subluxación anterior de la meseta tibial externa, cuando la rodilla está cerca de la extensión) que exploran la inestabilidad anterolateral (**Pivor Shift** y otros), pero son más complejos de realizar.

- **Pruebas de valoración del ligamento cruzado posterior**

  - Maniobra del **cajón posterior espontáneo o pasivo**

    Se pone de manifiesto colocando al paciente en posición supina con ambos pies apoyados en posición neutra y con las rodillas a unos 90° de flexión. En caso de rotura del ligamento cruzado posterior, se puede observar la desaparición del relieve de la tuberosidad tibial anterior (se observa depresión de la tibia proximal de la visión lateral) que es evidente cuando se compara con la rodilla contralateral sana. Además, la contracción activa de los músculos isquiotibiales puede colocar la tibia en una posición de cajón posterior y la contracción activa del cuádriceps con la rodilla flexionada corrige la caída posterior de la tibia.

  - *Godfrey Test*

    Con el paciente en decúbito supino y las caderas y rodillas en flexión de 90°, el explorador sostiene los pies y observa cómo desaparece el relieve de la tuberosidad tibial anterior, que se hace más evidente si empuja la tibia hacia atrás (**Fig. 24-27**).

  - **Maniobra del cajón posterior**

    Se hace con el paciente en la misma posición que para el cajón anterior, con la rodilla a 90° y la cadera a 45°, pero aquí se empuja la tibia hacia atrás (hacia los glúteos) y se vuelve a la situación de partida. Si la prueba es positiva, el relieve de la tuberosidad tibial anterior desaparece comparativamente con el lado sano (**Fig. 24-28** y ▶ **Vídeo 24-17**).

  - **Maniobra de Lachman posterior o Lachman invertido**

    Consiste en hacer un cajón posterior a 10°-15° de flexión, e indica una inestabilidad posterolateral.

Maniobras meniscales

Los meniscos de la rodilla son dos almohadillas de tejido fibrocartilaginoso en forma de medialuna que estabilizan la articulación de la rodilla y amortiguan la

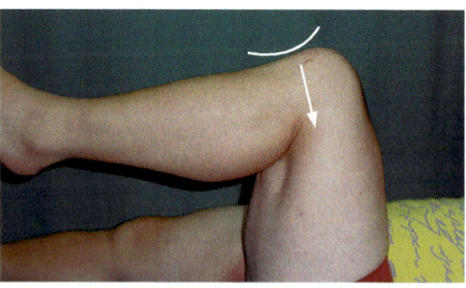

Figura 24-27. *Godfrey Test* (explora ligamento cruzado posterior). Obsérvese la caída hacia atrás de la meseta tibial indica rotura del cruzado posterior. Tomada de F Santonja Medina. Manual de Exploración Musculoesquelética. Editorial Médica Panamericana, 2022.

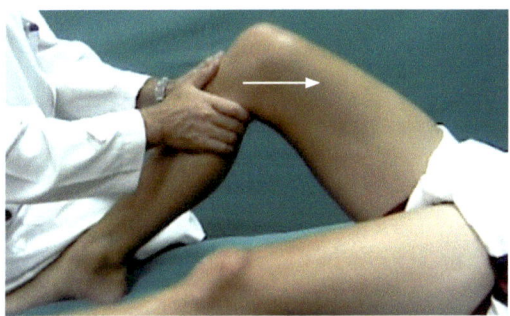

Figura 24-28. Maniobra cajón posterior (explora ligamento cruzado posterior).

fricción entre el fémur y la tibia. La lesión de los meniscos puede ocurrir como consecuencia de una torsión repentina de la rodilla.

Los síntomas típicos de las lesiones de menisco incluyen dolor repentino, sensación de chasquido, bloqueo e inestabilidad de la articulación de la rodilla.

> **!** Las maniobras exploratorias consisten en provocar dolor al cambiar movimientos de flexo-extensión con rotaciones, modificándose el dolor al cambiar el ángulo de flexión, de extensión y de rotación. Ninguna maniobra es patognomónica de lesión meniscal; la resonancia magnética se ha convertido en el estándar de referencia para el diagnóstico de estas lesiones, pero nunca deben sustituir a la adecuada exploración física.

Existen muchas pruebas y es necesario seleccionar las que tienen mayor rentabilidad diagnóstica. A continuación, describimos las más habituales y con mayor rentabilidad.

- **Palpación de las interlíneas**
  La aparición de dolores a punta de dedo orienta sobre la existencia de lesión en el menisco (v. **Fig. 24-19**). Dicho dolor en la interlínea, con la rodilla flexionada

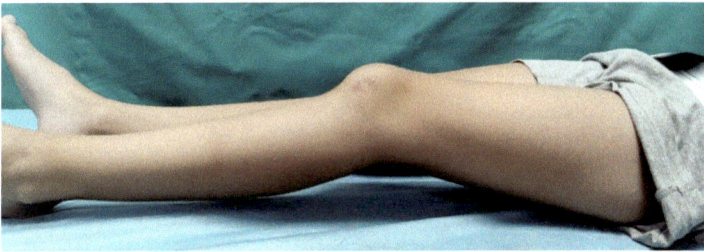

Figura 24-29. Bloqueo meniscal (explora rotura menisco). Imposibilidad para extender la rodilla en los últimos 10º-40º (explora rotura menisco). Tomada de F Santonja. Lesiones meniscales de la rodilla. En: Cirugía Menor y Procedimientos en Medicina de Familia (2ª edición). JM Arribas editor. Jarpyo Editores, 2006.

unos 90°, indica lesión del cuerpo del menisco, y con una flexión a > 120°, indica lesión del cuerno posterior.

- **Bloqueo meniscal**

  Se caracteriza por una limitación de la movilidad (bloqueo) en los últimos grados de flexión (**Fig. 24-29**). Su aparición después de traumatismo en rodilla es muy sugerente de rotura en asa de cubo (interposición del fragmento meniscal entre el cóndilo femoral y la tibia) que limita esta movilidad.

- ***Quick test***

  Maniobra que consiste en ponerse en cuclillas (**Fig. 24-30**). La aparición de dolor en la interlínea con limitación de la flexión de la rodilla afectada sugiere una lesión del cuerno posterior del menisco.

- **Maniobra de Steinmann**

  Consiste en realizar rotaciones de la tibia en los cóndilos femorales, en diferentes grados de flexión (**Fig. 24-31**; ▶ **Vídeos 24-18** y **24-19**).

  Se coloca la rodilla en 90° de flexión y se palpa la interlínea del menisco que se está explorando. El explorador sujeta con fuerza, con una mano, el extremo distal del fémur del paciente y con la otra mano el pie por el talón. A continuación, imprime un movimiento rápido de rotación interna máxima de la tibia y sucesivamente se realiza una rotación externa máxima; se suele repetir al menos 2 veces y se realizan las mismas rotaciones, hasta obtener

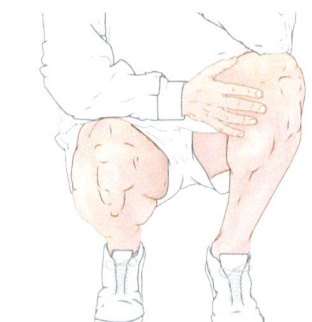

Figura 24-30. *Quick Test* o test de cuclillas. Existe limitación a la flexión de la rodilla izquierda. Sugiere lesión del cuerno o asta posterior meniscal. (explora cuerno posterior del menisco).

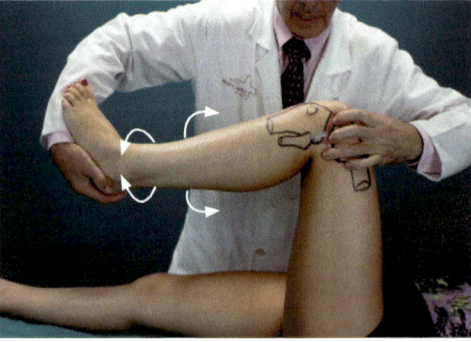

Figura 24-31. Maniobra de Steinmann. Los dedos deben situarse palpando la interlínea. Hay que realizar rotaciones de la pierna en diferentes grados de flexión. (explora menisco). Tomada de F Santonja. Lesiones meniscales de la rodilla. En: Cirugía Menor y Procedimientos en Medicina de Familia (2ª edición). JM Arribas editor. Jarpyo Editores, 2006.

la máxima flexión de la rodilla. La aparición de dolor a 90° de flexión con el talón apuntando hacia adentro (rotación externa) indica lesión del cuerpo del menisco interno (dicha rotación desplaza el menisco lesionado bajo el cóndilo interno y provoca dolor punzante). La aparición de dolor en máxima flexión con el talón apuntando hacia afuera (rotación interna) indica lesión del cuerno posterior del menisco externo (la rotación interna desplaza el menisco externo hacia el cóndilo externo y desencadena dolor punzante en la interlínea externa si existe lesión meniscal).

- **Maniobra de MacMurray**
  Busca provocar una compresión del menisco desde la máxima flexión. El menisco externo se explora con valgo más rotación interna y extensión, y el menisco interno con varo más rotación externa y extensión (**Fig. 24-32**; ▶ **Vídeos 24-20 y 24-21**). La posición de partida es la misma que la maniobra de Steinmann: el paciente en decúbito supino en la camilla de exploración clínica flexiona pasivamente la rodilla que está siendo evaluada tanto como sea posible. Sostenemos la rodilla derecha del paciente con la mano izquierda, con el pulgar sobre la cara medial y los dedos sobre la cara lateral de las líneas articulares. Sujetamos el pie derecho del paciente por la planta con la mano derecha. Para explorar el menisco interno se gira el talón hacia la parte interna de la rodilla, se intenta incrementar la compresión del menisco realizando un varo de la rodilla y se sigue con una extensión progresiva; la prueba se considera positiva cuando aparece un resalte audible y palpable acompañado de dolor. Cuando la maniobra de MacMurray es negativa es poco probable que haya una lesión meniscal.

- **Maniobra de Thesaly**
  Se realiza en bipedestación con apoyo sobre un pie, mientras el examinador sujeta al paciente por las manos para darle estabilidad (**Fig. 24-33**). Con flexión de la rodilla de unos 5°, se rota todo el cuerpo sobre dicha extremidad en sentido interno y externo 3 veces, primero con la rodilla sana y después con la lesionada. Posteriormente se repite la rotación con flexión de rodilla

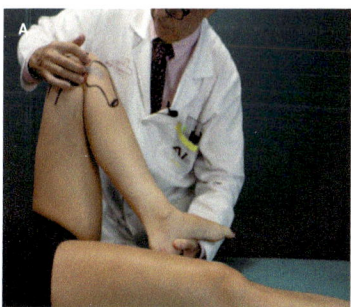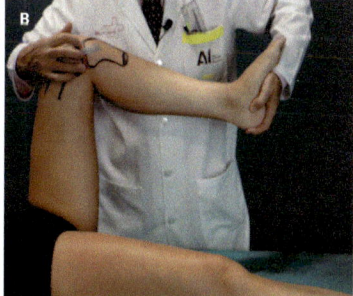

Figura 24-32. Maniobra MacMurray. **A)** Desde la máxima flexión se realiza rotación externa más varo forzado. **B)** Se va extendiendo progresivamente la rodilla manteniendo el varo y la rotación hasta la extensión casi completa (explora el menisco). Tomada de F Santonja. Lesiones meniscales de la rodilla. En: Cirugía Menor y Procedimientos en Medicina de Familia (2ª edición). JM Arribas editor. Jarpyo Editores, 2006.

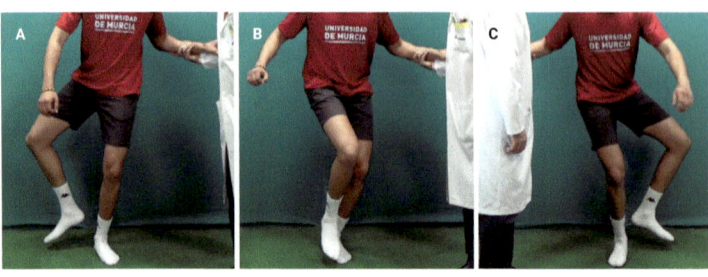

Figura 24-33. Maniobra Thesaly (explora menisco) En bipedestación con apoyo monopo-
dial : **A)** En mínima flexión el paciente lleva el otro muslo en rotación externa para provocar la rotación interna de la rodilla de apoyo. **B)** Se fuerza la máxima rotación externa de
la rodilla apoyada. **C)** Repetición con flexión de unos 25°. Tomada de F Santonja Medina.
Manual de Exploración Musculoesquelética. Editorial Médica Panamericana, 2022.

unos 20°. Se considera positiva cuando aparece molestia o dolor o sensación
de bloqueo en la interlínea medial o lateral.

Después de la exploración

Hay una semiología clínica típica para cada entidad nosológica de la rodilla.
Para meniscopatía medial se suele encontrar:

- Palpación con dolor en la cruz menisco-ligamentosa o en la zona posterior
  del menisco (sin dolor en las zonas vecinas).
- Dolor en la corva al realizar la máxima flexión de la rodilla.
- Maniobra de Steinman I o MacMurray positivas.

Rotura del ligamento colateral medial

- Palpación del ligamento lateral interno doloroso con más frecuencia en el
  punto de sky.
- Bostezo valgo (con flexión de 30°) positivo con bostezo en extensión 0° negativos.

Rotura del ligamento colateral externo

- Palpación del ligamento lateral externo en postura de Moragas positiva no palpando este ligamento cordonal.
- Bostezo en varo (con flexión de 30°) positivo con bostezo en extensión 0°
  negativo.

Rotura del ligamento cruzado anterior

- En fase aguda habrá tumefacción rápida de la rodilla y choque positivo.
- Palpación negativa.
- Maniobra de Lachman anterior y cajón anterior positivos.

Rotura de ligamento cruzado posterior

- La inspección lateral permitirá el diagnóstico al observar caída de la tibia hacia atrás cuando la rodilla está en flexión de 30° o de 90°.
- No hay que confundir la maniobra de Lachman posterior positiva con la maniobra de Lachman anterior positiva, ni el cajón posterior positivo con cajón anterior positivo.
- Es normal que el choque sea negativo.

Teniendo en cuenta lo anterior, explicaremos al paciente los hallazgos y, si no se consigue precisar el diagnóstico, o bien es necesario confirmarlo, se realizarán exploraciones complementarias, como estudios de imagen (radiografía, resonancia magnética), según los protocolos de cada patología de sospecha.

DESCRIPCIÓN DE LA EXPLORACIÓN DE TOBILLO Y PIE

Antes de la exploración

La anamnesis sobre cómo se desencadenó la sintomatología y el tiempo de evolución nos darán bastante información en cuanto a la posible lesión a explorar. La exploración sistemática de todas las estructuras que conforman el tobillo y el pie y las exploraciones complementarias han de contribuir a determinar el diagnóstico.

La sistemática de exploración del tobillo y del pie es análoga a la del resto de las articulaciones: en primer lugar, debe realizarse inspección, después la palpación, la exploración del rango de movilidad y, por fin, las maniobras especiales que se seleccionan de acuerdo con la sospecha clínica. Estas maniobras pueden incluir las pruebas de estabilidad (ante la sospecha de lesión de ligamentos), las maniobras de tendinopatías, las de los problemas tibio-astragalinos y las de neuropatías compresivas.

Posición de exploración: en bipedestación, sedestación y decúbito; se precisa de camilla y goniómetro.

> ❗ El **dolor** del tobillo y del pie suele ser el síntoma principal y estar bien localizado, lo que ayudará mucho a la precisión diagnóstica y a establecer su etiología. La claudicación de la marcha, la limitación de la movilidad y la aparición de tumoraciones o deformidades son los motivos de consulta que presenta las patologías del tobillo-pie.

Guía sistematizada de la exploración

Introducción

La estructura del tobillo-pie está formada por diferentes tipos de articulaciones: **articulaciones de movimiento** y **articulaciones de amortiguación**. Así mismo existen **ligamentos** y **tendones** importantes: ligamentos deltoideo medial y ligamento lateral (peroneo-astragalino y peroneo-calcáneo) del tobillo; tendón de Aquiles y tendones peroneos laterales (**Fig. 24-34**).

Las articulaciones de movimiento son la **tibio-peroneo-astragalina** (flexo-extensión del tobillo) y las de los dedos, **metatarsofalángicas e interfalángicas**, (adaptación del pie en el suelo y del impulso a la marcha). Las articulaciones de amortiguación-adaptación son las articulaciones: subastragalina, de Chopart y de Lisfranc.

– **La subastragalina**, formada por la cara inferior del astrágalo y la superior del calcáneo, es responsable de los movimientos de inversión (30°) y eversión (10°) del pie. Estos movimientos son imprescindibles para adaptarse a una marcha sobre terreno desigual.

– **La articulación de Chopart** está formada por la superficie articular calcáneo-cuboidea por fuera y la astrágalo-escafoidea por dentro, y es responsable de los movimientos de abducción y aducción, y de flexo-extensión del mediopié.

– **La articulación de Lisfranc** la forman las tres articulaciones tarso - metatarsianas (cuneo -metatarsiana del primero, cuneo - metatarsianas del segundo y tercero, y cuboideo-metatarsianas del cuarto y el quinto) y sirve para la adaptación al suelo del apoyo metatarsal.

En el ▶ **Vídeo 24-22** se describen todas las referencias anatómicas del tobillo y pie con variantes de apoyos del pie.

Inspección general, específica y detallada

La inspección empieza con la observación del calzado, cuya forma y desgaste nos puede dar mucha información. Después se estudiarán los pies descalzos con el paciente sentado, en bipedestación y durante la marcha.

• Con el paciente sentado se valora la forma general del pie y sus posibles alteraciones, tanto la parte anterior (deformidades de metatarso y de los dedos),

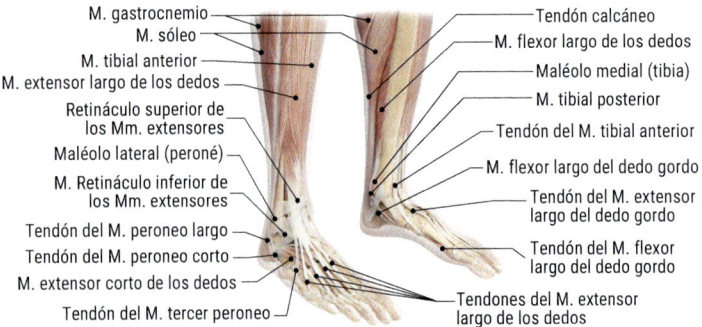

Figura 24-34. Anatomía tobillo-pie. M.: músculo

como del arco interno y del retropié (calcáneo). También observaremos la piel (callosidades, vasculitis, verrugas, eritemas, etc.) y si hay alguna tumefacción, ya sea localizada (esguince o fractura) o generalizada (insuficiencia venosa o cardíaca, etc.), hematomas (en bola en esguince grado 3 del tobillo), equimosis o rubor (**Fig. 24-35**).

- Con el paciente en bipedestación puede valorarse mejor el aumento del arco longitudinal (pie cavo) o el aplanamiento del arco interno (pie plano) y la deformidad digital más frecuente que es el juanete (*hallux valgus*), y el dedo «en martillo» (**Fig. 24-36**).
- Durante la deambulación analizaremos la marcha antiálgica por posibles patologías del pie o del tobillo.

Palpación

- **Evaluar y comparar la temperatura de la articulación del tobillo y del pie** con el dorso de las manos. El aumento de la temperatura de una articulación, especialmente si también se asocia con hinchazón y sensibilidad, puede indicar artritis séptica o inflamatoria.

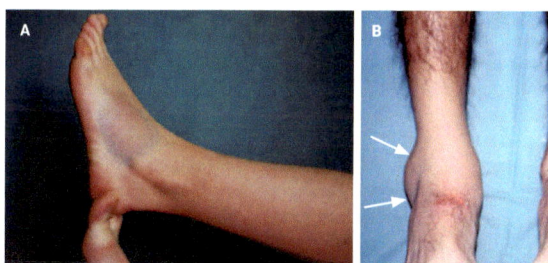
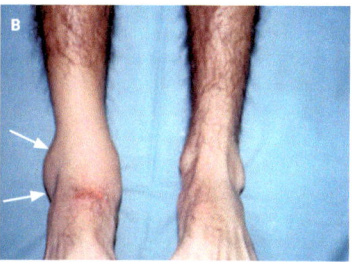

Figura 24-35. Inspección tobillo-pie: esguince de tobillo. **A)** A la izquierda equimosis en esguince grado III . **B)** A la derecha hematoma inmediato (signo de Robert.Jaspar). Tomada de F Santonja. Esguince de tobillo. En: Cirugía Menor y Procedimientos en Medicina de Familia (2ª edición). JM Arribas editor. Jarpyo Editores. 2006.

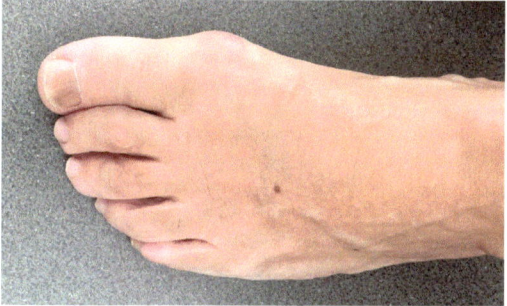

Figura 24-36. Inspección tobillo-pie: *hallux valgus*.

- **Palpar los pulsos**. El pulso tibial posterior, que se localiza posterior al maléolo medial, comparando ambos pies. El pulso dorsal del pie (pedio) se palpa lateral al tendón extensor largo del dedo gordo, sobre el segundo y tercer hueso cuneiforme (v. Cap. 18).
- **Palpar las estructuras óseas y articulares**. Para ello es preciso conocer la anatomía de superficie, ya que habrá que identificar los principales relieves óseos, los ligamentos, las interlíneas articulares y los tendones de la cara interna externa, anterior y posterior del tobillo y pie (**Fig. 24-37**).
  - **Palpación de la articulación metatarsofalángica y pie**. Apretar suavemente las articulaciones metatarsofalángicas y observar si hay signos de malestar en el paciente (sugiere una artropatía inflamatoria activa); las cabezas de los metatarsianos duelen si hay un mal apoyo plantar, sobre todo al segundo y al tercero. En la parte posterior, el tubérculo medial del calcáneo, lugar de inserción de la aponeurosis plantar, puede ser doloroso en la fascitis plantar.
  - **Palpación de tobillo y tarso**. Recorrer todas las articulaciones del tobillo y del pie (metatarsianos y tarsianos, articulación tarsal, articulación del tobillo, articulación subastragalina, calcáneo, maléolo medial/lateral, peroné distal), y observar cualquier hinchazón, irregularidad o dolor (▶ **Vídeo 24-23 y 24-24**). Los puntos óseos más significativos son: tubérculo del escafoides, cabeza del astrágalo, cola del quinto metatarsiano (lugar de inserción del peroneo lateral corto), punto de dolor que hay que explorar siempre que se produce una supinación del pie porque puede ser asiento de fractura de Jones. También se palpan las estructuras ligamentosas que lo sostienen: el ligamento deltoideo en el lado interno y el ligamento lateral externo (que en realidad tiene tres fascículos: el peroneo-astragalino anterior, el peroneo-calcáneo y el peroneo-astragalino posterior). Estos ligamentos son los que fácilmente se desgarran después de un esguince de tobillo, especialmente el peroneo-astragalino anterior, con su inflamación submaleolar característica. Las maniobras de estabilidad articular nos darán cuenta de la integridad de todos estos ligamentos.
  - **Palpación del tendón de Aquiles**. Observar cualquier dolor focal o hinchazón que sugiera tendinitis y cualquier discontinuidad en el tendón que sugiera rotura.
  - **Palpación de los tendones peroneos y tibiales**. Valorar por palpación los tendones peroneos y tibiales que transcurren por detrás de los maleolos. Por detrás

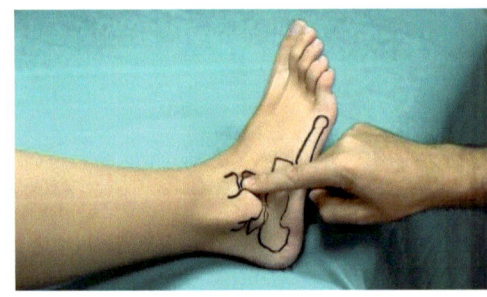

Figura 24-37. Palpación tobillo-pie.

del maleolo interno pasan los tendones del tibial posterior y los flexores de los dedos. Por detrás y debajo del maléolo externo transcurren los tendones de los peroneos, que se ponen de manifiesto en eversión y flexión plantar del pie.

– **Palpación de los tendones extensores**. Valorar los tendones extensores que transcurren por delante del tobillo: el tibial anterior, (dorsiflexor e inversor del pie), que se palpa fácilmente en la cara anterointerna, el tendón extensor propio del dedo gordo, inmediatamente lateral al tibial anterior, y el extensor común de los dedos, el más lateral de todos ellos. Entre el extensor propio del dedo gordo y el extensor común de los dedos se puede palpar el pulso de la arteria pedia.

En los ▶ **Vídeos 24-25 y 24-26** se describen las maniobras de palpación de tobillo y del pie.

Movilidad (activa y pasiva)

• **Flexión dorsal y plantar del tobillo.** Medir su rango de movimiento con un goniómetro. Se pide al paciente que realice todo lo siguiente de forma activa y luego repita los movimientos de forma pasiva (**Fig. 24-38** y ▶ **Vídeo 24-27**):
– **Flexión plantar** (rango normal de movimiento: 0°-50°). Instrucciones: «Empuje los pies hacia abajo, como si estuviera presionando el pedal de un coche».
– **Dorsiflexión del pie** (rango normal de movimiento: 0°-20°). Instrucciones: «Extienda los pies hacia atrás, como si intentara apuntarlos hacia su cabeza».

Si algún movimiento está restringido, tras cuantificarlo, habrá que realizar la movilidad pasiva forzada; la diferencia entre la amplitud de la movilidad activa y pasiva orientarán hacia la patología responsable (menor movilidad activa que pasiva indica que la debilidad es de causa neurógena muscular o tendinosa, si es similar, lo más probable es que se deba a una cortedad tendinosa-muscular o a engrosamiento capsular o tope óseo [marcadas artropatías]).

• **La movilidad del medio pie (articulación de Lisfranc)**
Se valora mediante la **inversión** y la **eversión**. Instrucciones: se invita al paciente que coloque la planta de su pie hacia adentro (inversión: rango de movimiento: 0°-35°) (**Fig. 24-39 A**), observando su amplitud de movimientos y si

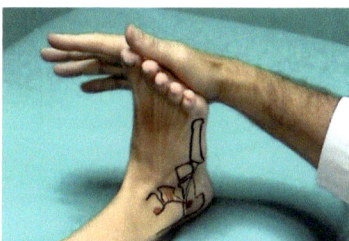
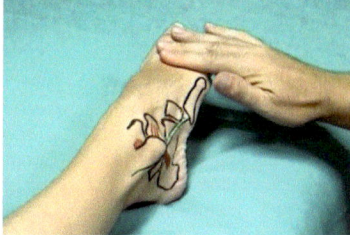

Figura 24-38. Flexión dorsal y plantar del tobillo.

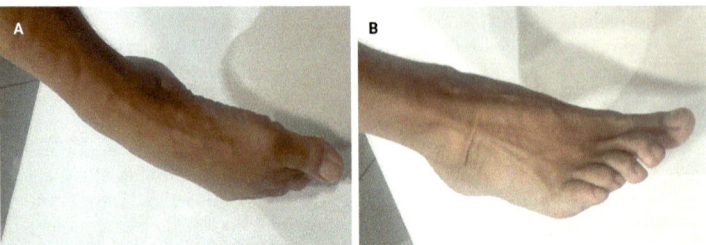

Figura 24-39. Movilidad del medio pie (articulación de Lisfranc) inversión **(A)** y eversión **(B)**.

provoca dolor; a continuación, se le indica que dirija la planta del pie hacia afuera (eversión: rango normal de movimiento: 0°-15°) (**Fig. 24-39 B**). Si la movilidad está restringida debe cuantificarse y proceder a la valoración de la movilidad pasiva forzada.

- **La movilidad de las articulaciones metatarso-falángicas**
  Se explora la flexión plantar y dorsal al igual que la de las **interfalángicas** y cuando exista limitación de la movilidad es recomendable indicar su relación con el dolor. Instrucciones: para la flexión del dedo del pie: «Enrolle los dedos de los pies lo más fuerte que pueda». Para la extensión del dedo del pie: «Extienda los dedos de los pies, como si intentara apuntarlos hacia su cabeza».
- **Los movimientos de las articulaciones subastragalina y mediotarsiana**
  Deben evaluarse de forma pasiva ya que son difíciles de aislar con movimientos activos.

Maniobras específicas

Las maniobras especiales se seleccionan dependiendo de la sospecha etiológica tras la anamnesis y de la exploración previa. Así, ante la sospecha de lesión ligamentosa debe realizarse la **maniobra del bostezo** y **maniobra del cajón anterior** (▶ **Vídeos 24-28 y 24-29**). Existen otras maniobras útiles para evaluar el dolor en la parte posterior del tobillo. Así, si existe dolor en la zona posterior del tobillo al ponerse de puntillas (hiperflexión plantar), se realizará la **maniobra de conflicto tibio astragalina posterior**; si el dolor se ocasiona en la máxima flexión del tobillo (al ponerse en cuclillas), debe realizarse la **maniobra del conflicto tibio-astragalino anterior**. Ambas maniobras se explican en libros más especializados (ver bibliografía). Describiremos también la **exploración del tendón de Aquiles** y algunas maniobras específicas del pie.

- **Bostezos**
  Útiles para explorar la inestabilidad lateral externa (**bostezo en varo**) e interna (**bostezo en valgo**) (**Fig. 24-40**; v. ▶ **Vídeos 24-28 y 24-29**). Se hacen sujetando con una mano la pierna y con la otra el retropié y haciendo una supinación o una pronación forzadas. Si hay una lesión de los ligamentos externos (la más frecuente), veremos un bostezo articular en varo y un chasquido muy característico. Es conveniente que la rodilla del paciente esté flexionada para relajar los músculos gastrocnemio gemelos, ya que si no puede observarse un falso negativo.

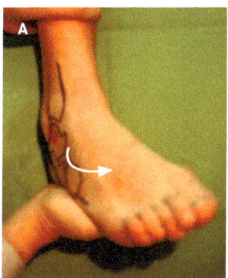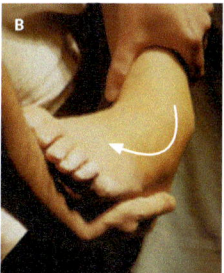

Figura 24-40. Bostezos de tobillo. **A)** Bosteza en varo con el que se explora la estabilidad de los ligamentos externos. **B)** Bostezo patológico que indica rotura de todos los ligamentos externos del tobillo. Tomada de F Santonja. Esguince de tobillo. En: Cirugía Menor y Procedimientos en Medicina de Familia (2ª edición). JM Arribas editor. Jarpyo Editores, 2006.

• **Cajones**

Útiles para explorar la inestabilidad de los ligamentos anteriores del tobillo (**maniobra del cajón anterior**) (**Fig. 24-41**). Se hace con el paciente sentado, con las piernas colgando, y el explorador sujetando la tibia (tercio inferior) con una mano por delante, mientras con la otra tira del talón hacia delante en cajón anterior. Si hay una lesión del ligamento peroneo-astragalino anterior importante, el astrágalo puede subluxarse hacia delante y provocar también un chasquido característico.

En el ▶ **Vídeo 24-30** se describen las maniobras de estabilidad del tobillo, bostezos y cajones .

• **Regla de Ottawa**

Se trata de un algoritmo de decisión con evidencia demostrada y que permite sospechar una probable fractura o fisura (en cuyo caso hay que realizar radiografía) o que se trate de una patología de partes blandas (esguince o rotura de ligamentos), en cuyo caso la radiografía no es necesaria. Las reglas se basan en la exploración física de la región del tobillo y pie, que se compone de los siguientes criterios (**Fig. 24-42**):

1. Dolor o aumento en la sensibilidad en el borde posterior de los últimos 6 cm de la tibia y el peroné y hasta la punta del maléolo lateral (peroneo) o medial (tibial).

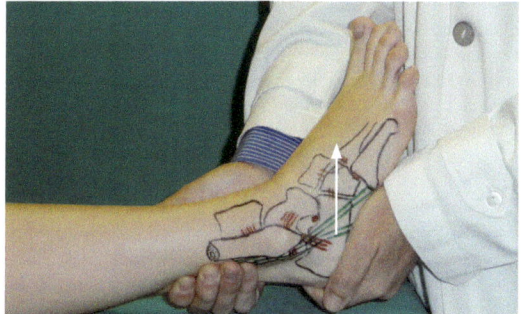

Figura 24-41. Cajones de tobillo. Cajón anterior donde se explora la estabilidad de las estructuras ápsulo-ligamentosas anteriores. Tomada de F Santonja. Esguince de tobillo. En: Cirugía Menor y Procedimientos en Medicina de Familia (2ª edición). JM Arribas editor. Jarpyo Editores, 2006.

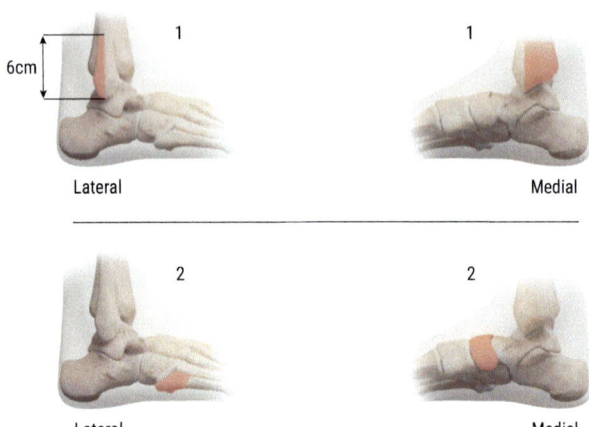

6cm

1   1

Lateral   Medial

2   2

Lateral   Medial

Figura 24-42. Regla de Ottawa.

2. Dolor o aumento en la sensibilidad en el escafoides del tarso o la base del quinto metatarsiano.
3. Incapacidad del paciente para soportar su peso corporal inmediatamente después de ocurrida la lesión, e incapacidad para deambular más de 4 pasos durante la exploración física en urgencias.

La presencia de uno o más de estos puntos indica la necesidad de realizar radiografías para descartar lesión ósea.

- **Exploración del tendón de Aquiles**
  El tendón de Aquiles tiene una patología muy específica, tanto traumática como inflamatoria.
  La rotura degenerativa del tendón de Aquiles provoca una impotencia funcional clara, con imposibilidad de ponerse de puntillas, pero a veces la ruptura es incompleta y hay que practicar las siguientes maniobras. Todas las pruebas se realizan con el paciente boca abajo y con los pies extendidos sobre el extremo de la camilla de exploración. El lado asintomático sirve como control para comparar con el lesionado:
  - **Test de la brecha o escotadura palpable en tendón.** El médico palpa suavemente el trayecto del tendón buscando espacios, que si están presentes generalmente se encuentran entre 2 y 6 cm del calcáneo (**Fig. 24-43**).
  - **Prueba de compresión de la pantorrilla (Thompson).** El médico aprieta suavemente la pantorrilla del paciente en su tercio medio y justo debajo del lugar de circunferencia más amplia, observando el tobillo para detectar movimiento. La flexión plantar normal del tobillo resulta de la compresión del músculo sóleo, que curva el tendón de Aquiles hacia atrás. Si el tendón está intacto, el tobillo debe realizar flexión plantar; la ausencia de movimiento o movimiento mínimo es una respuesta positiva de rotura del

Palpación del tendón

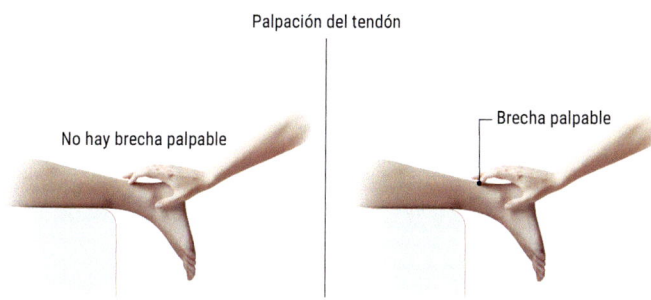

Figura 24-43. Test de la brecha o escotadura palpable.

Prueba de compresión de la pantorrilla

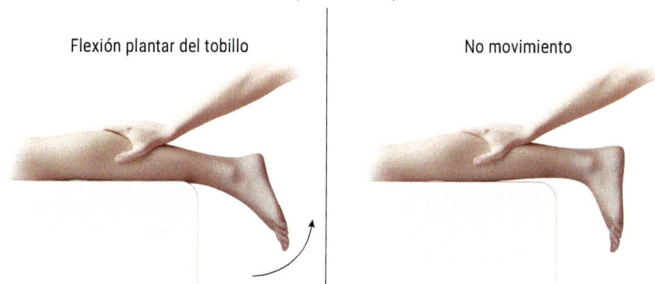

Figura 24-44. Prueba de compresión de la pantorrilla (Thompson).

tendón (**Fig. 24-44**). Thompson describió la prueba de compresión de pantorrillas en 1962 señalando que la prueba podría realizarse con el paciente en decúbito prono o arrodillado sobre una silla (▶ **Vídeo 24-31**).

– Prueba de compresión de la pantorrilla (Simmonds). Simmonds describió la prueba idéntica de rodillas en 1957.
  1. Pedimos al paciente que se arrodille en una silla con los pies colgando sobre el borde.
  2. Apretamos cada una de las pantorrillas del paciente por turno.
  Interpretación: en personas sanas, el pie debe realizar una flexión plantar al apretar la pantorrilla, debido a la contracción del músculo gastrocnemio y la posterior fuerza de tracción transmitida a través del tendón de Aquiles; no habrá movimiento del pie si se rompe el tendón de Aquiles por pérdida de continuidad entre el gemelo y el pie.

– **Prueba de flexión de rodilla (prueba de Matles).** El médico observa la posición de los tobillos del paciente. Mientras el paciente flexiona ambas rodillas a 90° (las rodillas se pueden flexionar de forma individual o simultánea). El tobillo permanece ligeramente en flexión plantar si el tendón está intacto; La posición del tobillo en ligera dorsiflexión o neutral es respuesta positiva de sospecha de rotura del tendón de Aquiles (**Fig. 24-45**).

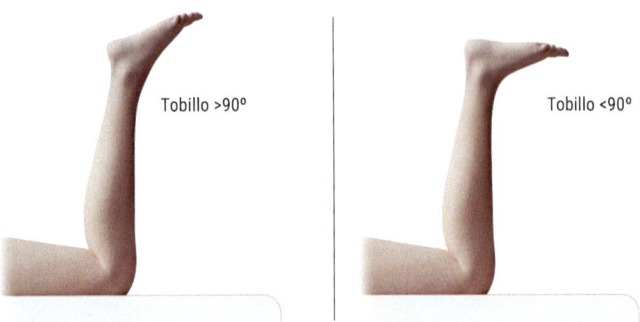

Tobillo >90°   Tobillo <90°

Figura 24-45. Prueba de Matles. El paciente en prono con las rodillas flexionadas y el examinador evalúa cómo se encuentra el pie. En esta imagen, el pie muestra ausencia de flexión plantar (es decir, el pie cae plano (a la posición neutra con 0° de flexión plantar). Este resultado es sospecha de rotura del tendón.

- **Exploración de pie plano-valgo**
  – Maniobra de reductibilidad del pie plano-valgo (**signo de Fonseca**). Esta maniobra consiste en invitar al paciente a que se ponga de puntillas, observamos desde detrás la desaparición del valgo del calcáneo (el calcáneo se alinea) y de la pronación del medio pie ello indica que es pie plano flexible y por tanto no estructurado (**Fig. 24-46**).

En el ▶ **Vídeo 24-32** se describen la exploración con podoscopio de las anomalías de apoyo (pies planos, etc.).

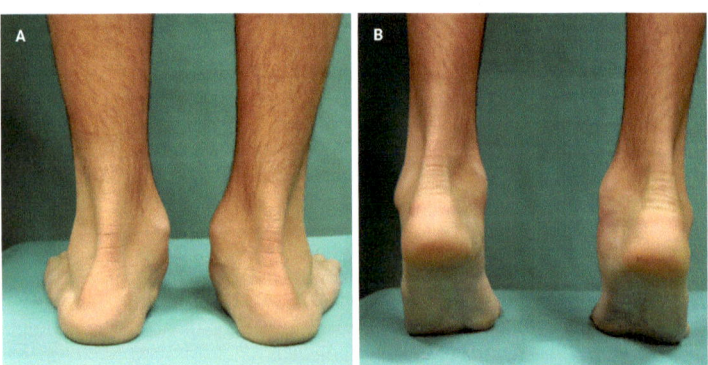

Figura 24-46. Maniobra de reductibilidad del pie plano-valgo (signo de Fonseca). **A)** Adolescente con notable valgo de ambos calcáneos, pronación de ambos medio pies y ausencia de arco interno. **B)** Al ponerse de puntillas signo de Fonseca el pie izquierdo normaliza la pronación del medio pie, pero el derecho la mejora sin llegar a corregirlo lo que indica cierto grado de afectación estructural. Tomada de F Santonja Medina. Manual de Exploración Musculoesquelética. Editorial Médica Panamericana, 2022.

Después de la exploración

Se explique al paciente los hallazgos. Si tras la exploración no se consigue precisar el diagnóstico, o bien es necesario confirmarlo, se realizarán exploraciones complementarias, como estudios de imagen (radiografía, resonancia magnética) según los protocolos de cada patología de sospecha.

VALOR DE LA EXPLORACIÓN SEGÚN LA EVIDENCIA
El dolor de cadera

Puede ser el resultado de una variedad de trastornos, incluyendo artrosis de cadera, enfermedad sacroilíaca, enfermedad extraarticular (bursitis trocantérea, bursitis de iliopsoas, y glútea), causas neurogénicas (meralgia parestésica, ciática) y, raramente, diversos trastornos a distancia (hernia). La enfermedad de la cadera afecta todo el repertorio de movimientos de la cadera, incluida la flexión, extensión, abducción, aducción y rotación (tanto interna como externa).

! Estas maniobras de exploración de la cadera ofrecen una sensibilidad para el diagnóstico que varía entre el 33-76 % y especificidad del 61-96 %

Rodilla

En la rodilla, los traumatismos representan entre el 6 % y el 12 % de las lesiones significativas de esta articulación: fracturas y lesiones de estructuras internas (ligamentos colaterales, ligamentos cruzados y meniscos (las lesiones del interno superan en 3:1 a las laterales).

La estabilidad de la rodilla depende de la cápsula articular y de dos pares de ligamentos: los ligamentos colaterales medial y lateral y el ligamento cruzado anterior y el ligamento cruzado posterior. La exploración de estas estructuras se realiza tensionando la rodilla en una dirección que el ligamento intacto normalmente resistiría. Si no se produce ningún movimiento durante la prueba o si se producen pequeños movimientos, pero termina abruptamente con una parada firme (es decir, un punto final «duro»), el ligamento estará intacto. Si hay excesiva laxitud de movimiento o un extremo «suave» o «blando», el ligamento estará dañado.

! Estas maniobras tienen alta especificidad y sensibilidad, aunque el *gold standard* es la resonancia; así, la prueba de Lachman aporta sensibilidad de 50-96 % y especificidad de 90-99 % para el diagnóstico de rotura de LCA. La prueba de cajón anterior aporta sensibilidad de 27-80 % y especificidad de 91-99 % para el diagnóstico de rotura de LCA, y el cajón posterior datos similares para el diagnóstico de rotura de LCP. En cuanto a las maniobras meniscales, el McMurray ofrece una sensibilidad del 17-52 % y especificidad del 77-98 para el diagnóstico de rotura meniscal. Para el diagnóstico de rotura de ligamentos colaterales la prueba de forzar valgo o varo aporta una sensibilidad de 79-89 % y especificidad del 49-99 %.

Tobillo y pie

Respecto de la exploración del **tobillo-pie**, en pacientes que acuden a los servicios de urgencias con lesiones de tobillo o pie, entre el 8 % y el 14 % tienen una fractura clínicamente significativa. Por otro lado, la rotura del tendón de Aquiles suele ocurrir durante actividades deportivas cuando se realiza una flexión plantar forzada del tobillo («empuja» al correr o saltar) o una flexión dorsal forzada.

Las maniobras de exploración determinan con gran exactitud la presencia de la lesión.

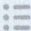

Así, la sensibilidad de la regla de Otawa para diagnóstico de fractura es cercana al 100 % aunque su especificidad es del 16-44 % para fractura del tobillo y del 88-99 % y 21-79 % respectivamente para fracturas del pie. Las pruebas exploratorias para diagnosticar la rotura del tendón de Aquiles ofrecen la siguiente eficacia: la prueba de la brecha palpable en tendón de Aquiles sensibilidad del 73 % y especificidad del 89 %; la prueba de la compresión de pantorrillas (Thompson) sensibilidad del 96 % y especificidad del 93 %; la prueba de flexión de rodilla, sensibilidad del 88 % y especificidad del 86 %.

PUNTOS CLAVE

- La exploración clínica de la cadera, de la rodilla, y del tobillo-pie es un proceso esencial para el estudio de sus patologías al mostrar una alta sensibilidad para identificar los posibles diagnósticos.
- Con inspección, palpación y movilidad se puede establecer una sospecha diagnóstica fundamentada, pero si no está claro el diagnóstico probable debemos realizar las maniobras especiales de acuerdo con la sospecha clínica obtenida hasta ese momento.
- El aprendizaje de las maniobras de exploración especiales de cada articulación es de gran importancia ya que proporciona una ayuda de gran precisión, para el diagnóstico de la patología de cadera, rodilla, tobillo y pie.

BIBLIOGRAFÍA

Bickley L S, Szilagyi P G, Hoffman R M. Bates' Pocket Guide to Physical Examination and History Taking. 9ª ed. Filadelfia: LWW; 2020.

Castelló JR et al. Sección 9: Procedimientos y técnicas de cirugía plástica en medicina de familia. En: Arribas JM. Cirugía menor y procedimientos en medicina de familia (2ª edición). Madrid: Jarpyo Editores; 2006.

Geeky Medics OSCE. OSCE guides, clinical: Musculoskeletal examination. Global medical education platform. Disponible en: https://geekymedics.com/category/osce/clinical-examination/msk/ [acceso febrero 2024].

Granero Xiberta J. Manual de Exploración Física del Aparato Locomotor. Madrid: Medical & Marketing Communications; 2010.

McGee S. Evidence-Based Physical Diagnosis. 5ª ed. Filadelfia: Elsevier; 2021.

Santonja Medina F. Manual de Exploración Musculoesquelética. Madrid: Editorial Médica Panamericana; 2022.

Santonja et al. Sección 22. Procedimientos de traumatología, ortopedia, rehabilitación y medicina del deporte en medicina de familia. En: Arribas JM ed. Cirugía menor y procedimientos en medicina de familia. 2ª edición. Vol. I. Madrid: Jarpyo Editores, ISBN 84-96549-05-4 (vol I): 84-96549-04-6 (vol II. III y IV). Reimpresión (2024) por Editorial Académica Española: International Book Market Service Ltd

VÍDEOS

Exploración Neurológica I. Comportamiento, actitud, estado mental y cerebelo

25

M. I. García Lázaro y F. J. de la Casa Sánchez

OBJETIVOS DE APRENDIZAJE

- Listar de modo ordenado los componentes de la exploración neurológica básica.
- Realizar en unos 5 minutos el examen del estado mental y del cerebelo.
- Sobre la escala de coma de Glasgow: describir las áreas exploradas y su valor global.
- Sobre el Mini Examen Cognitivo de Lobo: describir las áreas exploradas y su valor global.
- Describir los hallazgos característicos de la ataxia cerebelosa.
- Explorar la presencia de los signos meníngeos.

SÍNTESIS CONCEPTUAL

- El sistema nervioso, con sus divisiones central y periférica, mantiene y controla todas las funciones corporales mediante respuestas autónomas o voluntarias. La evaluación de sus componentes, estado mental, nervios craneales, sistema motor, reflejos, sensibilidad, coordinación, equilibrio y marcha, hace de la valoración neurológica una de las partes más complejas de la exploración física. La exploración neurológica básica, general o de cribado, se resume en la **tabla 25-1**.
- El examen del **estado mental** permite verificar las facultades de pensamiento del paciente. Incluye gran cantidad de aspectos que se valoran mediante una **entrevista** adecuada y con la ayuda de sencillas **escalas validadas**.
- El cerebelo es el órgano **regulador de las actividades motoras**. Se encarga de que los movimientos se realicen de forma precisa y armónica. La principal manifestación de sus enfermedades es la **ataxia cerebelosa**. Se caracteriza por movimientos descoordinados e imprecisos que dificultan la realización de tareas cotidianas como comer, vestirse o caminar. La ataxia empeora al aumentar la velocidad de los movimientos.

MATERIALES NECESARIOS Y POSICIÓN DEL PACIENTE PARA LA EXPLORACIÓN

- Materiales: camilla y martillo de reflejos. Escalas: de coma de Glasgow, Mini Examen Cognitivo de Lobo, escalas de ansiedad/depresión de Goldberg (Tablas 25-2 y 25-3; v. Tabla 25-1).
- Posición del paciente: sentado, en decúbito supino o en bipedestación.

ANTES DE LA EXPLORACIÓN

Confirmar que el entorno es confortable (limpieza, iluminación, temperatura). Saludar y presentarse. Confirmar los datos del paciente. Explicar y pedir su autorización para explorar. Higiene de manos (▶ Vídeo 25-1).

COMPORTAMIENTO Y ESTADO MENTAL

En la mayoría de las ocasiones, la interacción entre el explorador y el paciente en el transcurso de la anamnesis y la exploración física suele ser suficiente para descubrir anormalidades en estas esferas. Los cambios sutiles se detectan mejor preguntando a los familiares o convivientes y utilizando test validados, que ayudan a objetivarlos y cuantificarlos (v. Tablas 25-1, 25-2 y 25-3).

Tabla 25-1. Examen neurológico básico de cribado[1]

Áreas a explorar[2]:

- **Estado mental:** 1) nivel de conciencia (alerta, somnoliento, estuporoso, inconsciente), 2) capacidad para orientarse en persona, lugar y tiempo, 3) capacidad para realizar, al menos, una orden complicada (cuidado de no dar ninguna señal no verbal), 4) si las respuestas son apropiadas y el paciente puede relatar una historia clínica detallada y coherente, no es necesario realizar más pruebas de estado mental, salvo que existan quejas cognitivas.
- **Nervios craneales** (v. Cap. 27): campos visuales, respuesta pupilar a la luz, movimientos oculares en todas las direcciones, la fuerza facial y la audición al frotar los dedos
- **Sistema motor, cerebelo** (v. Cap. 26): aspecto de los músculos (observar tamaño, movimientos anormales). Tono (palpar). Fuerza: maniobra de Barré y músculos deltoides, tríceps, extensores de muñeca, interóseos de mano, iliopsoas, isquiotibiales, dorsiflexores de tobillo y extensores de los dedos del pie. Coordinación y equilibrio: golpeteo con los dedos (mano y pies), prueba dedo-nariz. Marcha, marcha sobre puntillas y talones, marcha en tándem.
- **Reflejos:** reflejos tendinosos: bíceps, tríceps, rotuliano y aquíleo; reflejos plantares.
- **Sensibilidad:** tacto ligero distal en manos y pies (en las cuatro extremidades), incluida la doble estimulación simultánea; sentido de la posición (test de Romberg)

[1] Útil en pacientes sin quejas neurológicas, o con quejas inespecíficas
[2] Explorar cada maniobra de modo consecutivo en ambos hemicuerpos para detectar mejor las asimetrías

Tabla 25-2. Escala de ansiedad y depresión de Goldberg (GADS)

Escala sencilla de usar y de gran eficacia en la detección de trastornos de depresión y/o ansiedad. Constituye un instrumento de evaluación de la severidad y evolución de los trastornos.

Está dirigida a la población general y consiste en un **cuestionario heteroadministrado con dos subescalas,** una para detección de la ansiedad y otra para la depresión.

Ambas tienen **9 preguntas** estructuradas en un *primer bloque con 4 ítems iniciales de despistaje* para determinar si es o no probable que exista un trastorno y un *segundo bloque de 5 preguntas que sólo se formulan si hay respuestas positivas en el despistaje* (2 o más en la subescala de ansiedad y 1 o más en la de depresión). La probabilidad de padecer un trastorno es tanto mayor cuanto mayor es el número de respuestas positivas.

Los **síntomas están referidos a los 15 días previos a la consulta** y no se puntuarán aquellos que duren menos de 15 días. Todos los ítems tienen la misma puntuación y siguen un orden de gravedad creciente, los últimos ítems de cada escala serían positivos en los pacientes con trastornos de ansiedad o depresión más severos.

SUBESCALA DE DEPRESIÓN	SÍ	NO
¿Se ha sentido con poca energía?		
¿Ha perdido usted su interés por las cosas?		
¿Ha perdido la confianza en sí mismo?		
¿Se ha sentido usted desesperanzado, sin esperanzas?		
Puntuación inicial Si hay respuestas afirmativas a cualquiera de las preguntas anteriores, continuar preguntando	0	
¿Ha tenido dificultades para concentrarse?		
¿Ha perdido peso? (a causa de su falta de apetito)		
¿Se ha estado despertando demasiado temprano?		
¿Se ha sentido usted enlentecido?		
¿Cree usted que ha tenido tendencia a encontrarse peor por las mañanas?		
Puntuación subescala Depresión Puntuación de corte ≥ 2	0	

SUBESCALA DE ANSIEDAD	SÍ	NO
¿Se ha sentido muy excitado, nervioso o en tensión?		
¿Ha estado muy preocupado por algo?		
¿Se ha sentido muy irritable?		
¿Ha tenido dificultad para relajarse?		
Puntuación inicial Si hay 2 o más respuestas afirmativas, continuar preguntando	0	

Continúa

Tabla 25-2. Escala de ansiedad y depresión de Goldberg (GADS) (*Cont.*)

SUBESCALA DE ANSIEDAD	SÍ	NO
¿Ha dormido mal, ha tenido dificultades para dormir?		
¿Ha tenido dolores de cabeza o nuca?		
¿Ha tenido alguno de los siguientes síntomas: temblores, hormigueos, mareos, sudores, diarrea? (síntomas vegetativos)		
¿Ha estado preocupado por su salud?		
¿Ha tenido alguna dificultad para conciliar el sueño, para quedarse dormido?		
Puntuación Subescala Ansiedad Puntuación de corte ≥ 4	0	
PUNTUACIÓN TOTAL – ESCALA ÚNICA **Puntuación de corte en población geriátrica (≥ 74 años) ≥ 6**	0	

Fuente: Montón C, et al. Anxiety scales and Goldberg's depression: an efficient interview guide for the detections of psychologic distress. Aten Primaria. 1993 Oct 15;12(6): 345-9. https://www.ncbi.nlm.nih.gov/pubmed?term=8218816

Tabla 25-3. Escala de coma de Glasgow

Apertura ocular	Espontánea	4
	En respuesta a la voz	3
	En respuesta al dolor	2
	No apertura	1
Respuesta verbal	Orientada en tiempo y lugar	5
	Confusa, respuestas poco precisas	4
	Palabras inapropiadas sin sentido	3
	Sonidos ininteligibles	2
	No emite sonidos	1
Respuesta motora	Obedece órdenes sencillas	6
	Localiza estímulos dolorosos	5
	Se retira, pero no localiza estímulo	4
	Flexión anormal de MMSS (decorticación)	3
	Aducción y rotación interna de miembros (descerebración)	2
	Ninguna respuesta	1

La escala de coma de Glasgow (GSC) tiene una puntuación entre 3 y 15 (3 el peor; 15 el mejor). Se compone de tres parámetros: la mejor respuesta ocular (O), la mejor respuesta verbal (V) y la mejor respuesta motora (M). Cada componente debe registrarse individualmente; ej. O2V3M4, que da como resultado una puntuación de GCS de 9. Una puntuación global ≥ 13 se correlaciona con una lesión cerebral leve, una puntuación de 9-12 se correlaciona con una lesión moderada, y una puntuación ≤ 8 representa una lesión cerebral grave.

La exploración neurológica del comportamiento y estado mental abarca una gran cantidad de campos. Para mayor sencillez metodológica, los agruparemos en cuatro: **aspecto y conducta, conversación y lenguaje, valoración del estado emocional y valoración cognitiva**.

Aspecto y conducta

El aspecto del paciente, así como una indumentaria o arreglo inadecuado, orientan hacia patología neurológica o psiquiátrica. Así mismo, una conducta agresiva, pasiva, inestable o inadecuada en algún aspecto también puede ser indicativa de patología.

Conversación y lenguaje

Durante la entrevista, la comunicación y el lenguaje deben ser fluidos. Debemos valorar alteraciones en:

- **Calidad de la voz:** dificultad, disfonía o alteraciones en volumen de la voz.
- **Articulación**: las palabras deben de ser articuladas con ritmo y fluidez normal.
- **Comprensión**: el paciente debe comprender las instrucciones y repetirlas.
- **Coherencia**: el paciente debe transmitir sus mensajes claramente.
- **Afasia**: detectar la adición u omisión de palabras, sílabas o letras, así como las trasposiciones de palabras en una frase.

Estado emocional

Durante la entrevista se evalúan los pensamientos y percepciones y las conductas y sentimientos.

Pensamientos y percepciones.

Los pensamientos deben ser lógicos y coherentes. Se buscan percepciones irreales, como delirios (inferencia incorrecta de la realidad) o alucinaciones (percepciones no provocadas por estímulo real), y las circunstancias en que se desencadenan.

Conductas y sentimientos.

Se evalúan mediante observación de la conducta y expresión de sentimientos del paciente durante la entrevista, con preguntas acerca de sus sentimientos y si ellos le suponen algún problema, o mediante escalas de ansiedad y/o depresión, como la de Goldberg (v. **Tabla 25-2**).

Valoración cognitiva

Tras valorar el nivel de conciencia del paciente y comprobar su grado de atención, se evalúan sus funciones cognitivas superiores mediante entrevista clínica y
escalas validadas, que facilitan la detección de problemas y permiten monitorizar
su evolución temporal.

Nivel de conciencia

De forma fisiológica, varía desde la vigilia al sueño. Se evalúa según la respuesta a
los estímulos externos y la dificultad para despertar al paciente. Se definen cuatro
niveles de conciencia: **alerta** (normal), **letargia** (somnolencia y cierto grado de
confusión superficial que impide pensar con fluidez), **estupor** (atención momen-
tánea a estímulos intensos) y **coma** (desconexión con el medio). El deterioro de la
conciencia siempre indica patología y requiere valoración inmediata. Su gravedad
es paralela al grado del déficit. Su evolución en el tiempo tiene valor pronóstico
(favorable o desfavorable) y condiciona la actuación y el tratamiento. Por ello es
importante poder valorar el estado de conciencia de forma fácil y rápida. Uno de los
métodos más usados, sencillo y útil, es la **escala de coma de Glasgow** (v. Tabla 25-3).

Funciones cognitivas superiores

Se exploran diferentes áreas mediante escalas y test. En nuestro medio el más
utilizado es *el Mini Mental State Examination* (**MMSE**) de Folstein, adaptado y
validado a la población española por **Lobo** (Fig. 25-1 y ▶ Vídeo 25-2). Aunque
tiene un pequeño sesgo en función del nivel cultural, permite definir el grado de
deterioro cognitivo y valorar su evolución.

GUÍA SISTEMATIZADA DE LA EXPLORACIÓN DEL CEREBELO

El cerebelo es el órgano que regula todas las actividades motoras, voluntarias
e involuntarias, para conseguir movimientos coordinados, precisos y rítmicos
(▶ Vídeo 25-3).

Procesa la información sensitiva procedente de los ojos, los oídos, los recepto-
res táctiles y el sistema musculoesquelético, y la integra con el sistema vestibular
para asegurar el **control reflejo del tono muscular, el equilibrio y la postura**.
Colabora con la corteza motora coordinando la acción simultánea de múltiples
músculos, agonistas y antagonistas, logrando movimientos armónicos y precisos.

Conviene explorar el cerebelo después de los sistemas motor, sensitivo y reflejo,
cuyas alteraciones pueden interferir en sus funciones (p. ej., sólo se puede explorar
la coordinación de los movimientos si el sistema motor está preservado, con fuerza
4-5 en la escala MRC (v. Cap. 26).

Los hemisferios cerebelosos controlan el mismo lado del cuerpo (homolateral).
Las lesiones de línea media afectan más a los movimientos de tronco, extremidades
inferiores y marcha.

Sistemática de la exploración:

- Paciente sentado. Exploramos la posición, los movimientos oculares, el habla, el tono muscular y los movimientos de las extremidades (precisión y coordinación).
- Paciente en bipedestación. Exploramos el equilibrio (test de Romberg) y la marcha.

Gerencia Asistencial
de Atención Primaria
Comunidad de Madrid CONSEJERÍA DE SANIDAD

MINI EXAMEN COGNOSCITIVO (MEC) DE LOBO - 30

El test Mini-examen cognoscitivo de Lobo es la versión de 30 puntos adaptada y validada en España del MMSE (Mini-Mental State Examination) de Folstein. Es un test de cribado que detecta y evalúa la progresión del Trastorno Cognitivo asociado a enfermedades neurodegenerativas (tipo Alzheimer).
Consiste en una escala estructurada que explora 5 áreas cognitivas (orientación, memoria de fijación, concentración y cálculo, recuerdo diferido, y lenguaje y construcción). Requiere entre 5 y 10 minutos para su administración. Se asigna 1 punto por cada respuesta correcta y se contabilizan los puntos correctos de cada uno de los ítems del test.

ORIENTACIÓN: No se permite la Comunidad Autónoma como respuesta correcta para la provincia ni para nación o país (excepto en las comunidades históricas).

Dígame:

Espacial	☐ El día	☐ Fecha	☐ Mes	☐ Estación	☐ Año
Temporal	☐ El lugar donde estamos	☐ Planta	☐ Ciudad	☐ Provincia	☐ Nación

FIJACIÓN: Repetir claramente cada palabra en un segundo. Le damos tantos puntos como palabras repita correctamente al primer intento. Hacer hincapié en que las recuerde, ya que más tarde se le volverán a preguntar. Asegurarse de que el paciente repita las tres palabras correctamente hasta que las aprenda. Están permitidos seis intentos para que las repita correctamente.

Repita estas tres palabras (hasta que se las aprenda): ☐ Peseta ☐ Caballo ☐ Manzana

CONCENTRACIÓN Y CÁLCULO: Sustracción de 3 en 3. Si no le entiende se puede reformular la pregunta. Si tiene 30 pesetas y me da tres ¿cuántas le quedan?, y seguir pero sin repetir cifra que dé el paciente. Sedará un punto por cada sustracción correcta.

Si tiene 30 pesetas y me va dando de tres en tres ¿cuántas le van quedando?: ☐ 27 ☐ 24 ☐ 21 ☐ 18 ☐ 15

MEMORIA: Dar un amplio margen de tiempo para que pueda recordar sin ayudarlo. 1 punto por cada palabra recordada sin tener en cuenta el orden.

¿Recuerda las tres palabras de antes? ☐ Peseta ☐ Caballo ☐ Manzana

LENGUAJE Y CONSTRUCCIÓN: El entrevistador ha de leer la frase poco a poco y correctamente articulada. Un error en la letra es 0 puntos en el ítem. En las semejanzas perro-gato las respuestas correctas son animales de "s" características. Órdenes verbales, si el paciente coge el papel con la mano izquierda, ya valorará como error, si lo doble más de dos veces es otro error; Lectura, escritura y dibujo: Si utiliza gafas se solicita que se las ponga; Frase: Advertir que no se considerará correcta si escribe su nombre. Si es necesario se le puede poner un ejemplo, pero insistiendo en que ha de escribir algo diferente. Debe construir una frase con sujeto, verbo y complemento para valorarla con un punto; Figura: cada pentágono ha de tener exactamente 5 lados y 5 ángulos y debe entrelazarse en dos puntos de contacto.

- **Mostrar un bolígrafo** ☐ ¿Qué es esto? ☐ Repetirlo con un reloj
- **Repita esta frase : En un trigal había cinco perros** ☐ Repite
- **Coja este papel con la mano derecha dóblelo y póngalo encima de la mesa:** ☐ Primera ☐ Segunda ☐ Tercera
- **Lea esto y haga lo que dice : CIERRE LOS OJOS** ☐ Lo realiza
- **Escriba una frase** ☐ La escribe
- **Copie este dibujo** 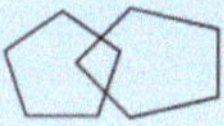 ☐ Lo dibuja.

INTERPRETACIÓN   MEC de 30 puntos = Normal

Si ≥ 65 años:
- MEC < 24 puntos = Deterioro cognitivo
- MEC ≥ 24 puntos = Borderline

Si < de 65 años:
- MEC < 28 puntos = Deterioro cognitivo

PUNTUACIÓN   0

Fuente: Lobo A, et al. Mini-test, a simple practical test to detect intellectual changes in medical patients. Article in Spanish. Actas Luso Esp Neurol Psiquiatr Cienc Afines. 1979 May-Jun; 7 (3):189-202. http://www.ncbi.nlm.nih.gov/pubmed/?term=474231

Figura 25-1. Mini Examen Cognoscitivo de Lobo.

Control de la posición

Observamos al paciente sentado, sin apoyar la espalda. **Normal**: se mantiene erguido y estable. **Enfermedad cerebelosa de línea media**: provoca ataxia troncal, con movimientos descoordinados de tronco-hombros-caderas y balanceo de cabeza y tronco. En casos graves, el paciente es incapaz de sentarse o mantenerse sin apoyo.

Movimientos oculares

Pedimos al paciente que fije su mirada en un punto lejano. Después, sin mover la cabeza, sus ojos deben seguir el dedo del explorador, que se desplaza dentro de su campo visual (v. **Cap. 27**).

Enfermedad cerebelosa: aparecen movimientos anormales por dismetría ocular.

- Movimientos sacádicos oculares horizontales. Al intentar fijar la mirada, observamos correcciones rápidas para enfocar adecuadamente (▶ **Vídeo 25-4**).
- Nistagmo. Al seguir el dedo del explorador, observamos el movimiento oscilatorio de vaivén involuntario (horizontal en el 75 % de casos) (▶ **Vídeo 25-5**).

Coordinación motora del habla

Pedimos al paciente que repita una frase con muchas consonantes (p. ej., «en un trigal hay cinco perros»).

Enfermedad cerebelosa: observamos disartria atáxica**,** caracterizada por habla escándida (lenta, irregular en ritmo y volumen, con arrastre de las palabras) y fraseo explosivo, con sílabas entrecortadas y acentuación incorrecta.

Tono muscular

Es la contracción residual en un músculo relajado (▶ **Vídeo 25-6**). Para explorarlo pedimos al paciente que deje sus músculos flojos (como un «fideo mojado»), los palpamos y provocamos movimientos pasivos.

Enfermedad cerebelosa: observamos músculos hipotónicos (tono bajo), flácidos a la palpación, que responden a la movilización pasiva con movimiento pendular exagerado (4-5 veces).

Maniobras alternativas:

- Paciente en decúbito supino. La elevación pasiva de su rodilla no se acompaña de dorsiflexión del pie, que se arrastra sobre la camilla.
- Reflejo patelar: genera un movimiento pendular anormal (3-5 veces).
- Marcha: braceo exagerado (pendular).

Movimientos de las extremidades

Exploramos las cuatro extremidades, comparamos ambos hemicuerpos (valorando asimetría) y aumentamos gradualmente la velocidad de las pruebas (al dificultar la coordinación, aumenta la sensibilidad de la exploración y reduce los falsos negativos).

Enfermedad cerebelosa: observamos ataxia de las extremidades (límbica), caracterizada por movimientos voluntarios imprecisos (dismetría) y descoordinados (disdiadococinesia), que se acompañan de movimientos involuntarios (temblor cinético, de intención, con refuerzo final).

Dismetría

Exploramos con maniobras de precisión de los movimientos, de punto a punto (**Fig. 25-2 A**).

- **Extremidades superiores**
  - **Prueba dedo-nariz-dedo** (▶ **Vídeo25-7**): el paciente, con los ojos abiertos, toca con la punta de su dedo índice alternativamente su propia nariz y nuestro dedo, situado a 40-50 cm (permitir extensión completa del brazo). Movemos su dedo varias veces.
    Normal: movimientos rápidos, suaves y precisos, incluso al aumentar la velocidad.
    Enfermedad cerebelosa: el paciente calcula mal la distancia y no toca con exactitud nuestro dedo o su propia nariz (dismetría); suele asociar temblor de intención con refuerzo final.
    Alternativa: prueba dedo-nariz: el paciente, con los ojos cerrados, toca su nariz con el dedo índice de cada mano.
- **Extremidades inferiores**.
  - **Prueba talón-rodilla-espinilla** (▶ **Vídeo 25-8**): el paciente sentado o en decúbito supino apoya el talón de un pie en la rodilla opuesta y lo desliza por la espinilla hasta el tobillo; luego lo despega y repite el movimiento.
    Normal: localiza con precisión la rodilla; baja el talón por la espinilla en línea recta, sin desviaciones.
    Enfermedad cerebelosa: observamos dismetría (imprecisión al tocar la rodilla y desviaciones irregulares hacia un lado); puede asociar temblor de intención y ataxia de tronco.

Disdiadococinesia

Exploramos con maniobras de coordinación de movimientos alternantes rítmicos y rápidos (**Fig. 25-2 B** y ▶ **Vídeo 25-9**). El paciente golpea suavemente la articulación interfalángica del primer dedo con la punta del segundo de la misma mano (en los pies, golpea con los dedos repetidamente el suelo o nuestra mano).

Alternativas:
1. Con una mano, debe simular untar mantequilla en la palma de la otra mano.
2. Con ambas manos debe dar palmadas en sus rodillas, girando alternativamente las palmas, arriba y abajo.

- **Normal**: los movimientos son suaves y precisos y mantiene el ritmo al aumentar la velocidad.
- **Enfermedad cerebelosa**: observamos movimientos rígidos, enlentecidos, arrítmicos o clónicos espasmódicos.

Temblor de intención (cinético) con refuerzo final

Caracterizado por oscilaciones involuntarias, desencadenadas por el movimiento voluntario de la extremidad en las pruebas de precisión. Se acentúa al final del movimiento.

Equilibrio

Exploramos mediante el **test de Romberg** (**Fig. 25-2 C** y ▶**Vídeo 25-10**). El paciente en bipedestación con los talones juntos y los brazos a los lados. Le pedimos que se mantenga firme, primero con los ojos abiertos y después cerrados 20-30 segundos. Debemos permanecer cerca para impedir que se caiga.

- **Normal**: al cerrar los ojos, observamos ligero balanceo, sin peligro de caída.
- **Enfermedad cerebelosa**: el paciente es incapaz de mantener el equilibrio con los pies juntos, ni siquiera con los ojos abiertos. Observamos aumento de la base de sustentación, balanceo acusado e inestabilidad generalizada. Si hay lesión focal hemisférica, tiende a caer hacia el lado dañado.
- **Alteración de la propiocepción y/o lesión vestibular**: el equilibrio se mantiene con los ojos abiertos, pero se pierde al cerrarlos por pérdida del estímulo ocular (**test de Romberg positivo**).

Marcha

Debemos permanecer cerca para evitar caídas. Valoramos la postura, el braceo (balanceo de los brazos) y la secuencia de la marcha (▶**Vídeo 25-11**). Observamos al paciente caminar descalzo libremente unos 5 m. A continuación, exploramos la marcha sobre los talones y de puntillas (**Fig. 25-2 D**). Al final, exploramos la marcha en tándem, que exagera cualquier hallazgo inesperado (con los ojos abiertos y los brazos a los lados, el paciente camina siguiendo una línea recta, tocando la punta de cada pie con el talón del otro).

- **Normal**: postura erecta; la postura del tronco oscila con la fase de la marcha; secuencia de pisada y balanceo normal, paso tras paso, con marcha a ritmo suave y regular, longitud de zancada simétrica y dirección predecible; braceo suave y simétrico.

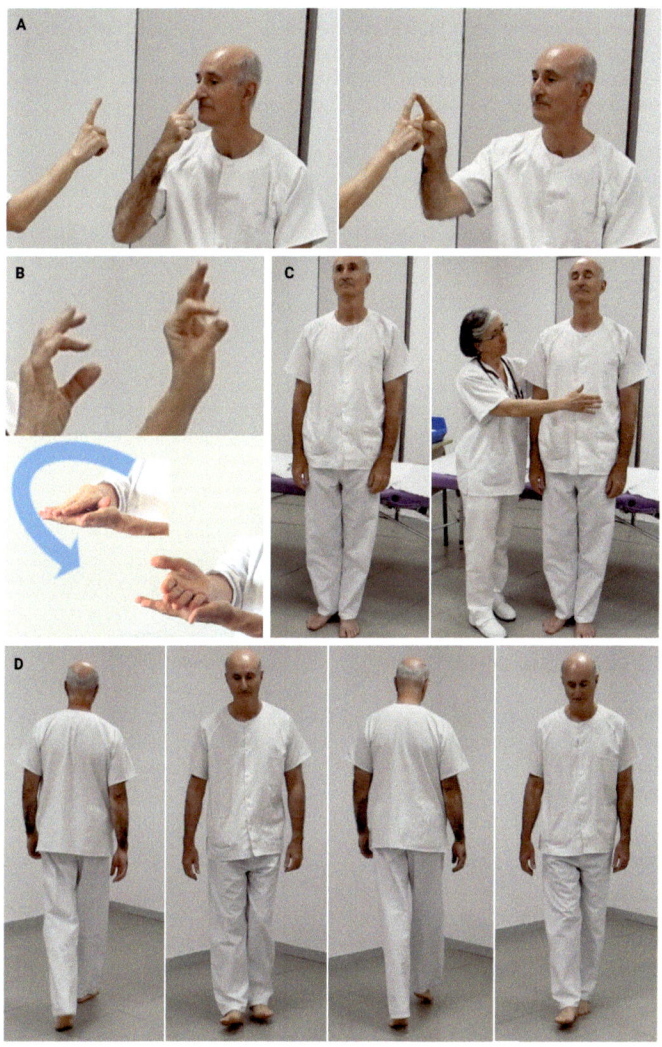

Figura 25-2. A) Precisión: dedo-nariz-dedo. **B)** Coordinación: movimientos alternantes rápidos. **C)** Equilibrio. Test de Romberg: ojos abiertos (izquierda). Ojos cerrados (derecha). **D)** Marcha (de izquierda a derecha): normal – talones – puntillas – tándem.

- **Enfermedad cerebelosa**: observamos **ataxia de la marcha** con aumento de la base de sustentación, balanceo exagerado, inestabilidad, desplazamiento impredecible y tándem imposible.
- **Ejemplo de afectación global**: intoxicación etílica. Con lesión focal hemisférica, la marcha se lateraliza hacia el lado dañado.

SIGNOS MENÍNGEOS

La presencia de inflamación meníngea se explora mediante maniobras que estiran la médula, raíces y meninges, lo que genera en el paciente dolor y una respuesta antiálgica refleja.

Rigidez de la nuca

Impide los movimientos pasivos del cuello en sentido anteroposterior (en caso de patología de columna cervical también están comprometidos los movimientos laterales).

Maniobra de Brudzinsky

Al intentar flexión del cuello, el paciente flexiona sus piernas. (▶**Vídeo 25-12**).

Maniobra de Kerning

El médico flexiona la cadera del paciente a 90° y luego intenta extender la rodilla del paciente. Si el paciente tiene resistencia a la extensión de la rodilla y experimenta dolor en la región lumbar o posterior del muslo, se considera que el signo de Kernig es positivo.

DESPUÉS DE LA EXPLORACIÓN

Debemos explicar al paciente el resultado y significado de los hallazgos, de acuerdo con la anamnesis, y si son necesarias pruebas adicionales. Realizamos higiene de manos. Registramos los datos.

VALOR DE LA EXPLORACIÓN DEL ESTADO MENTAL, CEREBELO Y EQUILIBRIO SEGÚN LA EVIDENCIA

Deterioro cognitivo

Cuando no hay evidencia de delirio, el **MMSE** es útil para diagnosticar demencia. Con MMSE ≤ 20, su probabilidad es alta (cociente de probabilidad, CP= 14,4);

entre 21-25, es menos concluyente (CP= 2,2) y se requieren otras investigaciones; un MMSE ≥ 26, descarta demencia (CP= 0,1). Los cambios en el MMSE ≥ 4 puntos son fiables para detectar cambios cognitivos significativos.

Enfermedad cerebelosa

La mayoría de los pacientes consultan por dificultad para caminar y/o cefalea. Al explorar, los cuatro hallazgos cardinales son: **ataxia** (80-100 % de casos), **hipotonía** (76 %), **nistagmo** (70 %) y **disartria** (20 %).

La presencia de ataxia con disartria y disfunción oculomotora apuntan a etiología cerebelosa.

Ataxia cerebelosa

Se caracteriza por la presencia de movimientos descoordinados e imprecisos, en tronco y/o en extremidades (dismetría, disdiadococinesia y temblor de intención con refuerzo final), con alteración de la marcha y del equilibrio, no debidos a otras causas centrales o periféricas (como debilidad/paresia motoras; neuropatía periférica con pérdida del sentido postural o disfunción vestibular periférica).

Síndromes clínicos cerebelosos relevantes en adultos

En pacientes con ataxia es muy importante valorar el resto de los signos exploratorios y su velocidad de aparición para determinar los posibles diagnósticos alternativos y la urgencia que requiere su atención. Aunque con superposición significativa en sus manifestaciones, se describen cuatro síndromes:

- **Ataxia aguda.** Evolución en minutos-horas. **Es una emergencia médica.** Las causas más comunes son accidente cerebrovascular (isquémico o hemorrágico), toxinas, medicamentos e infecciones. Requiere pruebas de imagen (tomografía computarizada/resonancia magnética cerebral) y analítica (incluyendo medicamentos y toxinas).
- **Daño en línea media** (p. ej., intoxicación etílica). Provoca ataxia de la marcha (100 %), de tronco y de ambas piernas (88 %). Menos probables: nistagmo, sacadas oculares, disartria, ataxia de extremidades superiores, temblor de cabeza y vértigo.
- **Daño hemisférico focal** (p. ej., tumor). Provoca ataxia unilateral de extremidad ipsilateral a la lesión (85 %) (dismetría, disdiadococinesia y temblor de intención), hipotonía, tendencia a lateralizar hacia el lado de la lesión y disartria atáxica, además de otras alteraciones exploratorias (p. ej., estado mental, nervios craneales, papiledema en fondo de ojo).
- **Síndrome pancerebeloso**: síntomas bilaterales (p. ej., intoxicación por drogas, como fenitoína; hereditario; paraneoplásico).

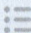

PUNTOS CLAVE

- En los pacientes con quejas neurológicas el diagnóstico se fundamenta en la localización anatómica de la lesión y en su velocidad de instauración. La mayoría de la información necesaria para localizar la lesión se puede conseguir con una anamnesis cuidadosa, pero hay datos importantes que sólo se obtienen mediante exploración física sistemática. La calidad de la información obtenida de la anamnesis depende de la fiabilidad del paciente. Si tiene problemas para comunicarse, parece un observador «pobre» o aporta información incongruente, es esencial disponer de otro informador independiente.
- Utilidad del MMSE: en pacientes con alteraciones cognitivas y sin delirio, la puntuación en este test es útil para diagnosticar o descartar demencia, así como para monitorizar su evolución.
- Cuándo sospechar enfermedad cerebelosa. Sus síntomas más frecuentes son la dificultad para la marcha y la cefalea. Los cuatro hallazgos exploratorios cardinales de enfermedad son **ataxia cerebelosa** (80-100 %), hipotonía, nistagmo y disartria. Empeoran al aumentar la velocidad del movimiento. Sólo se pueden explorar cuando el sistema motor está preservado (v. **Cap.26**).
- Hallazgos cardinales de la ataxia cerebelosa: alteración de la marcha (aumento de la base de sustentación, balanceo exagerado, inestabilidad, desplazamiento impredecible y tándem imposible), habla escandida y fraseo explosivo, visión borrosa secundaria a nistagmo y, en las extremidades, dismetría, falta de coordinación manual y temblor que aparece con el movimiento y se agrava al final (temblor de intención con refuerzo final).
- Diagnóstico diferencial de la ataxia cerebelosa: 1) Ataxia relacionada con el nervio vestibular o el laberinto. Asocia mareo con percepción de movimiento y Romberg positivo; 2) Ataxia sensitiva, por pérdida del sentido postural en neuropatía periférica. El equilibrio empeora llamativamente al eliminar los estímulos visuales (Romberg positivo); 3) Paresia de los músculos proximales de la pierna. La alteración de la marcha puede interpretarse como enfermedad del cerebelo.
- Etiología de la ataxia cerebelosa: su velocidad de aparición y las características del resto de signos cerebelosos son importantes para establecer los posibles diagnósticos. **La ataxia aguda se desarrolla en minutos-horas y es una emergencia neurológica.**

BIBLIOGRAFÍA

Ball Jane W, Dains Joyce E, Flynn John A, Solomon Barry S, Stewart Rosalyn W. Manual Seidel de Exploración Física. 9ª ed. Barcelona: Elsevier; 2019.

Gelb D. The detailed neurologic examination in adults. En: Aminoff MJ, Wilterdink JL eds. UpToDate, Waltham, MA. (consultado en marzo 2023). Disponible en: https://www.uptodate.com/contents/the-detailed-neurologic-examination-in-adults?search=The%20detailed%20neurologic%20examination%20in%20adults&source=search_result&selectedTitle=1%7E150&usage_type=default&display_rank=1

Lowenstein DH, Josephson SA, Hauser SL. Estudio del paciente con enfermedad neurológica. En: Loscalzo J, Fauci A, Kasper D, Hauser S, Longo D, Jameson J eds. HARRISON. Principios de Medicina Interna. 21ª ed. Madrid: Mcgraw-hill Interamericana de España S.L.; 2022. p. 3277-3281.

McGee S. Evidence-Based Physical Diagnosis. 5ª ed. Filadelfia: Elsevier; 2021.
Stanford Medicine 25. Promoting the Culture of Bedside Medicine. Department of Medicine. Videos disponibles en https://stanfordmedicine25.stanford.edu.

 **VÍDEOS**

Exploración neurológica II. Sistema motor, reflejos y sensibilidad

26

M. I. García Lázaro.

OBJETIVOS DE APRENDIZAJE

- Realizar en 5 minutos el examen neurológico básico de los sistemas motor, reflejo y sensitivo.
- Describir los hallazgos exploratorios diferenciales de un paciente que consulta por debilidad.
- Explorar a un paciente con lumbalgia o lumbociatalgia para identificar la raíz afectada.

SÍNTESIS CONCEPTUAL

El **examen neurológico básico breve,** como parte de la exploración general o en pacientes con quejas neurológicas mal definidas, permite detectar las alteraciones más comunes en unos 10 minutos. **Incluye**: estado mental, nervios craneales, sistema motor, reflejos, sensibilidad, coordinación, equilibrio y marcha (**Tabla 26-1** y ▶ **Vídeo 26-1**). El examen básico debe ampliarse ante asimetrías u otras anomalías, o cuando el paciente refiera quejas específicas.

Para evitar errores y omisiones graves es importante elegir una **secuencia exploratoria** ordenada y usarla de modo sistemático comenzando por el estado mental. **Explorar ambos hemicuerpos de modo consecutivo** aumenta la sensibilidad para detectar pequeñas alteraciones y asimetrías, reduciendo los falsos negativos.

La **exploración neurológica precisa y eficaz** requiere conocimientos detallados de **neuroanatomía**, tanto central como periférica.

MATERIALES NECESARIOS Y POSICIÓN DEL PACIENTE PARA LA EXPLORACIÓN

Materiales: linterna. Martillo de reflejos. Diapasón 128Hz (o 256Hz). Algodón. Depresor lingual. Torundas. Objetos comunes (monedas, llaves, clips).
Posición del paciente: cómoda y simétrica. En bipedestación, decúbito supino o sentado.

Tabla 26-1. Examen neurológico básico de cribado[1]

Áreas a explorar[2]:

- **Estado mental:** 1) nivel de conciencia (alerta, somnoliento, estuporoso, inconsciente), 2) capacidad para orientarse en persona, lugar y tiempo, 3) capacidad para realizar, al menos, una orden complicada (cuidado de no dar ninguna señal no verbal), 4) si las respuestas son apropiadas y el paciente puede relatar una historia clínica detallada y coherente, no es necesario realizar más pruebas de estado mental, salvo que existan quejas cognitivas.
- **Nervios craneales:** campos visuales, respuesta pupilar a la luz, movimientos oculares en todas las direcciones, la fuerza facial y la audición al frotar los dedos.
- **Sistema motor y cerebelo:** aspecto de los músculos (observar tamaño, movimientos anormales). Tono (palpar). Fuerza: maniobra de Barré, músculos deltoides, tríceps, extensores de muñeca, interóseos de mano, iliopsoas, isquiotibiales, dorsiflexores de tobillo y extensores de los dedos del pie. Coordinación y equilibrio: golpeteo con los dedos (mano y pies), prueba dedo-nariz (opcional: prueba talón-rodilla-espinilla). Marcha, marcha sobre puntillas y talones, marcha en tándem.
- **Reflejos:** reflejos tendinosos: bíceps, tríceps, rotuliano y aquíleo; reflejos cutáneo-plantares.
- **Sensibilidad:** tacto ligero distal en manos y pies (en las cuatro extremidades), incluida la doble estimulación simultánea; sentido de la posición (test de Romberg)

[1]Útil en pacientes sin quejas neurológicas, o con quejas inespecíficas
[2]Siempre que sea posible, explorar cada maniobra de modo consecutivo en ambos hemicuerpos, para detectar mejor las asimetrías

ANTES DE LA EXPLORACIÓN

Aseguramos un entorno confortable (limpieza, temperatura e iluminación). Saludamos y nos presentamos. Confirmamos los datos del paciente. Explicamos y pedimos su autorización para explorar. Realizamos higiene de manos (▶ **Vídeo 26-2**).

GUÍA SISTEMATIZADA DE LA EXPLORACIÓN BÁSICA DEL SISTEMA MOTOR

Paciente sentado o en bipedestación.
Exploración mínima:

- Valoración global: posición, simetría, movimientos anormales.
- Músculos de extremidades. Valoramos la masa, el tono, los movimientos anormales y la fuerza. Fuerza de extremidades superiores: maniobra de Barré y extensores de muñeca o dedos. Fuerza de extremidades inferiores: extensores de los dedos de los pies.
- Marcha. Se suele explorar al final, junto con el cerebelo (v. **Cap. 25**).

En el ▶ **Vídeo 26-1** se describe la exploración neurológica básica.

Inspección y palpación: posición corporal, aspecto y palpación muscular y movimientos involuntarios

Observamos la **posición corporal** (en reposo y marcha), su **simetría** y los posibles **movimientos involuntarios**. Después exploramos cada territorio. **En cada movimiento debemos observar y palpar los músculos activos**. Valoramos su aspecto, tamaño (normal/atrofia/hipertrofia), tono (normal/hipotonía/hipertonía) y presencia de dolor a la palpación, y comprobamos simetría.

- **Movimientos involuntarios.**
  - **Fasciculaciones.** Son espasmos musculares en reposo, aleatorios e involuntarios, que no mueven la extremidad. Aisladas, son frecuentes en la población normal (benignas); en caso de **enfermedad de neurona motora inferior** asocian debilidad o atrofia muscular.
  - **Temblor.** Oscilación rítmica de una parte del cuerpo debida a la contracción y relajación alternante, sincronizada y repetida de los músculos agonistas y antagonistas. El patrón motor desencadenante permite identificar varios tipos: **temblor de reposo,** que aparece durante el descanso, cuando los músculos no soportan activamente la fuerza de la gravedad (p. ej., enfermedad de Parkinson: movimiento circular de los dedos primero y segundo, en cuenta de monedas). **Temblor postural**, al mantener la postura contra la gravedad (p. ej., al extender los brazos paralelos al suelo; típico del temblor esencial y del temblor fisiológico intensificado por ansiedad, abstinencia de alcohol o consumo de drogas). **Temblor cinético** con el movimiento (p. ej., temblor esencial; con refuerzo final en enfermedad cerebelosa). **Temblor isométrico**, durante la contracción isométrica (p. ej., al apretar un objeto).
  - Otros posibles movimientos involuntarios en reposo: **distonía** (postura anormal mantenida, o movimientos de torsión repetitivos), **tics**, *mioclonus*, **corea**, **atetosis** o **balismo**.

Tono muscular

Ligera tensión residual presente en un músculo relajado. Provoca resistencia de la extremidad contra el movimiento pasivo generado por el explorador, resistencia que no se debe a la limitación del movimiento por problemas óseos o articulares. El tono anormal puede estar aumentado (**hipertonía**) o reducido (**hipotonía**). Maniobras tono.

El paciente debe estar relajado (▶ **Vídeo 26-3**). Si no lo logra, podemos pedirle que deje que sus extremidades cuelguen como un «fideo mojado» o tratar de distraerlo con una conversación no relacionada.

- **Extremidades superiores**: provocamos pronosupinación en antebrazo y flexo-extensión en muñeca.
- **Extremidades inferiores**: con el paciente sentado, provocamos movimiento de rodillas y tobillos; con el paciente en decúbito dorsal, colocamos las manos detrás de las rodillas y hacemos un movimiento de elevación rápida. **Normal**: el tobillo se arrastra sobre la superficie de la mesa un tramo variable antes

de elevarse. **Hipertonía**: el talón se elevará de inmediato. **Hipotonía**: el talón no se eleva.

Resultados anormales

Puede consultarse el diagnóstico diferencial de la debilidad motora en la tabla 26-2.

Tabla 26-2. Diagnóstico Diferencial de la Debilidad Motora (Paresia)*

Localización de la lesión	Examen motor		Hallazgos sensitivos	Reflejos tendinosos	Otros hallazgos	Causas comunes
	Tono	Atrofia o Fasciculaciones				
Neurona motora superior (piramidalismo)[1]	Espasticidad	No	A veces	Aumentados	Babinski	• Enfermedad cerebrovascular • Esclerosis Múltiple • Tumor cerebral
Neurona motora inferior[2]	Hipotonía	Sí	Habitual[3]	Disminuidos o ausentes		• Polineuropatía (diabetes, alcoholismo) • Neuropatía por atrapamiento (p. ej., túnel del carpo) • Trauma
Unión neuromuscular	Normal o Hipotonía	No	No	Normal o reducido	Ptosis, diplopia	• Miastenia grave
Músculo	Normal	No al inicio[4]	No	Normal o reducido	Miotonía[5]	• Fármacos • Hipotiroidismo • Polimiositis

Adaptada de McGee, 2021.

*Estas características son específicas, pero no sensibles, por lo que son valiosas cuando están presentes, no cuando están ausentes

[1,2] Las lesiones periféricas paralizan músculos concretos, las centrales paralizan movimientos (varios músculos).

[1,2] La combinación de hallazgos de neurona motora superior e inferior sugiere enfermedad de la médula espinal, única zona anatómica que ambos sistemas comparten (p.ej., mielopatía, por trauma o discopatía, o esclerosis lateral amiotrófica).

[3] Los hallazgos sensitivos tienen la distribución de los segmentos espinales, plexos o nervios periféricos lesionados.

[4] La atrofia puede ser un hallazgo tardío.

[5] Miotonía: dificultad para la relajación muscular.

- **Hipotonía**. Flacidez. En trastornos de neurona motora inferior o cerebelo.
- **Hipertonía**. Rigidez, con varias formas clínicas:
  - **Espasticidad (piramidalismo)**. En lesiones de neurona motora superior. Hay: **debilidad muscular**, **distinto tono en músculos flexores y extensores** (la hipertonía predomina en los músculos antigravitatorios, flexores de extremidad superior y extensores de la inferior, y provoca la postura característica) y **resistencia variable según la velocidad del movimiento** (en general: a más velocidad, mayor resistencia, y viceversa). El 50 % presentan resistencia variable según el grado de estiramiento muscular (fenómeno de la navaja: baja al inicio, aumenta a mitad y se reduce al final).
  - **Rigidez (hipertonía extrapiramidal)**. En enfermedades extrapiramidales. A diferencia de la espasticidad, no asocia debilidad muscular, afecta por igual a flexores y a extensores y no cambia con la velocidad del movimiento. En general, se acentúa al distraer al paciente. La **rigidez en rueda dentada**, con interrupciones espasmódicas en la resistencia, es típica del **parkinsonismo**.
  - **Paratonía.** El tono, normal en reposo o con el paciente distraído, aumenta al contacto con otro objeto. Ocurre por ansiedad o problemas de los lóbulos frontales (p. ej., demencias).

Fuerza muscular

Valoramos su **magnitud** (grado) **y simetría**. Si existe **debilidad**, definimos su **patrón**. La contracción muscular requiere integridad de todos los elementos implicados: neuronas y vías nerviosas (centrales y periféricas), unión neuromuscular, músculo y articulaciones (v. **Tabla 26-2**).

Valoración global de la fuerza

Las maniobras más sensibles para detectar la presencia de debilidad sutil por lesión cerebral en la **neurona motora superior contralateral** son: la maniobra de Barré, la rotación de antebrazos (y sus variantes), y el golpeteo de los dedos (**Fig. 26-1** y ▶ **Vídeo 26-4**)

- **Maniobra de Barré** (**deriva pronadora**, **deriva piramidal**, **claudicación de supinación**)
  El paciente extiende completamente los brazos adelante, nivelados y con las palmas de las manos hacia arriba, cierra los ojos y mantiene la posición durante 10-20 segundos. En caso de lesión cerebral, la debilidad del brazo contralateral provoca su tendencia a la **caída** (**claudicación**: flexión del hombro, del codo y/o de los dedos) en pronación (la palma de la mano gira hacia abajo y adentro). **Falsos positivos**: en caso de movilidad articular limitada (p. ej., patología del hombro), aparente tendencia a pronación/claudicación, pero sin verdadera debilidad neuromuscular.
- **Rotación de antebrazos** (*Forearm rolling test*)
  El paciente, con los puños cerrados, codos flexionados y antebrazos horizontales y paralelos, separados unos 5 cm, rota rápidamente sus antebrazos, uno

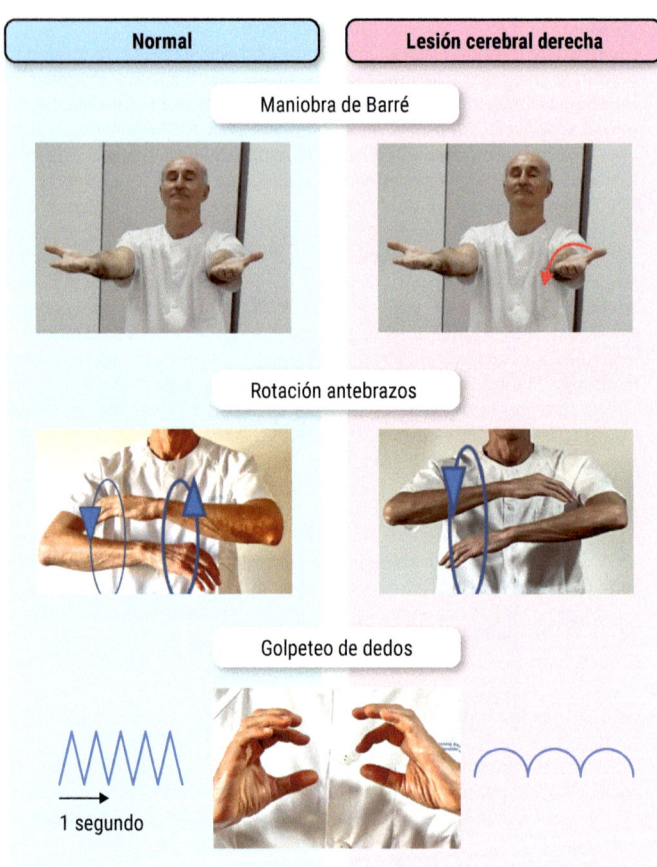

Figura 26-1. Test para detectar lesiones cerebrales unilaterales. El paciente de la foto tiene déficits en las pruebas de la extremidad izquierda por una lesión cerebral derecha. Ver descripción en el texto.

sobre otro, en ambos sentidos, durante 5-10 segundos. Si hay lesión cerebral, el brazo contralateral va cayendo (**claudica**), mientras el sano sigue girando alrededor. La **rotación de los dedos** (*finger rolling test*) tiene el mismo significado y similar desarrollo.

- **Golpeteo de los dedos** (*Finger tapping*)
  El paciente golpea sus dedos primero y segundo, rápida y repetidamente, unas 2 veces por segundo. En caso de debilidad, el movimiento es más lento y de menor amplitud (**dedos pegados**).

Explorar las principales raíces nerviosas, nervios y músculos

Situamos la extremidad del paciente hacia la mitad de su rango de movimiento (**Figs. 26-2** y **26-3**). Luego le pedimos que se resista mientras intentamos moverla. Para que sólo se activen los músculos de interés, **aislamos los músculos fijando cada articulación** (colocamos una mano proximal a la articulación y ejercemos presión con la otra, situada justo distal). Palpamos los músculos accesibles a medida que se contraen.

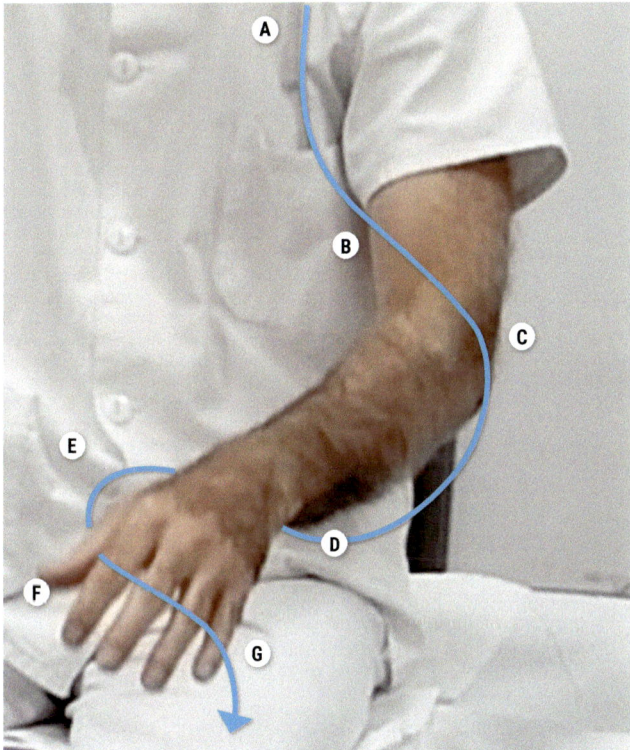

Figura 26-2. Raíces nerviosas y nervios periféricos correspondientes a los movimientos principales de la extremidad superior. **A)** Abducción del hombro (raíz: C5, nervio periférico: axilar, músculo: deltoides). **B)** Flexión de codo (raíz: C5-6, nervio periférico: musculocutáneo, músculo: bíceps, reflejo tendinoso: bíceps). **C)** Extensión del codo (raíz: C6-7-8, nervio periférico: radial, músculo: tríceps, reflejo tendinoso: tríceps). **D)** Extensión de muñeca (raíz: C6-7-8, nervio periférico: radial). **E)** Flexión de muñeca (raíz: C7-8, nervio periférico: mediano). **F)** Flexión de dedos (raíz: C8, nervio periférico: mediano). Oposición pulgar. **G)** Extensión de dedos (raíz: C8, nervio periférico: radial). **H)** Separación de dedos (raíz: C8-T1, nervio periférico: cubital, músculo: interóseos). **Las letras identifican los movimientos en espiral, desde el hombro a la mano.**

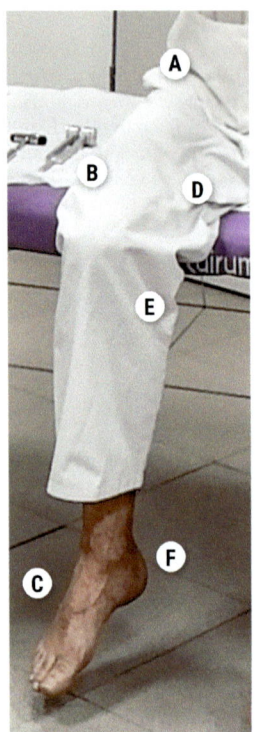

Figura 26-3. Raíces nerviosas y nervios periféricos correspondientes a los movimientos principales de la extremidad inferior. **A)** Flexión de cadera (raíz: L2-3, nervio periférico: femoral, músculo: iliopsoas). **B)** Extensión de rodilla (raíz: L3-L4, L2-4, nervio periférico: femoral, músculo: cuádriceps, reflejo tendinoso: rotuliano). **C)** Dorsiflexión de tobillo (raíz: L4-5, nervio periférico: ciático [rama peroneal], músculo: tibiales). Dorsiflexión primer dedo (raíz: L5). **D)** Extensión de cadera (raíz: L4-5, nervio periférico: glúteo, músculo: glúteo mayor). **E)** Flexión de rodilla (raíz: L5-S1, nervio periférico: ciático, músculo: isquiotibiales). **F)** Flexión plantar tobillo (raíz: S1-2, nervio periférico: ciático [rama tibial], músculo: gemelos, reflejo tendinoso: aquíleo). **Las letras identifican los movimientos: de proximal a distal, primero cara anterior y luego posterior**

- **Magnitud de la fuerza (grado de paresia)**. Escala British Medical Research Council (BMRC):
  - 0 = no hay contracción
  - 1 = contracción muscular visible, pero sin movimiento de la articulación
  - 2 = contracción débil, insuficiente para superar la gravedad
  - 3 = contracción débil, capaz de superar la gravedad, pero no la resistencia adicional
  - 4 = contracción débil, capaz de superar cierta resistencia, pero no resistencia completa
  - 5 = normal, capaz de superar la resistencia total (normal)

Esta escala es muy reproducible (es decir, es poco probable que haya una diferencia notable entre examinadores), pero es poco sensible para detectar diferencias sutiles de fuerza, en particular en el grado 4, que es muy amplio (algunos médicos lo subdividen en tres categorías: 4-, 4 y 4+).

- **Patrón de la debilidad**
  Definirlo es tan importante como valorar su magnitud (v. Tabla 26-2).

– La debilidad de los músculos extensores de la extremidad superior o de los flexores de la inferior sugiere lesión de la vía piramidal (**debilidad pirami- dal**); la debilidad proximal bilateral sugiere **miopatía**; la debilidad distal bilateral sugiere **neuropatía periférica**. La debilidad que empeora con los movimientos repetidos y mejora con el reposo sugiere **miastenia** *gravis*.

– La paresia se denomina según las extremidades afectadas: **monoparesia** (una sola extremidad), **hemiparesia** (un lado del cuerpo, por lesión de motoneurona superior), **paraparesia** (ambas extremidades inferiores) y **tetraparesia** (las cuatro extremidades). Monoplejia, hemiplejía, paraple- jia y tetraplejía son términos análogos que expresan parálisis completa, o casi completa.

EXPLORACIÓN DEL EQUILIBRIO, COORDINACIÓN Y MARCHA

En los ▶ **Vídeos 26-5** y **26-6** se muestran las maniobras de la exploración del equilibrio. Se puede ampliar la información en el **capítulo 25**.

GUÍA SISTEMATIZADA DE LA EXPLORACIÓN BÁSICA DE LOS REFLEJOS

Paciente sentado o tumbado. Martillo de reflejos. Comparamos inmediatamente cada reflejo con su contralateral. **Reflejos tendinosos**: bicipital, rotuliano y aquíleo. **Reflejo superficial plantar** (▶ **Vídeo 26-7**).

• Los reflejos son contracciones musculares involuntarias provocadas por dife- rentes estímulos. Según éstos, se definen: **tendinosos profundos (o miotáticos), cutáneos superficiales y primitivos.**

• Al explorar un reflejo, la sensibilidad mejora comparando de inmediato cada uno con su contralateral en busca de asimetrías, tanto en la magnitud de la respuesta, como en la intensidad del estímulo necesario para generar el reflejo.

• Tanto los reflejos superficiales como los tendinosos profundos son útiles para localizar anatómicamente el daño, pues evalúan niveles medulares segmen- tarios específicos.

Reflejos tendinosos profundos (miotáticos; osteotendinosos)

Golpear un tendón junto a su inserción ósea provoca estiramiento súbito del mús- culo, seguido de contracción muscular refleja (visible o palpable) y, en general, movimiento articular (visible). Para ello, además de normofunción articular, se requiere integridad del resto de elementos implicados (neuronas, vías nerviosas centrales y periféricas, unión neuromuscular y músculos) (v. **Figs. 26-2** y **26-3**; v. **Tabla 26-2**).

Reflejos osteotendinosos (ROT) comúnmente explorados

- **Bíceps** (raíces **C5**-C6, nervio musculocutáneo, músculo bíceps): en fosa ante-cubital.
- **Braquiorradial** (C5-**C6,** nervio radial): antebrazo, borde radial, ≈10 cm por encima de la muñeca.
- **Tríceps** (C6-**C7**, nervio radial, músculo tríceps): cara posterior del brazo, por encima del codo.
- **Rotuliano, patelar, rodilla** (L3-**L4**, nervio femoral, músculo cuádriceps): debajo de la rótula.
- **Aquiles, tobillo,** (**S1**, nervio tibial, músculos gemelos): detrás del tobillo.
- **Maniobra.** Situamos la **articulación en posición neutra y el músculo a explo-rar relajado**, entre la contracción y la extensión plena, con **ligera tensión en el tendón.** Para facilitar la relajación: 1) apoyamos la articulación en el brazo del explorador (acunar); 2) distraemos al paciente implicándole en una con-versación no relacionada, o 3) amplificamos los reflejos con procedimientos de refuerzo, como la **maniobra de Jendrassik** (pedimos al paciente que con-traiga grupos musculares distantes: apretar los dientes al explorar las extremi-dades superiores; enganchar los dedos flexionados de ambas manos y tirar, al explorar las extremidades inferiores). Si la contracción muscular no es visi-ble, golpee sobre el dedo del explorador situado sobre el tendón para sentirla.
- **Respuestas.** Evaluamos la **intensidad del ROT y su simetría**. Valoramos **hemi-cuerpos y niveles medulares**.
- **Intensidad ROT** (amplitud) según el National Institute of Neurological Disor-ders and Stroke:

  0= reflejo ausente
  1= reducido (hipoactivo), incluso con maniobra de refuerzo; puede ser normal
  2= normal (como la media)
  3= aumentado (hiperactivo), más vivo que la media; puede ser normal
  4= clonus (aumentado y duradero; es «sostenido» si no se desvanece tras 2-10 sacudidas)

Esta clasificación, habitual y sencilla, es imprecisa, pues deja la definición de «lo normal» al criterio y experiencia del explorador. Una respuesta «anormal» aislada no significa enfermedad.

Los reflejos hiperactivos sugieren lesión de neurona motora superior (v. Tabla 26-2).

- **Simetría.** Es más importante comparar el mismo reflejo en ambos hemicuer-pos, o entre los diferentes niveles medulares, que la intensidad aislada de cada uno de ellos. Exploramos secuencial e inmediatamente ambos lados y niveles. Valoramos si el estímulo mínimo indispensable (**umbral**) que desencadena el reflejo es similar, y si un estímulo umbral similar provoca respuesta de similar magnitud. Detectar asimetrías ligeras es más difícil con reflejos vivos, por lo que se recomienda:
  - Golpear el dedo del explorador situado sobre el tendón del paciente, en lugar de directamente el tendón (el golpe es más preciso y permite palpar y sentir pequeñas asimetrías).

– Reducir el estímulo hasta casi el umbral mínimo (golpeando con las yemas de los dedos, no con el martillo).

Reflejos cutáneos superficiales

Contracciones musculares involuntarias en respuesta a estímulos sensitivos cutáneos.

Reflejo cutáneo-plantar (raíces L5-S1)

Con una superficie roma y estrecha (p. ej., mango del martillo o depresor lingual) dibujamos una J acariciando suavemente la planta del pie del paciente: comenzamos cerca del talón y seguimos cerca del borde lateral externo, casi hasta la base del quinto dedo; allí giramos medialmente, hasta la base del primer dedo. Empezamos aplicando presión mínima y, si no hay respuesta, repetimos con mayor presión. **Respuesta normal**: flexión de los dedos (respuesta plantar flexora). **Respuesta anormal**: respuesta plantar extensora (**Signo de Babinski**), con extensión paradójica del primer dedo y extensión lateral y superior de los demás dedos en «abanico»; indica daño de la motoneurona superior, por encima del nivel S1 de la médula espinal.

Otros reflejos superficiales

Ausentes en el 20 % de los individuos normales; no relevantes en el examen básico de cribado. Exploramos ante sospecha de daño en médula o en raíces espinales, con un objeto puntiagudo (p. ej., palo de torunda).

- **Reflejos abdominales superficiales** (raíces T6-T12): al estimular con suavidad la superficie del abdomen, en sentido diagonal, hacia o desde el ombligo, éste se desplazará hacia el cuadrante estimulado.
- **Reflejo cremasterino** (raíces L1-L2): elevación del testículo ipsilateral tras estimular la cara interna del muslo (de arriba abajo).
- **Reflejo anal** (S2, S3 y S4: raíces del cono medular, *cauda equina*): contracción del esfínter al frotar la piel perianal.

Reflejos primitivos («de liberación frontal»)

No se incluyen en la exploración básica.

Presentes en los niños, desaparecen en los adultos y, excepto el reflejo de prensión, pueden verse en ancianos normales. **Son comunes en enfermedades de lóbulos frontales y demencias.**

- **Reflejo de prensión** (*grasping*): al tocar su eminencia tenar, el paciente agarra la mano del explorador; su fuerza aumenta al intentar liberar la mano.

- **Respuesta palmo-mentoniana**: al rascar diagonalmente la palma, se contrae el músculo del mentón ipsilateral.
  - **Reflejo de succión:** tocar con un depresor el centro de los labios, genera movimiento de succión.
  - **Reflejo de búsqueda u «hociqueo»:** al estimular el ángulo de la comisura de la boca, el paciente girará su boca en dirección al estímulo.

GUÍA SISTEMATIZADA DE LA EXPLORACIÓN BÁSICA DE LA SENSIBILIDAD

Paciente sentado o tumbado, con ojos abiertos y luego cerrados; exploramos en la zona distal de las extremidades (▶**Vídeo 26-8**).
Material: el dedo o algodón; mango de diapasón (u otro objeto frío).
Exploramos:
1. tacto fino,
2. temperatura y
3. doble estímulo simultáneo mediante tacto fino en las manos. Paciente en bipedestación con ojos cerrados: test de Romberg (v. ▶**Vídeo 26-5**).

La sensibilidad es la parte menos fiable de la exploración ya que, salvo en el test de Romberg, las reacciones son subjetivas y difíciles de cuantificar.

- Evaluamos primero la integridad de las vías sensoriales aferentes explorando las **funciones sensoriales primarias** (**vías nerviosas**): tacto, dolor/temperatura, posición articular-propiocepción y vibración. Valoramos después la capacidad de la corteza parietal y de las vías de asociación para analizar e interpretar las sensaciones primarias intactas, explorando las **funciones sensoriales discriminatorias** (**corteza**): localización de puntos, discriminación de dos puntos, extinción, estereognosis y grafestesia. El examen básico no explora vibración, estereognosis ni grafestesia.
- Mostramos el material al paciente y le explicamos que tendrá que identificar diversos estímulos con los ojos abiertos y cerrados. **Exploramos de modo consecutivo las áreas contralaterales del cuerpo**. Comenzamos por las zonas distales (manos y pies) con estimulación mínima y la aumentamos de modo gradual hasta que el paciente la perciba. En caso de alteración sensitiva, extendemos proximalmente la exploración y dibujamos los límites del déficit siguiendo la distribución de los dermatomas o nervios periféricos principales (**Fig. 26-4**). **Normal**: distingue las sensaciones táctiles (agudo/romo) y la temperatura (calor/frío), reconoce el lado del cuerpo y compara hemicuerpos, sin **extinción**.

Funciones sensoriales primarias (vías sensoriales aferentes)

Tacto superficial

Tocamos ligeramente la piel con la punta del dedo o con una brizna de algodón. No debemos deprimir la piel y debemos evitar tocar áreas con pelo. Tocamos primero una mano, después la otra y ambas a la vez. Pedimos al paciente que señale dónde le hemos tocado (v. ▶ **Vídeo 26-8**).

Posibles alteraciones sensitivas: **hipoestesia** (déficit); **anestesia** (ausencia completa); **hiperalgesia** (ante estímulo doloroso, sensación excesiva); **alodinia** (dolor provocado por estímulos no dolorosos).

Dolor/temperatura

Se suele explorar una de las sensaciones (comparten misma vía). Exploramos la temperatura tocando la piel con el diapasón frío, con la misma sistemática que el tacto superficial.

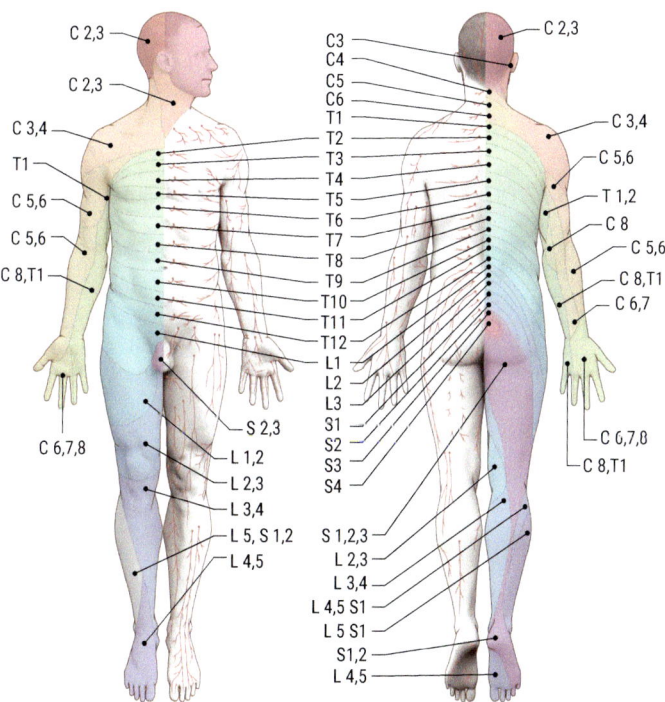

Figura 26-4. Distribución de los dermatomas y nervios periféricos principales. Tomado con permiso de Hägström, Mikael (2014). "Medical gallery of Mikael". Disponible en: https://commons.wikimedia.org/wiki/File:Dermatomes_and_cutaneous_nerves_-_posterior.png#/media/Archivo:Dermatomes_and_cutaneous_nerves_-_posterior.png

Propiocepción

- **Test de Romberg** (v. ▶ **Vídeo 26-5**). Paciente en bipedestación con los pies juntos; al cerrar los ojos se mantiene sin caerse.
- **Posición articular**. Paciente con ojos cerrados. Exploramos el dedo gordo de cada pie y un dedo de cada mano. Sujetamos la articulación explorada por sus caras laterales, con el dedo en posición neutra; luego elevamos o bajamos el dedo. El paciente debe identificar hacia dónde se ha desplazado.

Vibración

Colocamos el mango del diapasón a 128 Hz vibrando sobre las interfalángicas del pulgar y del primer dedo del pie. El paciente sentirá hormigueo sobre la prominencia ósea. En caso negativo, ascendemos proximalmente (muñeca, codo, hombro, esternón; tobillo, espinilla) hasta que lo note.

Funciones sensoriales discriminatorias (corticales)

Paciente con los ojos cerrados (v. ▶ **Vídeo 26-8**).

- **Localización de un punto.** Tocamos un área de la piel del paciente y retiramos el estímulo. Le pedimos que nombre la zona tocada. Suele explorarse a la vez que el tacto.
- **Fenómeno de extinción.** Tocamos levemente zonas simétricas (p. ej., ambas manos). Con lesión en lóbulo parietal el paciente no nota la mitad contralateral (la **extingue** sistemáticamente).
- **Discriminación de dos puntos.** Con los dos extremos de un clip o de un depresor lingual partido, tocamos la piel del paciente en uno o dos puntos alternativamente. **Normal**: se perciben dos puntos situados entre 2 y 8 mm en las yemas de los dedos, 8-12 en las palmas y ≥ 40mm en resto.
- **Estereognosia.** El paciente reconoce un objeto familiar (p. ej., llave, moneda, etc.) mediante el tacto.
- **Grafestesia.** El paciente identifica el número, del 0 al 9, que dibujamos, con la punta roma de un bolígrafo o un palito, en la palma de su mano, en los pies o en otras localizaciones.

MANIOBRAS ESPECIALES. COMPRESIÓN RADICULAR. LASÈGUE Y BRAGARD

Exploración de una posible **radiculopatía lumbosacra** con afectación del nervio ciático (L4-S1) (▶ **Vídeo 26-9**).

Maniobra de Lasègue

Con el paciente en decúbito supino, elevamos su pierna, estirada y relajada (flexión pasiva de cadera); el estiramiento de la raíz dañada produce dolor antes de los 60° (anotar los grados), que desaparece al flexionar la rodilla.

Maniobra de Bragard

La flexión dorsal del pie empeora el dolor del Lasègue, por estirar más la raíz lesionada; confirma dolor neuropático (no muscular).

Los casos más graves asocian grados variables de debilidad motora, hiporeflexia e hipoestesia.

DESPUÉS DE LA EXPLORACIÓN

Realizamos higiene de manos. Explicamos al paciente el significado de los hallazgos. Registramos los datos en la historia clínica. Indicamos revisión y pruebas, si proceden.

VALOR DE LA EXPLORACIÓN NEUROLÓGICA DE LOS SISTEMAS MOTOR, REFLEJO Y SENSIBILIDAD EN LA PRÁCTICA CLÍNICA SEGÚN LA EVIDENCIA

- **Debilidad neuromuscular** (v. Tabla 26-1). Aparece en las lesiones localizadas en cualquier punto de las estructuras implicadas: neurona motora superior (debilidad central), neurona motora inferior (debilidad periférica), placa motora y músculo. Cada localización anatómica se acompaña de diferentes síntomas, signos exploratorios y etiologías. La combinación de hallazgos de neurona motora superior e inferior sugiere enfermedad de la médula espinal, única zona anatómica que ambos sistemas comparten.
- **La debilidad proximal** sugiere enfermedad muscular. **La debilidad distal** en varias extremidades sugiere polineuropatía; puede asociar hiporeflexia y alteraciones de la sensibilidad (parestesias, como hormigueo o quemazón, en la anamnesis, e hipoestesia en la exploración).
- **Pacientes con cervicalgia o cervicobraquialgia**. La asimetría de reflejos tendinosos aumenta la probabilidad de radiculopatía cervical y ayuda a localizar el nivel lesional: con asimetría del reflejo bicipital el cociente de probabilidad (CP) de la lesión llega al 14,2 (v. Cap. 5).
- **Pacientes con lumbago o lumbociática**. La debilidad ipsilateral aumenta la probabilidad de radiculopatía lumbosacra: si hay debilidad del ciático en raíces L2-L4, el CP es de 31,2. Las maniobras de Lasègue y Bragard confirman la compresión radicular.
- **Paciente con lesiones cerebrales.** Muchas veces sólo refieren **cefalea** o **crisis comiciales**, sin clara debilidad muscular ni signos focales. En estos casos, los test más valiosos para detectar **daño hemisférico contralateral** son: el *forearm*

rolling test (CP= 15,6), la maniobra de Barré (CP= 9,6) y el golpeteo de los dedos (CP= 4,7). Babinski (CP= 8,5) e hiperreflexia (CP= 5,3), apoyan la sospecha. La ausencia de deriva pronadora reduce la probabilidad de lesión central contralateral (CP= 0,3).

- **Babinski:** su presencia aumenta la probabilidad de lesión cerebral contralateral (CP= 8,5), aunque puede haber falsos negativos (*shock* espinal, parálisis peroneal, enfermedad de motoneurona confinada a los brazos). En pacientes con cervicalgia y/o braquialgia, el Babinski aumenta la probabilidad de mielopatía significativa en la resonancia magnética (CP= 24,8).
- **Reflejos primitivos:** sugieren enfermedad de lóbulos frontales, parkinsonismo o demencia. En éstas se correlaciona con deterioro cognitivo y funcional más severo. El reflejo de prensión detecta lesión en lóbulo frontal, núcleos profundos o sustancia blanca subcortical (CP= 19,1).

PUNTOS CLAVE

- Las enfermedades neurológicas son frecuentes y costosas. Para evitar errores graves es fundamental definir la localización anatómica de la lesión («¿dónde está?») y su velocidad de instauración (aguda, subaguda, crónica). Esto permite limitar las posibles causas y decidir sobre su gravedad y urgencia del estudio, asegurando la formulación eficiente del posible diagnóstico, la aplicación acertada de la tecnología y, en su caso, el comienzo inmediato del tratamiento.
- Papel esencial de la exploración neurológica. La mayor parte de la información necesaria para localizar una lesión en pacientes con quejas neurológicas se puede conseguir con una historia clínica cuidadosa, pero hay datos importantes que sólo se pueden obtener mediante una exploración neurológica ordenada y sistemática.
- Fuente independiente de información. Fundamental en caso de alteración del estado mental del paciente, o cuando éste aporta información pobre, insuficiente o incongruente.
- Examen neurológico de cribado (básico). Evalúa aspectos generales del estado mental, nervios craneales, sistema motor, reflejos, sensibilidad, coordinación, equilibrio y marcha (v. ▶ **Vídeo 26-1**). Todo médico debe ser capaz de realizarlo en unos 10 minutos. Debe ampliarse dependiendo de las anomalías expresadas en la anamnesis o de las detectadas durante el examen básico.
- Síndromes clínicos incompletos. En la práctica son frecuentes las anomalías sutiles del sistema nervioso central. Se detectan mejor al comparar la ejecución de tareas que requieren activación simultánea de ambos hemisferios cerebrales, como la maniobra de Barré, la extinción unilateral del estímulo táctil o la alteración del braceo durante la marcha (p. ej., reducción o asimetría leve).

BIBLIOGRAFÍA

Ball Jane W, Dains Joyce E, Flynn John A, Solomon Barry S, Stewart Rosalyn W. Manual Seidel de Exploración Física. 9ª ed. Barcelona: Elsevier; 2019.

Gelb D. The detailed neurologic examination in adults. En: Aminoff MJ, Wilterdink JL eds. UpToDate, Waltham, MA. (consultado en marzo 2023). Disponible en: https://www.uptodate.com/contents/the-detailed-neurologic-examination-in-adults?search=The%20detailed%20neurologic%20examination%20in%20adults&source=search_result&selectedTitle=1%7E150&usage_type=default&display_rank=1

Lowenstein DH, Josephson SA, Hauser SL. Estudio del paciente con enfermedad neurológica. En: Loscalzo J, Fauci A, Kasper D, Hauser S, Longo D, Jameson J eds. HARRISON. Principios de Medicina Interna. 21ª ed. Madrid: Mcgraw-hill Interamericana de España S.L.; 2022. p. 3277-3281.

McGee S. Evidence-Based Physical Diagnosis. 5ª ed. Filadelfia: Elsevier; 2021.

Stanford Medicine 25. Promoting the Culture of Bedside Medicine. Department of Medicine. Videos disponibles en https://stanfordmedicine25.stanford.edu.

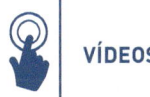 **VÍDEOS**

Exploración neurológica III. Pares craneales. Oftalmoscopia

27

F. J. de la Casa Sánchez, M. T. Blanco Ramos y B. A. Castro Fernández

OBJETIVOS DE APRENDIZAJE

- Sistematizar la secuencia de exploración de los pares craneales.
- Conocer el oftalmoscopio y su manejo.
- Identificar adecuadamente con el oftalmoscopio el fondo de ojo y sus partes.

SÍNTESIS CONCEPTUAL

En este capítulo se muestra la exploración sistemática de los pares craneales. Se describen las maniobras exploratorias de cada par craneal y sus funciones en condiciones normales, para con ello ser capaz de distinguir las anomalías relevantes que nos alerten de patologías subyacentes.

Se profundiza en el manejo del oftalmoscopio e interpretación de los hallazgos exploratorios.

MATERIALES NECESARIOS Y POSICIÓN DEL PACIENTE PARA LA EXPLORACIÓN

Material necesario: linterna, depresor lingual, algodón, aguja, optotipo, oftalmoscopio, algodón, diapasón.

Posición del paciente: sentado.

DESCRIPCIÓN DE LA EXPLORACIÓN: PARES CRANEALES

Antes de la exploración

Confirmamos que el entorno es confortable (limpieza, temperatura, iluminación). Saludamos y nos presentamos. Confirmamos los datos del paciente. Le explicamos y pedimos su autorización para explorar. Realizamos higiene de manos.

Guía sistematizada de la exploración

En la tabla 27-1 se describen cada uno de los pares craneales y su función principal.

Par I. Nervio olfatorio

Pediremos al paciente que identifique olores específicos que se le presentan (jabón, café, limón, etc. Evitar irritantes como, p. ej., alcohol) en cada fosa nasal (ocluir una fosa nasal y después la otra). Con los ojos cerrados el paciente huele e intenta identificar la sustancia (▶ **Vídeo 27-1**).

Tabla 27-1. Pares craneales y su función principal

Número	Nombre	Acción
I	Olfatorio	Sensitivo, olfato
II	Óptico	Sensitivo, visión
III	Motor ocular común	Motor (musculatura extrínseca del ojo) y parasimpático (control de la pupila y acomodación)
IV	Patético	Motor (músculo oblicuo mayor del ojo)
V	Trigémino	Preferentemente sensitivo de parte anterior de la cabeza y motor de los músculos de la masticación
VI	Motor ocular externo	Motor (músculo recto externo del ojo)
VII	Facial	Preferentemente motor de los músculos de la cara, sensitivo de la parte de la lengua y autónomo para las glándulas lagrimales y salivares
VIII	Estatoacústico	Sensitivo (audición y equilibrio)
IX	Glosofaríngeo	Sensitivo (gusto parte post lengua y sensibilidad de la lengua y la faringe), motora (músculos de la faringe)
X	Vago	Motor (músculos de la faringe y de la laringe), vegetativo (vísceras torácicas y abdominales), sensitivo (oreja, faringe, laringe y órganos torácicos y abdominales)
XI	Espinal	Motor (músculos esternocleidomastoideo y trapecio)
XII	Hipogloso	Motor (músculos de la lengua)

Par II. Nervio óptico

- **Agudeza visual**
  Para evaluar la **agudeza visual** taparemos alternativamente, sin presionar, cada ojo, y determinaremos la capacidad de visión y compararemos la visión en ambos ojos. Para ello se utilizan tablas optométricas. Algunas tablas utilizan imágenes o patrones, mientras que otras utilizan letras (hay tablas para medir la visión de lejos y otras para medir la visión de cerca). Algunas tablas optométricas son especiales para niños, mientras que otras se pueden utilizar tanto para niños como para adultos. La **tabla optométrica de Snellen** es la más común y la más utilizada; consta de 11 líneas de letras de tamaño decreciente que se deben identificar poniendo al paciente a 6 m de distancia y explorando la línea de menor tamaño que es capaz de ver con cada ojo por separado (**Fig. 27-1**). La **tabla de Rosenbaum** es similar, pero más pequeña y la distancia del paciente debe ser de unos 36 cm. Para la visión cercana se utiliza un grupo de textos de escrituras con diferentes tamaños (**cartilla de Jaeger**), que se coloca a 30 cm, y se van probando cristales hasta que el paciente distinga con nitidez las letras del tamaño de lectura más pequeña (▶ **Vídeo 27-2**).
- **Campos visuales**
  A continuación, evaluaremos los **campos visuales**. Se realiza mediante la prueba de confrontación en la que nos colocamos de cara al paciente (separados a menos de 1 m) y le solicitamos que se tape un ojo y que fije la vista del otro en nuestra nariz.
  Moveremos nuestro dedo desde la periferia hasta el centro del campo y pediremos al paciente que nos avise cuando lo vea, cuadrante por cuadrante. Se compara con la campimetría del explorador, cada ojo por separado (**Fig. 27-2 A** y ▶ **Vídeo 27-3**).

Par III. Motor ocular común (oculomotor)

Es el responsable de la constricción pupilar, de la apertura del ojo (elevación del párpado) y de la mayoría de los movimientos extraoculares.

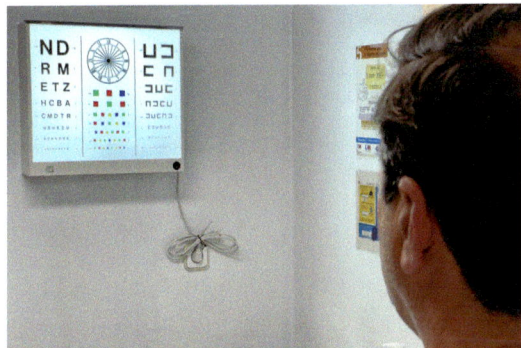

Figura 27-1. Exploración de agudeza visual con tabla de Snellen.

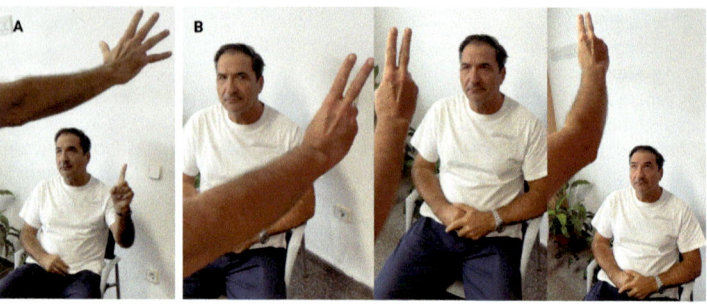

Figura 27-2. A) Campimetría por confrontación. **B)** Exploración por pares craneales: óptico (II) y oculomotores (III,IV, VI).

Par IV. Troclear o patético

Es el responsable de la desviación hacia abajo y rotación interna del ojo.

Par VI. Motor ocular externo (abducens)

Es el responsable de la desviación lateral del ojo.

Exploración de los pares III – IV - VI

Se exploran de la siguiente manera:

- Mirada al frente e inspección del tamaño, forma y alineación de las pupilas y la presencia ptosis palpebral retraso en un cierre o retracción.
- Reflejo pupilar fotomotor directo y consensual (acercar una fuente de luz) (▶ **Vídeo 27-4**).
- Reflejo pupilar a la acomodación (pedimos al paciente que siga con la vista un pequeño objeto que se mueve hacia la raíz de su nariz).
- Inspeccionaremos los movimientos del globo ocular según los 6 ejes principales. Para ello, el paciente debe seguir con la mirada, sin girar el cuello, el movimiento de nuestro dedo (o un bolígrafo) en los 6 ejes principales (en los planos horizontal y vertical), una distancia de 0,6 m, mientras se desplaza lentamente; observamos si hay paresia, nistagmo o anomalías del seguimiento lento (**Fig. 27-2 B** y ▶ **Vídeo 27-5**).

Par V. Nervio trigémino

- **Motor**
  Indicaremos al paciente que apriete los maxilares y palparemos los músculos maseteros y temporales. Exploraremos los movimientos contra resistencia

de descenso, resalte y lateralización de la mandíbula, pidiéndole que abra la boca contra resistencia aplicada en la mandíbula.

- **Sensitivo**
  Comprobaremos, con algodón y aguja fina, la sensibilidad facial táctil y dolorosa de las 3 ramas por separado (oftálmica, maxilar y mandibular). A continuación, el reflejo corneal utilizando un pequeño mechón de algodón que se pone en contacto ligeramente con la periferia de la córnea, lo que produce cierre del párpado (**Fig. 27-3** y ▶ **Vídeo 27-6**).

Par VII. Nervio facial

- Observaremos si presenta asimetría facial en reposo y con los movimientos espontáneos.
- Comprobaremos los movimientos de elevar las cejas, arrugar la frente, cerrar los ojos, sonreír, fruncir el ceño, hinchar los carrillos, silbar, fruncir los labios y contraer los músculos del mentón. Buscaremos diferencias de fuerza entre los músculos faciales inferiores (rama mandibular y bucal del facial) y los superiores (rama temporal y cigomática de facial).
- Exploraremos el gusto para los sabores: comprobaremos sabor dulce (en la punta) y salado (en zona media) a ambos lados de la lengua.
- Diagnóstico diferencial de la afectación periférica del nervio facial (parálisis de Bell) y del origen central: la parálisis facial periférica presenta afectación de todas las ramas del nervio; por el contrario, la parálisis facial central afecta predominantemente a la musculatura de la mímica facial inferior, contralateral al lugar de instauración de la lesión) (**Fig. 27-4** y ▶ **Vídeo 27-7**).

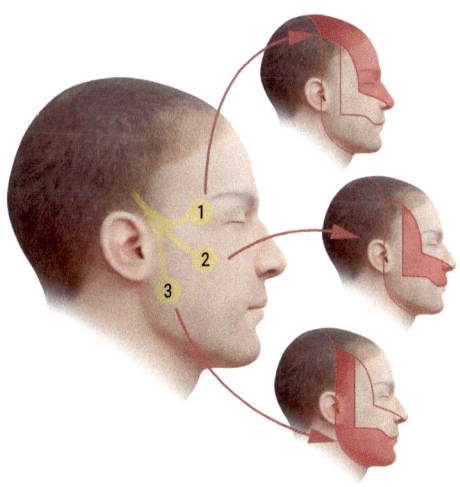

Figura 27-3. Nervio trigémino. Ramas oftálmica, maxilar y mandibular.

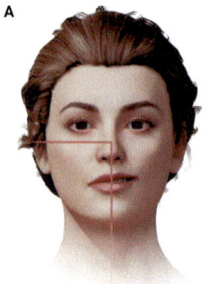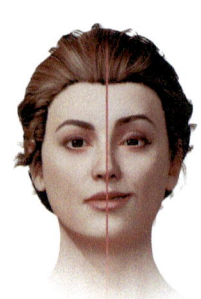

A   **B**

Figura 27-4. Diagnóstico diferencial parálisis facial central y periférica. **A)** Central: afecta al movimiento voluntario de la parte inferior de la cara. Suelen ser normales los movimientos faciales reactivos a emociones. **B)** Periférica (parálisis de Bell): origina pérdida del movimiento voluntario en todos los músculos faciales del lado afectado.

Par VIII. Nervio acústico

El VIII par tiene 2 funciones: 1) función acústica (división coclear) y 2) función del equilibrio (división vestibular) (▶ **Vídeo 27-8**).

- **Función acústica**
  - Primero comprobaremos la audición mediante sonidos iguales en ambos oídos. Así, la capacidad para escuchar un diapasón, un reloj, el roce de los dedos o una voz musitada.
  - A continuación, utilizaremos un diapasón:
    - Comprobaremos lateralización de los sonidos mediante el **test de Weber**: se aplica el diapasón en la línea media del cráneo y debe oírse en el centro de la cabeza o en ambos oídos al mismo tiempo (Weber no lateralizado) (**Fig. 27-5**).
    - Comprobaremos la vía ósea y la aérea mediante el **test de Rinne**: se compara la audición por la vía aérea, poniendo el diapasón cerca del orificio auditivo externo, con la vía ósea poniendo el diapasón en la apófisis mastoides. Se debe oír mejor por vía aérea e igual en ambos lados (Rinne positivo) (v. **Fig. 27-5**).

Para una exploración más precisa y que nos mida la audición, es necesaria una audiometría.

- **Función del equilibrio**
  En el equilibrio intervienen el cerebelo, la visión, el sistema vestibular (VIII par) y la sensibilidad propioceptiva (que transita por los cordones posteriores medulares); la exploración del componente vestibular del VIII par se incluye dentro de la valoración de la función vestibular, del equilibrio y el cerebelo (ver más adelante; v. **Cap. 25**).
  Uno de los datos de exploración de esta función es la **exploración del nistagmo.** El nistagmo consiste en oscilaciones oculares laterales involuntarias de

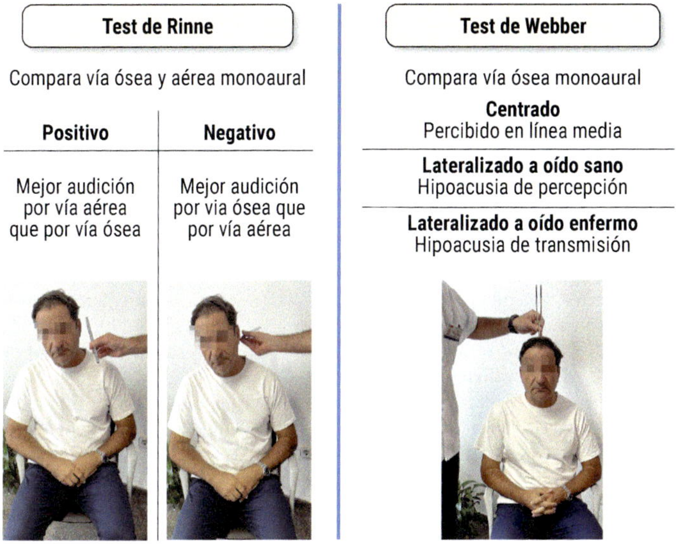

Test de Rinne	
Compara vía ósea y aérea monoaural	
Positivo	**Negativo**
Mejor audición por vía aérea que por vía ósea	Mejor audición por via ósea que por vía aérea

Test de Webber

Compara vía ósea monoaural

Centrado
Percibido en línea media

Lateralizado a oído sano
Hipoacusia de percepción

Lateralizado a oído enfermo
Hipoacusia de transmisión

Figura 27-5. Interpretación test de Rinne y test de Weber.

un lado a otro (nistagmo horizontal), de arriba-abajo (nistagmo vertical) y rotatorio (nistagmo rotatorio o de torsión) y que pueden ser causados por anomalías de funcionamiento en las áreas del cerebro que controlan los movimientos de los ojos; una de esas partes es el oído interno (el laberinto).

La exploración del nistagmo (movimiento ocular en dos fases de diferente velocidad, una rápida y otra lenta), debe hacerse como parte de la valoración de cuadro de vértigo.

Para su exploración existen varias pruebas de diferente complejidad. La más sencilla consiste en colocarnos frente al paciente y pedirle que mire al frente, derecha, izquierda, arriba y abajo y observar si aparece el nistagmo; al poder tener cierta latencia la aparición del nistagmo es conveniente permanecer algunos segundos en cada una de ellas (▶ **Vídeo 27-9**).

- **Exploración del cerebelo**

  Incluimos este punto con el objeto de clarificar todos los aspectos de la exploración del equilibrio cuando se explora el VIII par (v. **Cap. 25**; **Vídeos 27-10** y **27-11**).

  – **Prueba dedo–nariz.** Pedimos al paciente que extienda el brazo con el dedo índice a un lado de forma perpendicular al cuerpo, luego que toque con el dedo índice la punta de la nariz y repetimos la prueba con ojos cerrados. Después pedimos que extienda el brazo hacia el frente y le pedimos que se toque la nariz de forma repetida lo más rápido posible con los ojos abiertos.

Posteriormente pedimos al paciente que con el mismo dedo toque nuestro dedo (que colocamos aleatoriamente) y devuelva su dedo al punto inicial sobre su nariz.

En caso de alteración se observará temblor del dedo al acercarse a la punta de la nariz o a nuestro dedo sin que sea preciso el contacto.

- **Valoración de los movimientos rápidos alternantes (prueba de adiadococinesia).** Pedimos al paciente que coloque las palmas de sus manos sobre los muslos y que realice movimientos de pronosupinación de ambas manos lo más rápido posible.
- **Test de Romberg.** El paciente se coloca en bipedestación con pies juntos y ojos cerrados, observamos si hay desviaciones hacia los lados, siempre asegurando que el paciente no se caiga.

  Es una prueba que permite valorar la función y posibles alteraciones de los propioceptores; el paciente con ojos cerrados pierde el equilibrio, pero con los ojos abiertos esto no ocurre por corrección de sistema visual-cerebelo.
- **Prueba de coordinación de la marcha.** Observamos la marcha y los movimientos del paciente durante el tiempo de visita, por ejemplo: si hay temblores en las extremidades, si al caminar separa mucho los pies para aumentar la base de sustentación (marcha atáxica), o si se desvía hacia un lado (▶ **Vídeo 27-12**).

Pedimos al paciente que realice:

- Marcha en línea recta.
- Marcha sobre las puntas de los pies.
- Marcha sobre los talones.
- Marcha en tándem: colocando un pie delante del otro siguiendo la línea recta.

Posibles alteraciones detectadas:

- **Dismetría**. Trastorno en la realización de un movimiento en el que el paciente no puede detener un movimiento muscular en el punto deseado.
- **Adiadococinesia**: Incapacidad de realizar movimientos alternantes, regulares y rápidos.
- **Ataxia**: descoordinación en el movimiento muscular de las distintas partes de cuerpo y que puede afectar a las extremidades, el tronco, incluso el habla y a los movimientos oculares (nistagmos).
- **Asinergia:** los grupos musculares no pueden funcionar de forma coordinada y hay descomposición de los movimientos.

Par IX. Nervio glosofaríngeo / Par X. Nervio vago

Se exploran conjuntamente ambos pares craneales.

- Exploraremos la sensibilidad nasofaríngea provocando el reflejo nauseoso estimulando la pared posterior de la faringe de cada lado con un depresor lingual o una torunda. A veces es necesario explorar la sensibilidad de la región de las amígdalas, la faringe posterior y la lengua (sabor ácido en zona media y amargo en zona posterior de ambos lados de la lengua).

- Exploraremos la función motora: observaremos la posición de la úvula y del arco del paladar en reposo y la elevación simétrica de dichas estructuras al indicar al paciente que diga «ah». No debe haber asimetría en el movimiento ni lateralización de la úvula. Si es necesario explorar las cuerdas, realizaremos laringoscopia (▶/**Vídeo 27-13**).

Par XI. Nervio espinal o accesorio

Evaluaremos la fuerza del músculo trapecio elevando los hombros contra una resistencia.

Evaluaremos la fuerza del músculo esternocleidomastoideo girando la cabeza contra una resistencia (▶ **Vídeo 27-14**).

Par XII. Nervio hipogloso

Inspeccionaremos la lengua dentro y fuera de la boca para valorar simetría, temblor o atrofia.

Inspeccionaremos los movimientos de la lengua hacia arriba, abajo y los lados.

Comprobaremos la fuerza de la lengua aplicando los dedos sobre la parte externa de ambas mejillas mientras el paciente empuja con la lengua desde dentro.

Comprobaremos sonidos linguales al hablar (l, t, d n) (▶ **Vídeo 27-15**).

DESCRIPCIÓN DE LA EXPLORACIÓN: OFTALMOSCOPIA

Guía sistematizada de la exploración

El manejo del oftalmoscopio es una habilidad clínica complementaria de la exploracion de los pares craneales y que el médico debe conocer, ya que es útil para diagnosticar no sólo patologías oftalmológicas y neurológicas, sino enfermedades sistémicas con afectación del ojo, como la diabetes o la hipertensión.

Para realizar esta técnica se precisa de un dispositivo denominado *oftalmoscopio* (▶ **Vídeo 27-16**).

El oftalmoscopio

Es un instrumento portátil con una fuente de luz y un sistema de lentes y espejos que permite visualizar el interior del ojo. Consta de un mango y de un cabezal, que tiene las siguientes partes (**Fig. 27-6**):

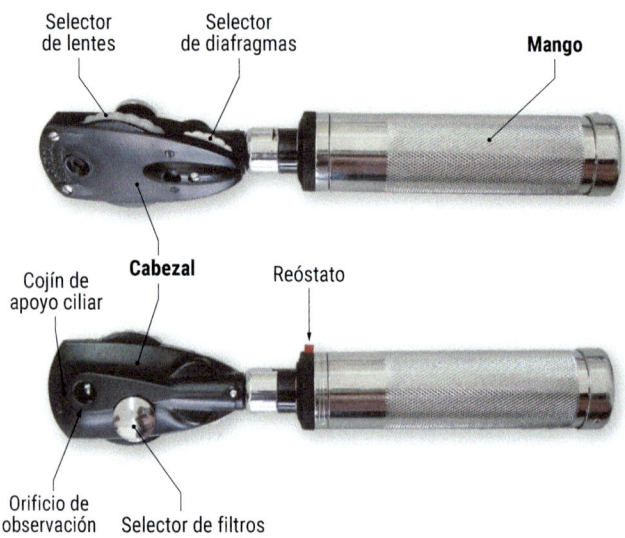

Figura 27-6. Partes del oftalmocopio.

- **Selector de lentes**: se emplea para compensar la miopía o hipermetropía del paciente o del explorador. La potencia de la lente va numerada; los valores positivos se indican en color negro y los negativos en rojo.
- **Selector del diafragma**: diafragma grande (para exploraciones normales de fondo de ojo), pequeño (para reducir los reflejos en caso de pupilas pequeñas), rejilla (para tomar medidas).
- **Selector de filtros**: filtro exento de rojo (para la evaluación precisa de pequeñas alteraciones vasculares), filtro azul (para oftalmología de fluorescencia) y filtro de polarización (para evaluar con exactitud los colores de los tejidos y reducir la reflexión en la córnea).

Técnica

- Bajaremos la intensidad de las luces de la consulta para abrir las pupilas y evitar los reflejos corneales (▶ **Vídeo 27-17**).
- Evaluaremos si la pupila se dilata lo suficiente como para permitir la exploración. En caso contrario, podríamos utilizar una gota de colirio midiátrico (tropicamida al 1 %).
- Indicaremos al paciente que mantenga los dos ojos abiertos y que fije la mirada en un punto lejano para evitar que acomode. Cuando el paciente use gafas con alta graduación, lo exploraremos con ellas puestas, ya que de lo contrario no lograremos enfocar.

- Apoyaremos el cabezal del oftalmoscopio en nuestra mejilla, situando el dedo índice sobre la ruedecilla selectora de lentes. Para examinar el ojo derecho, utilizaremos la mano y el ojo derecho, y a la inversa si es el izquierdo.
- Nos situaremos frente al paciente, a una distancia de unos 30 cm. Seleccionamos la lente en +10 y dirigiremos la luz al interior de la pupila donde veremos un color rojo (reflejo pupilar).
- Nos aproximaremos progresivamente al ojo del paciente (no directamente desde el frente, sino ligeramente laterales), hasta casi tocar la mejilla del paciente, sin perder el reflejo pupilar.
- A una distancia de 2 cm podremos ver una imagen nítida. Entonces disminuiremos la positividad de las lentes, acercándonos al 0.
- Debemos evitar tapar el otro ojo del paciente para que no acomode.
- Examen de papila: dirigiremos el oftalmoscopio hacia una posición nasal e inferior, hasta localizar el disco óptico y a partir del mismo seguiremos los vasos. El disco óptico normal mide 1,5 mm, es ligeramente ovalado, con un diámetro vertical algo mayor que el horizontal y tiene bordes bien delimitados (el borde nasal es menos preciso). Los vasos retinianos salen de la zona central y algo nasal de la papila. Las arterias son ligeramente más delgadas que las venas y muestran una palidez central.

Consejos de uso del oftalmoscopio

- Oscureceremos la habitación. Giraremos el disco de lente a la forma de haz de luz blanca.
- Si utilizamos colirio midiátrico (tropicamida al 1 %) antes de dilatar la pupila, se deben de explorar los reflejos pupilares y descartar antecedente de glaucoma agudo de ángulo cerrado (el glaucoma crónico no lo contraindica) y se avisará al paciente de que verá borroso duante unas ocho horas.
- Colocaremos el dedo índice sobre el disco de lentes (inicialmente a 0) para ir enfocando a lo largo de la exploración.
- Nos situaremos a unos 30 cm de distancia del paciente y con 15° lateral a la línea de su visión. Buscaremos el resplandor naranja en la pupila.
- Colocaremos el pulgar de la otra mano por encima de la ceja del paciente.
- Apoyaremos firmemente el oftalmoscopio contra nuestra órbita ósea, con el mango inclinado lateralmente a unos 20°. Indicaremos al paciente que mire un poco hacia arriba y sobre su hombro en un punto delante de la pared.
- Mantendremos el haz de luz centrado en el reflejo rojo, variaremos unos 15° el ángulo hacia la pupila hasta casi tocar las pestañas del paciente. Ajustaremos la posición del oftalmoscopio y el ángulo de visión como una unidad hasta que veamos el fondo de ojo.

Examinar el disco óptico y retina

Las estructuras del disco óptico pueden observarse en la **figura 27-7**.

- Buscaremos el disco óptico: estructura redonda amarillo-naranja.

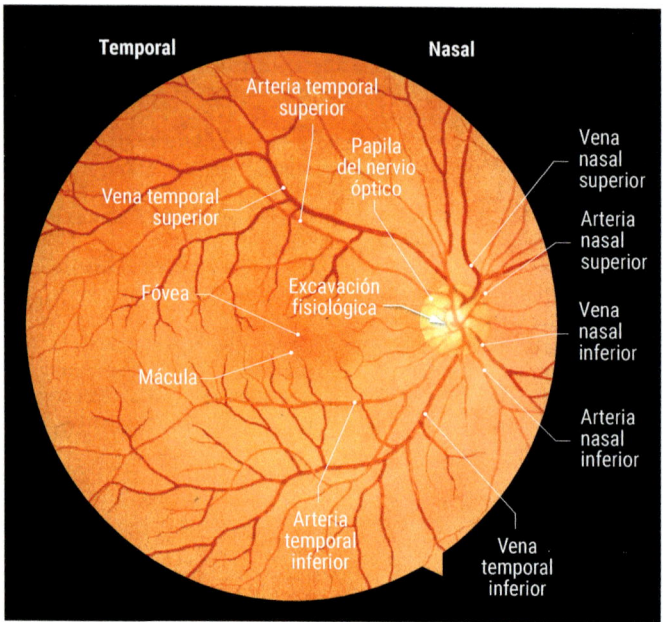

Figura 27-7. Estructuras del fondo de ojo.

- Después, trataremos de enfocar el disco óptico nítido, ajustando la lente del oftalmoscopio.
- Inspeccionaremos el disco óptico. Hay que tener en cuenta las siguientes características: nitidez o claridad del contorno del disco, color del disco y posible edema de papila (**Fig. 27-8**).
- Inspeccionaremos la retina y distinguiremos las arterias de las venas.
  - Arterias: de color rojo claro, reflejo brillante y tamaño pequeño.
  - Venas: de color rojo oscuro, reflejo discreto o ausente y 4/5 veces más grandes. Si no conseguimos localizar el disco óptico, seguiremos una arteria en su periferia según va engrosando de tamaño hasta que alcanza su salida en el disco óptico.
- Inspeccionaremos la mácula y su parte central fovea diciendo al paciente que mire a la luz.

Después de la exploración

Las lesiones de los pares craneales aportan gran información respecto al lugar donde se localiza una lesión, sobre todo cuando se afectan varios nervios cranea-

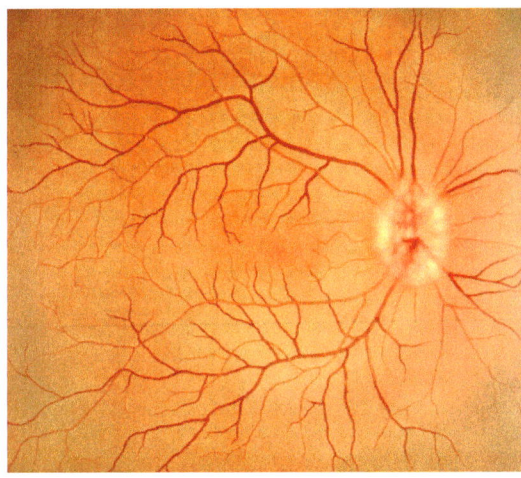

Figura 27-8. Imagen de disco óptico con papiledema.

les a la vez, y cuando se asocia a síntomas y signos centrales como hemiparesia o ataxia.

La extensión de la exploración de los pares craneales depende del lugar de lesión sospechado. Los pares craneales II, III (motor ocular común), IV (patético) y VI (motor ocular externo) se evalúan como parte del sistema visual.

Si existe una pérdida de la sensibilidad facial debe explorarse especialmente el ángulo de la mandíbula, ya que esta zona está inervada por la raíz espinal C2 y no se afecta si existe una alteración aislada del trigémino.

Debe diferenciarse el déficit del parpadeo por parálisis del VII par (de origen central o periférico) con un reflejo corneal deprimido, con los pacientes portadores de lentes de contacto que presentan reflejos corneales disminuidos.

La asimetría de los movimientos faciales suele ser más evidente durante la conversación espontánea, especialmente cuando el paciente sonríe o, si existe disminución de conciencia, al hacer una mueca provocada por un estímulo doloroso. Si la capacidad de arrugar la frente y cerrar el ojo está preservada, es posible que la causa sea central y no periférica.

EVIDENCIAS

La exploración de los pares craneales alcanza una sensibilidad y especificidad en torno al 40 % para detección de lesiones en el hemisferio cerebral.

La anisocoria, distinto tamaño de ambas pupilas, y la lesión del III par craneal tienen una sensibilidad del 34 % y una especificidad del 90 % para detectar hemorragia intracraneal en pacientes con accidente cerebrovascular.

PUNTOS CLAVE

- Presentarse y confirmar la filiación del paciente, explicar el examen a realizar y obtener el consentimiento verbal.
- Hacer una correcta higiene de manos y colocar correctamente al paciente en la camilla.
- Llevar a cabo la exploración de forma sistemática y exhaustiva.
- Resumir brevemente los hallazgos encontrados.
- Valorar la necesidad de realización de exploraciones complementarias.

BIBLIOGRAFÍA

Fernández Revuelta A. Técnica de exploración del fondo de ojo. AMF 2012;8(7):383-387.

García Ballesteros J G, Garrido Robres J A, Martín Villuendas A B. Exploración neurológica y atención primaria. Bloque I: pares craneales, sensibilidad, signos meníngeos. Cerebelo y coordinación. Semergen. 2011; 37(6) :293—302

McGee S. Evidence-Based Physical Diagnosis. 5ª ed. Filadelfia: Elsevier; 2021.

Sebastian W, Bern K, Martin R. Examen del fondo de ojo. Desde los hallazgos hasta el diagnóstico. Buenos Aires: Editorial Médica Panamericana; 2005.

VÍDEOS

Habilidades instrumentales básicas

Habilidades básicas I. Extracción de sangre venosa y cateterización de vía venosa periférica

28

A. Gutiérrez-Misis, E. González López y A. I. de las Heras.

OBJETIVOS DE APRENDIZAJE

- Conocer las indicaciones y el procedimiento para llevar a cabo una extracción de sangre venosa y una cateterización de vía venosa periférica.
- Conocer el instrumental necesario para llevar a cabo dichas técnicas.
- Prevenir en lo posible el daño, el dolor y las molestias para el paciente.
- Llevar a cabo las técnicas en condiciones de bioseguridad.
- Conocer las posibles complicaciones secundarias a ambas técnicas.

SÍNTESIS CONCEPTUAL

En multitud de ocasiones y por diferentes motivos cualquier médico se verá obligado a utilizar un acceso instrumental mediante una vía venosa a un paciente para extraer sangre o para administrar medicación. Conocer los aspectos básicos de las mismas facilita el adiestramiento necesario para aplicar otras técnicas más avanzadas que ha de llevar a cabo un médico. Estas técnicas han de aplicarse tras una indicación correcta, intentando minimizar el daño y el dolor, y con todas las condiciones de bioseguridad. Asimismo, se han de conocer las posibles complicaciones de la técnica con el fin de detectarlas precozmente.

CONSIDERACIONES PRELIMINARES

Hacer una analítica de sangre o colocar una vía intravenosa son procedimientos habituales tanto en pacientes ingresados en el hospital como en los atendidos en consultas externas del propio hospital o en las de los centros de salud. Como cualquier otra prueba o exploración complementaria, una analítica es una herramienta para la toma de decisiones clínicas y no sustituye nunca a una exploración física ni a una historia clínica. Pedir pruebas de cualquier tipo, sin tener una hipótesis previa sobre un posible diagnóstico, puede llevar a grandes errores y a iatrogenia. Pensemos simplemente en la posibilidad de la existencia de falsos positivos en enfermedades de baja prevalencia, como es el caso de los tumores.

Interpretar correctamente un análisis de sangre no es fácil ya que no se trata únicamente de ver si ciertos parámetros están por encima o por debajo de los teóricos límites numéricos. Un resultado alterado o normal no significa necesariamente enfermedad o normalidad. El contexto del paciente (edad, género, origen, enfermedades previas, tratamientos, etc.) dará a veces la clave para interpretar las posibles alteraciones. Por otro lado, una vía intravenosa es uno de los procedimientos más comunes que se realizan en la asistencia sanitaria para administrar sustancias directamente al torrente sanguíneo, ya sea con fines terapéuticos o diagnósticos. Ambos procedimientos de acceso al sistema venoso de los pacientes han de ser conocidos y llevados a cabo de forma adecuada y con todas las garantías.

Como cualquier intervención en medicina, la utilización de estas técnicas ha de estar presidida por una indicación clara, beneficio y proporcionalidad. Además, dado que se trata de una invasión de la integridad corporal se ha de solicitar consentimiento del paciente, excluyendo los casos de emergencia real, e informarle adecuadamente del procedimiento, sus fases y su propósito (asumiendo siempre el principio de beneficencia). Por último, se han de seguir escrupulosamente todas las medidas higiénicas y de bioseguridad tanto en el paciente como en el profesional.

Un acceso intravenoso (i.v.) facilita la entrada en el torrente sanguíneo de sustancias diluidas o concentradas administradas desde el exterior. La entrada en la sangre de estas sustancias permite una administración más rápida obviando las dificultades de la absorción digestiva, máxime en casos en los que no es posible la vía oral o la situación médica así lo indica. Asimismo, disponer de un acceso i.v. permite, ante cualquier contingencia, tener una vía expedita para una situación de emergencia previsible o imprevisible. Un caso muy diferente es el acceso mediante fístula en pacientes en programas de hemodiálisis para un acceso más sencillo, o los dispositivos subcutáneos (tipo Portacath® o reservorio) que permiten de forma controlada la administración de ciertos quimioterápicos en el caso de tratamiento de ciertos tumores (quimioterapia), o de los catéteres subcutáneos en sedación paliativa.

La fuerza necesaria para que las sustancias concentradas o diluidas entren en el torrente sanguíneo será por presión, si se utiliza una jeringa, o por la fuerza de la gravedad si se administran con un suero mediante la utilización de bombas de infusión.

Las diferencias más importantes entre el acceso a una vena, ya sea para una extracción sanguínea o la colocación de una vía venosa, vienen dadas por:

- **El objetivo de la actuación**
  - Extracción de sangre puntual para análisis de sangre sin otra actuación ulterior (**análisis**). Significa la posibilidad de no poder «reutilizar» esa vena, ya que la aguja rompe la pared de la vena («entra y sale»).
  - Colocación de una vía intravenosa más o menos permanente para en una primera actuación extraer sangre y en el mismo acto proceder a la canalización/canulación (**coger una vía**) para administrar sustancias de cualquier tipo (medicamentos, suero, sangre, etc.). Este procedimiento significa mantener la vía con la colocación de un catéter de forma más o menos estable y por un cierto período de tiempo.

- **El lugar de la punción**
  - Para una extracción de sangre se utilizarán las venas cefálica o basílica de la flexura del codo.
  - Para la canalización de vías intravenosas se utilizarán de forma preferente las venas del antebrazo. Se trata de tener en cuenta la comodidad del paciente y evitar los acodamientos de catéter en casos de flexión de codo. Si el catéter está acodado, se obstruirá y no pasarán las sustancias. Además, la vena podría quedar trombosada (**obstruida por un coágulo**) y no se conseguiría el efecto deseado ni funcionaría el tratamiento administrado.
- **El material que utilizar**
  - Para una extracción sanguínea se utilizarán dispositivos tipo palomilla, o aguja, generalmente unidos a un sistema de vacío que absorbe la sangre y la pasa directamente a los tubos de recogida de muestras (Vacutainer®).
  - Para colocar y mantener una vía hace falta un catéter-fiador, que lleva una aguja larga para hacer la punción y un catéter que, tras sacar la aguja-fiador, queda alojado en la vena. Asimismo, hará falta un sistema de suero y las sustancias a administrar.

Hay que recordar que es técnicamente posible, y es una práctica habitual, que se coloque el catéter para un acceso venoso y que antes de administrar ninguna sustancia se extraiga sangre a través del catéter para su posterior análisis.

GUÍA SISTEMATIZADA PARA EXTRACCIÓN DE SANGRE VENOSA

Materiales necesarios y posición del paciente

Los materiales necesarios son (**Fig. 28-1**):

- Jeringa y aguja o palomilla (en el caso de utilizar este sistema de extracción).
- Sistema Vacutainer® (si procede). Se trata de un dispositivo que, conectado a una aguja o palomilla, permite la extracción de sangre gracias al vacío que tienen los tubos de recogida de la sangre.
- Tubos para la recogida de la sangre. Estos tubos pueden llevar incorporadas diferentes sustancias (anticoagulantes tipo citrato o EDTA) y en función de la prueba a realizar se incluirán unos tubos u otros (depende de las instrucciones del laboratorio de referencia).
- Apósito.
- Líquido antiséptico.
- Compresor de goma.
- Recipientes para el desechado de material punzante.
- Impresos, pegatinas identificativas de la muestra y del paciente (según las normas de cada laboratorio).

El paciente deberá estar relajado y sentado en una silla con respaldo duro sin ruedas o tumbado en una camilla para evitar accidentes secundarios a un posible mareo.

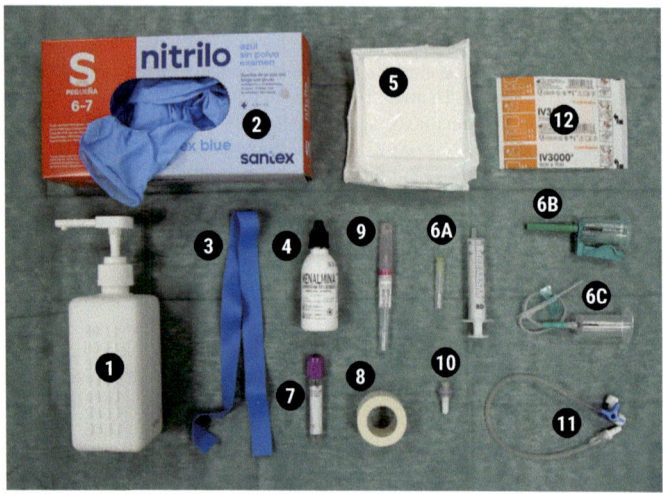

Figura 28-1. Elementos necesarios para el correcto desarrollo de una venopunción: Gel hidroalcohólico (**1**); guantes no estériles (**2**); compresor (**3**); antiséptico (**4**); gasas (**5**); **dispositivo** de extracción y/o punción (aguja intravenosa y jeringuilla [**6A**],aguja y campana de extracción [**6B**] y palomilla y campaña [**6C**]; tubo de analítica (**7**); esparadrapo (**8**); catéter (**9**); tapón (**10**); llave de tres pasos (**11**) y apósito (**12**).

Descripción de la técnica

- Se identifica al paciente, se comprueba todo el material y se siguen las normas de cada laboratorio.
- Realizar higiene de las manos con solución hidroalcohólica
- Ponerse guantes no estériles.
- Seleccionar la zona de punción.
- Colocar el compresor de vena 7 u 8 cm (4 traveses de dedo) por encima de la zona de punción para hacer más patentes las venas. El compresor se fija con medio nudo para facilitar su liberación con suavidad. Es opcional pedir al paciente que cierre el puño.
- Aplicar solución antiséptica (clorhexidina 2 % o alcohol 70 %) sobre la zona elegida para la punción y dejar secar.
- Elegir el dispositivo de punción adecuado (palomilla o Vacutainer®) y puncionar la vena con ángulo de 20° a 30° en relación con la superficie de la piel.
- Introducir los tubos de vacío en la campana de extracción y presionar con el pulgar hasta perforar el tapón del tubo, lo que permite fluir a la sangre.
- No olvidar aflojar o retirar el compresor durante el llenado de los tubos para evitar hemoconcentración. Pedir al paciente que cierre el puño y que lo abra.

- Retirar el equipo de punción, accionando el sistema de seguridad si se dispone de él y después desecharlo en el contenedor correspondiente de objetos punzantes.
- Presionar en la zona de punción con celulosa-algodón estéril durante varios segundos y sujetar con esparadrapo/apósito, indicándole al paciente/familiar que presione la zona durante unos 3 a 5 minutos, manteniendo el brazo extendido.

En el ▶ **Vídeo 28-1** se describen los pasos consecutivos de la extracción de sangre de una vía venosa periférica.

Vigilancia y prevención de complicaciones

Las complicaciones más frecuentes de una punción para realizar un análisis de sangre son producidas por la perforación de la vena durante el proceso de punción. Ello puede producir que no se extraiga sangre suficiente y que obligue a una nueva punción y/o a que se produzca un hematoma *a posteriori*. En ambos casos se comprimirá fuertemente el hematoma, pudiendo aplicar hielo. Otra posible complicación es la presencia de mareo, lipotimia o cuadro vasovagal, tanto por la situación previa del paciente como de la impresión que le produzca la visión de la sangre. En este caso, ante la presencia de mareo, visión borrosa o sudoración, se colocará al paciente tumbado con las piernas elevadas para poder llevar a cabo la extracción o incluso se suspenderá.

GUÍA SISTEMATIZADA PARA CATETERIZACIÓN DE VÍA VENOSA PERIFÉRICA

Se trata de un procedimiento muy frecuente en medicina para la administración directa en sangre de diferentes sustancias con propósitos diagnósticos o terapéuticos.

Dado que se trata de una invasión de la integridad corporal se ha de solicitar consentimiento del paciente (excluyendo los casos de emergencia real) e informarle adecuadamente del procedimiento, sus fases y su propósito. Por último, se han de seguir escrupulosamente todas las medidas higiénicas y de bioseguridad tanto en el paciente como en el profesional.

Materiales necesarios y posición del paciente

- Cánula-catéter (aguja larga que actúa como punción-fiador que canaliza la vena y que acompaña un catéter de plástico que, mediante la guía-aguja, es llevado dentro de la vena). Los calibres de la cánula dependen de la vena a utilizar, edad del paciente y otras situaciones como la sustancia a administrar. Una variante es la así llamada «palomilla», una aguja que se puede unir al dispositivo del suero. Es un intermedio entre la aguja intravenosa y el catéter-cánula. Siempre será preferible colocar una cánula o catéter, ya que tiene mayor flexibilidad y provoca menos reacción en las paredes de la vena. Antes de la administración de la sustancia, se puede utilizar el proceso de colocar la cánula-catéter para extraer sangre para ser analizada. El objetivo siempre será obtener los mejores resultados para el paciente con las menores molestias y el menor número de procedimientos.

- Los calibres y longitudes que pueden presentar los catéteres endovenosos se recogen en la tabla 28-1.
- Sistema i.v. que une la cánula al suero.
- Suero.
- Dispositivos de microgoteo.
- Bomba de infusión (en su caso).
- Llave de tres pasos, para permitir la administración de varias sustancias y/o suero simultáneamente.
- Apósito. Esparadrapo. Material de sujeción.
- Material desinfectante.
- Pie de suero.
- Compresor de goma.
- Material de bioseguridad (contenedores amarillos para los restos de material).
- Guantes no estériles.

El paciente, dependiendo de su estado de salud, ha de estar en reposo o tumbado, tanto por su comodidad como para facilitar el procedimiento (v. **Fig. 28-1**).

Descripción de la técnica

Antes de la punción

- Se explicará al paciente el procedimiento y las razones de colocación del dispositivo. Se evitarán flexuras, zonas de flexión, zonas de la piel con alteraciones de cualquier tipo, ya sean inflamaciones o hematomas, áreas con linfedema o extremidad de paciente que haya sufrido una mastectomía. La preferencia siempre serán las venas periféricas de miembros superiores (cefálica y basílica en el antebrazo y las venas del dorso de la mano). Se cateterizarán venas que sean accesibles, que permitan la movilidad y fuera de las zonas de

Tabla 28-1. Calibre y longitud de diversos catéteres endovenosos		
Diámetro	**Longitud (mm)**	**Color**
22G (0,9 mm)	25	Azul
20G (1,1 mm)	32	Rosa
18G (1,3 mm)	45	Verde
14G (2,9 mm)	45	Naranja

flexión para evitar el acodamiento de los catéteres. Se evitarán zonas trauma-
tizadas, con heridas o hematomas (v. ▶ **Vídeo 28-1**).

• El hecho de no utilizar, salvo excepciones muy justificadas, las venas de miembros inferiores es que éstas son, en general, menos accesibles. Además, en
casos de inmovilidad hay un riesgo elevado de trombosis. La última razón es
que se dificultaría la movilidad y la comodidad del paciente. Salvo situaciones
de extrema urgencia e imposibilidad de acceder a una vía i.v. no se adminis-
trarán inyecciones intravenosas **directas**. Esta modalidad de inyección **inuti-
lizaría** la vena para actuaciones posteriores, ya que si la aguja o catéter entra
en la vena, sale y no se mantiene, se rompe la pared de la vena. Es por ello
preferible canalizar una vena con un catéter y mantener un flujo bajo de líquidos «de mantenimiento» para, de forma transitoria, administrar medicación o
líquidos, disponiendo así de un acceso i.v. en caso de necesidad.

Pasos del procedimiento

• Realizar higiene de las manos con solución hidroalcohólica.
• Ponerse guantes no estériles.
• Seleccionar la zona de punción.
• Colocar el compresor de vena 7 u 8 cm (4 traveses de dedo) por encima de la
zona de punción. El compresor se fija con medio nudo para facilitar su libera-
ción con suavidad. Es opcional pedir al paciente que cierre el puño.
• Elegir el dispositivo de punción adecuado (catéter o Abbocath®).
• Insertar el catéter con el bisel hacia arriba y con un ángulo entre 15° y 30° con
respecto a la superficie de la piel (dependiendo de la profundidad de la vena).
Puncionar ligeramente por debajo del punto elegido y en dirección a la vena.
Una vez atravesada la piel, se disminuye el ángulo para no atravesar la vena.
• Introducir el catéter hasta que se observe el reflujo de sangre.
• Avanzar un poco el catéter e ir introduciendo la cánula a la vez que se va reti-
rando la aguja o guía, hasta insertar completamente la cánula en la luz de la
vena. Una vez iniciada la retirada del fiador, no se debe reintroducir, por el
peligro de perforar el catéter.
• Desechar la aguja en el contenedor de punzantes.
• Retirar el compresor y conectar el catéter a un tapón/llave de tres pasos (si
precisa para la administración de sustancias).

! Siempre, tras colocar la vía y en cuanto sea posible, habrá que mantener un
flujo de suero (u otra sustancia administrada), más o menos constante, con el
fin de que la sangre circulante no se coagule, evitando por tanto la trombosis
de vaso y su inutilización ulterior. Antes de conectar el suero se puede aprovechar la punción para extraer sangre venosa y así proceder a realizar un análisis
sanguíneo de cualquier tipo.

Después de la punción

El catéter y el sistema de suero se fijarán correctamente a la piel. El suero deberá administrarse (con o sin sustancias como antibióticos o analgésicos) regulando el caudal con la rueda del sistema, el sistema de microgoteo o la bomba de infusión. Por último, se eliminará todo el material sobrante y con riesgo de infección en los recipientes de recogida de material punzante (amarillos) dispuestos a tal efecto.

Seguimiento y complicaciones

Se revisará periódicamente el lugar de la punción, preguntando al paciente sobre posibles molestias. Asimismo, se explorará la piel en busca de signos locales de infección o flebitis, **inflamación de la vena** (dolor, calor, rubor, etc.). Se controlará que exista un flujo continuo de líquidos y que el suero pase perfectamente (ver que caiga la gota de forma continua y rítmica) hacia el torrente sanguíneo. En caso de obstrucción, dolor, hinchazón, sintomatología local o extravasación (salida del suero o medicamento fuera de la vía y su extensión en el tejido celular subcutáneo), hay que extraer el catéter, coger una nueva vía y seguir los procedimientos aconsejados en caso de que la extravasación pudiera tener consecuencias de toxicidad o necrosis de tejidos.

Las posibles complicaciones de una vía intravenosa pueden ser:

* Locales
  – Debidas al catéter.
    ▪ Infecciosas.
      ○ Infección local.
      ○ Infección generalizada.
    ▪ Inflamatorias.
      ○ Flebitis (inflamación de la vena cateterizada).
    ▪ Extravasación del líquido a administrar por rotura del catéter o de la vena.
* Generales
  – Embolismo aéreo por paso de aire a torrente sanguíneo.
  – Embolismo trombótico por paso de un coagulo procedente del catéter a torrente sanguíneo.
* Debidas a la sustancia
  – Alergias.
  – Reacción transfusional.
  – Sobrecarga de líquidos.
  – Toxicidad o necrosis cutánea o subcutánea en caso de extravasación, si se trata de un producto teóricamente tóxico.

Como medidas generales de cuidado se aconseja:

* Retirar el catéter y la vía cuando no sea estrictamente necesario.
* Sustituir el apósito que cubre el lugar de punción cuando esté en mal estado, sucio, mojado o despegado.

- Lavar periódicamente la vía o mantenerla con heparina (anticoagulante) para evitar que, cuando no se administre líquido, entre la sangre en la vía, se coagule, se obstruya y ese posible trombo pueda migrar al torrente sanguíneo.
- Cambiar el catéter cada 5-7 días si persiste la necesidad de seguir utilizando la vía intravenosa.

PUNTOS CLAVE

- El acceso venoso, ya sea para tomar una muestra de sangre o colocar una vía venosa periférica, es un procedimiento habitual y frecuente en el contexto sanitario.
- Requiere adiestramiento, realizar la técnica de forma adecuada y la vigilancia del paciente antes y después de su realización.
- Cualquier médico ha de conocer estas técnicas.

BIBLIOGRAFÍA

Cerezo Vadillo AM. Gerencia del Área de Salud de Plasencia. Extracción de sangre venosa; 2012. Disponible en: http://www.areasaludplasencia.es/wasp/pdfs/7/711092.pdf

Del Egido Fernández MA, Núñez Belmonte RA, Ruiz Sánchez AI, Sánchez Martínez MR. Complejo Hospitalario Universitario de Albacete. Protocolo de canalización, mantenimiento y uso de la vía venosa periférica; 2008. Disponible en: https://www.chospab.es/enfermeria/protocolos/originales/via_periferica.pdf

Fisterra. Administración parenteral de medicamentos: la vía intravenosa (el goteo intravenoso); 2011. Disponible en: https://www.fisterra.com/ayuda-en-consulta/tecnicas-atencion-primaria/administracion-parenteral-medicamentos-via-intravenosa-el-goteo-intravenoso/

 **VÍDEOS**

Habilidades básicas II. Sondaje nasogástrico

29

A. Gutiérrez-Misis, E. González López y A. I. de las Heras

OBJETIVOS DE APRENDIZAJE

- Conocer las indicaciones y el procedimiento para llevar a cabo un sondaje nasogástrico.
- Conocer el equipamiento necesario para llevar a cabo dicha técnica.
- Llevar a cabo la técnica en condiciones de bioseguridad.
- Prevenir en lo posible el daño, el dolor y las molestias para el paciente.
- Conocer las posibles complicaciones secundarias al uso de esta técnica.

SÍNTESIS CONCEPTUAL

El sondaje nasogástrico (SNG) es un procedimiento para conectar el exterior con el aparato digestivo del paciente (estómago, e intestino delgado proximal) a través de las fosas nasales.

Aunque existen diferentes tipos de sondas nasogástricas y con diferentes usos, la explicación que sigue a continuación es la correspondiente a la colocación de una sonda nasogástrica básica tipo Levin.

Comunicar el exterior con el aparato digestivo del paciente permite:

- Llevar a cabo un lavado de estómago ante:
  - Una intoxicación.
  - La sospecha de hemorragia digestiva alta no patente (un lavado de estómago pondría de manifiesto los patrones «agua de lavar carne» (hemorragia activa) o «posos de café» (hemorragia no activa, los posos serían restos de sangre).
- Administrar sustancias medicamentosas o nutrición parenteral ante problemas de esófago u orofaringe que dificulten una adecuada deglución.
- Tomar muestras biológicas del aparato digestivo para su análisis.
- Aislar la vía área para prevenir el paso de secreciones digestivas con el consiguiente riesgo de aspiración, asfixia y ulterior infección respiratoria.
- Tratar una hemorragia digestiva alta mediante la colocación de sondas nasogástricas específicamente diseñadas a tal efecto. Estas sondas están compuestas a su vez de otros dispositivos que permiten aspirar sangre y comprimir ciertas zonas sangrantes, como es el caso de varices esofágicas y/o varices gástricas.

GUÍA SISTEMATIZADA DE SONDAJE NASOGÁSTRICO

Materiales necesarios y posición del paciente

- Sonda nasogástrica del calibre y longitud adecuada. Se puede medir la distancia entre la nariz, ángulo de la mandíbula y epigastrio para tener una referencia a la hora de elegir la longitud de la sonda (**Fig. 29-1**).
- Medir la longitud de la sonda que se va a introducir desde la punta de la nariz al lóbulo de la oreja y al apéndice xifoideo (medición NOX: Nariz-Oreja- Xifoides). Marcar la sonda con rotulador permanente al nivel del apéndice xifoides y observar y anotar la marca de longitud para luego saber hasta dónde hay que introducirla.

  Los calibres de las sondas van de menor (10) a mayor (20) unidades French (Fr) y su elección dependerá de la edad del paciente e incluso de la maniobra a realizar. En caso de tener que llevar a cabo un lavado de estómago el calibre de la sonda ha de ser mayor. La aspiración del estómago ante un posible caso de intoxicación medicamentosa requeriría un calibre de sonda grueso para permitir la salida de fragmentos de pastillas.

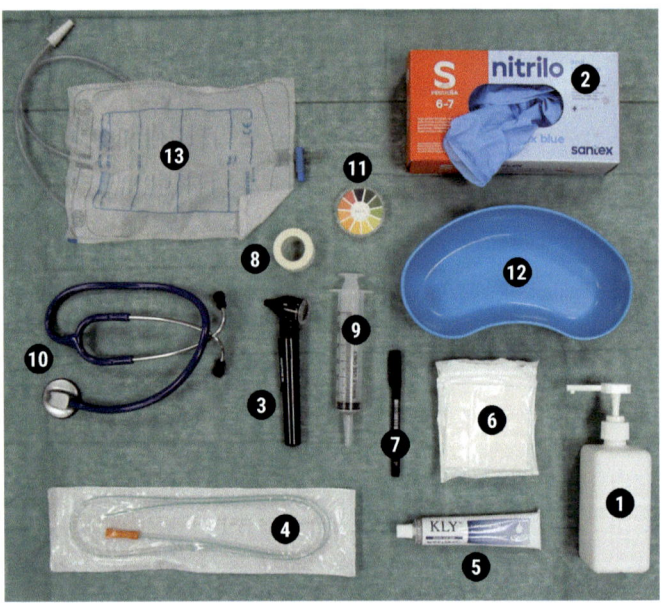

Figura 29-1. Materiales necesarios para el sondaje nasogástrico: gel hidroalcohólico (**1**); guantes no estériles (**2**); otoscopio (**3**); sonda (**4**); lubricante (**5**); gasas (**6**); marcador permanente (**7**); esparadrapo (**8**); jeringuilla (**9**); fonendoscopio (**10**); tiras reactivas pH (**11**); batea (**12**) y bolsa de residuos (**13**).

- Guantes no estériles. Otoscopio para comprobar la permeabilidad de las fosas nasales e inspeccionar la cavidad oral.
- Lubricante hidrosoluble.
- Bolsa para conectar la sonda.
- Jeringa de 40-50 cc tipo Gullón (de cono ancho) en adultos y 2-5 cc en niños.
- Tiras para la medición del pH.
- Fonendoscopio.
- Esparadrapo u otro sistema de fijación.
- Batea para transporte de material.
- Contenedor para desechar material de bioseguridad.

El paciente estará boca arriba, preferiblemente sentado, semisentado o ligeramente incorporado intentando evitar el decúbito supino completo.

Descripción de la técnica

Preparación previa

- Comprobaremos la identidad del paciente.
- Respetaremos su intimidad y guardar confidencialidad de sus datos.
- Informaremos al paciente y/o al cuidador principal del procedimiento que se le va a realizar y solicitaremos su colaboración, a ser posible, recalcando su utilidad. Usaremos un lenguaje comprensible y resolveremos sus dudas y temores. En el caso de pacientes pediátricos explicaremos el procedimiento a los padres.
- Solicitaremos su consentimiento de forma verbal, siempre que sea posible.
- Nos presentaremos e identificaremos a los profesionales sanitarios que van a intervenir en el procedimiento.
- Comprobaremos las alergias del paciente o le preguntaremos por ellas.
- Comprobaremos si es portador de prótesis dental móvil, y en caso afirmativo, la retiraremos.
- Colocaremos al paciente en posición idónea: idealmente sentado en posición vertical con la cabeza apoyada en almohadas; cuando no se pueda lograr una posición erguida, colocaremos al paciente lo más erguido posible o acostarlo de lado con la cabeza bien apoyada en almohadas.
- Realizaremos higiene de manos rutinaria con agua y jabón o usar solución hidroalcohólica.
- Usaremos guantes no estériles.

Técnica

- Examinaremos los orificios nasales para comprobar su permeabilidad. Si el paciente está consciente le pediremos que se suene la nariz. Con el otoscopio, comprobaremos la permeabilidad de las fosas nasales para poder identificar las obstrucciones que pueden impedir el paso de la sonda nasogástrica. Le pediremos que respire alternativamente por cada uno de los orificios mientras bloquea el contralateral. Escogeremos el orificio por lo que respire mejor.

Observaremos si existe alguna desviación del tabique nasal, en cuyo caso elegiremos el orificio nasal contrario del lado desviado.

- Comprobaremos que la sonda nasogástrica esté en perfectas condiciones de uso (que no esté rota o defectuosa, y que sea permeable).
- Tras explicar el procedimiento al paciente procederemos a lubricar la punta del catéter y lo introduciremos por una fosa nasal de forma muy suave.
- Si aparecen náuseas retiraremos la sonda unos centímetros, esperaremos a que se recupere y seguiremos introduciendo la sonda.
- Al llegar a la garganta, pediremos al paciente que intente deglutir para así favorecer la entrada de la sonda en vía digestiva y no aérea. Progresaremos suavemente y comprobaremos mediante una serie de marcas que están grabadas en la sonda (marcan la distancia entre boca y estomago) que teóricamente hemos llegado a estómago.
- Fijaremos la sonda en la nariz con un sistema de fijación adecuado (esparadrapo, por ejemplo), evitando decúbitos (presión que pueda hacer úlcera) en la fosa nasal y cuidando de dejar la marca de medición NOX visible.
- Tiraremos suavemente de la sonda nasogástrica para comprobar que no se desplaza. No interceptaremos el campo visual. Fijaremos el extremo abierto de la sonda al hombro del paciente para evitar tracciones (salvo en los neonatos).
- Si la sonda lleva fiador, lo retiraremos.
- En los ▶ **Vídeos 29-1** y **29-2** se reproduce el procedimiento de introducción correcta de la sonda nasogástrica con modelo de simulación y en paciente real.

Comprobar la correcta colocación de la sonda nasogástrica

Hay dos procedimientos posibles (v. ▶ **Vídeo 29-1** desde minuto 2:18 y desde minuto 6:06):

- **Prueba de primera línea**

> ! Introducir y escuchar aire en elestómago con fonendoscopio y seguidamente medir el pH de una muestra de aspirado gástrico con tiras reactivas.

Para la obtención de una muestra de aspirado gástrico por la sonda, hay que proceder como sigue:
El aspirado debe ser obtenido utilizando una jeringa de 50 mL, porque si fuera más pequeña podría dañar la sonda nasogástrica por excesiva presión.

- Empleando una jeringa de 50 mL, insuflaremos lentamente 10-20 mL de aire para limpiar la luz de la sonda y separarla de la pared del estómago.
- Introduciremos aire a través de la jeringa, y simultáneamente colocaremos el fonendoscopio en el epigastrio.
- Si la sonda está bien colocada se oirá el sonido de entrada del aire que se ha introducido a través de la jeringa.
- Aspiraremos después entre 0,5 y 1 mL de líquido para cubrir la tira de medición de pH.

Esperaremos unos 10 segundos para hacer la lectura.

El punto de corte de la lectura del pH puede diferir según las fuentes, pero nunca debe exceder de 5,5.

> **!** Un pH ≤5 es considerado como seguro para iniciar la alimentación por la sonda nasogástrica.

En niños (no neonatos) emplearemos una jeringa de 2-5 mL e insuflaremos 1-5 mL de aire. A continuación, aspiraremos suavemente con la misma jeringa por lo menos de 0,5 a 1 mL de contenido.

- **Prueba de segunda línea: control radiológico**
  Como prueba de segunda línea, y no como estudio de rutina, se recomienda el control radiológico. En el caso de no poder obtener el aspirado gástrico o el nivel del pH es > 5,5, se debe solicitar una radiografía de tórax, donde se verá la línea radiopaca que lleva la sonda a lo largo de todo su recorrido. La comprobación radiológica de la colocación correcta de la sonda nasogástrica deberá venir acompañada de informe radiológico o ser valorada por el facultativo médico responsable, y dejar constancia escrita en la historia clínica del paciente.

Vigilancia y prevención de complicaciones

Ante cualquier síntoma respiratorio (tos, disnea, o fiebre) hay que descartar que la sonda se haya alojado en vías respiratorias. En ese caso habría que valorar realizar una radiografía de tórax, extraer la sonda y repetir el procedimiento.

Otra posible complicación derivaría del acodamiento de la sonda nasogástrica que impediría el paso del líquido o sustancia a administrar al estómago y el ulterior paso a vías respiratorias. La solución pasa inexcusablemente por sacar la sonda e introducirla nuevamente. En el (▶) **Vídeo 29-3** se reproduce el procedimiento para la retirada de la sonda nasogástrica.

> **!** El sondaje nasogástrico es una técnica relativamente sencilla de llevar a cabo y con muchas utilidades en la atención de los pacientes.

PUNTOS CLAVE

- El aspecto más importante de la colocación de una sonda nasogástrica deriva de una correcta técnica que permita tanto una posible administración o extracción de sustancias como el aislamiento de la vía aérea.
- Una técnica adecuada evitará complicaciones tanto en su colocación como en el mantenimiento.

BIBLIOGRAFÍA

Álvarez P, De la Concepción MP, Fariñas B, González C, Pardo I. Procedimiento de colocación y cuidados de la sonda nasogástrica. Galicia: Xunta de Galicia; 2021. Disponible en: https://libraria.xunta.gal/sites/default/files/downloads/publicacion/cas._sng._revisado_pl.pdf

Hospital Universitario Virgen del Rocío. Manual Clínico de Urgencias de Pediatría. Disponible en: https://manualclinico.hospitaluvrocio.es/urgencias-de-pediatria/tecnicas-y-procedimientos/sondaje-nasogastrico/

Servicio de Salud del Principado de Asturias. Sondaje nasogástrico. Disponible en: http://www.hca.es/huca/web/enfermeria/html/f_archivos/Sondaje%20nasogastrico.pdf

VÍDEOS

Habilidades básicas III.
Sondaje vesical

30

A. Gutiérrez-Misis, E. González López y A. I. de las Heras

OBJETIVOS DE APRENDIZAJE

- Conocer las indicaciones y el procedimiento para llevar a cabo un sondaje vesical.
- Conocer el equipamiento necesario para llevar a cabo dicha técnica.
- Prevenir en lo posible el daño, el dolor y las molestias para el paciente.
- Llevar a cabo la técnica en condiciones de bioseguridad y asepsia.
- Conocer las posibles complicaciones secundarias al uso de esta técnica.

SÍNTESIS CONCEPTUAL

El sondaje vesical consiste en un procedimiento para conectar el exterior con el aparato urinario del paciente (vejiga) a través de los genitales externos (uretra). Las indicaciones son las siguientes:

- Aliviar la obstrucción urinaria de cualquier tipo y prevenir así la repercusión renal.
- Lavar la vejiga urinaria ante una hemorragia o ante la presencia de coágulos.
- Mantener y vigilar la emisión de orina en situaciones de postoperatorio, coma, *shock*, insuficiencia cardíaca o renal aguda, o cualquier situación que precise control estricto de la diuresis (cantidad de orina emitida).
- Administrar sustancias, como es el caso de quimioterapia en cánceres de vejiga.
- Tomar muestras de orina para análisis, ya sea directamente o mediante punción de la sonda urinaria.

GUÍA SISTEMATIZADA DEL SONDAJE VESICAL

Materiales necesarios y posición del paciente

Los materiales necesarios son (**Figs. 30-1** y **30-2**):

- Sondas urinarias del calibre adecuado según edad. Generalmente las sondas que se colocan son las llamadas Foley®. Estas sondas disponen de un globo en la punta que permite ser inflado desde el exterior para impedir la salida accidental de la sonda. Existiría la posibilidad de un sondaje intermitente, y en ese caso no se utilizaría una sonda Foley® sino una de otro tipo.

Los calibres deben seleccionarse según el sexo, la edad y características del paciente: en el caso de adultos existen sondas desde el calibre 8 al 30. Los calibres que se utilizan con más frecuencia son, en mujeres, CH 14 y 16, y en varones, CH 16-18-20-22.

CH procede de la escala francesa o de Charriere (*French* en inglés) y es una medida que se utiliza para expresar el calibre de diferentes instrumentos sanitarios tubulares. Equivale a la relación diámetro de la sonda en mm por 3.

- Jeringa pequeña de 10 mL.
- Agua destilada para llenar el globo de la sonda Foley®.
- Lubricante hidrosoluble urológico. En los varones lleva anestésico.
- Guantes y campo estériles. El procedimiento se llevará a cabo con la mayor asepsia posible.
- Antiséptico (clorhexidina acuosa al 0,5 %).
- Bolsa recolectora de orina de circuito cerrado.

El paciente deberá estar relajado y en posición de decúbito supino.

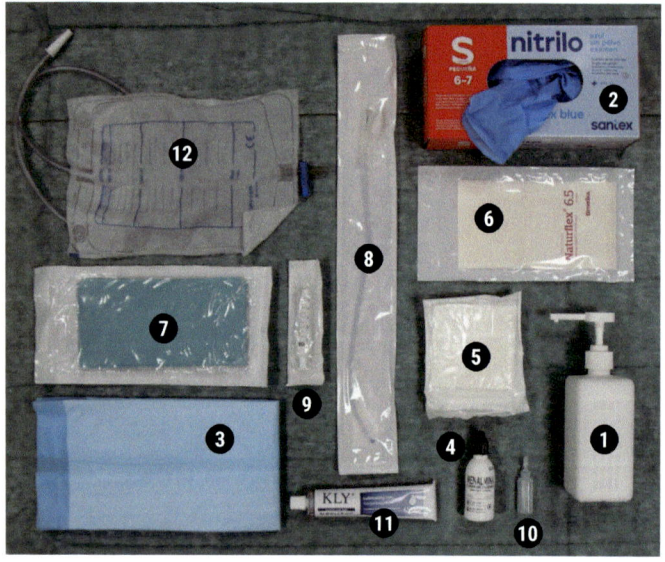

Figura 30-1. Elementos necesarios para el correcto desarrollo de un sondaje vesical femenino: gel hidroalcohólico **(1)**; guantes no estériles **(2)**; empapador **(3)**; clorhexidina 0.5 % **(4)**; gasas **(5)**; guantes estériles **(6)**; campo estéril **(7)**; sonda estéril **(8)**; jeringuilla **(9)**; agua destilada **(10)**; lubricante **(11)** y bolsa de residuos **(12)**.

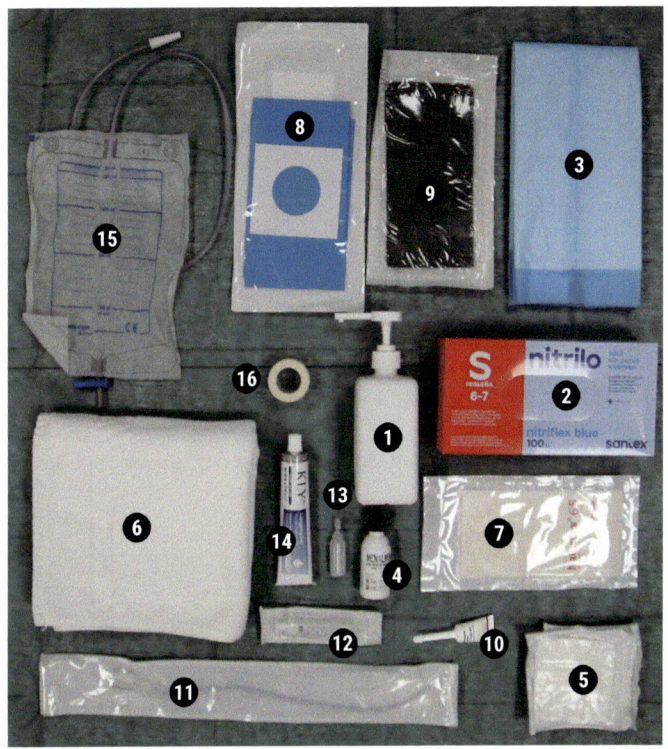

Figura 30-2. Elementos necesarios para el correcto desarrollo de un sondaje vesical masculino: gel hidroalcohólico **(1)**; guantes no estériles **(2)**; empapador **(3)**; clorhexidina 0,5% **(4)**; gasas **(5)**; toalla **(6)**; guantes estériles **(7)**; campo fenestrado **(8)**; campo estéril **(9)**; anestésico **(10)**; sonda estéril **(11)**; jeringuilla **(12)**; agua destilada **(13)**; lubricante **(14)**; bolsa de residuos **(15)** y esparadrapo **(16)**.

Descripción de la técnica de sondaje vesical masculino

Antes del procedimiento de sondaje vesical comprobar la correcta identificación del paciente.

> ! Preguntar al paciente por alergia a algunos de los productos empleados (látex, productos de limpieza, anestesia local). Preguntar si es alérgico/a a algún producto o medicamento).

• Explicar el procedimiento al paciente.

- Realizar el lavado de manos con solución hidroalcohólica o agua y jabón, siguiendo la técnica correcta, antes de la colocación de guantes estériles.
- Realizar la higiene genital.
- Limpiar con clorhexidina acuosa al 0,5 % y gasas estériles los genitales siguiendo este orden: glande, pene y escroto.
- Secar primero el glande y posteriormente el resto de los genitales con una toalla.
- Retirar guantes y lavarse las manos.
- Preparar un campo estéril:
  - Usar guantes estériles.
  - Poner campo estéril fenestrado sobre los genitales.
  - Poner campo estéril no fenestrado.
  - Coger sonda urinaria estéril.
  - Comprobar la sonda: coger jeringa de 10 mL y llenarla de agua destilada estéril.

> ! No se recomienda el uso de suero fisiológico porque puede deteriorar el balón.

  - Rellenar el balón de la sonda para comprobar que su estado es el correcto.

Procedimiento de sondaje vesical masculino

- Lubricar el catéter y la uretra abundantemente. Existen varios protocolos: se puede aplicar el lubricante anestésico directamente en el meato uretral o se puede echar el lubricante en una gasa estéril e impregnar abundantemente la sonda vesical.
- Sujetar el pene con una gasa, colocarlo en posición vertical y retraer el prepucio.
- Introducir la punta de la sonda a través de la uretra peneana. Se debe progresar con suavidad. En ocasiones habrá que traccionar el pene con el fin de corregir las curvaturas de la uretra. Una vez alcanzada la vejiga se podrá ver una cierta emisión de orina por la sonda. En los ▶ Vídeos 30-1 y 30-2 se reproduce el procedimiento de introducción correcta de la sonda urinaria con modelo de simulación y en paciente real.
- Inflar el globo de la sonda (por un conducto especial que tiene dicha sonda) con agua destilada estéril o aire y se traccionará ligeramente de la sonda para comprobar que no se sale. Una vez introducido el catéter en la vejiga, se infla el globo con 8-10 mL de agua destilada estéril y se tracciona levemente, hasta notar resistencia, para asegurar su anclaje.
- Conectar la sonda a la bolsa recolectora de orina, procurando que el paciente se encuentre cómodo. Desde la sonda se puede tomar muestras estériles de orina: en el ▶ Vídeo 30-3 se describe la técnica de realización.
- El sistema de drenaje siempre debe permanecer por debajo de la vejiga. No se debe apoyar la bolsa en el suelo.
- Limpiar el glande de residuos con una gasa estéril. Regresar el prepucio a su posición, para evitar parafimosis.
- Fijar la sonda en la cara anterior del muslo después de su inserción para evitar el movimiento y la tracción uretral. La bolsa colectora quedará fijada al soporte.

- Retirar guantes estériles y realizar lavado de manos tras la finalización de la técnica.

Descripción de la técnica de sondaje vesical femenino

Antes del procedimiento de sondaje vesical, realizar el lavado de manos con solución hidroalcohólica o agua y jabón, siguiendo la técnica correcta, antes de la colocación de guantes no estériles (v. ▶ **Vídeo 30-1**).

- Realizar la higiene genital: limpiar con clorhexidina acuosa al 0,5 % y gasas estériles los genitales. Separar los labios con una mano y con la otra desinfectar con gasas impregnadas de antiséptico en dirección pubis-ano, primero labios menores y después el meato, siempre con una gasa nueva para cada pasada (▶ **Vídeo 30-4**).
- Dejar secar.
- Retirar los guantes y lavarse las manos.

Preparar el campo estéril y comprobar el correcto funcionamiento de la sonda (igual a como se muestra en el caso del sondaje vesical masculino en el ▶ **Vídeo 30-1**, pero sin utilizar el paño fenestrado, que en el caso de la mujer no es necesario).

- Usar guantes estériles.
- Poner campo estéril.
- Coger sonda urinaria estéril.
- Comprobar la sonda: coger jeringa de 10 mL y llenarla de agua destilada estéril (unos 7 cm).

! No se recomienda el uso de suero fisiológico porque puede deteriorar el balón.

- Rellenar el balón de la sonda para comprobar que su estado es el correcto.

Procedimiento de sondaje vesical femenino

- Echar el lubricante en una gasa estéril e impregnar abundantemente la sonda vesical.
- Tras explicar el procedimiento a la paciente, separar los labios de la vulva con una mano e introducir la punta de la sonda con la mano dominante en el meato urinario, progresando con suavidad, hasta que fluya la orina por la sonda (▶ **Vídeo 30-5**).
- Inflar el globo de la sonda (por un conducto especial que tiene dicha sonda) con agua destilada estéril (8-10 ml) y traccionar ligeramente de la sonda para comprobar que no se sale (▶ **Vídeos 30-6** y **30-7**).
- Conectar la sonda a la bolsa recolectora de orina, procurando que la paciente se encuentre cómoda (▶ **Vídeo 30-8**).

- El sistema de drenaje siempre debe permanecer por debajo de la vejiga. No apoyar la bolsa en el suelo.
- Limpiar los genitales de residuos con una gasa estéril (▶ **Vídeo 30-9**).
- Fijar la sonda en la cara anterior del muslo después de su inserción para evitar el movimiento y la tracción uretral. La bolsa colectora quedará fijada al soporte.
- Retirar los guantes estériles y realizar lavado de manos, tras la finalización de la técnica.

Vigilancia y prevención de complicaciones

Las principales complicaciones de un sondaje vesical pueden ser una **hemorragia**, una **infección** o la **producción de una falsa vía** (rotura de la uretra tras un sondaje vigoroso). La vigilancia del paciente debe comprender tanto la observación de los síntomas del paciente (dolor, fiebre), como la inspección de la bolsa recolectora en busca de hemorragia. Hay que considerar que un sondaje vesical, aunque se haya llevado a cabo en condiciones de total asepsia, no deja de ser una comunicación entre el exterior y la vejiga urinaria del paciente, por lo que el sondaje ha de ser considerado siempre como un factor de riesgo de infección tanto localizada como generalizada (sepsis). En el ▶ **Vídeo 30-10** se describe la retirada de la sonda vesical en el varón, cuando este procedimiento este indicado.

PUNTOS CLAVE

- El aspecto más importante de la colocación de una sonda vesical deriva de una correcta técnica aséptica que minimice el daño y que evite en lo posibles las complicaciones (hemorragia, infección, producción de una falsa vía).

BIBLIOGRAFÍA

Hospital Santos Reyes de Aranda de Duero. Inserción y mantenimiento del sondaje vesical, de los diferentes dispositivos intravasculares y del tubo endotraqueal. Disponible en: https://www.saludcastillayleon.es/HSReyesAranda/es/informacion-general/calidad/insercion-mantenimiento-sondaje-vesical-diferentes-disposit

Jiménez Mayorga I, Soto Sánchez M, Vergara Carrasco L, Cordero Morales J, Rubio Hidalgo L, Coll Carreño R et al. Protocolo de sondaje vesical. Biblioteca Lascasas. 2010; 6(1). Disponible en http://www.index-f.com/lascasas/documentos/lc0509.php

Servicio Gallego de Salud. Procedimientos de sondaje vesical. FEMORA. SERGAS; 2015. Disponible en: https://femora.sergas.gal

  **VÍDEOS**

Habilidades de exploración en el futuro

V

La ecoscopia: exploración física potenciada por ultrasonidos

31

G. García de Casasola Sánchez, M. Torres Arrese, D. Lourdo y Y. Tung Chen

OBJETIVOS DE APRENDIZAJE

- Conocer la utilidad de la ecografía como complemento de la exploración física tradicional.
- Aprender a sistematizar y protocolizar la ecografía multiórgano (pulmón, corazón y abdomen) en la exploración rutinaria de los pacientes.

SÍNTESIS CONCEPTUAL

La ecografía se ha convertido en una prueba de imagen esencial en múltiples especialidades médicas distintas de la radiología (cardiología, ginecología, urología, anestesiología, cirugía vascular, reumatología, medicina de familia, etc.). El desarrollo de ecógrafos portátiles de gran calidad, y cada vez más económicos, ha contribuido a que su uso se popularice. Estos ecógrafos, como el estetoscopio, el oftalmoscopio, el otoscopio o el martillo de reflejos, los pueden utilizar médicos de cualquier especialidad.

INTRODUCCIÓN

La incorporación de la ecoscopia posiblemente ha constituido el procedimiento más importante desarrollado en los últimos 100 años y el único avance tecnológico relevante en el arte de la exploración física desde la invención del estetoscopio.

Una de las claves de la ecoscopia es la selección, dentro del complejo campo de la ecografía, de procedimientos o exploraciones sencillas que tengan una alta rentabilidad (utilidad) clínica. Así, por ejemplo, dentro de las dificultades que entraña la valoración ecográfica del abdomen, la caracterización y diagnóstico de las tumoraciones hepáticas o renales puede ser realmente complejo y debería reservarse para la ecografía reglada propia de los servicios centrales. Sin embargo, la detección de líquido libre dentro del abdomen, el diagnóstico de una retención aguda de orina o la estimación del tamaño del hígado o del bazo, están al alcance de cualquier médico con una formación ecográfica básica.

PROCESO DE TOMA DECISIONES EN MEDICINA

En la **figura 31-1** mostramos un esquema del proceso diagnóstico y de toma de decisiones en medicina que se hace de forma secuencial. El primer paso es el más importante y consiste en recoger la información concerniente al paciente. Para ello realizamos la historia clínica y la exploración física. Dependiendo de la información obtenida establecemos el diagnóstico diferencial y, mentalmente, otorgamos una probabilidad de certeza a cada una de ellas (probabilidad pretest). Posteriormente, en un segundo paso, elegimos las pruebas complementarias (análisis de sangre, estudios de imagen, endoscopias, etc.) necesarias para confirmar nuestras sospechas diagnósticas. La rentabilidad de las pruebas complementarias está directamente ligada a la probabilidad diagnóstica que el clínico establezca antes de realizar la misma. Por este motivo, es esencial realizar lo mejor posible el primer paso: recoger la información del paciente.

Después de conocer los resultados de las pruebas complementarias interpretamos todos los datos disponibles, establecemos el diagnóstico y planificamos el tratamiento más adecuado. Posteriormente monitorizamos y hacemos un seguimiento del paciente. Si constatamos la cura o correcta evolución de la enfermedad procederemos al control evolutivo del paciente en revisiones posteriores.

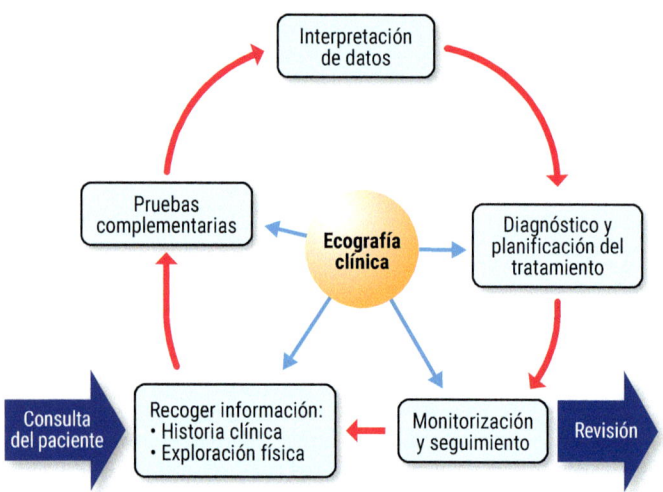

Figura 31-1. Proceso de toma de decisiones en medicina. El punto más importante es la adquisición de la información que se basa en la historia clínica (anamnesis y exploración física clásica). Posteriormente el médico decide si es necesario solicitar pruebas complementarias adicionales para confirmar las sospechas diagnósticas, interpreta toda la información obtenida e idea un plan de acción (tratamiento). Finalmente valora los resultados. La ecoscopia puede apoyar al médico en todo el proceso ya que complementa la exploración física, es en sí una prueba complementaria y facilita la monitorización y el seguimiento del paciente.

Desafortunadamente, en este proceso de toma de decisiones con relativa frecuencia se comenten errores. En algunos estudios se ha demostrado que un 14 % de los errores médicos está relacionado con falsos diagnósticos o con su omisión, generalmente debido a una historia clínica y exploración física deficientes o incompletas. Obviamente, este tipo de errores son potencialmente evitables y generan litigios legales con los pacientes.

La exploración física tradicional y sus limitaciones

La exploración física tradicional, basada en la inspección, la palpación, la percusión y la auscultación de diferentes órganos, se puede considerar como una prueba diagnóstica cuya precisión es muy variable dependiendo de la habilidad del médico y de las características del paciente. Desafortunadamente, debido a los enormes avances tecnológicos, en las últimas décadas el interés y la pericia de los profesionales por la exploración física han disminuido de forma sustancial.

Hace 100 años el diagnóstico de la mayoría de las enfermedades se sustentaba en la detección de determinados signos y síntomas sin ningún tipo de prueba complementaria. En la actualidad, el diagnóstico de certeza de muchos procesos se asienta fundamentalmente sobre pruebas analíticas o de imagen. Debido a su mayor disponibilidad y accesibilidad, para muchos médicos la exploración física ha quedado relegada a un segundo plano, lo cual es una situación nada deseable. No debemos olvidar que la exploración siempre es ineludible y que hay numerosas enfermedades (celulitis, psoriasis, esclerosis lateral amiotrófica, enfermedad de Parkinson, parálisis de Bell, etc.) cuyo diagnóstico se asienta de forma exclusiva en la exploración física tradicional.

A pesar de la importancia de la exploración física, hay que ser consciente de sus limitaciones. Aunque seamos capaces de palpar y medir la distancia entre el borde hepático y el reborde costal, esta valoración tiene una mala concordancia con el aumento del tamaño hepático. Algo parecido sucede con el bazo. Es relativamente fácil palpar bazos muy grandes (> 20 cm), pero la sensibilidad para detectar esplenomegalias de 13 a 18 cm es baja (claramente inferior al 50 % en muchas series). En lo que respecta al aneurisma de aorta abdominal, si su tamaño es superior a 5 cm la sensibilidad para detectarlo mediante la palpación puede llegar al 80 %, pero si su tamaño está comprendido entre 3 y 5 cm y el paciente tiene sobrepeso, la rentabilidad baja considerablemente. Únicamente se puede detectar la vejiga urinaria, mediante percusión o palpación, cuando contiene más de 500 mL de orina. Cuando la ascitis es inferior a 1.000 mL es prácticamente imposible objetivarla mediante la exploración física, y sólo si supera los 2.000 mL aumenta de forma significativa nuestra sensibilidad. La estimación de la presión venosa central mediante la inspección de la vena yugular, uno de los paradigmas de la exploración física cardiovascular, es difícil de determinar con exactitud en muchos pacientes, incluso por clínicos expertos, por múltiples motivos (obesidad, cuello corto, escasa colaboración, etc.). Con respecto a la auscultación cardíaca, los cardiólogos expertos son capaces de identificar correctamente un 60 % de los soplos sistólicos (estenosis aórtica, insuficiencia mitral) pero sólo el 16 % de los soplos diastólicos.

La ecoscopia como complemento de la exploración física

En múltiples estudios se ha demostrado de forma fehaciente que la ecoscopia mejora la rentabilidad diagnóstica de la exploración física. Esto es especialmente evidente en la exploración física cardiovascular. Además, para algunos objetivos concretos no es preciso una larga curva de aprendizaje. Incluso estudiantes de Medicina con una formación básica en ecografía pueden mejorar sustancialmente la rentabilidad diagnóstica comparado con la exploración física realizada por médicos expertos. Esto es muy evidente en el diagnóstico de lesiones valvulares cardíacas, en la estimación de la presión venosa central y en la detección de derrame pleural o pericárdico, de líquido libre abdominal, esplenomegalia o retención aguda de orina, por poner sólo algunos ejemplos.

Es esencial recalcar que la ecoscopia **no sustituye** a la exploración física tradicional, sino que la complementa. La ecografía pulmonar es una herramienta excelente para detectar lesiones intersticiales (edema pulmonar cardiogénico y no cardiogénico, fibrosis pulmonar), consolidaciones alveolares (neumonía), neumotórax o el derrame pleural. Sin embargo, la ecografía pulmonar **no ve** los roncus y sibilantes de un paciente con asma o con enfermedad pulmonar obstructiva crónica (EPOC), y tanto la ecografía como la radiografía de tórax pueden ser normales. En manos expertas la ecografía pulmonar puede tener una rentabilidad diagnóstica superior incluso a la radiografía de tórax para el diagnóstico de neumonía, pero para ello es necesario realizar un barrido extenso por todos los campos pulmonares. Una auscultación pulmonar previa puede orientar al clínico a elegir las zonas del pulmón donde es más posible la consolidación pulmonar y, por tanto, dónde debe ubicar la sonda del ecógrafo. Por el contrario, una auscultación pulmonar anormal, como sucede en las bases de muchos pacientes ancianos, puede hacernos sospechar una neumopatía subyacente y la ecografía pulmonar puede ayudarnos a confirmarla o descartarla.

Es evidente que la ecocardiografía es claramente superior a la auscultación cardíaca para la detección de lesiones valvulares cardíacas. No obstante, cuando utilizamos ecógrafos portátiles de gama media o baja, o cuando la ventana del paciente es deficiente, puede ser difícil observar una lesión valvular significativa. En cambio, la auscultación cardíaca tiene una más que aceptable sensibilidad para detectar estenosis aórtica o insuficiencia mitral moderadas-graves (soplos sistólicos), como hemos comentado anteriormente.

En definitiva, la exploración física tradicional sigue siendo útil, aunque dispongamos de equipos de ecografía y tengamos la formación adecuada para utilizarlos correctamente. Es más, la ecografía clínica puede ayudar a revitalizar y a reinventar una forma de exploración física más eficaz.

- La exploración física y la ecoscopia son técnicas complementarias que aumentan su eficacia si se realizan de forma conjunta.
- En el proceso de toma de decisiones en medicina la ecoscopia complementa la exploración física tradicional y aumenta su rentabilidad. También sirve para el seguimiento y monitorización del paciente en múltiples circunstancias (derrame pleural, ascitis, condensaciones pulmonares, etc.).

SISTEMATIZACIÓN DE LA ECOGRAFÍA CLÍNICA EN MEDICINA

Como ya hemos comentado, uno de los objetivos de la ecoscopia es complementar la exploración física tradicional para mejorar su rentabilidad. De la misma forma que la exploración física está convenientemente reglada y estandarizada y debe hacerse de forma sistemática en la valoración de todos nuestros pacientes, algo parecido debe plantearse con la ecoscopia.

Ecografía clínica multiórgano

En la actualidad no existe ningún consenso que especifique cómo debe hacerse una exploración ecográfica rutinaria que complemente a la exploración física. Nosotros proponemos una exploración ecográfica multiórgano con planos básicos seleccionados de pulmón, corazón y abdomen que debería hacerse justo después de la anamnesis y la exploración física. La rentabilidad diagnóstica de los planos ecográficos seleccionados ha sido demostrada en múltiples estudios.

Ecografía pulmonar

La ecografía pulmonar es técnicamente sencilla y además puede hacerse con cualquier sonda, tanto de alta como de baja frecuencia (▶ Vídeo 31-1). Debemos hacer un barrido con el transductor en ambos pulmones (cara anterior, lateral y posterior), de la misma forma que lo hacemos con el fonendoscopio para auscultar. Si la situación clínica del paciente lo permite, lo ideal es realizar la exploración en sedestación. La ecografía pulmonar es excelente para el diagnóstico de derrame pleural, condensaciones (neumonía, tumores), neumotórax y patología intersticial (insuficiencia cardíaca, fibrosis pulmonar) (Fig. 31-2 y ▶ Vídeo 31-2).

En los pacientes con patología intersticial difusa muchas veces no es preciso el barrido pulmonar completo. Puede ser suficiente una exploración craneocaudal de las regiones posteriores de ambos pulmones.

En el ▶ Vídeo 31-3 mostramos algunos ejemplos de imágenes patológicas pulmonares.

Ecografía abdominal

En la ecografía abdominal básica basta realizar 6 planos esenciales. Los planos coronal derecho e izquierdo a nivel de los últimos arcos costales y corte transversal y longitudinal de la pelvis constituyen los planos del protocolo FAST (*Focused Assessment with Sonography for Trauma*) (▶ Vídeo 31-4). Inicialmente el protocolo FAST se utilizó para la detección de líquido libre dentro de la cavidad abdominal en el contexto del paciente con politraumatismo. Constituye una alternativa diagnóstica a la tomografía computarizada (TC) abdominal cuando el paciente tiene inestabilidad hemodinámica y está indicada una cirugía urgente (p. ej., rotura esplénica). Los planos longitudinales en epigastrio y transversal en mesogastrio sirven para visualizar la vena cava inferior y la aorta (▶ Vídeo 31-5). El plano

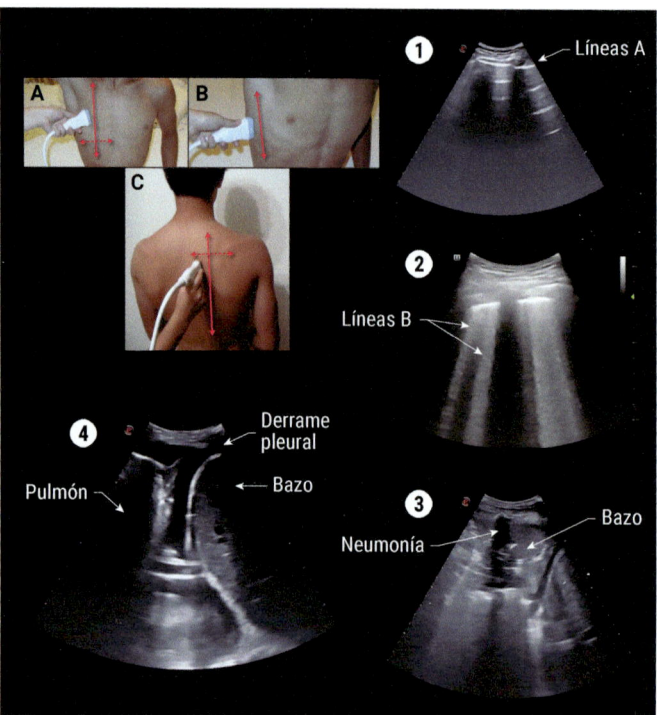

Figura 31-2. Ecografía pulmonar. La técnica es sencilla: barrido cara posterior **(A)**, lateral **(B)** y anterior **(C)** de ambos pulmones. Pulmón normal, caracterizado por la presencia de líneas A **(1)**; patrón intersticial, caracterizado por la visualización de líneas B **(2)**; condensación pulmonar (neumonía) **(3)** y derrame pleural **(4)**.

subcostal derecho permite visualizar el parénquima hepático, la vesícula y la vía biliar (▶ **Vídeo 31-6**). En la **figura 31-3** mostramos estos planos abdominales, las estructuras que se visualizan y su utilidad clínica.

En el ▶ **Vídeo 31-7** mostramos ejemplos de patología abdominal obtenida con los planos abdominales básicos anteriormente explicados.

Ecografía cardíaca básica o ecocardioscopia

Para realizar la ecocardioscopia utilizamos 4 planos básicos: plano subxifoideo, paraesternal eje largo y corto y apical cuatro cámaras (▶ **Vídeos 31-8**, **31-9**, **31-10** y **31-11**). Para la realización de la ecocardioscopia generalmente se utiliza una sonda sectorial (baja frecuencia). No obstante, el plano subxifoideo puede hacerse perfectamente con la sonda convex y, por tanto, añadirse a los cortes del abdomen (v. ▶ Vídeo 31-3). En la figura 31-4 mostramos estos planos, las estructuras que se visualizan y su utilidad clínica.

Planos básicos y estructuras visualizadas	**Utilidades clínicas**
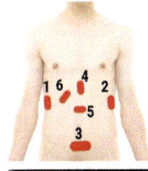

1. Coronal derecho:
· Hígado
· Riñón
· Diafragma

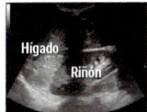

2. Coronal izquierdo:
· Bazo
· Riñón
· Diafragma

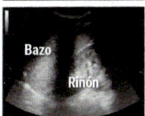

3. Pelvis:
· Vejiga urinaria
· Próstata
· Útero

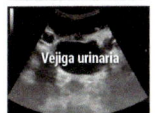

4. Longitudinal epigástrico:
· Hígado
· Vena cava inferior (VCI)

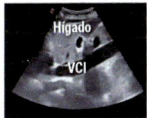

5. Transversal mesogástrico:
· Aorta
· Vena cava inferior (VCI)

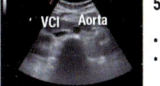

6. Subcostal:
· Hígado
· Porta
· Vía biliar principal | · Detección de líquido libre abdominal y ascitis
· Valoración de hidronefrosis y retención aguda de orina
· Diagnóstico del paciente con insuficiencia renal
· Estimación del tamaño del hígado y del bazo. Diagnóstico de hepatomegalia y esplenomegalia
· Visualización de derrame pleural desde el abdomen
· Valoración de la volemia y de sospecha de hipertensión pulmonar (calibre y colapsabilidad de la VCI)
· Diagnóstico de aneurisma de aorta abdominal y sus complicaciones
· Detección de colelitiasis, colecistitis y dilatación de la vía biliar principal
· Diagnóstico del paciente con ictericia
· Valoración del paciente con sospecha de hepatopatía
· Detección de tumoraciones-lesiones en hígado, bazo, riñones y vejiga urinaria |

Figura 31-3. Planos abdominales básicos y su utilidad clínica.

Planos básicos y estructuras visualizadas	Utilidades clínicas

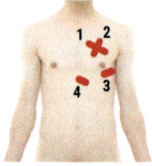

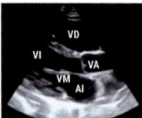

1. Paraesternal eje largo:
• Ventrículo izquierdo (VI)
• Ventrículo derecho (VD)
• Aurícula izquierda (AI)
• Válvula mitral (VM)
• Válvula aórtica (VA)

2. Paraesternal eje corto:
• Ventrículo izquierdo (VI)
• Ventrículo derecho (VD)
• Válvula mitral (VM)

3. Apical cuatro cámaras:
• Ventrículo izquierdo (VI)
• Ventrículo derecho (VD)
• Aurícula izquierda (AI)
• Aurícula derecha (AD)
• Válvulas mitral y tricúspide

4. Subxifoideo:
• Ventrículo izquierdo (VI)
• Ventrículo derecho (VD)
• Aurícula izquierda (AI)
• Aurícula derecha (AD)
• Válvulas mitral y tricúspide

• Estimación del tamaño de las cavidades cardíacas y de la hipertrofia del VI
• Valoración de la función sistólica y diastólica del VI
• Estimación de la función del VD
• Detección de derrame pericárdico y taponamiento cardíaco
• Cribado de valvulopatías significativas
• Diagnóstico del paciente con sospecha de insuficiencia cardíaca
• Valoración del paciente con sospecha de embolia de pulmonar masiva o submarina
• Diagnóstico del enfermo con hipotensión-*shock*

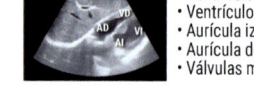

Figura 31-4. Planos cardíacos básicos y su utilidad clínica.

En el ▶ **Vídeo 31-12** mostramos ejemplos de patología cardíaca que se pueden objetivar mediante ecocardioscopia.

En pacientes seleccionados puede ser necesario completar la exploración ecográfica de otras estructuras. Así, por ejemplo, ante un paciente con sospecha de enfermedad tromboembólica es esencial la ecografía del sistema venoso profundo de las extremidades inferiores. Para la valoración del riesgo cardiovascular también puede estar indicada la ecografía carotídea o de las arterias de las extremidades inferiores.

Con cierta experiencia, la ecografía multiórgano pulmonar, abdominal y cardíaca rutinaria puede hacerse en menos de 15 minutos y muy probablemente puede contribuir a mejorar la relación médico-paciente.

En múltiples estudios se ha demostrado que la ecografía multiórgano realizada de forma sistemática en pacientes valorados en urgencias, plantas de hospitalización y en consultas permite el diagnóstico de problemas médicos no sospechados inicialmente en más del 20 % de los pacientes.

- De la misma forma que está sistematizado cómo debe hacerse la exploración física, también es importante seleccionar los planos ecográficos más rentables dentro de la ecografía clínica multiórgano para optimizar su rentabilidad en el menor tiempo posible.
- Con un poco de experiencia, una ecografía multiórgano que incluya planos esenciales de pulmón, corazón y abdomen puede realizarse en menos de 15 minutos.
- El empleo rutinario de la ecografía multiórgano como complemento de la exploración física tradicional aumenta de forma sustancial la precisión diagnóstica de un número muy significativo de pacientes.

PUNTOS CLAVE

- La ecoscopia complementa, pero no sustituye la exploración física tradicional. La ecoscopia ayuda a mejorar la rentabilidad y fiabilidad de la exploración física. La ecografía puede ayudar a revitalizar y reinventar una forma de exploración física más eficaz.
- La ecoscopia debería integrarse de forma rutinaria en el proceso de toma de decisiones en medicina ya que, además de complementar la exploración física, es en sí una prueba complementaria que facilita el diagnóstico, la monitorización y el seguimiento del enfermo.
- De la misma forma que está estandarizada cómo debe realizarse la exploración física, también es posible sistematizar la ecoscopia como complemento a la misma. En ese sentido proponemos la ecografía multiórgano de pulmón, corazón y abdomen con planos básicos seleccionados cuya rentabilidad diagnóstica está ampliamente demostrada. Con cierta experiencia, esta exploración ecográfica puede realizarse en relativamente poco tiempo (menos de 15 minutos) y puede contribuir a mejorar la relación entre el médico y el paciente.

BIBLIOGRAFÍA

Casado-López I, Tung-Chen Y, Torres-Arrese M, Luordo-Tedesco D, Mata-Martínez A, Casas-Rojo JM et al. Usefulness of Multi-Organ Point-of-Care Ultrasound as a Complement to the Decision-Making Process in Internal Medicine. Journal of Clinical Medicine. 2022; 11: 2256.

García de Casasola G, Casado López I, Torres-Macho J. Clinical ultrasonography in the decision-making process in medicine point-of-care ultrasound in clinical decision making. Rev Clin Esp. 2020; 220: 49-56.

González-Muñoz B, Oñoro-López C, Díez-Vidal A, Quesada-Simón MA, Tung-Chen Y. Usefulness of multi-organ point-of-care ultrasound as a complement to the diagnostic process in an Internal Medicine outpatient clinic: Point-of-care ultrasound in the internal medicine clinic. Eur J Intern Med. 2023; S0953-6205(23)00382-5.

Kimura BJ. Point-of-care cardiac ultrasound techniques in the physical examination: better at the bedside. Heart. 2017; 103: 987-994.

Kobal SL, Trento L, Baharami S, Tolstrup K, Naqvi TZ, Cercek B et al. Comparison of effectiveness of hand-carried ultrasound to bedside cardiovascular physical examination. Am J Cardiol. 2005; 96: 1002-6.

Maw AM, Huebschmann AG, Mould-Millman NK, Dempsey AF, Soni NJ. Point-of-Care Ultrasound and Modernization of the Bedside Assessment. J Grad Med Educ. 2020; 12: 661-665.

Nelson WG, Rosen A, Pronovost PJ. Reengineering the Physical Examination for the New Millennium. JAMA .2016; 315: 2391-2.

Wagner M, Boughton J. PEARLS for an Ultrasound Physical and Its Routine Use as Part of the Clinical Examination. South Med J. 2018; 111: 389-394.

Weile J, Frederiksen CA, Laursen CB, Graumann O, Sloth E, Kirkegaard H. Point-of-care ultrasound induced changes in management of unselected patients in the emergency department - a prospective single-blinded observational trial. Scand J Trauma Resusc Emerg Med. 2020; 28: 47.

 **VÍDEOS**

Índice analítico

Los números de página seguidos de la letra f indican figura; los seguidos de t, tabla.